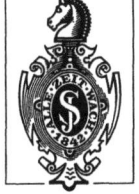

R. Rahmanzadeh   A. Meißner (Hrsg.)

Störungen der Frakturheilung

9. Steglitzer Unfalltagung

Mit 215 Abbildungen in 340 Einzeldarstellungen
und 81 Tabellen

Springer-Verlag
Berlin Heidelberg New York
London Paris Tokyo
Hong Kong Barcelona
Budapest

Professor Dr. R. Rahmanzadeh
Priv.-Doz. Dr. A. Meißner

Universitätsklinikum Steglitz
Chirurgische Klinik und Poliklinik
Abteilung für Unfall- und
Wiederherstellungschirurgie
Hindenburgdamm 30
W-1000 Berlin 45, Bundesrepublik Deutschland

ISBN-13:978-3-540-54146-2

ISBN-13:978-3-540-54146-2   e-ISBN-13:978-3-642-76699-2
DOI: 10.1007/978-3-642-76699-2

Die Deutsche Bibliothek – CIP-Einheitsaufnahme
Störungen der Frakturheilung / 9. Steglitzer Unfalltagung.
R. Rahmanzadeh; A. Meissner (Hrsg.) – Berlin; Heidelberg;
New York; London; Paris; Tokyo; Hong Kong; Barcelona;
Budapest: Springer, 1992
  ISBN-13:978-3-540-54146-2
NE: Rahmanzadeh, Rahim [Hrsg.]; Steglitzer Unfalltagung ⟨09, 1990⟩

Dieses Werk ist urheberrechtlich geschützt. Die dadurch begründeten Rechte, insbesondere die der Übersetzung, des Nachdrucks, des Vortrags, der Entnahme von Abbildungen und Tabellen, der Funksendung, der Mikroverfilmung oder der Vervielfältigung auf anderen Wegen und der Speicherung in Datenverarbeitungsanlagen, bleiben, auch bei nur auszugsweiser Verwertung, vorbehalten. Eine Vervielfältigung dieses Werkes oder von Teilen dieses Werkes ist auch im Einzelfall nur in den Grenzen der gesetzlichen Bestimmungen des Urheberrechtsgesetzes der Bundesrepublik Deutschland vom 9. September 1965 in der jeweils geltenden Fassung zulässig. Sie ist grundsätzlich vergütungspflichtig. Zuwiderhandlungen unterliegen den Strafbestimmungen des Urheberrechtsgesetzes.

© Springer-Verlag Berlin Heidelberg 1992

Die Wiedergabe von Gebrauchsnamen, Handelsnamen, Warenbezeichnungen usw. in diesem Werk berechtigt auch ohne besondere Kennzeichnung nicht zu der Annahme, daß solche Namen im Sinne der Warenzeichen- und Markenschutz-Gesetzgebung als frei zu betrachten wären und daher von jedermann benutzt werden dürften.

Produkthaftung: Für Angaben über Dosierungsanweisungen und Applikationsformen kann vom Verlag keine Gewähr übernommen werden. Derartige Angaben müssen vom jeweiligen Anwender im Einzelfall anhand anderer Literaturstellen auf ihre Richtigkeit überprüft werden.

Satz: Konrad Triltsch, Graphischer Betrieb, Würzburg
24/3130-543210 – Gedruckt auf säurefreiem Papier

Inhaltsverzeichnis

Teil I
Pseudarthrose

Behandlung von Pseudarthrosen langer Röhrenknochen
mit autologen Knochenspanplastiken und Autokompressionsplatten
und deren Ergebnisse 3
A. Bergmann, H. Mittelmeier und J. Heisel

Die verzögerte Knochenheilung – ein biodynamisches Problem 10
A. Bettermann, K. Kunze, A. Battmann und G. Jundt

Indikation zur Marknagelung als Pseudarthrosentherapie –
Zeitpunkt, Verfahrenswahl und Ergebnisse 13
Y. Moazami-Goudarzi und P. Hertel

Störungen im Heilverlauf bei der Frakturbehandlung
mit dem Fixateur externe 15
G. Hofmann und J. Probst

Klinische Erfahrungen mit dem Plattenfixateur bei der Behandlung
von Frakturheilungsstörungen 18
B. Hartung, R. Henke und G. Graner

Neuer Fixateur externe zur Behandlung von Pseudarthrosen –
erste tierexperimentelle Untersuchungen 23
J. Kerner

Die Behandlung infektbedingter Resektionsdefekte an Röhrenknochen
durch Segmentverschiebung 24
R. Brutscher und A. Rüter

Kortikospongiöse Rippenspäne als geeignete Überbrückung
von Defektpseudarthrosen 28
L. Faupel und H. Kafurke

Die Behandlung von Pseudarthrosen
mit gefäßgestielten Knochenspänen 34
A. Eisenschenk, M. Sparmann und U. Weber

Knochenbruchheilung bei Defektpseudarthrosen 38
F. Struck

Empfehlungen zur Durchführung allogener Knochentransplantationen 42
H. Rudolph

Teil II
Infektpseudarthrosen und posttraumatische Osteomyelitis

Einsatz neuer Entzündungsmarker in der Ostitisdiagnostik 49
K. M. Peters, K. W. Zilkens, K. Koberg und H. Kehren

Szintigraphische Infektionsdiagnostik in der Unfallchirurgie
mit einem monoklonalen Antigranulozytenantikörper 59
K. H. Winker, P. Reuland und S. Weller

Osteogenesestimulation bei Pseudarthrosen 64
B. Eckhardt

Markraumphlegmone nach intramedullärer Osteosynthese –
Therapiekonzept und Behandlungsergebnisse 73
M. Krüger-Franke, C. Carl, J. Haus und H. J. Refior

Konsolidierung infizierter Pseudarthrosen
mit dem osteokutanen Radialislappen und
dem osteoperiostalen Beckenkammspan 77
W. Stock, J. Manninger, K. Wolf und R. Hierner

Die posttraumatische Ostitis – Therapie durch mikrovaskuläre
und ortsständige Gewebetransfers 83
J. E. Müller, M. Hansis und S. Weller

Muskellappen bei infiziertem Knochen 87
R. Ketterl, R. Ascherl, H. U. Steinau und B. Claudi

Teil III
Posttraumatische Fehlheilungen

Benutzung von trigonometrischen Tafeln zur Erfassung
von Achsenfehlstellungen langer Röhrenknochen in zwei Ebenen ... 103
H. F. Bär, J. Baumgärtner, H. Breitfuß und G. Muhr

Inhaltsverzeichnis VII

Die Derotationsosteotomie mit der Innensäge im Zusammenhang
mit einer intramedullären Stabilisierung 107
R. Schnettler und M. Börner

Wann ist welche Art der Kallusdistraktion nach Ilizarov angezeigt? ... 112
G. Giebel

Störungen der Frakturheilung nach Behandlung
mit dem Fixateur externe 118
G. Hierholzer und Ch. Chylarecki

Teil IV
Störungen der Frakturheilung: Proximales Femur

Über die kopferhaltende Therapie der medialen Schenkelhalsfraktur
im Hinblick auf die Rate der Femurkopfnekrose und Pseudarthrose –
eine Analyse von 165 Fällen 127
L. Wessel und B. Picken

Indikatorische und biomechanische Fehler bei Osteosynthesen
am proximalen Femur 134
H.-G. Breyer und R. Rahmanzadeh

Zur Genese und Therapie der Schenkelhalspseudarthrose 144
H. Schmelzeisen

Behandlung von Pseudarthrosen nach Schenkelhalsfrakturen 150
H.-W. Schilling und F. Recknagel

Dynamische Hüftschraube:
Komplikation – Kritik an der Verfahrenswahl 152
H. Hertlein, S. Piltz, Th. Mittlmeier und G. Lob

Hüftgelenknahe Pseudarthrosen und Fehlheilungen –
Indikation, Technik und Resultate der intertrochantären Osteotomie . 158
S. Decker und W. Prescher

Trochantäre Femurosteotomien nach posttraumatischen Fehlstellungen . 163
W. Knopp, A. Lies und G. Muhr

Teil V
Störungen der Frakturheilung: Femurschaft und distales Femur

Einfluß von Operationszeitpunkt und Operationstechnik
auf den Heilungsverlauf kindlicher Femurschaftfrakturen 169
S. Hofmann-v. Kap-herr, U. Cattarius-Kiefer, J. Scholl und U. Berg

Posttraumatische Fehlheilungen bei 199 Plattenosteosynthesen
des Femurschaftes.................................. 173
R. Wagner und A. Weckbach

Frakturheilungsstörungen am Oberschenkel in Abhängigkeit
von Operationszeitpunkt und Bruchform 182
V. Nutz und H. D. Dahl

Experimentelle biomechanische und histomorphologische
Untersuchungen zur Knochenheilung einer Mehrfragmentfraktur ... 189
U. Heitemeyer, L. Claes und G. Hierholzer

Die Verriegelungsnagelung bei aseptischen Pseudarthrosen
im Schaftbereich von Femur und Tibia 198
R. Ziegelmüller, E. Soldner und M. Börner

Die fehlverheilte Femurfraktur – Indikation und Technik
der Korrekturosteotomie 202
F. J. Stephan, A. Krödel und H. J. Refior

Indikation und Zeitpunkt für Korrektureingriffe
bei dia- und suprakondylären Oberschenkelfrakturen 208
M. Runkel, K. Wenda und J. Blum

Störungen der Frakturheilung nach Stabilisierung mit dem Marknagel . 215
S. Weller

Teil VI
Störungen der Frakturheilung: Unterschenkel

Fehlergebnisse nach Verriegelungsnagelung proximaler Schaftfrakturen
der Tibia 221
W. Link, R. Wölfel und H. Beck

Verfahrenswechsel nach primärer Anwendung des Fixateur externe
bei Unterschenkelschaftfrakturen –
Prophylaxe drohender knöcherner Fehlheilungen? 224
P. Hochstein, H. Winkler und A. Wentzensen

Störung der Frakturheilung durch zusätzliche Schraubenosteosynthese
beim Fixateur externe am Unterschenkelschaft? 231
C. Krettek, N. Haas und H. Tscherne

Hemikallotasis zur Korrektur posttraumatischer Tibiadeformitäten .. 239
W. Klein, D. Baranowski und E. Brug

Möglichkeiten der Minimierung posttraumatischer Ostitiden
bei offenen Frakturen 243
N. P. Südkamp, N. Haas und H. Tscherne

Die Spongiosaplastik bei Infektpseudarthrosen der Tibia 255
H. Winkler, A. Wentzensen und M. N. Magin

Behandlungskonzept bei Infekt-Defekt-Pseudarthrosen
am Unterschenkel 260
J. Rödig, Ch. Voigt, A. Meißner und R. Rahmanzadeh

Teil VII
Störungen der Frakturheilung: Fuß

Talusfrakturen im Sport unter Berücksichtigung
der avaskulären Nekrose 271
K.-A. Riel und P. Bernett

Knöcherne Fehlstellung und Funktion
nach intraartikulärer Kalkaneusfraktur 277
Th. Mittlmeier, M. Fässler, G. Lob, W. Mutschler und G. Bauer

Teil VIII
Störungen der Frakturheilung: Wirbelsäule und Becken

Operationstechnisch bedingte Komplikationen nach Spondylodesen
an der traumatisierten unteren Halswirbelsäule 287
M. Arand, Ch. Ulrich und W. Mutschler

Kombinierte dorsoventrale Korrektur
von posttraumatischen Fehlstellungen und Instabilitäten
der Rumpfwirbelsäule – Indikation, Technik und Ergebnisse
des Double-approach 295
P. Kluger, H. J. Gerner und W. Puhl

Technik und Ergebnisse der operativen Behandlung
bei veralteten Instabilitäten und Fehlstellungen
an der Brust- und Lendenwirbelsäule 301
O. Russe und U. Bötel

Korrekturverlust nach dorsaler Stabilisierung
von Wirbelkörperfrakturen – eine Zwischenbilanz
der operativen Therapie 307
M. Mittag-Bonsch, F. Hahn, W. Schmidt und M. Füller

Störungen der Frakturheilung bei der dorsalen Stabilisierung
von Wirbelkörperfrakturen 312
M. Sparmann, R. Kreusch-Brinker und A. Eisenschenk

Heilungsstörungen bei Beckenringverletzungen 316
A. Meißner, J. Rödig und R. Rahmanzadeh

Teil IX
Störungen der Frakturheilung: Klavikula und Humerus

Ursachen und Behandlung von Klavikulapseudarthrosen 325
W. Knarse, A. Meißner und R. Rahmanzadeh

Die operative Behandlung von Pseudarthrosen der Klavikula 331
P. J. Meeder, M. Hansis und S. Weller

Ursachen und Behandlung der Schlüsselbeinostitis 334
M. Walz, Ch. Justen und G. Muhr

Die Oberarmschaftpseudarthrose – eine vermeidbare Komplikation
bei der Oberarmschaftfraktur? 342
H. G. Hermichen und S. Weller

Posttraumatische knöcherne Fehlheilungen und Pseudarthrosen
bei Verletzungen der distalen Humerusepiphyse im Wachstumsalter .. 349
R. Pichler

Die Therapie der infizierten Oberarmschaftpseudarthrosen 351
A. Leitner, H.-G. Breyer und A. Meißner

Störungen der Frakturheilung nach Plattenosteosynthese am Humerus 360
N. Haas, P. Schandelmaier und N. P. Südkamp

Teil X
Störungen der Frakturheilung: Unterarm

Störungen der Frakturheilung nach konservativer Behandlung 373
J. Probst

Experimentelle Analyse der Auswirkung von Achsenfehlern
des Unterarmschaftes auf die Drehbewegungen 379
M. Fuchs, O. Kwasny und G. Woehry

Ursache von Fehlstellungen und Pseudarthrosen
nach isolierter Ellenschaftfraktur 387
O. Kwasny, M. Fuchs und R. Schabus

Wachstumsbedingter Ausgleich von Achsenfehlern an Radius
und Ulna nach Frakturen im Kindesalter 394
D. Wahl

Korrekturosteotomie am distalen Radius zur Behandlung
von Frakturheilungsstörungen 399
Ch. Voigt, H.-G. Breyer und R. Rahmanzadeh

Echte Madelung-Deformität und traumatische Pseudo-Madelung-
Deformität – eine beispielhafte Differentialdiagnose der Deformität
des kindlichen Unterarmes 404
Y. Moazami-Goudarzi und P. Hertel

Teil XI
Störungen der Frakturheilung: Hand und Handwurzel

Ursachen und Therapiemöglichkeiten der Skaphoidpseudarthrose ... 411
P. Schaller, B. Landsleitner, R. Carbon und T. Reck

Die Problematik der Kahnbeinpseudarthrose und die Möglichkeit
der sanierenden Operationstechnik nach Matti-Russe 415
R. Fuhrmann und R. Venbrocks

Störungen der Frakturheilung an der Hand und
die therapeutischen Möglichkeiten 420
H. Towfigh

Indikation zur Operation und Wahl der Methode bei Fehlstellung
und verzögerter Heilung von Frakturen im Handbereich 425
A. Stock und B. Schimpfle

Sachverzeichnis 427

Liste der Beitragsautoren

Die Adressen der Autoren sind am jeweiligen Kapitelbeginn genannt.

Arand, M. 287
Ascherl, R. 87
Bär, H. F. 103
Baranowski, D. 239
Battmann, A. 10
Bauer, G. 277
Baumgärtner, J. 103
Beck, H. 221
Berg, U. 169
Bergmann, A. 3
Bernett, P. 271
Bettermann, A. 10
Blum, J. 208
Börner, M. 107, 198
Bötel, U. 301
Breitfuß, H. 103
Breyer, H.-G. 134, 351, 399
Brug, E. 239
Brutscher, R. 24
Carbon, R. 411
Carl, C. 73
Cattarius-Kiefer, U. 169
Chylarecki, Ch. 118
Claes, L. 189
Claudi, B. 87
Dahl, H. D. 182
Decker, S. 158
Eckhardt, B. 64
Eisenschenk, A. 34, 312
Fässler, M. 277
Faupel, L. 28

Fuchs, M. 379, 387
Fuhrmann, R. 415
Füller, M. 307
Gerner, H. J. 295
Giebel, G. 112
Graner, G. 18
Haas, N. 231, 243, 360
Hahn, F. 307
Hansis, M. 83, 331
Hartung, B. 18
Haus, J. 73
Heisel, J. 3
Heitemeyer, U. 189
Henke, R. 18
Hermichen, H. G. 342
Hertel, P. 13, 404
Hertlein, H. 152
Hierholzer, G. 118, 189
Hierner, R. 77
Hochstein, P. 224
Hofmann, G. 15
Hofmann-v. Kap-herr, S. 169
Jundt, G. 10
Justen, Ch. 334
Kafurke, H. 28
Kehren, H. 49
Kerner, J. 23
Ketterl, R. 87
Klein, W. 239
Kluger, P. 295
Knarse, W. 325
Knopp, W. 163

Koberg, K. 49
Krettek, C. 231
Kreusch-Brinker, R. 312
Krödel, A. 202
Krüger-Franke, M. 73
Kunze, K. 10
Kwasny, O. 379, 387
Landsleitner, B. 411
Leitner, A. 351
Lies, A. 163
Link, W. 221
Lob, G. 152, 277
Magin, M. N. 255
Manninger, J. 77
Meeder, P. J. 331
Meißner, A. 260, 325, 351, 361
Mittag-Bonsch, M. 307
Mittelmeier, H. 3
Mittlmeier, Th. 152, 277
Moazami-Goudarzi, Y. 13, 404
Muhr, G. 103, 163, 334
Müller, J. E. 83
Mutschler, W. 277, 287
Nutz, V. 182
Peters, K. M. 49
Pichler, R. 349
Picken, B. 127
Piltz, S. 152

Prescher, W. 158
Probst, J. 15, 373
Puhl, W. 295
Rahmanzadeh, R. 134, 260, 316, 325, 399
Reck, T. 411
Recknagel, F. 150
Refior, H. J. 73, 202
Reuland, P. 59
Riel, K.-A. 271
Rödig, J. 260, 316
Rudolph, H. 42
Runkel, M. 208
Russe, O. 301
Rüter, A. 24
Schabus, R. 387
Schaller, P. 411
Schandelmaier, P. 360
Schilling, H.-W. 150

Schimpfle, B. 425
Schmelzeisen, H. 144
Schmidt, W. 307
Schnettler, R. 107
Scholl, J. 169
Soldner, E. 198
Sparmann, M. 34, 312
Steinau, H. U. 87
Stephan, F. J. 202
Stock, A. 425
Stock, W. 77
Struck, F. 38
Südkamp, N. P. 243, 360
Towfigh, H. 420
Tscherne, H. 231, 243
Ulrich, Ch. 287
Venbrocks, R. 415
Voigt, Ch. 260, 399

Wagner, R. 173
Wahl, D. 394
Walz, M. 334
Weber, U. 34
Weckbach, A. 173
Weller, S. 59, 83, 215, 331, 342
Wenda, K. 208
Wentzensen, A. 224, 255
Wessel, L. 127
Winker, K. H. 59
Winkler, H. 224, 255
Woehry, G. 379
Wolf, K. 77
Wölfel, R. 221
Ziegelmüller, R. 198
Zilkens, K. W. 49

Teil I
Pseudarthrose

Behandlung von Pseudarthrosen langer Röhrenknochen mit autologen Knochenspanplastiken und Autokompressionsplatten und deren Ergebnisse

A. Bergmann, H. Mittelmeier und J. Heisel

Einleitung

Die Pseudarthrose stellt nach wie vor ein schwerwiegendes Problem in der Orthopädie und Unfallchirurgie dar. Die Ursachen der Pseudarthrosenentstehung und die Therapieprinzipien haben sich im Laufe der Zeit stark gewandelt (Hellinger et al. 1982). Während vor der Entwicklung moderner zuverlässiger Osteosyntheseverfahren Pseudarthrosen hauptsächlich nach konservativer Frakturbehandlung und nach Kriegsverletzungen zu beobachten waren (Witt 1952), treten in den letzten Jahren zunehmend Pseudarthrosen nach operativ behandelten Frakturen in den Vordergrund. Die Ursachen der Pseudarthrose sind zu sehen in der Instabilität aus biomechanischen Gründen, mangelhafter Knochenvitalität und Infektionen (Weber u. Cech 1973).

Als *Therapieprinzip* hat sich die Kombination aus zuverlässig stabilisierenden Osteosyntheseverfahren, autologen Knochenspanplastiken und evtl. notwendigen infektsanierenden Maßnahmen bewährt (Eitel u. Schweiberer 1982; Haas u. Rewitzer 1987).

An der Orthopädischen Universitätsklinik Homburg/Saar erfolgte vor Entwicklung zuverlässiger Osteosyntheseverfahren die Sanierung von Pseudarthrosen durch autologe Knochenspanplastik in Kombination mit Gipsruhigstellung. Nachteilig war v. a. die notwendige lange Immobilisation mit den nachfolgenden Funktionseinschränkungen und Weichteilschäden. Nach Entwicklung der Osteosynthese mit Autokompressionsplatten (Mittelmeier 1974) erfolgte die osteosynthetische Stabilisierung aseptischer Pseudarthrosen in der Regel durch dieses Verfahren. Es gewährleistet eine sichere mechanische Stabilisierung durch hohe interfragmentäre Kompressionskräfte und einen großen Plattenverschiebeweg bei operationstechnisch vergleichsweise geringem Aufwand. So kann in der Regel auf ein separates Spanninstrumentarium verzichtet werden (Diehl 1974; Schwarz u. Albath 1987). Hierdurch ist eine wesentlich kleinere Wundöffnung zur Durchführung der Osteosynthese ausreichend. Auch die in der Mehrzahl der Fälle ergänzend vorgenommene autologe Kno-

---

Orthopädische Universitätsklinik, Landeskrankenhaus, W-6650 Homburg/Saar, Bundesrepublik Deutschland

chenplastik und evtl. notwendige achsenkorrigierende Eingriffe können über denselben Zugangsweg erfolgen. *Infektpseudarthrosen* wurden durch Fixateur externe stabilisiert. Als infektsanierende Verfahren wurden ein sorgfältiges Débridement und Einlegen einer Spül-Saug-Drainage bevorzugt (Willenegger u. Roth 1962), seltener wurden antibiotikahaltige PMMA-Ketten verwendet.

Postoperativ erlaubte die übungsstabile Osteosynthese eine frühfunktionelle Nachbehandlung und Mobilisierung des Patienten am 1. postoperativen Tag (Diehl 1976). Auf längerfristig ruhigstellende Verfahren konnte in der Regel verzichtet werden.

Eine *Thromboseprophylaxe* erfolgte konsequent durch subkutane Heparininjektionen. *Antibiotika* wurden individuell nach den bestehenden Erfordernissen (intraoperativer Wundabstrich) verabreicht, bei aseptischen Pseudarthrosen in der Regel als Kurzzeitprophylaxe über 1 -3 Tage.

Kasuistik

In den Jahren von 1964–1988 wurden an der Orthopädischen Universitätsklinik Homburg/Saar *285 Pseudarthrosen* langer Röhrenknochen operativ revidiert. Die *Seitenverteilung* war ausgeglichen, in der *Geschlechtsverteilung* überwogen Männer gegenüber Frauen im Verhältnis 2:1. Der Häufigkeitsgipfel in der *Altersverteilung* lag zwischen der 2. und 4. Lebensdekade (Tabellen 1 und 2). Am häufigsten waren *Unterarm und Unterschenkel* betroffen (Tabelle 3).

Tabelle 1. Seiten- und Geschlechtsverteilung (n = 285)

Geschlecht	Rechts	Links	Gesamt
Weiblich	49	53	102
Männlich	93	90	183
Gesamt	142	143	285

Tabelle 2. Altersverteilung in Jahren (n = 285)

Lebensjahre	n
Bis 10	12
Bis 20	46
Bis 30	50
Bis 40	55
Bis 50	56
Bis 60	36
Über 60	30

Tabelle 3. Lokalisation der Pseudarthrosen (n = 285)

Obere Extremität	n	%	Untere Extremität	n	%
Klavikula	17	6	Proximales Femur	56	19,6
Humerus	30	10,5	Femurschaft	34	11,9
Radius	17	6	Tibia	72	25,2
Ulna	32	11,2	Fibula	12	4,2
Radius und Ulna	7	2,5	Tibia und Fibula	8	2,8

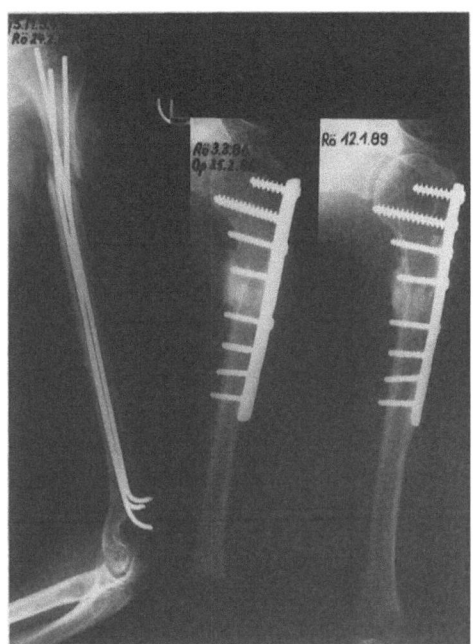

Abb. 1. S. M., 9. 4. 38, weiblich, Humeruspseudarthrose links, Fraktur 6/85, Erstversorgung alio loco durch Bündelnagelung. Revision am 25. 2. 86 mit Metallentfernung, Knochenplastik und Osteosynthese mit Autokompressionsplatte. Röntgenkontrolle am 12. 1. 89 zeigt knöcherne Konsolidierung, bislang keine Metallentfernung

Bei den behandelten Pseudarthrosen handelte es sich in der *Hälfte der Fälle um avitale Formen, Defekt- und Infektpseudarthrosen* (Abb. 1–4). Die *Vorbehandlung* erfolgte überwiegend in auswärtigen Kliniken, in 55 Fällen konservativ, 230mal ging eine operative Frakturbehandlung voraus. Als *Komplikationen der Vorbehandlung* traten 47 tiefe Infektionen, 33 Implantatbrüche und 64 Implantatlockerungen nach Osteosynthesen auf.

Die *Behandlung* erfolgte in 159 aseptischen Fällen durch *Autokompressionsplattenosteosynthese*, septische Pseudarthrosen wurden durch Fixateur externe stabilisiert. *Autologe Knochenplastiken* wurden in 202 Fällen durchgeführt, wobei die Spanentnahme in 90% der Fälle aus dem gleichseitigen Tibiakopf erfolgte (Tabelle 4). Als *infektsanierendes Verfahren* wurde ein sorgfältiges Débridement in Kombination mit einer Spül-Saug-Drainage angewendet. Bei *Schenkelhalspseudarthrosen* erfolgte die Sanierung in insgesamt 26 Fällen durch Implantation einer Totalendoprothese, da ein gelenkerhaltender Eingriff nicht mehr erfolgversprechend erschien.

Postoperative Komplikationen waren glücklicherweise *selten* zu beobachten. 3 postoperativ aufgetretene Hämatome und 14 Infekte, überwiegend Infektrezidive, mußten einer operativen Revision unterzogen werden. 1 Fall einer nicht tödlichen Lungenembolie war zu verzeichnen. 2 Patienten erlagen im postoperativen Verlauf bei vorbestehenden internistischen Erkrankungen einem Leber- bzw. Nierenversagen (Tabelle 5).

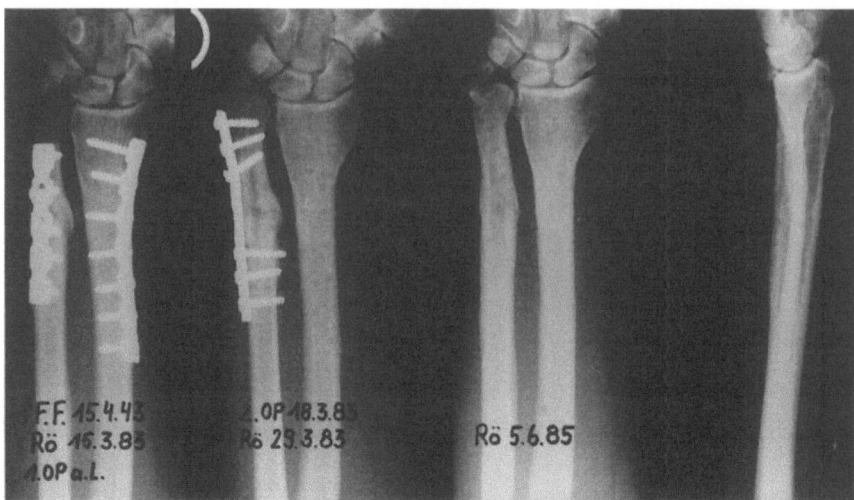

Abb. 2. F. F., 15. 4. 43, männlich, Ulnapseudarthrose links, Unterarmfraktur am 1. 7. 81, Erstversorgung durch Plattenosteosynthese von Radius und Ulna alio loco. Revision am 18. 3. 83 mit Metallentfernung, autologer Knochenplastik und Osteosynthese mit Autokompressionsplatte. Metallentfernung 14. 6. 84, Röntgenkontrolle 5. 6. 85

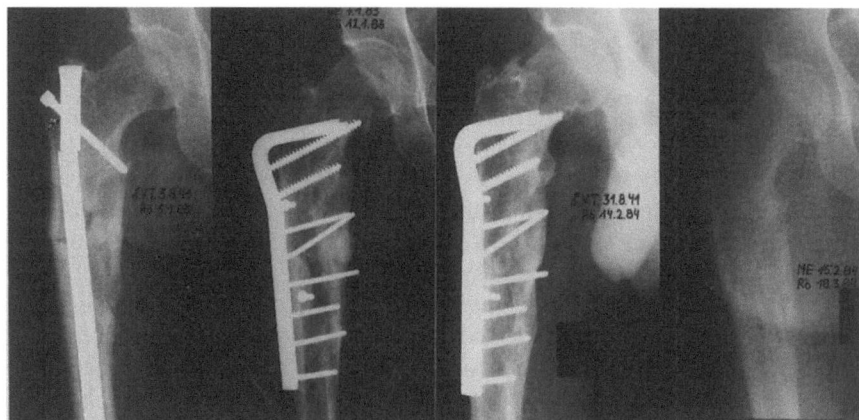

Abb. 3. V. T., 3. 8. 41, männlich, Femurpseudarthrose rechts, Fraktur am 4. 8. 82, Erstversorgung alio loco durch Marknagelung, Nagelbruch. Revision 7. 1. 83 mit Metallentfernung, autologer Knochenplastik und Osteosynthese durch Autokompressionswinkelplatte. Metallentfernung am 15. 2. 84, Röngenkontrolle am 18. 3. 84

Ergebnisse

Von den behandelten Patienten konnten *252 (88,4%)* Krankheitsverläufe verfolgt werden. In *237 Fällen (94%)* war es gelungen, die Pseudarthrose zu

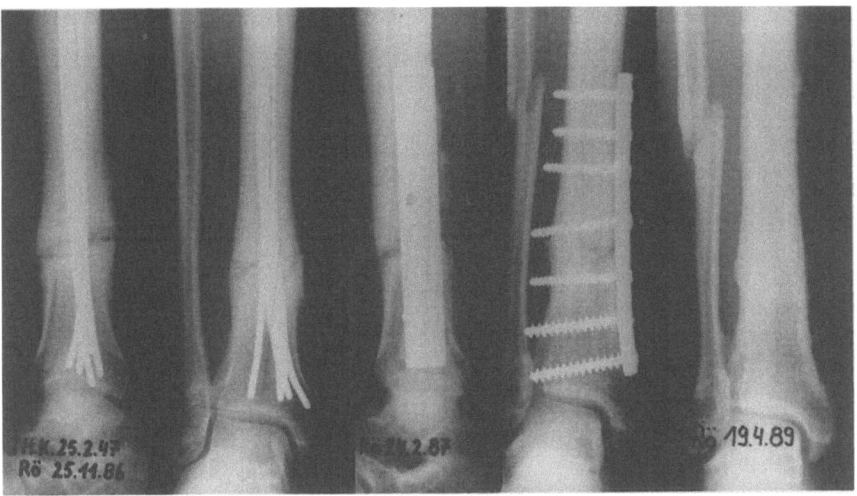

Abb. 4. H. K., 25. 2. 47, männlich, Tibiapseudarthrose rechts, Fraktur am 26. 9. 85, Erstversorgung durch Bündelnagelung alio loco. Revision 2/87 mit Metallentfernung, autologer Knochenplastik und Osteosynthese mit Autokompressionsplatte. Metallentfernung am 21. 11. 88, Röntgenkontrolle 19. 4. 89

Tabelle 4. Therapie der Pseudarthrosen (n = 285)

Stabilisierung	
Autokompressionsplatte	159
AO-Platte	18
Marknagel	4
Fixateur externe	12
Schraubenosteosynthese	14
Anderes Verfahren	8
Keine operative Stabilisierung	48
Autologe Knochenplastik	202
Kortikospongiöser Tibiaspan	104
Spongiosa aus Tibia	79
Kortikospongiöser Beckenspan	19

Tabelle 5. Komplikationen nach Pseudarthrosenrevision (n = 285)

Wundheilungsstörung	8
Tiefe Infektion	14
Revisionsbedürftiges Hämatom	3
Autokompressionsplattenbruch	5
Autokompressionsplattenlockerung	3
Refraktur	5
Fraktur nach Spanentnahme	1
Reversible Parese	2
Lungenembolie	1
Letaler Ausgang	2

heilen. 198mal (78,5%) war hierzu eine Operation, 29mal (11,5%) 2 Operationen, 9mal (3,6%) 3 Operationen und einmal eine 4. Operation notwendig. Bei 11 Patienten (4,4%) blieb eine knöcherne Konsolidierung aus; hier wurden von den Patienten weitere operative Maßnahmen abgelehnt. In 2 Fällen von Infektion nach Hüftgelenkalloarthroplastik war eine Sanierung nur durch Rückzug auf eine Resektionshüfte möglich. 2 Patienten verstarben postoperativ bei vorbestehenden internistischen Erkrankungen (Tabelle 6).

Tabelle 6. Ergebnisse der Pseudarthrosenrevision (n = 285)

Sanierung insgesamt	237
Nach der 1. Operation	198
Nach der 2. Operation	29
Nach der 3. Operation	9
Nach der 4. Operation	1
Keine Sanierung	15
Fragliches Ergebnis (Nachuntersuchung nicht möglich)	33

Diskussion

Im dargestellten Krankengut erwies sich die Stabilisierung durch Autokompressionsplatten bzw. Fixateur externe in Kombination mit autologen Knochenspanplastiken und infektsanierenden Verfahren als zuverlässiges therapeutisches Konzept der Pseudarthrosenrevision (Bergmann u. Schwarz 1987; Bergmann et al. 1989). Therapeutische Fehlschläge traten auf, wenn dieses Prinzip verlassen und entweder auf eine sichere mechanische Stabilisierung bei straffen Pseudarthrosen oder eine Knochenspanplastik bei scheinbar vitalen Pseudarthrosen verzichtet wurde. Eine Kombination von mechanischer Stabilität, Verbesserung der Knochenvitalität durch autologe Knochentransplantation, Frühmobilisierung der Patienten und frühfunktionelle Nachbehandlung erwies sich als beste Behandlungsmethode. Auch im Hinblick auf die Fehlschläge der Frakturbehandlung und die Pseudarthrosenentstehung muß eine zuverlässige und sachgerechte Osteosynthesetechnik gewährleistet sein, da in der vorliegenden Kasuistik eine Vielzahl der entstandenen Pseudarthrosen auf Versagen der operativen Frakturbehandlung oder ihre Komplikationen, insbesondere Infektionen, zurückzuführen war.

Literatur

Bergmann A, Schwarz B (1987) Die Anwendung von Autokompressionsplatten bei der Pseudarthrosebehandlung. Z Orthop 125: 491–498
Bergmann A, Schwarz B, Mittelmeier H (1989) Ursache, Prognose und Therapie von Tibiapseudarthrosen. Aktuel Traumatol 19: 205–208
Diehl K (1974) Festigkeitsberechnung von Druckplattenosteosynthesen im Schaftbereich menschlicher Röhrenknochen. Arch Orthop Unfallchir 80: 127–141
Diehl K (1976) Beanspruchung von Osteosynthesen des Ober- und Unterschenkels bei der Frühmobilisation. Arch Orthop Unfallchir 84: 39–56
Eitel F, Schweiberer L (1982) Knochentransplantation bei Pseudarthrosen. Z Orthop 120: 540–542

Haas N, Rewitzer H (1987) Therapeutische Prinzipien bei nicht infizierten Pseudarthrosen. Hefte Unfallheilkd 189:403–409

Hellinger J, Manitz L, Teschner W (1982) Ergebnisse des Therapiewandels in der Pseudarthrosebehandlung. Z Ärztl Fortbild 76:636–639

Mittelmeier H (1974) Prinzipien der Osteosynthese mit „selbstspannenden Platten". MOT 94:90–99

Schwarz B, Albath R (1987) Statistische Untersuchung über die Anwendung der Autokompressionsplatte (ACP) nach H. Mittelmeier in der orthopädischen Chirurgie. Z Orthop 125:499–506

Weber BG, Cech O (1973) Pseudarthrosen. Huber, Bern Stuttgart Wien

Willenegger H, Roth W (1962) Die antibakterielle Spüldrainage als Behandlungsprinzip bei chirurgischen Infektionen. Dtsch med Wochenschr 87:1485–1492

Witt AN (1952) Die Behandlung der Pseudarthrosen. De Gruyter, Berlin

Die verzögerte Knochenheilung – ein biodynamisches Problem

A. Bettermann, K. Kunze, A. Battmann und G. Jundt

Neben der adäquaten Ernährung durch das umgebende Weichteilgewebe (Probleme der Durchblutung) sind für die Heilungsvorgänge nach Frakturen, die mit Knochendefekten einhergehen, biodynamische Größen von zentraler Bedeutung. Hierzu zählt die Auswahl und Anwendung des Osteosynthesematerials ebenso wie die Art der Nachbehandlung. Kummer (1987) entwarf das Schema der funktionellen Anpassung des Knochengewebes auf der Grundlage der Theorie von Pauwels (Abb. 1).

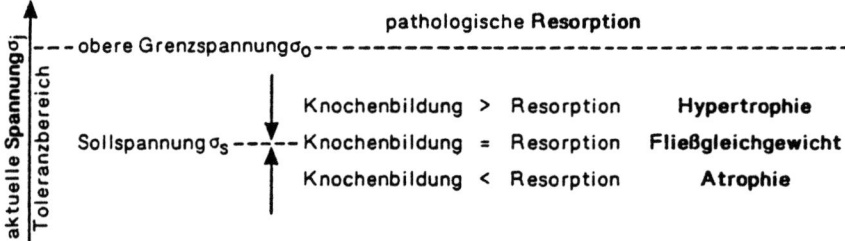

Abb. 1. Schema der funktionellen Anpassung des Knochengewebes (Kummer 1987)

Die hier gezeigten Spannungen sind ausschließlich von Art und Größe der mechanischen Beanspruchung des Knochens abhängig. Knochenanbau, wie er zur Überbrückung eines Defektes notwendig ist, erfordert ein Überschreiten des Sollwertes, ohne daß dabei die obere Grenzspannung überschritten wird. Daß v. a. in der ersten Heilungsphase nach einer Fraktur – trotz übungsstabil vorgenommener Osteosynthese – muskuläre Kräfte (v. a. bei gut trainierten Personen) zu einem Ungleichgewicht der Knochenspannung führen, macht das Beispiel eines sportlich aktiven jungen Mannes deutlich, bei dem es trotz 12wöchiger Entlastung nach initial mit kortikospongiösem Knochenspan übungsstabil versorgter Osteosynthese einer Oberschenkelfraktur – und entsprechend den Röntgenbefunden verzögert vorgenommener Teilbelastung –

Unfallchirurgische Klinik und Pathologisches Institut der Justus-Liebig-Universität, Klinikstr. 29, W-6300 Gießen, Bundesrepublik Deutschland

beim Erreichen des halben Körpergewichtes zum Plattenbruch kommt. Eine aus der Mitte der Kallusbrücke gewonnene Probeexzision zeigt eine entsprechend mangelhafte Strukturierung der Knochenumbauzone.

Nach eigenen Untersuchungen an einem normierten Kunststoffknochen muß der Kallus mindestens eine IRHD-Härte von 60 aufweisen, damit es im Dauerschwingversuch nicht zum Plattenbruch kommt (Abb. 2). Dieser Wert liegt jedoch noch deutlich (15%) unter dem Elastizitätsmodul des gesunden Knochens. Bei diesen Dauerschwingversuchen konnte gleichzeitig festgestellt werden, daß eine reine Knicklastbeanspruchung zum Bruch der Osteosyntheseplatte, eine kombinierte Knick- und Rotationsbeanspruchung hingegen eher zum Ausreißen der Schrauben führt.

Bei dem oben bereits erwähnten Patienten wird die operative Revision in Form einer proximalen dynamischen Verriegelungsnagelung durchgeführt, die nach gleichzeitiger neuerlicher Knochenspanverpflanzung eine adäquate Knochenheilung ermöglicht. Daß aber auch intramedulläre Implantate brechen können, sahen wir in vivo und in vitro (Abb. 3).

Die biomechanischen Gegebenheiten eines Marknagels macht die ihn umgebende knöcherne Lamelle deutlich, die ein Beweis für den Knochenanbau bei Druckbelastungen zwischen Soll- und Grenzwert ist. Dieser Knochenanbau verhindert auch stärkere Pendelbewegungen um den Nagel herum, die Grund für die Bildung einer Pseudarthrose sein können, deren Entstehen durch die Veränderungen des physiologischen Musters der Knochenspannungen erklärt werden kann. Um diese Phänomene der Heilung von Defektfrakturen zu ergründen, wird es nötig sein, die Abhängigkeiten der osteoinduktiven Potenz (biochemische Vorgänge) von der Trophik des Gewebes einerseits und der biodynamischen Notwendigkeiten andererseits abzuklären. Erst ein Gleichgewicht dieser sehr empfindlichen Voraussetzungen kann Störungen der Frakturheilung verhindern helfen.

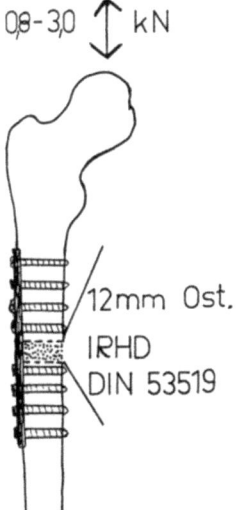

Abb. 2. Versuchsaufbau zum Dauerschwingversuch. In den Osteotomiespalt (*Ost.*) werden 12 mm dicke Gummipolster unterschiedlicher IRHD-Härte eingelegt

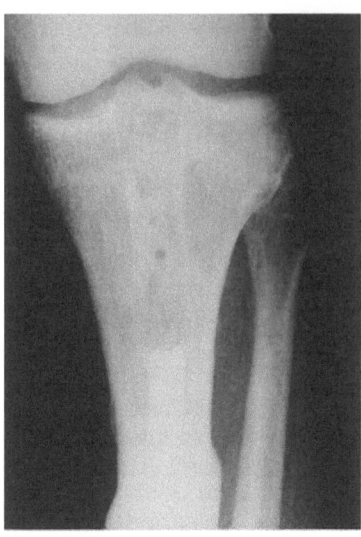

Abb. 3. Knochenanbau im Implantatlager eines Marknagels als Zeichen einer Druckbelastung zwischen Soll- und Grenzwerten

Literatur

Black J, Perdigon P, Brown N, Pollack SR (1984) Stiffness and strength of fracture callus. Clin Orthop 182:278
Burny FL (1979) Strain gauge measurement of fracture healing. In: Brooker AF, Edwards CC (eds) External fixation. The current state of the art. Williams & Wilkins, Baltimore, pp 371–381
Curry JD (1969) The mechanical consequences of variation in the mineral content of bone. J Biomech 2:1
Finsen V (1988) Osteopenia after osteotomy of the tibia. Calcif Tissue Int 42:1
Kummer B (1987) Untersuchungen am knöchernen Lager von Hüftgelenksendoprothesen. Medwelt 38:1360–1366
Lane JM, Sandhu HS (1987) Current approaches to experimental bone grafting. Orthop Clin North Am 18:213
Riggs LB, Melton JL (1986) Involutional osteoporosis. N Engl J Med 314:1676
Tiedeman JJ, Lippiello L, Connolly JF, Strates BS (1990) Quantitative roentgenographic densitometry for assessing fracture healing. Clin Orthop Relat Res 253:279–286

Indikation zur Marknagelung als Pseudarthrosentherapie – Zeitpunkt, Verfahrenswahl und Ergebnisse

Y. Moazami-Goudarzi und P. Hertel

Basierend auf biomechanischen und biologischen Gesichtspunkten hat sich die intramedulläre Stabilisierung als zentraler Kraftträger, der auch die Scherelemente ausgleicht, in der Behandlung der verzögerten Frakturheilung bzw. Pseudarthrosen der unteren Extremitäten gut bewährt. Durch die Entwicklung des Verriegelungsnagels erfuhr diese Therapiemethode eine wesentliche Erweiterung ihres Anwendungsbereiches. Die periphere Verbolzung des zentralen Kräftträgers im Knochen ermöglicht auch die Anwendung dieser Stabilisierung bei metyphysären Brüchen der großen Röhrenknochen der unteren Extremitäten.

Anhand unseres Krankengutes der letzten 7 Jahre wird die klinische Effektivität der Marknagelung als Methodenwechsel bei Behandlung der Pseudarthrosen der unteren Extremitäten nachgeprüft.

In der unfallchirurgischen Abteilung des Universitätsklinikums Rudolf Virchow Berlin (Standort Wedding) wurden von 1982–1989 bei 34 Patienten mit pseudarthrotischen Brüchen Nagelungen an Tibia und Femur durchgeführt. Art der Pseudarthrose, Geschlechtsverteilung und Durchschnittsalter sowie Lokalisation sind in Tabelle 1 und 2 zusammengestellt.

Tabelle 1. Anzahl der Pseudarthrosen (n = 34, 20 hypertroph, 12 atroph, 2 mit Defekt) (Universitätsklinikum Rudolf Virchow, Berlin, Abteilung Unfallchirurgie, Stand Juni 1989)

Frauen	5
Männer	29
Durchschnittsalter (Jahre)	36
Lokalisation	
Oberschenkel	3
Unterschenkel	31

Tabelle 2. Vorbehandlung der Frakturheilungsstörungen (n = 34) (Universitätsklinikum Rudolf Virchow, Berlin, Abt. Unfallchirurgie, Stand Juni 1989)

Konservativ	10
Operativ	24

Abt. Unfallchirurgie, Universitätsklinikum Rudolf Virchow, Augustenburger Platz 1, W-1000 Berlin 65, Bundesrepublik Deutschland

Bei 10 Frakturen wurde ein konservativer Behandlungsversuch von mindestens 3 Monaten unternommen. Bei 5 Brüchen ging eine vorherige Fixierung mit AO-Platte voraus, bei 1 Patienten kam primär eine Schraubenosteosynthese und Cerclage zur Anwendung. 6mal mußte unter erneutem Aufbohren ein Nagelwechsel vorgenommen werden. Bei 7 Patienten mit offenen Frakturen erfolgte zuerst eine Stabilisierung mit dem Fixateur externe, bevor nach Wundheilung und Intervall die Nagelung vorgenommen wurde. 5 Frakturen wurden primär durch Kombination von Minimalosteosynthese und Fixateur externe stabilisiert (Tabelle 3).

Nachuntersucht wurden die Patienten 1–7 Jahre nach Nagelung. Alle Patienten konnten durch eigene ambulante Nachbehandlung oder bei Materialentfernung erfaßt werden.

Bei 28 Patienten konnte eine Durchbauung der Pseudarthrosen erreicht werden. Bei 4 Patienten mußte eine Plattenosteosynthese und Spongiosaplastik vorgenommen werden. Bei 2 Patienten heilte in der Phase nach der Nagelextraktion die Fistel aus, nachdem es bei liegendem Nagel zu einem ausreichenden Durchbau gekommen war (Tabelle 4).

Wie die Ergebnisse unserer Behandlung zeigen, stellt die Marknagelung eine adäquate Therapieform bei fehlgeschlagenen Erstbehandlungen und den Pseudarthrosen der unteren Extremitäten dar.

Durch das Umsteigen auf diese Therapiemethode ist bei verzögerter Knochenheilung und Pseudarthrosen ein knöcherner Durchbau zu erreichen.

Tabelle 3. Anzahl der Primärosteosynthesen mit Heilungsstörungen (n=24) (Universitätsklinikum Rudolf Virchow, Berlin, Abteilung Unfallchirurgie, Stand Juni 1989)

Plattenosteosynthese	5
Schraubenosteosynthese mit Cerclage	1
Marknagel	6
Fixateur externe	7
Fixateur externe mit Minimalosteosynthese	5

Tabelle 4. Ergebnisse der intramedullären Stabilisierung der pseudarthrotischen Ober- und Unterschenkelfrakturen (n=34) (Universitätsklinikum Rudolf Virchow, Berlin, Abt. Unfallchirurgie, Stand Juni 1989)

Durchbaut	28
Reoperation bei Pseudarthrose	4
Infektion	2

Störungen im Heilverlauf bei der Frakturbehandlung mit dem Fixateur externe

G. Hofmann und J. Probst

Auffällig gehäuft können Störungen im Heilverlauf bei der Behandlung mit dem Fixateur dadurch verursacht sein, daß dieses Verfahren auch bei Problempatienten angewandt wird, deren Bruchform, Weichteilschaden oder aber schlechter Allgemeinzustand eine sonst indizierte innere Osteosynthese als nicht ratsam erscheinen lassen. Aber auch die operative Handhabung des Systems „Fixateur externe" birgt Gefahrmöglichkeiten, die zu Früh- oder Spätkomplikationen führen können.

So steht dem Vorteil der Fixateurbehandlung, daß die Frakturzone nicht denudiert wird, das Risiko gegenüber, daß beim gedeckten Einbringen der Knochenschrauben – v. a. bei fehlender Verwendung gewebeschützender Bohrhülsen – Weichteile abgerissen und aufgewickelt werden, was zur Entstehung von Hämatomen und Nekrosen und nachfolgend zu Infektionen und Muskelverklebungen führt.

Bei Nichtbeachtung der topographisch-anatomischen Verhältnisse ergibt sich zusätzlich die Gefahr der instrumentellen Verletzung von Gefäßen und Nerven. Diese Strukturen können aber auch noch postoperativ durch langdauernde Druckeinwirkung von zu weit in die Weichteile eingebrachten Schraubenspitzen geschädigt werden.

Die häufigste Komplikation der Fixateurbehandlung ist die lokale Reizung der Nagelein- und -austrittsstellen, meist bedingt durch knappe Inzisionen vor dem Einbringen der Schrauben oder durch unterlassene Nachinzision nach Beendigung der Fixateurkonstruktion. Bedingt durch langdauernde Quetschungen der Haut durch das Metall entsteht zunächst ein örtliches Ödem, dann eine Nekrose und letztendlich eine Infektion und Schraubenlockerung. Letztere wird oft schon dadurch hervorgerufen, daß das Knochengewebe durch Überhitzung beim maschinellen Einbringen der selbstschneidenden Schrauben geschädigt wird, oder auch durch Schrauben einer Gruppe, die gegeneinander verspannt werden, um einen festeren Halt im Knochen zu erzielen.

Berufsgenossenschaftliche Unfallklinik Murnau, Prof.-Küntscher-Str. 8, W-8110 Murnau, Bundesrepublik Deutschland

Dadurch entstehen asymmetrische Druckeinwirkungen im Schraubenkanal; örtlich entwickelt sich eine Nekrose, die den Verlust der festen Verankerung zur Folge hat. Des weiteren erweist es sich als ungünstig, die Schraubengruppen in zu großem Abstand zur Frakturzone einzubringen und die Distanz der einzelnen Schrauben zueinander zu gering zu wählen. Denn auch eine stabile äußere Verspannung kann nicht verhindern, daß permanente Schwingungen an den Implantaten zu deren Lockerung führen.

Ein Hauptproblem der Fixateurbehandlung liegt in seiner für die Frakturzone bewirkten Stabilität: Oft wird versucht, die Gesetze der inneren Osteosynthese auf die Fixateurbehandlung zu übertragen. Durch Anlegen umfangreicher Konstruktionen soll der Knochen zur primären Heilung gezwungen werden; diese Ausheilungsform ist jedoch mit dem Fixateur nicht oder nur in wenigen Fällen zu erreichen.

Insofern führt der Versuch, mit der Fixateurbehandlung absolut stabile Verhältnisse zu erreichen, oft zu ganz erheblichen Verzögerungen, oder die Rigidität des Fixateur externe bewirkt sogar einen Stillstand der Knochenbruchheilung. Deshalb wird heute der sog. „elastischen Fixierung" unter vorwiegender Verwendung der dynamisierbaren monolateralen Konstruktionen der Vorzug gegeben.

Wenn primär dennoch umfangreiche Montagen bei Trümmer- und Etagenbrüchen oder bei Reosteosynthesen anfänglich nötig sein können, bedürfen sie im weiteren Heilverlauf der Dynamisierung durch schrittweise Demontage einzelner Konstruktionsteile.

Diese Störungen können in der Regel vermieden werden, wenn man den Fixateur nicht quasi als Notnagel anwendet, sondern die für diese Behandlung geltenden Regeln genau beachtet.

Zusammenfassung

Störungen im Heilverlauf bei der Frakturbehandlung mit dem Fixateur externe, ergeben sich manchmal bereits aus der Indikationsstellung zu diesem Verfahren (offene Frakturen, Weichteilschaden, Problempatienten); meistens sind aber technische Fehler bei der Handhabung des Fixateursystems ursächlich.

Verletzungen von Gefäß- und Nervenstrukturen lassen sich vermeiden durch genaueste Beachtung der anatomischen Verhältnisse. Infektionen an den Nageleintrittsstellen werden seltener, wenn Haut und Weichteile großzügig inzidiert werden. Bei den knöchernen Komplikationen, wie Nagellockerung oder Infekt, ist die Metallentfernung vielfach nicht zu vermeiden. Hilfreich ist hier vielfach die gleichzeitige örtliche Antibiotikumbehandlung. Rigide Fixateurkonstruktionen verzögern die Knochenbruchheilung, weshalb der sog. „elastischen Fixierung" der Vorzug zu geben ist.

Literatur

Hierholzer G, Allgöwer M, Ruedi T (1985) Fixateur-externe-Osteosynthese. Springer, Berlin Heidelberg New York Tokyo
Hoffmann R (1959) Osteotaxis. Enke, Stuttgart
Hofmann G (1987) Störungen im Heilverlauf nach Anwendung des F.E. Unfallmed. Tagung der Landesverbände der gewerblichen Berufsgenossenschaften 63: 99–104
Hofmann G, Probst J (1982) Anwendungsmöglichkeiten des Fixateur externe am Oberschenkel – Indikationen, Ergebnisse. Aktuel Traumatol 12: 62–68
Weber BG, Magerl F (1965) Fixateur externe. Springer, Berlin Heidelberg New York

Klinische Erfahrungen mit dem Plattenfixateur bei der Behandlung von Frakturheilungsstörungen

B. Hartung, R. Henke und G. Graner

Vaskularität und geeignete mechanische Konstellation führen auch bei Frakturheilungsstörungen zur ossären Reparation. Zu bevorzugen sind Operationsverfahren, die unter weitgehender Schonung parossaler Weichteile und der ossären Gefäßsysteme ohne Zusatztrauma stabilisieren und die über „dosierte Mikroinstabilitäten" zur Induktion von Kallus im Sinne der sekundären Knochenheilung führen.

Mit eindimensionalen Klammerfixateuren scheint es möglich, diese Forderung zu erfüllen. Bei den herkömmlichen Monofixateuren besteht allerdings teilweise die Gefahr, daß die wünschenswerte Mikroinstabilität bei instabilen Frakturtypen in eine heilungsfeindliche, infektbegünstigende Makroinstabilität umschlägt. Das Prinzip des Plattenfixateurs erschien uns diesbezüglich vorteilhafter, so daß wir, ausgehend vom ZESPOL-Prinzip, ein eigenes Modell (Plattenfixateur Erfurt) entwickelt haben. Nach abgeschlossener Implantate- und Instrumentenentwicklung sowie biomechanischer und tierexperimenteller Testung erfolgte die Anwendung am Menschen bisher 35mal. Auch in der Behandlung von zu erwartenden oder bereits eingetretenen Frakturheilungsstörungen hatten wir, wie bei frischen Frakturen, bisher gute Ergebnisse.

Die Grundelemente des Plattenfixateurs sind Kortikalisschrauben mit konsolenartiger, sechskantiger Plattform, DC-Platten mit plattformbreiter Längsnut an der Plattenunterseite und Spezialmuttern, die eine stabile Verbindung von Platte und Schrauben ermöglichen (Abb. 1).

Die Plattenfixateurosteosynthese nimmt biomechanisch bezüglich Rigidität und Elastizität eine Zwischenstellung ein im Vergleich mit der relativ rigiden Plattenosteosynthese und den relativ elastischen herkömmlichen Monofixateuren. Dies halten wir für eine geeignete mechanische Konstellation. Der Plattenfixateur kann extern (epikutan) und intern (subkutan, paraossal) im Sinne der Kompression, der Neutralisation oder der Überbrückung angelegt werden. Die 3 vorliegenden Montageformen (einfach, doppelt und mini in verschiedenen Längen) gestatten einen Einsatz an verschiedenen Skelettabschnitten. Hauptanwendungsgebiet war für uns der Unterschenkel, aber auch am Oberschenkel, Ober- und Unterarm, Klavikula und an der Wirbelsäule

---

Klinik und Poliklinik für Chirurgie der Medizinischen Akademie Erfurt, Nordhäuser Str. 74, O-5010 Erfurt, Bundesrepublik Deutschland

Klinische Erfahrungen mit dem Plattenfixateur

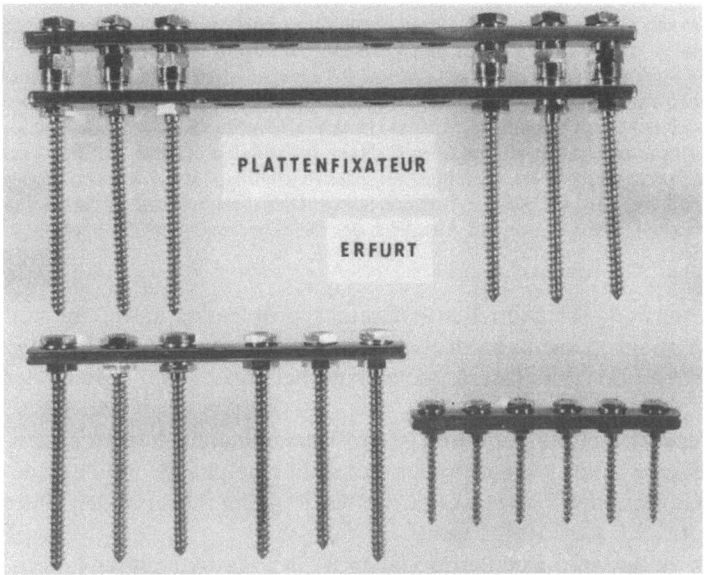

Abb. 1. Grundtypen des Plattenfixateurs: einfach, doppelt und mini

haben wir das Verfahren zur Anwendung gebracht. Nicht nur in der Therapie frischer offener und geschlossener Frakturen, sondern auch bei zu erwartenden oder bereits eingetretenen Frakturheilungsstörungen haben wir gute Erfahrungen gemacht, die mit 3 Kasuistiken belegt werden sollen.

Fall 1: 21jähriger Mann, offene distale Unterschenkelfraktur 2. Grades, primär verplattet. Wegen Weichteil- und Knocheninfektion sowie Instabilität der Osteosynthese zusätzlich Klammerfixateur. Bei fortschreitendem Knocheninfekt 2 Monate später Plattenentfernung, Sequestrektomie und Komplettierung des Fixateur externe dreidimensional. Ausheilung des Infektes und knöcherne Überbrückung der Fraktur bzw. des Knochendefektes (2mal autologe Spongiosaplastik) nach insgesamt 29 Monaten. 16 Wochen nach Entfernung der Stabilisatoren kam es zur Ermüdungsfraktur, die im Gipsverband zunehmend dislozierte; deshalb offene Reposition und Stabilisierung mit einem Plattenfixateur. Nach 8 Monaten knöcherne Konsolidierung. Abnahme des Fixateurs. Heute, 7 Monate danach, volle problemlose Belastung der Extremität.

Fall 2: 20jährige Frau, Oberarmmehrfragmentbruch mit traumatischer Radialisparese. Primäre Osteosynthese mit DC-Platte. Druckschaden des N. radialis bildete sich vollständig zurück. Nach anfänglich problemlosem Verlauf zunehmende Implantatlockerung und Entwicklung einer Pseudarthrose. 8 Monate nach Primäroperation wurde die ausgerissene Platte entfernt. Aufgrund der erheblichen Schädigung der plattennahen Kortikalis war eine Reverplattung kontraindiziert. Anlage eines Plattenfixateurs. Der N. radialis lag zwischen den unteren beiden Schrauben. 4 Monate später Entfernung des Fixateurs bei vollständiger Konsolidierung. Vorteilhaft ist hier neben der erreichten Pseudarthrosenheilung die problemlose Materialentfernung (ambulant und ohne Anästhesie) ohne erneute Gefahr für den N. radialis.

Fall 3: 61jähriger Mann mit geschlossenem Unterschenkelbiegungsbruch am Übergang vom mittleren zum distalen Drittel mit zu erwartender Frakturheilungsstörung. Da konservativ keine ausreichende Stellung zu erreichen war, erfolgte 9 Tage nach dem Unfall die geschlossene Reposition unter dem Bildwandler und die perkutane Anlage eines Plattenfixateurs. Der Biegungskeil verblieb dabei in Dislokation. Auf eine exakte offene Reposition wurde bewußt verzichtet, um das Fragment nicht zu denudieren. Nach 4 Monaten erfolgte die Teil- und nach weiteren 2 Monaten die vollständige Entfernung des Plattenfixateurs. 4 Wochen vorher haben wir bereits voll und ohne Gehstützen belasten lassen. Die Abschlußkontrolle zeigt eine vollständige knöcherne Überbrückung mit Ausgleich des Defektes bei disloziert abgeheiltem 3. Fragment (Abb. 2–4).

Die Materialentfernung ist beim Plattenfixateur problemlos ambulant und ohne Anästhesie möglich, sie kann probeweise erfolgen und ermöglicht einen schrittweisen Abbau der Stabilisierungselemente bei zunehmend gesteigerter Belastung.

Gegenüber anderen Monofixateuren ist der Plattenfixateur human dimensioniert, ohne Kleidungsänderung tragbar und stellt eine geringe Patientenbelästigung dar (Gewicht des Plattenfixateurs etwa 70 g, der Abstand der Platte bis zur Haut beträgt i. allg. 10–15 mm).

Im Vergleich zu anderen Fixateurmodellen ist der Plattenfixateur kostengünstig und an ein relativ einfaches Instrumentarium gebunden. Nach unserem ersten Eindruck kommen an den Hauptperforationsstellen beim Plattenfixateur weniger septische Komplikationen vor als bei großen Fixateuren.

Der günstige Ersteindruck von den Möglichkeiten des Plattenfixateurs entspricht den Einschätzungen der ZESPOL-Vertreter Ramatowski u. Granowski [6, 7], Bielwaski et al. [1] und Schöffauer et al. [9].

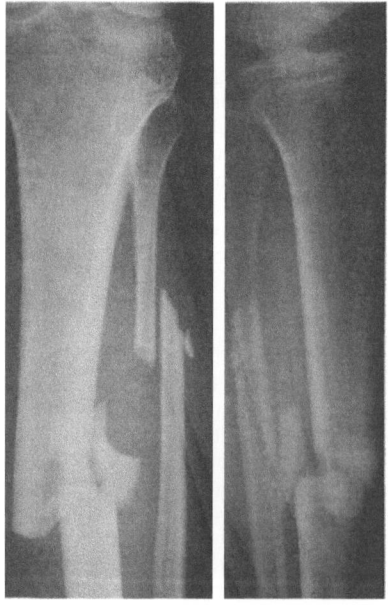

Abb. 2. Unterschenkelbiegungsbruch am Übergang des proximalen zum mittleren Drittel mit zu erwartender Frakturheilungsstörung

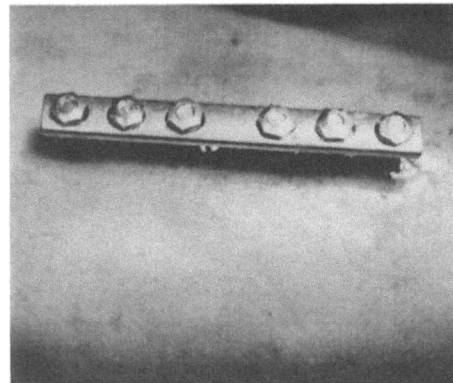
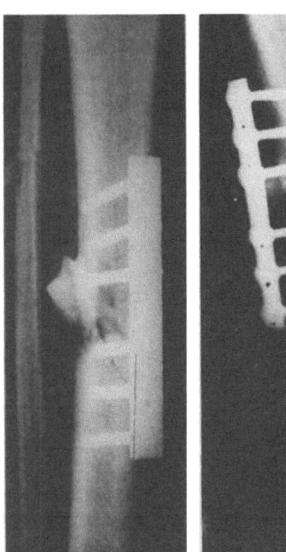

Abb. 3. a Gedeckte Anlage eines Plattenfixateurs nach geschlossener Reposition (Operationsbild). **b** Röntgenbefund unmittelbar nach Plattenfixateurmontage: Achsengerechte Frakturstellung mit Defekt bei unverändert disloziertem 3. Fragment

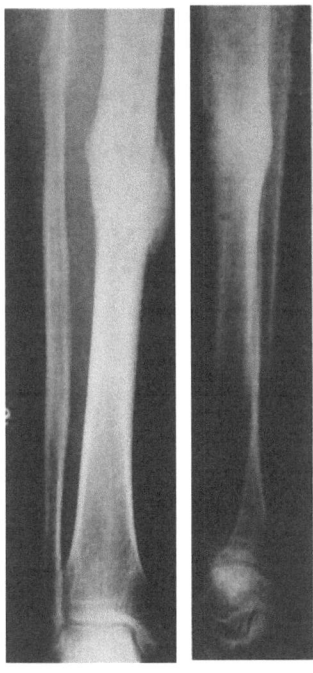

Abb. 4. Knöcherne Konsolidierung mit Defektauffüllung und Einbau des Biegungskeiles

Die technische Handhabung des „Plattenfixateur Erfurt" ist relativ einfach, es liegen inzwischen 2 praxisrelevante Sets vor (Implantateset, Instrumentenset).

Abschließend möchten wir feststellen, daß der relativ stabildynamische Plattenfixateur mit seinen verschiedenen Montageformen bei patientenfreundlicher Dimensionierung und problemloser Materialentfernung in der Behandlung von eingetretenen oder zu erwartenden Frakturheilungsstörungen eine überdenkenswerte Alternative darstellt.

Literatur

1. Bielawski J, Przygoda A, Sygnatowicz J, Ramatowski W, Granowski R (1985) Anwendung der ZESPOL-Konstruktion als externer Stabilisator. Orthop Prax 21:411–416
2. Goodship AE, Kemoright (1985) The influence of induced micromovement upon the healing of experimental tibial fractures. J Bone Joint Surg [Br] 67:650
3. Heitemeyer V, Claes L, Hierholzer G (1990) Die Bedeutung der postoperativen Stabilität für die ossäre Reparation einer Mehrfragmentfraktur. Unfallchirurg 93:49–55
4. Hopf T, Albert H (1990) Die Biegefestigkeit der Plattenosteosynthese. Unfallchirurg 93:100
5. Hopf T, Mittelmeier W, Mittelmeier H (1989) Die Spongiosierung bei der Plattenosteosynthese – vergleichende tierexperimentelle Untersuchung zwischen herkömmlichen und nach dem ZESPOL-Prinzip funktionierenden Autokompressionsplatten. Aktuel Traumatol 19:65–72
6. Ramatowski W, Granowski R (1984) Das ZESPOL-Osteosynthesesystem: Mechanische Grundlagen und klinische Anwendung. Orthop Prax 20:750–758
7. Ramatowski W, Granowski R (1987) ZESPOL-Osteosynthese im Oberarmbereich. Beitr Orthop Traumatol 34/11:565–570
8. Ritter G, Weigand H, Ahlers J (1983) Betrachtungen zur notwendigen Stabilität und zur Biomechanik der Frakturheilung bei Fixateurexterne-Osteosynthesen. Unfallchirurgie 9/2:92–95
9. Schöffauer T et al. (1990) Frühergebnisse der ZESPOL-Osteosynthese an der unteren Extremität. Beitr Orthop Traumatol 34/1:22–27
10. Willenegger H (1975) Verplattung und Marknagelung bei Femur- und Tibiaschaftfrakturen: Pathophysiologische Grundlagen. Chirurg 46:145

Neuer Fixateur externe zur Behandlung von Pseudoarthrosen – erste tierexperimentelle Untersuchungen

J. Kerner

Der Fixateur externe bekommt heutzutage eine immer größere Bedeutung, sowohl als eine gute Immobilisationsmethode bei frischen Frakturen als auch bei verzögerter Knochenheilung. Wir waren bestrebt, einen neuen Fixateur zu entwickeln. Die experimentellen Untersuchungen führten wir an Kaninchen durch. Die Tiere wurden narkotisiert, und nach einer oder mehreren Femurosteotomien wurden die so entstandenen Frakturen mit diesem neuen Fixateur immobilisiert. Die Kirschner-Drähte (2,5 mm) fixierten wir mit dem thermoplastischen Kunststoff aneinander, der zuvor in einer 70 °C warmen Umgebung plastisch, d. h. weich gemacht wurde. Bei Zimmertemperatur gewann das Material seine ursprünglichen mechanischen Eigenschaften zurück. Mit dieser Methode erreichten wir in 3–5 Wochen eine knöcherne Heilung.

Die Erfahrungen bei 21 unserer Tierexperimente zeigen folgendes:
1. Bei einer anatomischen Reposition ist keine nennenswerte Kallusbildung zu sehen.
2. Bei größeren Distanzen der Bruchstücke bildet sich eine kugelartige Überbrückung.
3. Auch bei einem zersplitterten Femur sieht man eine solche kugelartige Überbrückung.
4. Kombiniert man den Fixateur externe mit einer minimalen Osteosynthese, so kann man eine Doppelfraktur ohne große Kallusbildung heilen.
5. Die Operation muß technisch einwandfrei durchgeführt werden, weil sonst der Erfolg nicht garantiert ist.

Der von uns entwickelte thermoplastische Fixateur externe zeigt mehrere positive Eigenschaften:
1. sehr einfache Anwendung,
2. sehr variabel
3. röntgenstrahlendurchlässig,
4. sehr preiswert,
5. man kann später während des Heilungsprozesses, wenn nötig, Achsenkorrekturen vornehmen.

Aus diesen Gründen konnten wir diesen Fixateur auch schon bei Patienten erfolgreich einsetzen.

Landesinstitut für Traumatologie, VIII. Mező Imre Str. 17, Budapest, Ungarn

Die Behandlung infektbedingter Resektionsdefekte an Röhrenknochen durch Segmentverschiebung

R. Brutscher und A. Rüter

Einleitung

Eine der schwerwiegendsten Formen einer Frakturheilungsstörung stellt die Infektpseudarthrose dar. Geht diese mit ausgedehnteren avitalen und infizierten Knochenanteilen einher, müssen zur Infektsanierung zum Teil ausgedehnte Resektionen durchgeführt werden. Nun verursachen segmentale Defekte an langen Röhrenknochen, zumindest ab einer Größe von 3 cm, erhebliche Schwierigkeiten bei der Rekonstruktion einer funktionstüchtigen und belastungsfähigen Extremität. Die zum Wiederaufbau am häufigsten angewandten Techniken sind die autologe oder homologe Spongiosatransplantation, bzw. Interponate aus Rippenspänen, oder der freie, in letzter Zeit auch der gestielte Fibulatransfer. Alle diese Vorgehensweisen sind durch eine hohe Komplikationsrate belastet, nicht zuletzt dadurch, da die ursprüngliche Röhrenform des Knochens nicht wiederhergestellt wird. Eine Alternative zur Überbrückung ausgedehnter Resektionsdefekte an Röhrenknochen ist die Segmentverschiebung nach Ilisarow, die 1951 erstmals angegeben wurde. Der Vorteil dieser Methode besteht darin, daß keinerlei autologes oder homologes Knochenmaterial erforderlich wird. Vielmehr wird ein durch Osteotomie, wenn möglich Kortikotomie, entstandenes Röhrensegment schrittweise über einen Zugmechanismus in den ehemaligen Defekt hineingezogen, bis es diesen vollständig überbrückt. In dem aufgedehnten Osteotomie- bzw. Kortikotomiespalt findet eine spontane Knochenneubildung statt, die letztlich den gesamten, durch die Verschiebung entstandenen Defekt durch einen röhrenförmigen Knochen ersetzt.

Methodik

Infekt- und Defektpseudarthrosen werden nach Resektion des gesamten avitalen Knochens unter Erhaltung oder Wiederherstellung der ursprünglichen

---

Klinik für Unfall- und Wiederherstellungschirurgie, Zentralklinikum Augsburg, Stenglinstr. 2, W-8900 Augsburg, Bundesrepublik Deutschland

Extremitätenlänge mit einem Fixateur externe stabilisiert. Die Segmentverschiebung wird erst in Angriff genommen, wenn der Infekt abgeklungen ist und die Weichteile saniert sind. Bei blanden Weichteilverhältnissen wird die Defektzone erneut eröffnet und ein Zugmechanismus eingebracht, der aus 2 geflochtenen Drähten besteht, die mittels einer Schraube am proximalen Segment befestigt werden. Diese Drähte werden über die bestehende Defektstecke nach distal geleitet und dort entweder über 2 Lochschrauben oder einen querliegenden Steinmann-Nagel umgeleitet und durch den Weichteilmantel nach außen geführt. An den distalen Anteilen des liegenden Fixateur externe sind 2 spezielle Zugratschen befestigt, auf die die Zugdrähte aufgewickelt werden können. Bei liegendem Zugmechanismus erfolgt nun über eine nur 1 cm lange Inzision in dem noch gesunden proximalen Anteil des Röhrenknochens mit dem sog. Fähnchenmeißel die Kortikotomie. Hierunter versteht man die Durchtrennung der Kortikalis unter Schonung des medullären Gefäßsystems. Die Zugratschen ermöglichen durch das tägliche Anziehen von 2 gegenläufigen Zahnkränzen ein Aufwickeln der Zugdrähte und somit eine Verschiebung des gebildeten Segmentes von jeweils 1 mm. Hierdurch wird das Knochensegment täglich um diese Strecke in den bestehenden Defekt gezogen. Auf diese Weise verkleinert sich der ursprüngliche Defekt und die Kortikotomiezone weitet sich auf. In dieser Zone entwickelt sich eine spontane Knochenneubildung. Nach Überwindung des ehemaligen Defektes durch das verschobene Segment stößt dieses am distalen Knochenanteil an. An dieser Stelle ist nun viel Weichteilgewebe zwischen den beiden Knochenanteilen interponiert und die Kontaktfläche zusätzlich klein, da die Resektionsebenen oft nicht glatt und kaum einmal parallel verlaufen.

Wir führen daher in aller Regel zu diesem Zeitpunkt eine Revision der Kontaktzone mit Stabilisierung des verschobenen Segmentes gegen den distalen Knochen mittels einer Osteosynthese mit kurzer Unterschenkelplatte durch. Häufig wird gleichzeitig autologe Spongiosa an dieser Kontaktstelle angelagert bzw. bestehende Defekte hiermit aufgefüllt. Im Laufe der folgenden Wochen kommt es zur zunehmenden Knochenneubildung im aufgedehnten Kortikotomiespalt, die durch Röntgenkontrollen in 4- bis 6wöchigen Abständen kontrolliert werden soll. Je nach Defektgröße findet sich nach 6–12 Monaten ein ausreichend stabiler Knochen, so daß nun eine zunehmende Belastung erlaubt und der Fixateur externe schließlich entfernt werden kann.

Kasuistik

60jährige Patientin. Skisturz mit Spiralfraktur am mittleren bzw. distalen Drittel des rechten Femurs. Primärversorgung mit Plattenosteosynthese (Abb. 1). Im postoperativen Verlauf Infekt mit mehrfachen operativen Revisionen. Schließlich chronische posttraumatische Osteitis und schließlich Entfernung von 3 großen avitalen Femurfragmenten und resultierendem Knochendefekt im Bereich des mittleren und distalen Oberschenkeldrittels von 15 cm. Sanierung des Infektes durch Débridement und Gentamycin-Ketten. Stabilisierung des Femurs durch unilateralen Fixateur externe der AO. Durch diese Maßnahmen Verschluß der ur-

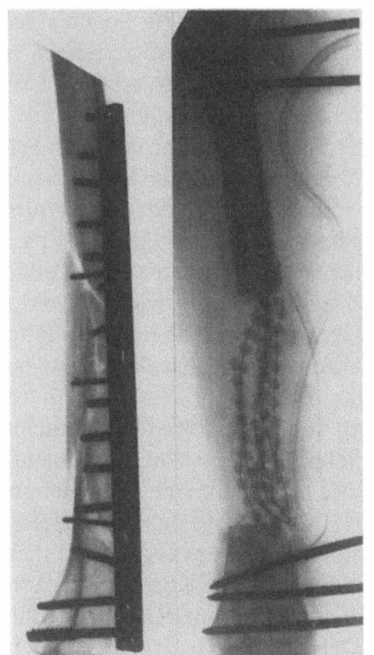
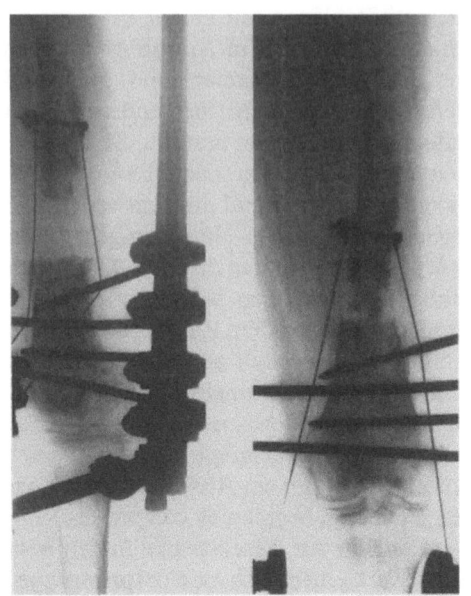
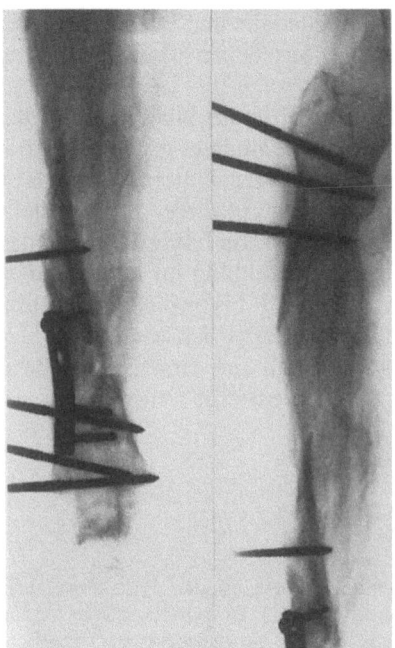
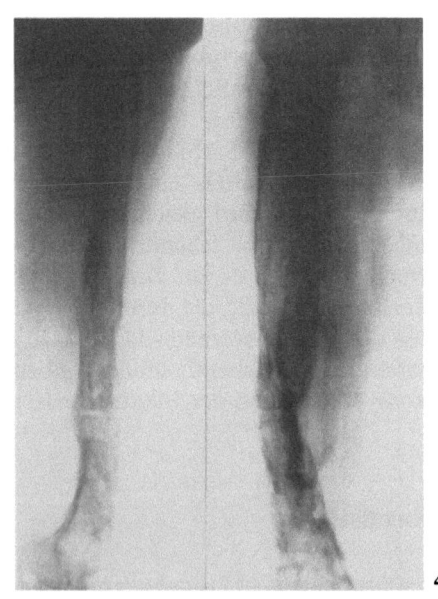

sprünglichen Fistel, so daß 6 Wochen nach Resektion des avitalen Knochens die Kortikotomie und das Einsetzen des Zugmechanismus erfolgen konnte. Nach 21 Wochen erreichte das verschobene Segment den distalen Femur (Abb. 2). Nun Plattenosteosynthese zwischen Segment und distalem Femur mit Anlagerung autologer Spongiosa. Fortschreitende Knochenneubildung im Bereich der aufgedehnten Kortikotomiezone, so daß der Patient ab der 30. Woche eine Teilbelastung von 15 kg erlaubt wurde (Abb. 3). Zu diesem Zeitpunkt erneutes Auftreten einer Fistel und Infektion einer Schanz-Schraube am distalen Femur. Daher Entfernung der kurzen Platte an der Kontaktstelle und Auswechseln der Schanz-Schraube.

12 Monate nach Beginn der Segmentverschiebung findet sich ein guter, tragfähiger Knochen in der Kortikotomiezone. Durch Sturz der Patientin jedoch Fissur zwischen dem verschobenen Segment und der Knochenneubildungszone (Abb. 4), so daß über einen Zeitraum von 6 Wochen erneute Teilbelastung erforderlich wurde.

1,5 Jahre nach begonnener Segmentverschiebung jetzt ausreichend strukturierter Knochen im Bereich der Kortikotomie, so daß der Fixateur externe nun entfernt und zunehmende Belastung erlaubt werden konnte. Der neugebildete Knochen zeigt über weite Strecken nahezu normale trabekuläre Strukturen (Abb. 4).

Zusammenfassung

Durch die Segmentverschiebung können großstreckige Defekte an Röhrenknochen ohne Transplantation homologer oder autologer Spongiosa überbrückt und in anatomischer Röhrenform wiederhergestellt werden. Das durch Kortikotomie oder Osteotomie entstandene Segment wird hierbei täglich um 1 mm verschoben. Nachteil der Methode ist eine lange Verweildauer des Fixateur externe, der während der Verschiebezeit des Segmentes und der Reifezeit des neugebildeten Knochens liegen bleiben muß.

Abb. 1. Posttraumatische Osteitis nach Plattenosteosynthese am distalen Femur (*links*); nach Resektion des avitalen Knochengewebes 15 cm langer Knochendefekt (*rechts*)

Abb. 2. Zugphase in der 17. Woche nach Kortikotomie und begonnener Segmentverschiebung (*links*); 21 Wochen nach Kortikotomie, Segmentverschiebung beendet (*rechts*)

Abb. 3. 30 Wochen nach Kortikotomie Plattenosteosynthese zwischen Segment und distalem Femur, gute Knochenneubildung zwischen proximalem Femur und verschobenem Segment

Abb. 4. 1,5 Jahre nach Kortikotomie vollständige knöcherne Durchbauung der ursprünglich 15 cm langen Defektstrecke

Kortikospongiöse Rippenspäne als geeignete Überbrückung von Defektpseudarthrosen

L. Faupel und H. Kafurke

Langstreckige Defektpseudarthrosen bedürfen zu ihrer Überbrückung langstreckiger Knochentransplantate (Ecke et al. 1983). Hiervon stehen im menschlichen Skelettsystem nur die Fibula und die Rippen zur Verfügung. Ihre Kompaktastärke und ihre nur paarige Anlage schränkt die Fibula als Donator für Knochenüberbrückungen erheblich ein. Die Rippe hingegen stellt mit ihrem ergiebigen Reservoir und mit ihrem günstigen Kortikalis-Spongiosa-Verhältnis ein optimales Transplantat für langstreckige Knochendefekte dar.

Die biologische Wertigkeit eines Knochentransplantates hängt von keinem Faktor mehr ab, als von seiner Fähigkeit, möglichst rasch und umfassend in den Wirtsorganismus integriert zu werden (Schweiberer et al. 1982).

Da hierfür die Durchblutung des Transplantates weit im Vordergrund steht, wurde das Augenmerk unserer tierexperimentellen Untersuchungen auf das Durchblutungsverhalten von Rippenspänen während der Transplantationszeit gerichtet.

Im Zusammenhang mit Überbrückung langstreckiger Knochendefekte war es von Interesse, wie sich die Durchblutungsdynamik autologer Rippenspäne über einen Zeitraum von 6 Wochen entwickelt. Parallel hierzu wurde eine histomorphologische Untersuchungsreihe der Einheilungsvorgänge aufgestellt (Abb. 1).

Zur Durchblutungsmessung wurde die Tracer-Microspheres-Methode herangezogen. Mit ihr ist es möglich, über einen längeren Transplantationszeitraum zu unterschiedlichen Zeitpunkten eine quantitative Durchblutungsmessung durchzuführen (Kunze et al. 1981).

Bei Verwendung unterschiedlich radioaktiv markierter Microspheres erhält man eine polynuklide Sequenzmarkierung, die retrograd exakt zu einer Durchblutungsbestimmung herangezogen wird.

So findet sich an dem Hundehinterlauf eine Durchblutungsgröße für den proximalen Femur von 12 ml/100 g Knochengewebe pro Minute. Nach distal nimmt die Durchblutung auf knapp 3 ml/100 g/min ab (Abb. 2).

Es wurden am Femur des Hinterlaufes 2 Kortikalisdefekte gesetzt und die Rippe überbrückend darüber geschraubt.

Chirurgische Abteilung, Gertrudis-Hospital, Kuhstr. 23, W-4352 Herten 6, Bundesrepublik Deutschland

Kortikospongiöse Rippenspäne als geeignete Überbrückung von Defektpseudarthrosen

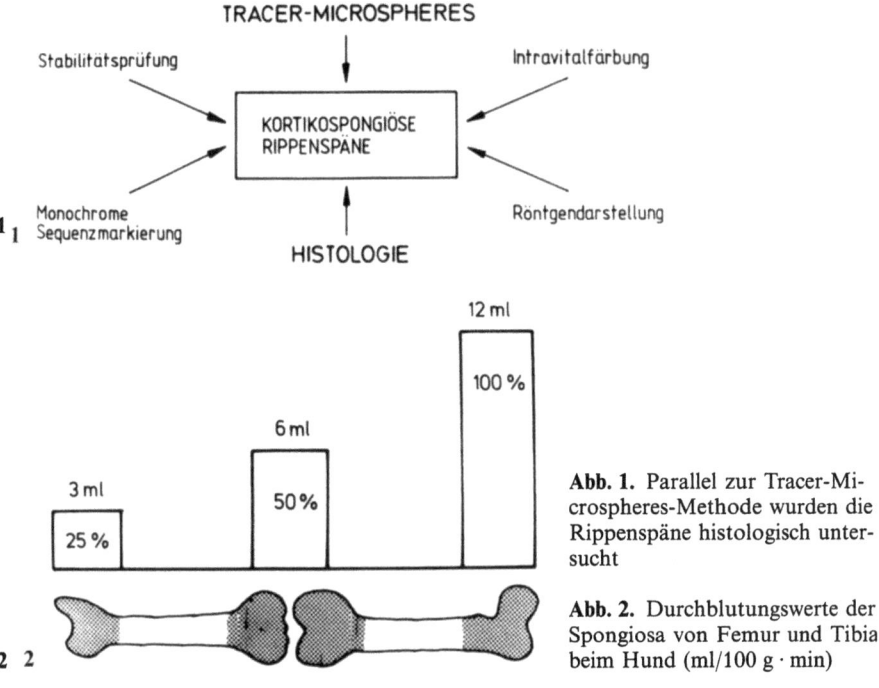

Abb. 1. Parallel zur Tracer-Microspheres-Methode wurden die Rippenspäne histologisch untersucht

Abb. 2. Durchblutungswerte der Spongiosa von Femur und Tibia beim Hund (ml/100 g · min)

Die präoperative Durchblutungsmessung der Rippe ergab 24 ml/100 g Knochengewebe pro Minute. Nach 2 Wochen Transplantation fand sich bereits eine Durchblutung der Rippe von 10 ml, die nach 6 Wochen wieder auf 20 ml/min anstieg (Abb. 3).

Vergleicht man die Durchblutungswerte der kortikalisständigen Rippenanteile (Abb. 4, schwarze Säule) mit den Spananteilen, die freischwebend die Defekte überbrückten und keinem Knochen aufliegen (Abb. 4, weiße Säule), so fällt kein signifikanter Durchblutungsunterschied auf.

Die gute Durchblutung der freischwebenden Rippenabschnitte ist auf das rasch entsprießende endostale Gewebe zurückzuführen.

Das Präparat in Kossa-Färbung zeigt den verschweißenden Kontakt des endostalen Knochens mit dem defektüberbrückenden Rippentransplantat nach 3 Wochen (Abb. 5).

Histologisch konnte eine Dreiteilung des transplantierten Rippenspanes über dem Defekt differenziert werden. Die wirtsnahe Basisschicht zeichnete sich durch Hypervaskularisation und Gefäßeinsprossungen aus, die sich in die mittlere Schicht fortsetzten. In der peripheren Kortikaliszone fanden sich Nekrosen.

Die starke Durchblutungssteigerung der defektüberbrückenden Rippenspäne erklärt sich somit durch das gut durchblutete Ersatzgewebe aus dem endostalen Markraum.

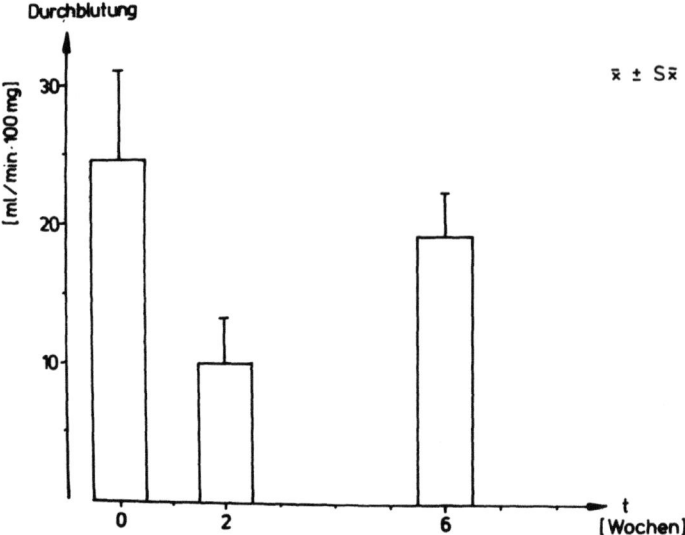

Abb. 3. Nach 6 Wochen hat das Rippentransplantat wieder eine Durchblutung von 20 ml/min erreicht

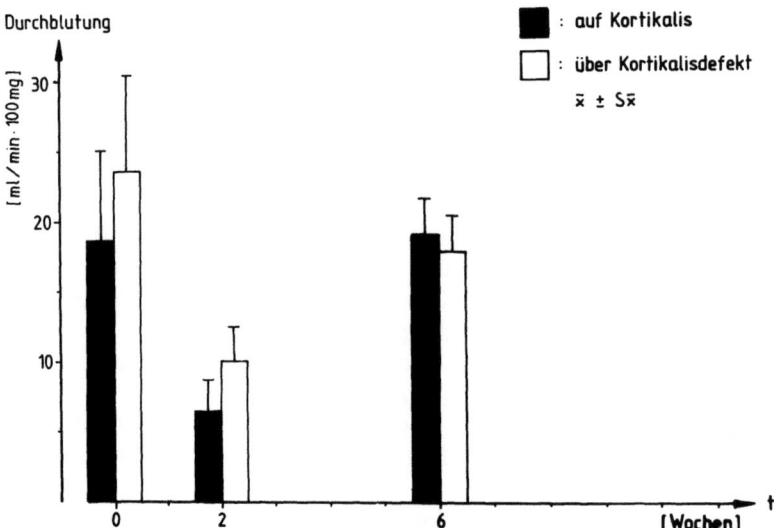

Abb. 4. Die Durchblutungswerte kortikalisständiger defektüberbrückender Rippenspäne weisen keinen signifikanten Unterschied auf

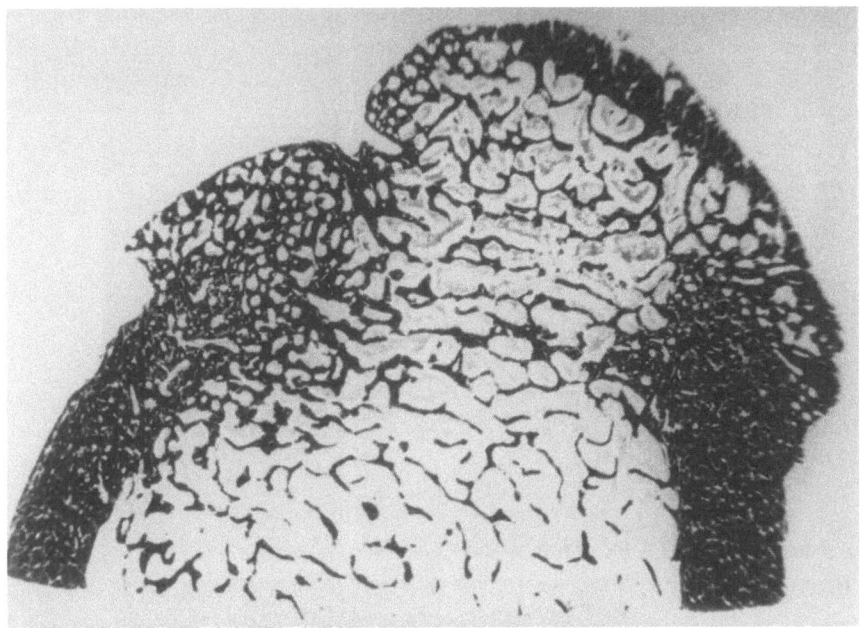

Abb. 5. Defektüberbrückender Rippenspan (Kossa-Färbung)

Technik der Rippentransplantation

Bei Entnahme mehrerer Rippen empfiehlt es sich, eine Rippe dazwischen stehenzulassen, um keine Thoraxwandhernie zu erhalten. Die Rippe sollte subperiostal ausgeschält werden, da es postoperativ zu einem Regenerat kommt. Die Rippe wird halbiert, um die Spongiosaseite zur besseren Revaskularisation freizulegen.

Die Indikation zur Rippentransplantation ergibt sich überwiegend bei langstreckigen Knochendefekten, die posttraumatisch entstehen, durch maligne Tumore bedingt sind oder aus juvenilen Zysten resultieren. Des weiteren kommen sie bei dem „entspanten Patienten" zur Anwendung.

Durch den weitgehenden Wegfall der Knochenbanken wegen der Aidsproblematik ist der Rippenspan als Transplantat wieder in den Vordergrund gerückt.

Klinische Kasuistik

43jähriger Patient, der sich bei einem Motorradunfall eine drittgradige, offene, stark verschmutzte Oberschenkelfraktur rechts zuzog. Die Primärversorgung erfolgte durch eine Plattenosteosynthese (Abb. 6a).

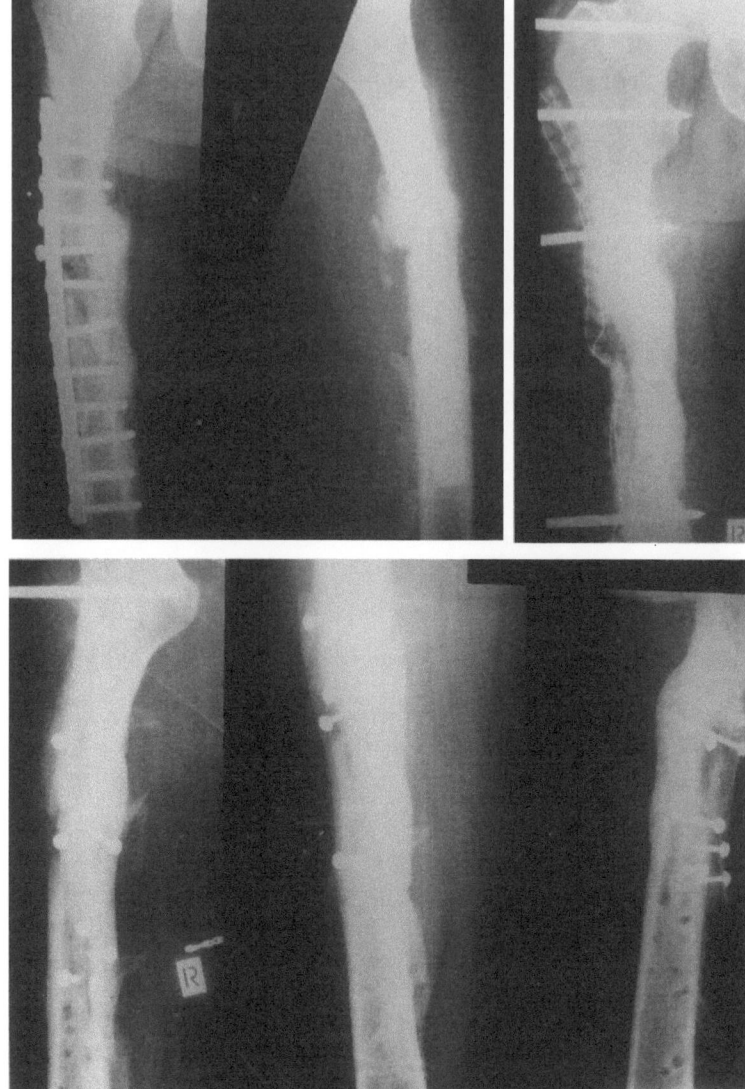

Abb. 6. a Oberschenkelfraktur, Plattenosteosynthese, Infekt, Fixateur externe. b Sequesterotomie, Rippentransplantation

4 Monate später wegen Infekt Sequesterotomie, Fixateur externe und Septopalketten.
4 Monate später Rippentransplantation der 4. bis 6. Rippe, nach 2 Monaten Defektüberbrückung und Entfernung des Fixateur externe (Abb. 6 b).

Wie aus der Kasuistik ersichtlich, findet das Rippentransplantat ausschließlich Anwendung bei ausgedehnten, komplizierenden Knochendefekten und stellt somit das Transplantat für Problemfälle dar.

Literatur

Ecke H, Völkel W, Faupel L, Schulz A (1983) Die Anlagerung von autologen Rippenspänen zur Überbrückung langstreckiger Knochendefekte (Kongreßbericht). Langenbecks Arch Chir 361

Kunze KG, Faupel L, Rittstieg U, Hofmann D (1981) Veränderung der Knochendurchblutung nach Femurmarknagelosteosynthese beim Schäferhund. 98. Chir. Kongreß, München

Schweiberer L, Eitel F, Betz A (1982) Spongiosatransplantation. Chirurg 53/4:195–200

Die Behandlung von Pseudarthrosen mit gefäßgestielten Knochenspänen

A. Eisenschenk, M. Sparmann und U. Weber

Das Verfahren der Wahl zur Rekonstruktion von Knochendefekten mit einer zu überbrückenden Strecke von bis zu 6–8 cm ist die freie autogene Knochentransplantation aus dem Beckenbereich. Bei dem klassischen Versuch, Knochendefekte, die größer als 8 cm sind, auf die gleiche Weise zu überbrücken, wird der eingebaute Knochen häufig im wirtsschwachen Transplantatlager resorbiert.

Enneking et al. [1] berichteten 1980 über 40 Patienten, die mit einem autogenen nicht-gefäßgestielten Knochentransplantat (größer 7,5 cm) versorgt wurden; die Rate der Ermüdungsfrakturen lag bei 58%.

Häufig ist das Transplantatlager vernarbt, kontaminiert, minderdurchblutet und/oder strahlengeschädigt; es kann deshalb keine ausreichende stimulierende sowie induzierende Wirkung auf das freie Knochentransplantat ausüben. Die Resorption des Transplantates ist programmiert.

Aufgrund der Verbesserung und der zunehmenden Verbreitung von mikrochirurgischen Verfahren wurde bereits 1975 von Taylor et al. [2] eine freie Fibulatransplantation am Menschen durchgeführt.

Bei einem freien vaskularisierten Knochentransplantat handelt es sich um einen Transfer eines Knochens oder eines Teiles eines Knochens, in dem die Blutzirkulation über mikrovaskuläre Anastomosen aufrecht erhalten wird. Da endostale und periostale Zirkulation erhalten bleiben, ist der Knochen nach seiner Transplantation vital und reagiert auf biologische Belastungen wie ein normaler Knochen.

Die Behandlung von Pseudarthrosen mit freien gefäßgestielten Knochenspänen gewinnt im klinischen Alltag zunehmend an Bedeutung. Insbesondere die Überbrückung von Defektpseudarthrosen in wirtsschwachen Empfängerregionen wird heute vorzugsweise mit gefäßgestielten Knochenspänen vorgenommen. Hierfür verwenden wir sowohl gefäßgestielte Knochenspäne vom Beckenkamm als auch von der Fibula, die sich besonders zur Überbrückung von langen Knochendefekten eignet.

Orthopädische Klinik und Poliklinik der Freien Universität Berlin im Oskar-Helene-Heim, Clayallee 229, W-1000 Berlin 33, Bundesrepublik Deutschland

Die Indikation zur freien gefäßgestielten Knochentransplantation wird in folgenden Fällen gestellt:
1. bei der Behandlung von Pseudarthrosen in problematischen Knochenregionen,
2. bei der Behandlung von Frakturen bei Systemerkrankungen des Knochensystems,
3. bei der Behandlung von angeborenen Defektpseudarthrosen der unteren und oberen Extremität.

Zu den Indikationsgebieten je ein Fallbeispiel:

Zu Punkt 1: Es handelt sich um einen 41 Jahre alten Patienten, der nach einer medialen Schenkelhalsfraktur in einer auswärtigen Klinik mit 3 Spongiosaschrauben versorgt wurde. 1 Jahr postoperativ lag eine Schenkelhalspseudarthrose mit Hüftkopfnekrose vor. Es wurde der Entschluß zu einem revaskularisierenden Eingriff gefaßt. Als autologes gefäßgestieltes Transplantat diente der durch die A. circumflexa ilium profunda versorgte kortikospongiöse Beckenspan, welcher nach Durchzug unter dem Leistenband in einer Kerbe des ventralen Schenkelhalses versenkt und in den Hüftkopf vorgeschoben wurde. Nach 3 Monaten konnte durch eine superselektive elektronisch subtrahierte Angiographie die Durchgängigkeit der A. circumflexa ilium profunda nachgewiesen werden. Nach 18 Monaten lag eine vollständige knöcherne Überbrückung der Schenkelhalspseudarthrose vor.

Zu Punkt 2: Beim zweiten Fall handelt es sich um einen 20 Jahre alten Patienten, der unter der polyostotischen Form einer fibrösen Dysplasie mit besonderer Ausprägung im Bereich des rechten Oberarmes leidet. Eine deutlich zunehmende Bewegungseinschränkung, insgesamt 12 Frakturen nach Bagatelltraumen sowie die erhebliche Deformierung des Oberarmes führten zu der Entscheidung, den Tumor nach Abschluß des Wachstums teilweise zu resezieren. Die Überbrückung des resultierenden Defektes erfolgte durch einen 26 cm langen gefäßgestielten Fibulaspan.

Zum Durchblutungsnachweis wurde 1 Woche postoperativ eine Sequenzszintigraphie und 3 Monate später eine Angiographie durchgeführt; die Sequenzszintigraphie zeigte eine gute Durchblutung des Spanes, und die Angiographie wies eine gut durchgängige Anastomose auf.

Zu Punkt 3: Hier handelt es sich um eine mehrfach voroperierte angeborene Tibiapseudarthrose eines 9jährigen Mädchens. Zuerst war auswärts der Versuch einer autogenen Knochenanlagerung mit Osteosynthese (s. Abb. 1a) und anschließend der Versuch der Extremitätenverlängerung nach Ilisarow fehlgeschlagen (s. Abb. 1b). Wir resezierten die Tibiapseudarthrose und überbrückten den Defekt mit einem freien gefäßgestielten Fibulaspan von der Gegenseite (s. Abb. 1c, d).

Die Behandlung der aufgeführten Indikationsgebiete mit gefäßgestielten Knochentransplantaten stellt ein den herkömmlichen Vorgehensweisen deutlich überlegenes Verfahren dar. Der Einheilungsprozeß an den Transplantatenden entspricht dem Einheilungsvorgang wie nach einer Osteotomie. Die Reaktion des Transplantates auf physikalische Belastungen ähnelt der von normalen Knochen. Zusätzlich sorgt die sofortige Vitalität des Transplantates für eine Senkung des Infektrisikos. Das gefäßgestielte Knochentransplantat ist eine wesentliche Bereicherung des operativen Repertoires zur Erhaltung der Extremitäten.

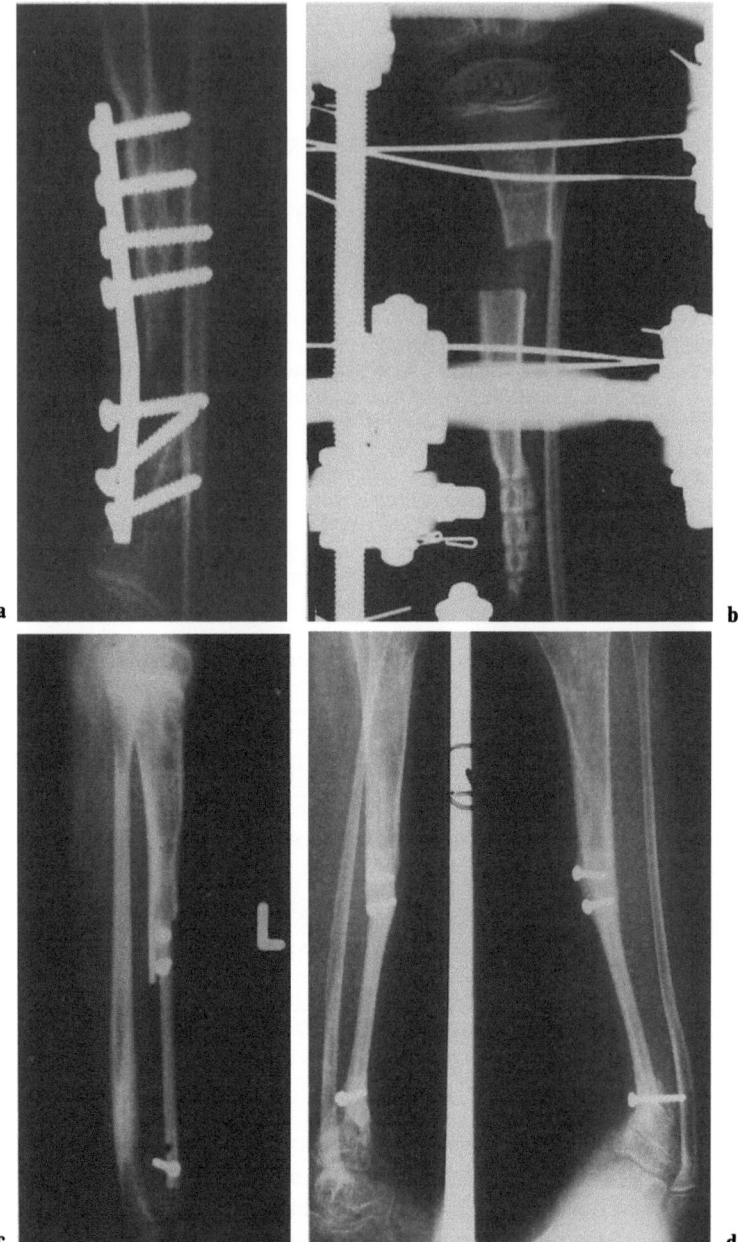

Abb. 1 a–d. 9jähriges Mädchen mit angeborener Tibiapseudarthrose. **a** Zustand nach Resorption von autogener kortikospongiöser Knochenanlagerung und Osteosynthese. **b** Methodenwechsel: Entfernung der Osteosyntheseplatte und Anbringung eines Ilisarow-Apparates. Es konnte ein Längengewinn von 4 cm erzielt werden; danach Abbruch des Versuches im auswärtigen Krankenhaus. **c** Methodenwechsel: Resektion der Tibiapseudarthrose und Interposition eines freien gefäßgestielten Fibulaspanes von der Gegenseite. **d** 9 Monate postoperativ: der Fibulaspan ist distal und proximal gut eingeheilt unter gleichzeitiger Belastungshypertrophie

Literatur

1. Enneking WF, Spanier SS, Goodman MA (1980) A system for the surgical staging of musculo-sceletal sarcoma. Clin Orthop 153:106
2. Taylor GI, Miller GDH, Ham FJ (1975) The free vascularized bone graft. A clinical extension of microvascular techniques. Plast Reconstr Surg 55:533–544

Knochenbruchheilung bei Defektpseudarthrosen

F. Struck

Die Defektpseudarthrosen gehören zu den Heilungsstörungen, bei denen nur durch operative Maßnahmen eine Wiederherstellung der knöchernen Kontinuität zu erreichen ist. Unter Berücksichtigung der biomechanischen Gesichtspunkte sind auch bei dieser Art der Pseudarthrose folgende Faktoren von besonderer Bedeutung: die lokale Instabilität, die Fragmentdevitalisation und die Infektion. Bei lokaler Instabilität unterbleibt die Heilung, insbesondere wenn Schub- und Scherkräfte wirksam werden.

Lokale Instabilität mit Fragmentdevitalisation nach Trümmerbrüchen z. B. kann ein solches Ausmaß haben, daß an einer bestimmten Stelle des Frakturkomplexes eine knöcherne Überbrückung wesentlich erschwert oder gar unmöglich wird.

Die Infektion einer Fraktur bedeutet in jedem Fall eine Bedrohung der Knochenbruchheilung. Die dabei geschädigten Fragmente kommen nur selten zur Revitalisierung, sie werden so gut wie immer zu Sequestern.

Bei Knochensubstanzverlust schließlich ist eine spontane Frakturheilung, d. h. eine Wiederherstellung der knöchernen Kontinuität, ohne besonderen therapeutischen Aufwand undenkbar.

Krankengut

Von 1985–1989 wurden auf der Traumatologischen Abteilung der Chirurgischen Klinik des Bezirkskrankenhauses Potsdam von insgesamt 39 Pseudarthrosen, bei denen es sich in 17 Fällen um vitale und in 22 Fällen um avitale Pseudarthrosen handelte, 7 Patienten mit Defektpseudarthrosen operativ versorgt. Während es sich in 6 Fällen um infizierte Defektpseudarthrosen nach fehlerhaften Osteosynthesen oder offenen Frakturen mit Substanzverlust handelte, war bei einem Patienten eine Tibiadefektpseudarthrose ohne Infektion nachweisbar, bei der die stabile Distanzerhaltung durch Plattenosteosynthese erreicht wurde (Abb. 1).

Traumatologische Abteilung der Chirurgischen Klinik des Bezirkskrankenhauses Potsdam, Wilhelm-Pieck-Straße 72, O-1562 Potsdam, Bundesrepublik Deutschland

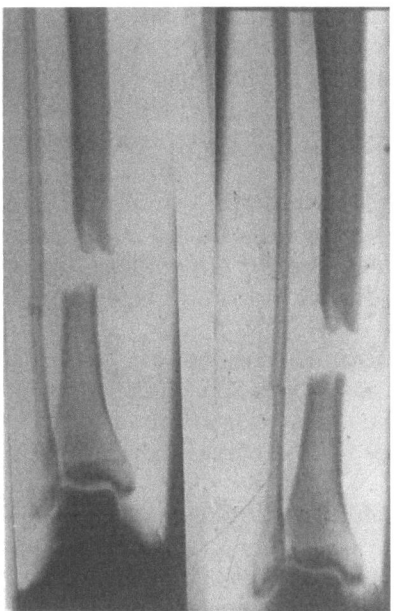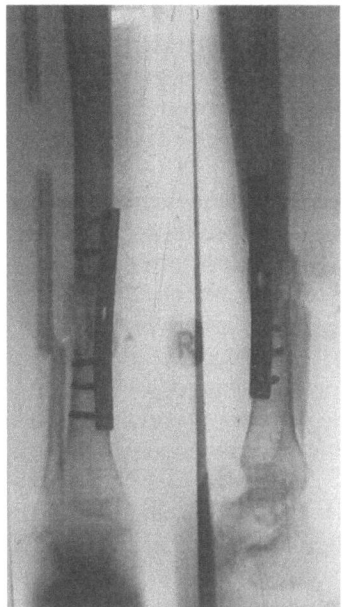

Abb. 1a, b. Patient mit Tibiadefektpseudarthrose. Es wurde eine stabile Distanzerhaltung durch Plattenosteosynthese erreicht

Der Defekt zwischen den beiden vitalen Hauptfragmenten wurde mit autologer Spongiosa ausgefüllt und hatte sich nach 10 Monaten in tragfähigen Knochen umgebaut. Die Plattenosteosynthese kam nur einmal bei einer infizierten Oberarmdefektpseudarthrose zur Anwendung, bei allen anderen verwendeten wir ausschließlich den äußeren Spanner zur Fixation. In diesen Fällen wurde die autologe Spongiosaplastik erst 2–4 Wochen nach Débridement und Spüldrainage vorgenommen. In 4 Fällen waren wiederholte Sequestrotomien und Spongiosaplastiken erforderlich. Bei einer Patientin mußte zusätzlich eine Fibula pro Tibia vorgenommen werden. Die Dauer der stationären Behandlung betrug im Durchschnitt 7 Monate. Bei der Mehrzahl der Patienten wurde ein belastungsstabiler knöcherner Durchbau mit guter und befriedigender Funktion erreicht. Bei einem Patienten kam es zur Refraktur.

Diskussion

Ein Knochensubstanzverlust kann aus verschiedenen Ursachen entstehen. Der Verlust von Knochenbruchstücken im Sinne einer Defektfraktur kann bei offenen Frakturen auch ohne Infektion zustande kommen. Die häufigste Entstehungsursache ist jedoch heute in der Infektion zu sehen.

Der Substanzverlust, hervorgerufen durch osteolytische Tumoren, kommt als weitere, jedoch wesentlich seltenere Entstehungsursache in Betracht.

Trotz der Verschiedenheit der Entstehung des Defektes und der Verschiedenheit des lokalen Terrains benötigen aber alle diese segmentalen Verluste zur Wiederherstellung einen knochenplastischen Eingriff, d. h. den Ersatz lebender Knochensubstanz.

Hinsichtlich der Knochenheilung bei Defektpseudarthrosen sind 3 Faktoren von besonderer Bedeutung: 2 Faktoren sind biologischer Art und betreffen das Transplantat selbst und das Transplantatlager, der dritte Faktor betrifft die temporäre mechanische Neutralisation, die eine wesentliche Voraussetzung für die ungestörte Einheilung ist.

Was das Transplantat betrifft, so kann nach den Arbeiten von Burri et al. (1970) davon ausgegangen werden, daß der autologen Spongiosa in der Wertigkeitsskala der erste Platz einzuräumen ist. Defektpseudarthrosen haben als ersatzunfähiges Lager zu gelten, da jegliches zur Osteogenese fähiges Gewebe fehlt.

Diese Überlegungen gelten für alle avitalen Pseudarthrosen, die als biologisch reaktionsunfähige Pseudarthrosen nur heilen, wenn die stabile Fixation mit einer autologen Spongiosaplastik ergänzt wird. Nach Weber u. Cech (1973) zählen dazu die Drehkeil-, Trümmerzonen-, atrophischen und Defektpseudarthrosen.

Knochendefektpseudarthrosen nach offener Stückfraktur mit primärem Verlust des Fragmentes können bei vitalen Hauptfragmenten ohne Ersatz des Substanzverlustes mit der Zeit in eine atrophische Pseudarthrose mit Defekt übergehen.

Bei diesen Pseudarthrosen ist aber hinsichtlich des Heilungsprozesses neben den unterschiedlichsten pathophysiologischen Gesichtspunkten bei der Taktik zur Behandlung auch die aseptische von der infizierten Defektpseudarthrose zu unterscheiden.

Bei aseptischen Pseudarthrosen mit Knochensubstanzdefekt ist – außer einer Stabilisierung – nach Dekortikation die Spongiosaplastik erforderlich, damit die Spongiosa Anschluß an den Knochen gewinnt.

Die infizierte Defektpseudarthrose verlangt jedoch besondere Voraussetzungen. Vor der Spongiosaplastik muß die Infektion beherrscht und die Defektpseudarthrose stabilisiert sein. Am Beginn stehen deshalb die Maßnahmen, die das Ziel haben, alles tote Gewebe durch radikales Débridement zu entfernen. Gleichzeitig erfolgt die Stabilisierung. Ganz besonders haben sich dabei die äußeren Spanner bewährt. Die Spüldrainage ist für die Vorbereitung des Transplantatlagers die Methode der Wahl. Bevorzugt wird die offene Spülung. Erst wenn die lokale Infektion weitgehend beherrscht und blande ist, kann das Transplantatlager als vorbereitet betrachtet werden. Nach unseren Erfahrungen ist dieses in den meisten Fällen nach 2–4 Wochen erreicht. Beeindruckend ist dabei immer die Tatsache, daß dann bei der Spongiosaplastik auf die primäre Weichteildeckung verzichtet werden kann.

Literatur

Burri C, Hell K, Rüedi T, Allgöwer M (1970) Primäre und sekundäre Sanierung osteitischer Herde mit autoplastischer Spongiosa. In: Hierholzer G, Rehn J (Hrsg) Die posttraumatische Osteomyelitis. Schattauer, Stuttgart New York

Cotta H, Pannike A (1986) 50. Jahrestagung der Gesellschaft für Unfallheilkunde, 19.–22. November 1986. Springer, Berlin Heidelberg New York Tokyo (Hefte zur Unfallheilkunde, S 393–586)

Schenk RK, Müller J, Willenegger H (1968) Experimentell-histologischer Beitrag zur Entstehung und Behandlung von Pseudarthrosen. Hefte Unfallheilkd 94:15

Weber BG, Cech O (1973) Pseudarthrosen. Huber, Bern Stuttgart Wien

Empfehlungen zur Durchführung allogener Knochentransplantationen *

H. Rudolph

Die Knochenbank ist nicht, wie von verschiedenen Seiten angenommen, eine Institution von Größe und Bedeutung einer zentralen Blutbank mit eigenem Stellenplan, sondern in der Regel eine schlichte Tiefkühltruhe mit einer Dauertemperatur ab − 34 °C, die von ärztlichen Mitarbeitern einer Klinik nebenbei betreut wird.

Ausgelöst durch die HIV-Problematik werden die heutigen Betreiber einer Knochenbank vor große Probleme gestellt.

Aus diesem Grund hat sich der Deutschsprachige Arbeitskreis für Krankenhaushygiene, in dem 24 operierende und nicht operierende Kliniker, Hygieniker, Mikrobiologen, Juristen, Verwaltungsleute und Politiker 18 wissenschaftliche Gesellschaften sowie Organisationen aus dem deutschsprachigen Raum repräsentieren, mit der Thematik beschäftigt und Empfehlungen für die allogene Knochentransplantation erlassen [1, 4].

Zuerst zum wichtigsten Unterschied zwischen homologer Knochenspende und Fremdbluttransfusion, da letztere immer wieder von verschiedenen Seiten zum Vergleich hinzugezogen wird: Die Knochentransplantation ist im Gegensatz zur allogenen Bluttransfusion *kein* vital indizierter Eingriff. Aus diesem Grunde müssen für die allogene Knochentransplantation auch wesentlich strengere Kriterien als für die Fremdbluttransfusion gelten. Deshalb dürfen auch die derzeit gültigen Vorschriften für die Fremdbluttransfusion nicht ohne weiteres auf die allogene Knochentransplantation übertragen werden.

Hinzu kommt, daß allogener Transplantatknochen durch autogenen, xenogenen und sterilisierten Knochen oder durch Knochenersatzpräparate ersetzt werden kann [1, 4].

Anamnese und klinische Untersuchung beim Spender sind selbstverständlich wichtig. Durch Anamnese und klinische Untersuchung *allein* sind die Risikofaktoren, insbesondere die Übertragung viraler Infektionen, nicht *sicher* zu erfassen. Es ist zwar anamnestisch möglich, einen Drogenmißbrauch, Neoplasmen, Infektionskrankheiten, Enzephalopathien etc. zu erfassen, aber eben

---

* Deutschsprachiger Arbeitskreis für Krankenhaushygiene, Erläuterungen s. S. 44
II. Chirurgische Klinik für Unfall-, Wiederherstellungs-, Gefäß- und Plastische Chirurgie, Diakoniekrankenhaus, Elise-Averdieck-Str. 17, W-2720 Rotenburg, Bundesrepublik Deutschland

nicht sicher zu beweisen [1, 3-5]. Deshalb sind Untersuchungen zum Ausschluß einer Infektion durch Hepatitisviren, HIV, Zytomegalieviren sowie Treponema pallidum im Zusammenhang mit der Knochenentnahme *obligat*. Die Nachweisuntersuchungen haben nach dem jeweiligen Stand der Wissenschaft und nicht nach dem jeweiligen Stand der Untersuchungsmöglichkeiten des Krankenhauses oder der Praxis durchgeführt zu werden.

HIV-Infektionen sind zur Zeit nicht durch eine einmalige Untersuchung nachzuweisen [1, 3, 4].

Erst nach dem 2. negativen HIV-Antikörpertest darf der Knochen transplantiert werden. Deshalb ist nach jeder Entnahme von Transplantaten frühestens nach 3 Monaten eine 2. Untersuchung auf HIV beim Spender erforderlich. Es ist *unbedingt* empfehlenswert, bei dieser Untersuchung auch die Kontrolle auf Hepatitis zu wiederholen.

Nun dürfen nach dem geltenden Kassenarztrecht Patienten nicht mehr ambulant in Kliniken behandelt werden. Deshalb ist diese 2. HIV-Untersuchung durch den Betreiber der Knochenbank sehr schwierig oder unmöglich geworden [1, 3, 4].

Die 2. HIV-Untersuchung kann in diesen Fällen entweder durch den weiterbehandelnden Arzt durchgeführt werden oder der weiterbehandelnde Arzt wird gebeten, Testblut an den Betreiber der Knochenbank einzusenden.

Bei Multiorganspenden sind in der Regel Anamnese und klinische Befunderhebung unmöglich. Wegen der besonderen Indikation – die vitale Gefährdung der Empfänger – ist jedoch die einmalige HIV-Untersuchung mit dem verbleibenden Infektrisiko tolerabel [1]. Anders ist es, wenn bei Multiorganspendern auch Knochen entnommen wurde. Hier muß der Knochen ebenfalls 3 Monate eingelagert werden und nach 3 Monaten ein HIV- und Hepatitis-Test beim Organempfänger angefordert werden, der in der Regel sowieso bei dieser Patientengruppe durchgeführt wird.

Auch jeder im Handel vertriebene Knochen – und im Europa 1992 wird diese Problematik zunehmen – unterliegt diesen Vorschriften uneingeschränkt. Wir müssen uns aber darüber im klaren sein, daß die Vertriebsfirmen selbstverständlich in erster Linie an einem hohen Gewinn, nicht aber an einer lückenlosen Sicherheit ihrer Präparate interessiert sind.

Jede Knochenentnahme unterliegt den gleichen Bedingungen der Asepsis, wie sie bei Operationen an Knochen und großen Gelenken gefordert werden.

Nach langen Diskussionen mit klinikerfahrenen Mikrobiologen geben wir die Empfehlung, daß *bakteriologische* Untersuchungen bei Entnahme und vor Transplantation nicht aussagekräftig und deshalb überflüssig sind, da sie in jedem Fall zu spät kommen [1, 2, 4]. Außerdem ist die Fehlerquote bei Entnahme, Aufbewahrung, Transport und Laboruntersuchung so hoch, daß eine Untersuchung auch aus diesem Grunde eher zu Fehldiagnosen und Kostensteigerungen führt.

Das Einlegen des Knochens in antibiotische oder antiseptische Lösungen ist aus den folgenden Gründen zu unterlassen:
1. Die Lösungen durchdringen die knöchernen Strukturen nicht sicher.
2. Ein unbekanntes Keimspektrum macht den Einsatz ziellos.

3. Es besteht beim Einbringen der Lösungen in den Empfänger die Gefahr zytotoxischer Reaktionen.

Der Knochen soll sofort nach Entnahme steril verpackt werden. Vorherige Spülung des Knochens mit Ringer-Lösung kann zu Problemen beim Tiefgefrieren durch Eisbildung führen, die sich bei der Verwendung des Knochens nachteilig auswirkt. Die Art der Verpackung muß unter Tieftemperaturbedingungen die Stabilität der Behälter bzw. der Hüllen sicher gewährleisten, damit es nicht zu Rißbildungen oder zum Durchtritt kontaminierter Flüssigkeiten oder Eis kommen kann.

Selbstverständlich darf auch kontaminiertes Eis oder Abtropfwasser nicht über die Verpackung an das Transplantat gelangen.

Dies bedeutet, daß die innere Verpackung nach Entnahme aus der äußeren Hülle stets steril bleiben muß. Des weiteren ist natürlich erforderlich, daß eine lückenlose Gefrierkette garantiert ist. Einzige Möglichkeiten dafür sind ein Minimum-/Maximum-Thermometer, der Anschluß an eine dauerbesetzte Zentrale und ein Notstromaggregat. Die zu erfassenden Labordaten sind entsprechend zu dokumentieren. Selbstverständlich ist jeder Empfänger, auch nach der 2. HIV-Kontrolle nach 3 Monaten, über ein verbleibendes Restrisiko aufzuklären.

Wird eine 2. Untersuchung nicht durchgeführt, ist die Transplantation erst nach mündlicher und schriftlicher Aufklärung über ein *erhöhtes* Infektrisiko möglich.

Auch aus juristischen Gründen sind beim Empfänger die gleichen Laboruntersuchungen durchzuführen wie beim Spender.

Die Schwierigkeiten beim Betreiben einer Knochenbank haben derartig zugenommen, daß die Zukunft wohl dem sterilisierten Knochen oder dem Knochenersatzpräparat gehören wird.

Deutschsprachiger Arbeitskreis für Krankenhaushygiene
Leitung: H. Rudolph, Deutsche Gesellschaft f. Plastische u. Wiederherstellungschirurgie, Rotenburg (W.); H.P. Werner, Hygiene, Mainz.
Mitglieder: E. Beck, Unfallchirurgie, Österr. Sektion der AO-International, Innsbruck; A. Bernau, Orthopäde, Tübingen; E. Bruckenberger, Nieders. Sozialministerium, Hannover; M. Bühler, Hygieneschwester, Zürich; H. Contzen, Deutsche Gesellschaft für Unfallheilkunde, Frankfurt; P. Heeg, Krankenhaushygiene, Tübingen; U. Heim, Unfallchirurgie, AO-International, Bern; G. Hirsch, Deutsche Gesellschaft für Medizinrecht, München; G. Holfelder, Berufsverband der Ärzte f. Orthopädie, Frankfurt; K.H. Jungbluth, Deutsche Gesellschaft für Unfallheilkunde, Hamburg; H. Kuderna, Österr. Gesellschaft für Unfallchirurgie, Wien; J. Poigenfürst, Unfallchirurgie, Wien; J. Sander, Hygiene, Hannover; H.-G. Sonntag, Kommission Krankenhaus- und Praxishygiene der Sektion III – Hygiene und Gesundheitswesen – der Deutschen Gesellschaft für Hygiene und Mikrobiologie, Heidelberg; K. Schalkhäuser, Berufsverband der Urologen e.V., Dorfen; F. Seidler, Hauptverband der gewerblichen Berufsgenossenschaften Mainz; H. Schwarz, Schweiz. Verband der Chirurg. Disziplinen, Schweiz. Gesellschaft für Chirurgie, Schlieren; K. Schwemmle, Deutsche Gesellschaft für Chirurgie, Gießen; G. Wewalka, Hygiene, Bundesstaatl. bakt.-serolog. Untersuchungsanstalt, Wien.
Diese Empfehlungen wurden unter maßgeblicher Mitwirkung von Herrn L. Gürtler, Virologe, München, erarbeitet.

Literatur

1. Arbeitskreis für Krankenhaushygiene (1987) AIDS-Prophylaxe in Krankenhaus und Praxis. Hygiene Medizin 4
2. Junghannß U, Steuer W, Heeg P, Maslo D (1990) Erhebungen über die Führung von Knochenbanken. Hygiene Medizin 15:89–92
3. Rudolph H (1989) Der Kliniker. Hefte Unfallheilkd 207:341–346
4. Rudolph H, Werner H-P (1990) Empfehlungen zur Durchführung allogener Knochentransplantationen. Hygiene Medizin 15:5–6
5. Wissenschaftlicher Beirat der Bundesärztekammer (1987) Richtlinien zum Führen einer Knochenbank. Dtsch Ärztebl 87/1, 2:B41–44

Teil II
Infektpseudarthrosen und posttraumatische Osteomyelitis

Einsatz neuer Entzündungsmarker in der Ostitisdiagnostik

K.M. Peters[1], K.W. Zilkens[1], K. Koberg[1] und H. Kehren[2]

Für die Frühphase einer Entzündung ist die Aktivierung von polymorphkernigen (PMN) Granulozyten charakteristisch [13, 18, 22]. Diese Aktivierung wird (u. a.) bewirkt durch den Kontakt der Granulozyten mit bakteriellen Endotoxinen, Makrophagen (über Interleukin 1 oder Tumornekrosefaktor) und humoralen Faktoren (Leukotrien B4, Immunkomplexe, Komplementfaktor C3b) [3, 13, 14, 22]. Eine Teilreaktion dieser Aktivierung ist die Bereitstellung lysosomaler Proteasen, zu denen auch die PMN-Elastase (polymorphonuclear cell-elastase) gehört. Im peripheren Blut kommt die PMN-Elastase zu 90% an α_1-Proteinase-Inhibitor (früher α_1-Antitrypsin genannt) und zu etwa 10% an α_2-Makroglobulin gebunden vor [12, 14, 17, 18]. In dieser Form läßt sie sich laborchemisch erfassen.

Bei akut entzündlichen Erkrankungen wie Sepsis, Trauma oder pankreatogenem Schock finden sich stark erhöhte Plasmaspiegel des PMN-Elastase-α_1-Proteinase-Inhibitor-Komplexes als Ausdruck der gesteigerten Phagoyztoseaktivität und des Turnovers von polymorphkernigen Granulozyten [5, 11, 18]. Neben den Granulozyten kommt dem Lymphozyten-Makrophagen-System im Entzündungsgeschehen große Bedeutung zu [20]. Neopterin wird in menschlichen Makrophagen aus Guanosintriphosphat als Zwischenprodukt bei der Tetrahydrobiopterinsynthese gebildet [10]. Die Produktion des Neopterins in den Makrophagen wird durch aktivierte T-Lymphozyten via Interferon γ induziert [1, 9]. Die Messung des Neopterinspiegels in Blut oder Urin stellt einen Indikator der Aktivierung des zellulären Immunsystems dar [10]. Entsprechend wurden auch bei bakteriellen und viralen Infekten erhöhte Neopterinspiegel gemessen [6, 7].

Der vorliegenden Untersuchung lag die Frage zugrunde, ob die Bestimmung der neuen Entzündungsmarker PMN-Elastase und Neopterin einen Gewinn für die Ostitisdiagnostik und -verlaufskontrolle erbringt.

---

[1] Orthopädische Klinik und [2] Institut für Klinische Chemie und Pathobiochemie, RWTH Aachen, Pauwelsstr. 30, W-5100 Aachen, Bundesrepublik Deutschland

Patienten und Methodik

In einer prospektiven Studie wurden bei Patienten mit histologisch gesicherter posttraumatischer Ostitis (n = 19) sowie bei Patienten mit nicht-entzündlichen orthopädischen Erkrankungen (n = 21) präoperativ folgende Entzündungsmarker bestimmt:
- PMN-Elastase,
- C-reaktives Protein (CRP),
- Fibrinogen,
- Blutkörperchensenkungsgeschwindigkeit (BSG),
- Leukozytenzahl,
- Neopterin.

Die Sensitivität (S) der einzelnen Entzündungsmarker wurde wie folgt ermittelt:

$$S = \frac{\text{richtig-positive Befunde}}{\text{richtig-positive} + \text{falsch-negative Befunde}} \cdot 100\ [\%].$$

Wenngleich die Entzündungsmarker krankheitsunspezifisch sind, wurde analog zur Definition der Spezifität in der vorliegenden Arbeit für die oben genannten Entzündungsmarker eine „diagnostische Spezifität" für das Vorliegen einer Knocheninfektion ($Sp_{Inf.}$) berechnet, die gegenüber einem Patientenkollektiv mit nichtentzündlichen orthopädischen Erkrankungen ermittelt wurde, um Einflüsse auf die Normwerte der Entzündungsparameter durch die Bedingungen der stationären Behandlung in unserer orthopädischen Klinik (Klimaanlage, Infusionen, regelmäßige subkutane Injektionen etc.) zu erfassen und zu neutralisieren. So galten für beide Kollektive vergleichbare Rahmenbedingungen.

Die diagnostische Spezifität für das Vorliegen einer Knocheninfektion ($Sp_{Inf.}$) wurde nach folgender Formel errechnet:

$$Sp_{Inf.} = \frac{\text{richtig-negative Befunde}}{\text{richtig-negative} + \text{falsch-positive Befunde}} \cdot 100\ [\%].$$

Die Effizienz (E) zur Erfassung eines entzündlichen Proesses errechnete sich wie folgt:

$$E = \frac{\text{richtig-positive} + \text{richtig-negative Befunde}}{\text{richtig-} + \text{falsch-positive} + \text{richtig-} + \text{falsch-negative Befunde}} \cdot 100\ [\%].$$

Bei allen 19 Patienten mit Knocheninfektionen wurden zur Verlaufskontrolle der Entzündungen postoperative Bestimmungen der oben genannten Entzündungsparameter durchgeführt. Die 1. Bestimmung erfolgte am 2. bis 4. postoperativen Tag, die 2. am 9. bis 11. postoperativen Tag und die 3. Bestimmung bei Entlassung aus der stationären Behandlung (> 21. postoperativer Tag). Es wurde jeweils der im Normbereich liegende Anteil der Entzündungsparameter ermittelt.

Methodik

Die Bestimmung der PMN-Elastase erfolgte mittels IMAC-Elastase-Assay (Immuno-Activation Assay, Fa. Merck, Darmstadt). Die PMN-Elastase wird hierbei als Komplex mit ihrem Antagonisten, dem α-1-Proteinase-Inhibitor bestimmt. PMN-Elastase-Werte über 40 µg/l wurden als pathologisch gewertet. Die Neopterinbestimmung im Serum erfolgte mittels eines Radioimmunoassays (Neopterin-RIAcid, Fa. Henning Berlin). Dieser Bestimmungsmethode liegt das Prinzip der Doppelantikörpertechnik unter Verwendung eines vorpräzipitierten Antiserums und eines ^{125}J-Neopterin-Tracers zugrunde. In Übereinstimmung mit Hönlinger et al. [8] wurden Neopterinwerte über 10 nmol/l im Serum als pathologisch gewertet. Das C-reaktive Protein (CRP) wurde nephelometrisch (Behring-Nephelometer) mittels Na-Latex-CRP-Reagenz bestimmt. Der Normbereich für das CRP reichte bis 5 mg/l. Fibrinogen wurde nach der von Clauss 1957 [2] beschriebenen Methode bestimmt. Die Obergrenze des Normbereiches lag bei 4,5 g/l. Die Bestimmung der Blutsenkungsgeschwindigkeit (BSG) erfolgte in der genormten Glaskapillare mit Citratvollblut nach der Methode von Westergreen. Als Normbereich für die BSG galten für den 1-h-Wert 4–10 mm. Die Leukozyten wurden vollautomatisch mit dem Technicon H6000 ausgezählt (zytochemische Zelldifferenzierung). Als oberer Normbereich für die Leukozytenzahl wurden 9 Giga/l festgelegt.

Ergebnisse

In der präoperativen Diagnostik der Ostitis erreichte die PMN-Elastase eine Sensitivität von 72% und wurde dabei nur von der allerdings deutlich unspezifischeren BSG übertroffen (diagnostische Spezifität der PMN-Elastase 81%, der BSG 43% für das Vorliegen von Knocheninfektionen). Das CRP erreichte bei einer diagnostischen Spezifität von 71% in unserem Patientenkollektiv eine Sensitivität von 61%. Die übrigen Entzündungsparameter schnitten deutlich schlechter ab. So lag die Sensitivität von Neopterin in der präoperativen Ostitisdiagnostik nur bei 22%, die der Leukozyten bei 11% (s. Abb. 1, 2). Errechnet man die Effizienz, ergeben sich für die untersuchten Entzündungsparameter folgende Werte: PMN-Elastase 77%, Fibrinogen 70%, CRP 66%, BSG 55%, Leukozytenzahl 53% und Neopterin 50% (s. Abb. 3).

Auch in der postoperativen Verlaufskontrolle der Patienten mit posttraumatischer Ostitis bewährte sich die Bestimmung der PMN-Elastase: In der frühen postoperativen Phase normalisierte sich die PMN-Elastase schneller als das CRP. Bei klinisch unauffälligem Verlauf wiesen bei der ersten postoperativen Bestimmung der Entzündungsmarker am 2. bis 4. postoperativen Tag bereits 49% der Patienten PMN-Elastase-Werte im Normbereich auf (CRP 11%); am 9. bis 11. postoperativen Tag stieg dieser Anteil auf 79% (CRP

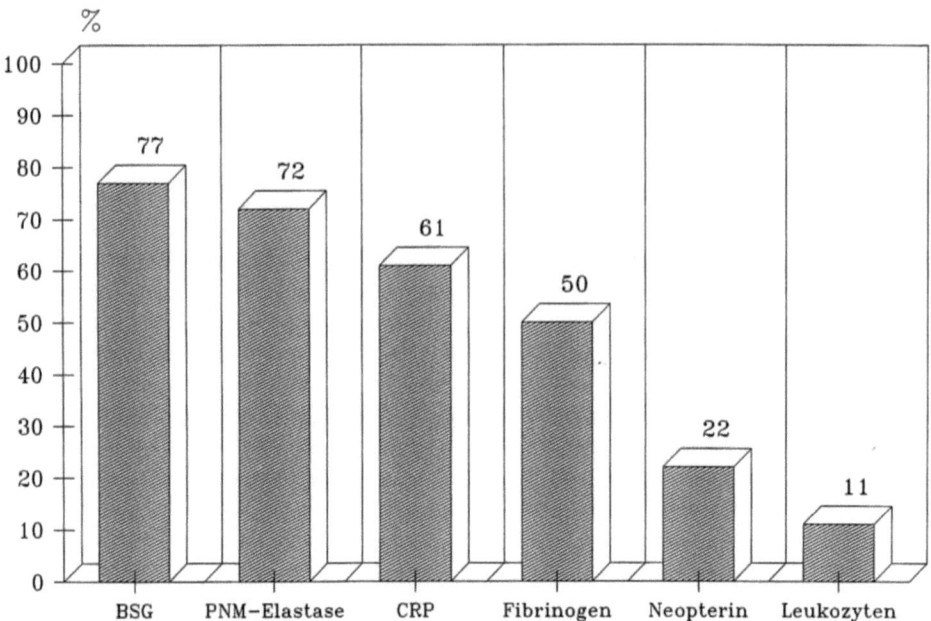

Abb. 1. Sensitivität der Entzündungsmarker PMN-Elastase, CRP, BSG, Fibrinogen, Neopterin und Leukozytenzahl in der präoperativen Diagnostik von Patienten mit posttraumatischer Ostitis (n = 19)

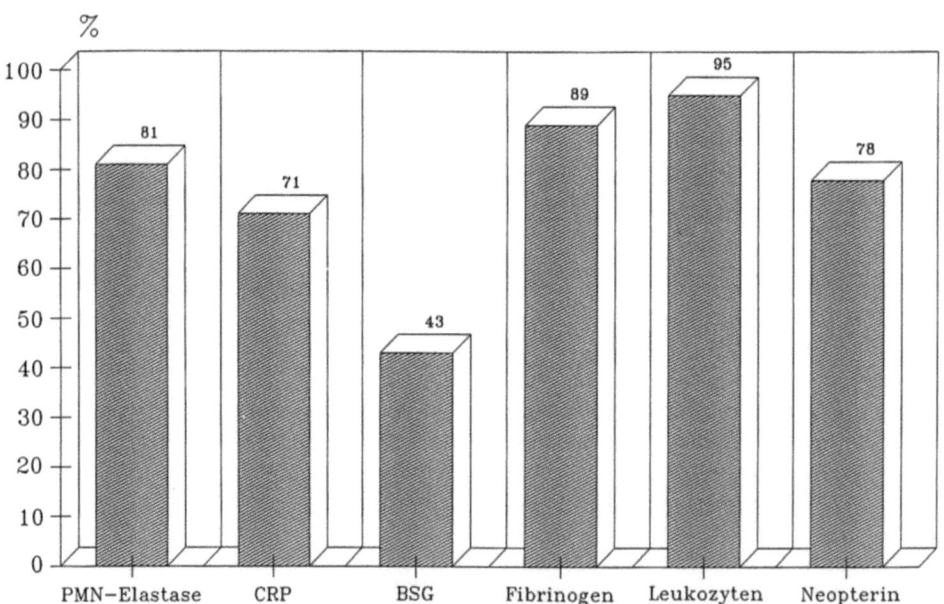

Abb. 2. Diagnostische Spezifität der Entzündungsmarker PMN-Elastase, CRP, BSG, Fibrinogen, Neopterin und Leukozytenzahl für das Vorliegen einer Knocheninfektion, ermittelt gegenüber 21 Patienten mit nichtentzündlichen orthopädischen Erkrankungen

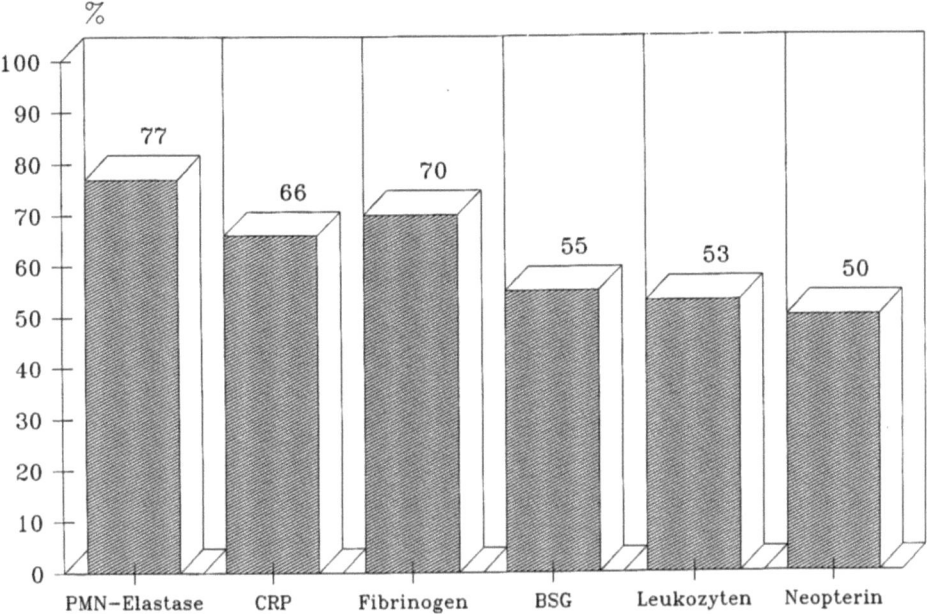

Abb. 3. Effizienz der Entzündungsmarker PMN-Elastase, CRP, BSG, Fibrinogen, Neopterin und Leukozytenzahl bei posttraumatischer Ostitis (n = 19)

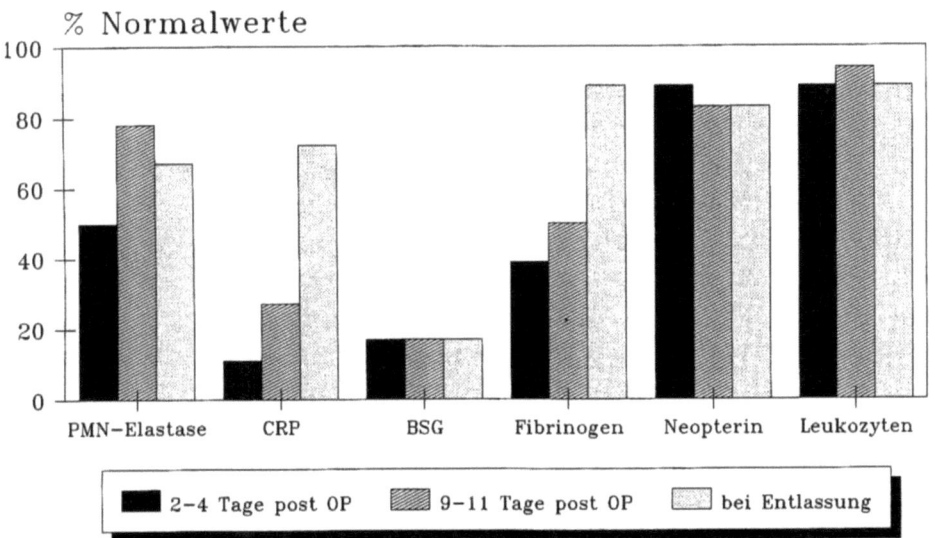

Abb. 4. Verhalten der Entzündungsmarker nach operativer Revision der Ostitispatienten (n = 19)

28%). Im weiteren postoperativen Verlauf glich sich das CRP dann an: Bei Entlassung hatten 67% unserer Patienten einen normalen PMN-Elastase-Wert und 72% einen unauffälligen CRP-Wert. Die BSG eignete sich nur sehr eingeschränkt zur postoperativen Verlaufskontrolle, hatten doch zum Zeitpunkt der Entlassung erst 16% der Patienten eine normalisierte BSG. Eine graphische Darstellung des postoperativen Verhaltens aller untersuchten Entzündungsmarker gibt Abb. 4 wieder. Bei einem unkomplizierten postoperativen Verlauf befanden sich Neopterin und Leukozyten bereits initial im Normbereich: 88% der Patienten mit Ostitis wiesen bei der ersten postoperativen Bestimmung einen Neopterinspiegel innerhalb des Normbereiches sowie eine Leukozytenzahl <9 Giga/l auf. Waren Neopterin und Leukozyten allerdings postoperativ erhöht, so sprach dies für eine ausgeprägte, behandlungsbedürftige Entzündungsreaktion.

Fallbeispiele

Kasuistik 1: Komplikationsloser postoperativer Verlauf. Bei dem 76jährigen Rentner (Sch. M., geboren am 16. 8. 1913) hatte sich nach einer osteosynthetisch versorgten, zweitgradig offenen Tibiafraktur eine Ostitis der proximalen Tibia entwickelt. Nach einem operationsbedingten Anstieg von PMN-Elastase und CRP kam es zu einer schnellen bleibenden Normalisierung der PMN-Elastase. Das CRP sank im Vergleich zur PMN-Elastase deutlich langsamer ab. Der zum Ende des stationären Aufenthaltes dokumentierte erneute kurzfristige CRP-Anstieg fiel mit einem grippalen Infekt des Patienten zusammen, die PMN-Elastase blieb innerhalb des Normbereiches (s. Abb. 5).

Kasuistik 2: Primär nicht radikale Sanierung einer Ostitis. Der 64jährige Rentner (L.L., geboren am 20. 5. 1925) wurde in septischem Zustand bei einer ausgedehnten Ostitis der rechten Hüfte mit begleitender Weichteilabszedierung notfallmäßig operiert. Aufgrund des schlechten Allgemeinzustandes des Patienten mußte initial auf eine radikale Sanierung der Ostitis verzichtet werden. Postoperativ kam es zwar zu einem deutlichen Absinken der präoperativ massiv erhöhten Entzündungsmarker PMN-Elastase und CRP, sie blieben jedoch deutlich über ihren oberen Normwerten. Nach einer kontinuierlichen Verbesserung des Allgemeinzustandes des Patienten erfolgte 5 Wochen postoperativ die erneute Revision des rechten Hüftgelenkes mit einer radikalen Entfernung der bisher verbliebenen entzündlich veränderten Anteile des rechten proximalen Femurs. Im Anschluß an diesen Eingriff kam es dann zu einer konstanten Normalisierung beider Entzündungsmarker (s. Abb. 6).

Kasuistik 3: Ostitisexazerbation 6 Wochen nach Entlassung. Bei dem 27jährigen ägyptischen Studenten (M.A., geboren am 27. 9. 1962) bestand eine langjährige Ostitis der linken Fibula: Präoperativ war es zu einer erneuten Fistelung gekommen. Nach einer Fibulateilresektion mußte postoperativ ein infiziertes Hämatom entfernt werden. In der Folge blieben die Elastasewerte erhöht, während das CRP in den Normbereich absank. Hieran änderte auch eine erneute Revision mit Entfernung der verbliebenen PMMA-Kugelkette nichts, so daß der Patient in subjektiv beschwerdefreiem Zustand, mit reizlosen Wundverhältnissen und einem CRP <5 mg/l, aber persistierend erhöhten Elastasewerten aus der stationären Behandlung entlassen wurde. 6 Wochen nach Entlassung mußte der Patient erneut stationär aufgenommen werden, da es im distalen Fibulastumpf zu einer Exazerbation der Ostitis gekommen war. Die persistierend erhöhten Elastasespiegel hatten bei diesem Patienten schon frühzeitig auf ein fortbestehendes entzündliches Geschehen hingewiesen (s. Abb. 7).

Einsatz neuer Entzündungsmarker in der Ostitisdiagnostik

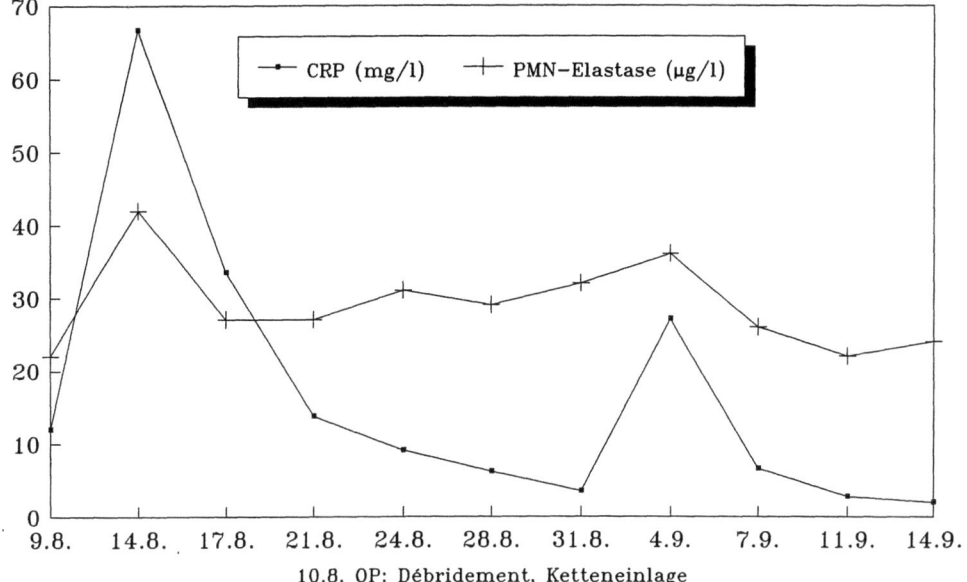

Abb. 5. Verhalten der Entzündungsmarker PMN-Elastase und CRP bei komplikationslosem postoperativem Verlauf nach Ostitissanierung (Patient Sch., M.)

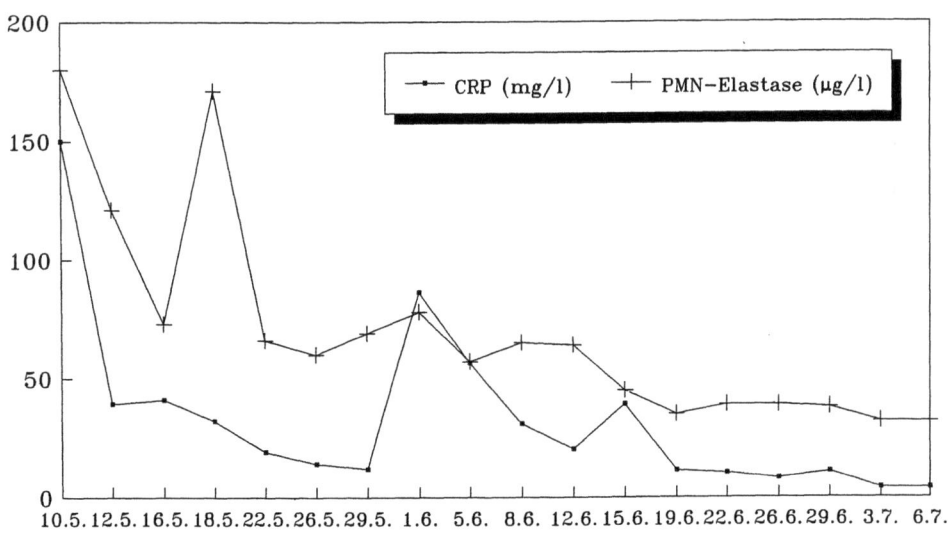

10.5. OP: Notfallmäßige Abszeßrevision,
Débridement, Ketteneinlage
13.6. OP: Kettenentfernung, Revision

Abb. 6. Verhalten der Entzündungsparameter PMN-Elastase und CRP bei primär nicht radikal sanierter Ostitis (Patient L., L.)

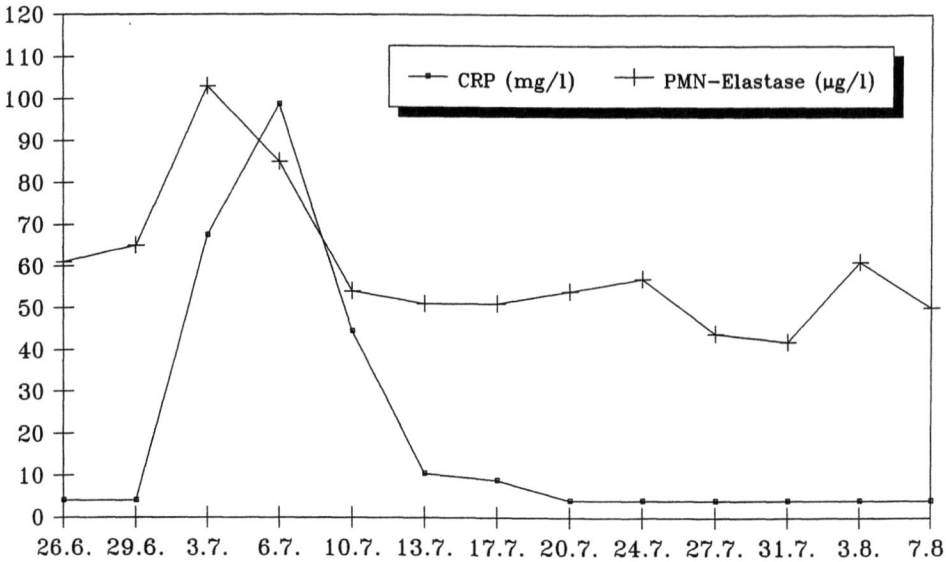

29.6. OP: Fibulateilresektion
13.7. OP: Hämatomdrainage, Ketteneinlage
27.7. OP: Revision, Kettenentfernung

Abb. 7. Verhalten der Entzündungsmarker PMN-Elastase und CRP nach operativer Behandlung und frühzeitiger Exazerbation einer Ostitis (Patient M., A.)

Diskussion

Die Bestimmung der PMN-Elastase im Plasma polytraumatisierter und septischer Patienten ist in der Intensivmedizin inzwischen ein etabliertes Verfahren [16, 20]. Dittmer et al. [3, 4] konnten zeigen, daß zwischen der Traumaschwere und der Elastaseausschüttung eine weitgehend lineare Beziehung besteht, und werteten die Elastasespiegel als biochemische Meßgröße für die Klassifizierung der Traumaschwere. Lang et al. [15, 16] untersuchten die Validität der Elastasebestimmung bei der Voraussage von postoperativen und posttraumatischen Komplikationen und konnten zeigen, daß Patienten mit erhöhten PMN-Elastase-Werten am 5. postoperativen Tag in den nächsten 1–6 Tagen signifikant häufiger Komplikationen (Organversagen, Septikämien) entwikkelten.

Neben ihrer unumstrittenen Bedeutung für die Diagnostik und Prognose septischer Krankheitsbilder ist die PMN-Elastase-Bestimmung auch von großem Nutzen in der Diagnostik und in der Verlaufskontrolle der Ostitis: Bei einer diagnostischen Spezifität ($Sp_{Inf.}$) von 81% erreichte die PMN-Elastase in der präoperativen Diagnostik eine Sensitivität von 77%. Mit 78% erreichte sie die höchste Effizienz von allen untersuchten Entzündungsparametern. Das

CRP kam hingegen nur auf eine Effizienz von 66%. In der frühen postoperativen Phase normalisierte sich die PMN-Elastase schneller als das CRP, so daß ein komplikationsloser postoperativer Verlauf durch die Elastasebestimmungen früher erkennbar ist. Auch Tassler u. Imhoff werteten die PMN-Elastase als geeigneten Parameter zur Erkennung postoperativer Frühkomplikationen [22]. Im weiteren postoperativen Verlauf reagierten PMN-Elastase und CRP nahezu gleichartig: Bei Entlassung hatten 67% unserer Patienten eine normalisierte PMN-Elastase und 72% ein normwertiges CRP. Eine gute Eignung zur postoperativen Verlaufskontrolle von Knocheninfektionen wies auch das Fibrinogen auf. Die BSG war sowohl in der präoperativen Diagnostik als auch in der postoperativen Verlaufskontrolle von Ostitiden von untergeordneter Bedeutung. Lediglich 16% unserer Patienten hatten bei Entlassung eine normale BSG.

Strohmaier et al. [21] führten Neopterinbestimmungen bei Intensivpatienten durch und konnten bereits frühzeitig hochsignifikante Unterschiede zwischen überlebenden und nicht-überlebenden septischen Patienten zeigen. Auch bestand eine gute Korrelation zwischen der Höhe des Neopterinspiegels und dem MOF-(multi organ failure-)Score [19]. Im Gegensatz zur PMN-Elastase brachte die zusätzliche Bestimmung des Neopterins für die Ostitisdiagnostik keinen Gewinn, da dieser Parameter lediglich eine Sensitivität von 22% erreichte. Auch für die routinemäßige postoperative Verlaufskontrolle der Ostitis war das Neopterin ohne Nutzen, wiesen doch bereits in der ersten postoperativen Bestimmung 88% unserer Patienten einen normalen Neopterinspiegel auf.

Die Bestimmung des Neopterins ist dann von Wert, wenn bei persistierend erhöhten postoperativen PMN-Elastase- oder Fibrinogenwerten bereits Hinweise auf eine lokale Reaktivierung der Entzündung oder eine unabhängige Zweitinfektion bestehen. Ein Neopterinspiegel oberhalb des Normbereiches weist dann auf eine schwere, behandlungsbedürftige Infektion hin.

Literatur

1. Bitterlich G, Szabo G, Werner ER et al. (1988) Selective induction of mononuclear phagocytes to produce neopterin by interferons. Immunbiology 176:228
2. Clauss A (1957) Gerinnungsphysiologische Schnellmethode zur Bestimmung des Fibrinogens. Acta Haematol (Basel) 17:237
3. Dittmer H, Jochum M, Fritz H (1986) Freisetzung von granulozytärer Elastase und Plasmaproteinveränderungen nach traumatisch-hämorrhagischem Schock. Unfallchirurg 89:160
4. Dittmer H, Jochum M, Schmit-Neuerburg KP (1985) Der PMN-Elastase-Plasmaspiegel, ein biochemischer Parameter der Traumaschwere. Chirurg 56:723
5. Fritz H, Jochum M, Duswald KH, Dittmer H, Kortmann H (1983) Lysosomale Proteasen als Mediatoren der unspezifischen Proteolyse bei der Entzündung. In: Lang H, Greiling H (Hrsg) Pathobiochemie der Entzündung. Springer, Berlin Heidelberg New York Tokyo, S 75
6. Fuchs D, Hausen A, Reibnegger G, Werner ER, Wachter H (1986) Neopterin. Bedeutung für die Diagnose. Dtsch Apoth Z 126:723

7. Fuchs D, Hausen A, Reibnegger G, Werner ER, Dierich MP, Wachter H (1988) Neopterin as a marker for activated cell-mediated immunity. Use in HIV infection. Immunol Today 9:150
8. Hönlinger M, Fuchs D, Hausen A et al. (1989) Serum-Neopterinbestimmung zur zusätzlichen Sicherung der Bluttransfusion. Dtsch Med Wochenschr 114:172
9. Huber Ch, Batchelor JR, Fuchs D et al. (1984) Immune response-associated production of neopterin. Release from macrophages primarily under control of interferon gamma. J Exp Med 160:310
10. Huber Ch, Troppmair J, Rokos H, Curtius H-Ch (1987) Neopterin heute. Dtsch Med Wochenschr 112:107
11. Jochum M, Duswald K-H, Neumann S, Witte J, Fritz H (1984) Proteinases and their inhibitors in septicemia – basic concepts and clinical implications. In: Hoerl WH, Heidland A (eds) Proteinases: Potential role in health and disease. Plenum, New York London, p 391
12. Kleesiek K, Neumann S, Greiling H (1982) Determination of the $\alpha 1$-proteinase inhibitor complex, elastase activity and proteinase inhibitors in the synovial fluid. Fresenius Z Anal Chem 311:434
13. Kruse-Jarres JD, Kinzelmann T (1986) Pathobiochemistry and clinical role of granulocytes and their lysosomal neutral proteinases in inflammatory processes. Ärztl Laborat 32:185
14. Küster M (1989) Moderne Aspekte der Entzündungsdiagnostik. MTA 4:285
15. Lang H, Dreher M, Heubner A (1989) Diagnostische Validität der Plasma-Elastase als prädiktiver, biochemischer Marker für infektiöse bzw. entzündliche Komplikationen. Dtsch Ges Klin Chemie 1/89
16. Lang H, Jochum M, Fritz H, Redl H (1989) Validity of the Elastase-assay in intensive care medicine. In: Schlag G, Redl H (Eds) Second Vienna Shock Forum. Liss, New York, p 56
17. Neumann S, Gunzer G, Heinrich N, Lang H (1984) PMN-Elastase Assay: Enzyme Immunoassay for human PMN-Elastase complexed with $\alpha 1$-Proteinase-Inhibitor. J Clin Chem Clin Biochem 22:693
18. Neumann S, Lang H (1989) Entzündung. In: Greiling H, Gressner AM (Hrsg) Lehrbuch der klinischen Chemie und Pathobiochemie, 2. Aufl. Schattauer, Stuttgart New York, S 1023
19. Pacher R, Redl H, Woloszcuk W (1987) Neopterin and granulocyte elastase in septicemic patients prone to develop multiorgan failure. In: Pflederer W, Wachter H, Blair JA (eds) Biochemical and clinical aspects of pteridines. de Gruyter, Berlin, p 305
20. Redl H, Schlag G (1989) Möglichkeiten des biochemischen Monitoring bei Multiorganversagen. Intensivmed 26:345
21. Strohmaier W, Redl H, Schlag G, Inthorn D (1987) D-erythroneopterin plasma levels in intensive care patients with and without septic complications. Crit Care Med 15:757
22. Tassler H, Imhoff M (1988) Klinische Wertigkeit laborchemischer Untersuchungstechniken. In: Kramer G (Hrsg) Weichteilschäden. Diagnostik und Therapie. VCH, Weinheim, S 29

Szintigraphische Infektionsdiagnostik in der Unfallchirurgie mit einem monoklonalen Antigranulozytenantikörper

K.H. Winkler, P. Reuland[2] und S. Weller[1]

In der Chirurgie des Bewegungsapparates stellt die bakterielle Infektion nach wie vor das Hauptproblem dar. Je schneller die Diagnose der septischen Komplikation gestellt wird, desto gezielter (konservativ/operativ) und für den Patienten prognostisch günstiger kann weiterbehandelt werden. Lediglich zu der Differentialdiagnose Infekt/kein Infekt wird in zweifelhaften Fällen zu den bekannten Untersuchungsverfahren eine möglichst spezifische Methode gesucht, die die Entscheidung des Chirurgen in der Frage des weiteren therapeutischen Vorgehens erleichtert.

Ein großer Fortschritt wurde auf dem Gebiet der Nuklearmedizin durch die Einführung der Markierung menschlicher Granulozyten mit einem Radiopharmakon erzielt [2]. Nach anfänglicher Verwendung von Indium 111 als Markierungssubstanz [3] steht seit 1986 das „Ideal"-Nuklid Technetium 99 in Form des ^{99m}Tc-HMPAO zur Verfügung. Gute Untersuchungsergebnisse wurden erzielt [1, 6–8]. Trotzdem erwies sich bei diesen In-vitro-Verfahren die sehr zeit- und arbeitsintensive Zellseparation und -markierung als nachteilig [8, 9], so daß nach weiteren, ebenso spezifischen Untersuchungsmethoden gesucht wurde. Locher et al. stellten erstmals für die Entzündungsdiagnostik ein In-vivo-Markierungsverfahren vor [4]. Sie verwendeten einen mit Jod 123 markierten monoklonalen Antikörper (MAK) gegen menschliche Granulozyten. Inzwischen steht ein ^{99m}Tc-markierter MAK [5] in der klinischen Erprobung [1, 2, 9], der alle Vorteile des Tracers Technetium bezüglich Verfügbarkeit, Strahlenbelastung, Abbildungseigenschaften etc. in sich vereint. Die vorliegende Arbeit berichtet über die Ergebnisse nach Einsatz der Eigenleukozytenszintigraphie mit dem ^{99m}Tc-markierten monoklonalen Antigranulozytenantikörper (MAK-LS) an einem kontrollierten unfallchirurgisch-orthopädischen Krankengut.

---

[1] Berufsgenossenschaftliche Unfallklinik, Schnarrenbergstr. 95, W-7400 Tübingen, Bundesrepublik Deutschland
[2] Abt. Nuklearmedizin, Radiologische Klinik, Universität Tübingen, W-7400 Tübingen, Bundesrepublik Deutschland

Patienten und Methodik

Zwischen November 1988 und Dezember 1989 wurden 120 Patienten der Berufsgenossenschaftlichen Unfallklinik Tübingen (28 Frauen, 92 Männer) im Alter von 18–86 Jahren (Mittel 45 Jahre) wegen einer gesicherten (n = 24) oder fraglichen (n = 96) Infektion mit der MAK-LS untersucht. Patienten unter 18 Jahren wurden wegen dem Risiko allergischer Reaktionen (Humane Anti-Maus-Antikörper, HAMA) nicht in die Studie aufgenommen. Die Diagnose einer sicheren Infektion erfolgte durch Operation und/oder eine positive Bakteriologie, ausgeschlossen wurde ein bakterieller Infekt durch einen blanden, unauffälligen weiteren klinischen Verlauf. Die Diagnosen vor der szintigraphischen Untersuchung sind Tabelle 1 zu entnehmen. In der Nuklearmedizini-

Tabelle 1. Diagnosen vor MAK-LS (n = 120)

Osteosynthesen nach Fraktur	50
Schub chronischer Osteomyelitis	27
Künstlicher Gelenkersatz	19
Weichteilverletzung	4
Hämatogene Osteomyelitis	1
Spondylodiszitis	2
Kniebandoperation	7
Gelenkentzündung	6
Korrekturosteotomie	4

schen Abteilung der Universität Tübingen wurde der lyophilisierte monoklonale Antigranulozytenantikörper (BW 250/183, Scintimun, Firma Behring, Marburg) mit einer Aktivität von ca. 300 MBq ^{99m}Tc markiert und anschließend intravenös appliziert. Etwa 2–3 h nach Injektion wurden Bilder in Planar- und – wenn erforderlich – ECT-(Emissions-Computer-Tomographie-)Technik angefertigt. Ein positiver szintigraphischer Befund im Sinne einer bakteriellen Entzündung wurde dann angenommen, wenn im Vergleich zur gesunden Gegenseite im vermuteten Infektionsbereich eine fokale Mehranreicherung des Nuklids vorlag. Diffuse Nuklidanreicherungen wurden lediglich als unspezifische Reizzustände gewertet.

Abb. 1 a–e. Patient R.H., 48 Jahre alt. **a** Exazerbation, chronische Osteomyelitis der proximalen Tibia nach Unterschenkelfraktur. Röntgen: Höhlenbildung (*Pfeile*). **b** Klinisch kein wesentlicher Infektbefund. **c, d** Im MAK-Leukozytenszintigramm massive fokale Nuklidanreicherung (proximale Tibia). **e** Intraoperativ – nach Fenstern der Tibia – Markraumabszeß mit Sequester

Szintigraphische Infektionsdiagnostik in der Unfallchirurgie

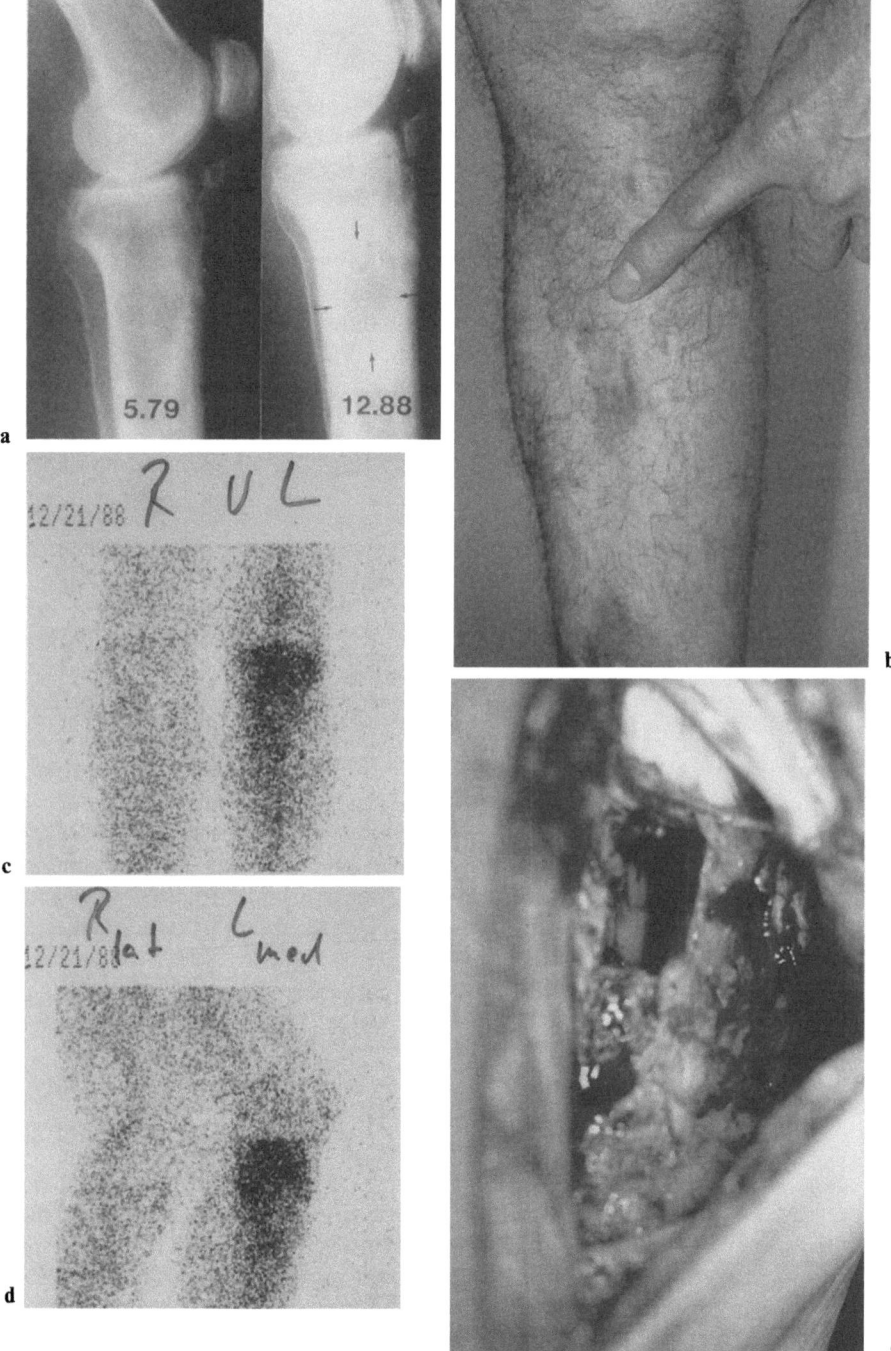

Ergebnisse

Die Ergebnisse der Untersuchung sind in Tabelle 2 zusammengefaßt. Bei 14 falsch-negativen trat kein falsch-positiver Befund auf. Bei insgesamt 52 richtig-positiven und 44 richtig-negativen Befunden ergab sich für die MAK-LS eine Sensitivität von 83%, eine Spezifität von 100% (kein falsch-positiver Befund) und eine Treffsicherheit von 91%. Die Ergebnisse zeigen, daß sich der Unfallchirurg auf die Aussage der positiven Befunde verlassen kann. Dies bedeutet jedoch nicht in jedem Fall die Indikationsstellung zur operativen Revision: 10 Patienten mit klinisch fraglichen Infektzeichen und positiver MAK-LS wurden nach spontanem oder auf konservative Maßnahmen erreichtem Rückgang der Infektzeichen nicht operiert und einer Sondergruppe zugeordnet: *IYON*-(*I*nfection:*Y*es–*O*peration:*N*o)Gruppe (Tabelle 2). Dies unterstreicht, daß eine

Tabelle 2. MAK-LS, Ergebnisse

	Enddiagnose		
	Infekt	Kein Infekt	IYON
Positiv	52 (richtig-positiv)	0 (falsch-positiv)	10
Negativ	14 (falsch-negativ)	44 (richtig-negativ)	

Operationsindikation nicht in allen Fällen vom Ergebnis einer Einzeluntersuchung, auch nicht von einer positiven Infektszintigraphie, abhängig gemacht werden darf.

An Nebenwirkungen ist bei einem Patienten direkt nach i.v. Verabreichung des MAK eine allergische Sofortreaktion mit Ausbildung eines Quincke-Ödems aufgetreten, welches szintigraphisch nachweisbar war und auf Kortikoide rasch wieder abklang. Hierbei ist eher an eine Reaktion durch eine Verunreinigung des Präparates als an eine MAK-Wirkung zu denken.

Schlußfolgerung

Durch Einsatz der Leukozytenszintigraphie in der Infektionsdiagnostik am Skelettsystem mit einem Technetium-99-markierten monoklonalen Mäuseantikörper gegen menschliche Granulozyten (BW 250/183, Fa. Behring) steht ein zuverlässiges Verfahren mit ausreichend kurzer Untersuchungszeit in der klinischen Erprobung (Abb. 1). Hauptanwendungsbereich sollten klinisch, laborchemisch und röntgenologisch fragliche Infektzustände sein. Wegen der hohen Infektspezifität, der günstigen Logistik und dem einleuchtenden Wirkungsmechanismus der In-vivo-Leukozytenszintigraphie mit dem ^{99m}Tc markierten monoklonalen Antigranulozytenantikörper wäre es wünschenswert, daß das Radiopharmakon nach dem Stadium der klinischen Prüfung baldmöglichst zur breiten Anwendung verfügbar wird.

Literatur

1. Hotze A, Rüther W, Briele B, Bockisch A, Möller F, Rühlmann J, Biersack HJ (1988) Vergleich von ^{99m}Tc-HMPAO-markierten-Leukozyten, ^{99m}Tc-Antigranulozyten-Antikörper (AGAK) und ^{99m}Tc-Nanokolloid bei orthopädischen Patienten mit Verdacht auf ossäre Infektion. NUC Compact 19:176–181
2. Joseph K, Höffken H, Damann V (1987) In vivo-Markierung von Granulozyten mit ^{99m}Tc-markierten monoklonalen Antikörpern: erste klinische Ergebnisse. NUC Compact 18:223–229
3. Kaps HP, Georgi P, Becker W (1985) Die ^{111}In-Leukozyten-Szintigrafie bei entzündlichen Erkrankungen des Haltungs- und Bewegungsapparates – erste Ergebnisse. Z Orthop 123:880–888
4. Locher Th, Seybold K, Andres RY, Schubiger PA, Mach JP, Buchegger F (1986) Imaging of inflammatory and infectious lesions after injection of radioiodinated monoclonal antigranulocytes antibodies. Nucl Med Comm 7:659–670
5. Schwarz A, Steinsträßer A (1987) A novel approach to ^{99m}Tc-labelled monoclonal antibodies. J Nucl Med 28:721
6. Winker H, Reuland P, Müller J, Weller S, Feine U (1988) Die ^{99m}Tc-HMPAO-Leukozytenszintigraphie in der Entzündungsdiagnostik am Skelettsystem – Erste Erfahrungen. Nucl Med 27:121–126
7. Winker KH, Reuland P, Weller S (1988) ^{99m}Tc hexamethyl-propyleneamineoxime-labelled leucocyte scanning for detection of infection in orthopaedic surgery – first results. Nucl Med Comm 9:771–774
8. Winker KH, Reuland P, Weller S, Feine U (1989) Infektionsdiagnostik in der Chirurgie des Bewegungsapparates mit der ^{99m}Tc-HMPAO-Leukozytenszintigrafie. Langenbecks Arch Chir 374:200–207
9. Winker KH, Reuland P, Feine U, Weller S (1989) Immuniszintigrafie zur Infektdiagnostik in der Unfallchirurgie. Nucl Med 28:157–159

Osteogenesestimulation bei Pseudarthrosen

B. Eckhardt

Fukada u. Yasuda beschrieben 1956 den piezoelektrischen Effekt am Knochen. Sie erkannten, daß sich bei der elastischen Deformierung dieser kollagenen Strukturen ihr elektrisches Verhalten ändert und eine Polarisation auftritt. Auf der Zugseite entsteht ein positives, auf der Druckseite ein negatives Potential. Änderungen des Druckes und damit des elektrischen Feldes führen über eine Verschiebung der Ca^{++}-Ionenkonzentration zur Aktivierung intrazellulärer Prozesse und zur Entstehung aktiver Knochenzellen. Dabei kommt es auf der positiv geladenen Zugseite zum Knochenabbau und auf der negativen Druckseite zum Knochenanbau. Ursache und Wirkung dieser Reaktion sind umkehrbar. Durch Einwirkung elektrischer Signale auf den Knochen kann eine Kallusbildung induziert werden. Das elektrische Signal wirkt dabei als Triggerreiz auf die Knochenzellen.

Die Suche nach einem optimalen Verfahren führte zu einer Vielzahl von Stimulationsmethoden. Bipolare Impulsströme und Interferenzverfahren scheinen dabei am besten geeignet zu sein. Ihre physikalischen Parameter sind den physiologischen Werten angenähert und dadurch Nebenwirkungen nicht zu verzeichnen. Hellinger et al. [4] konnten damit in Tierversuchen eine eindeutige Beschleunigung der Knochenbruchheilung durch verstärkten Havers-Umbau und Bildung von Osteonen nachweisen. Unsere Abteilung war an der klinischen Erprobung dieser Geräte beteiligt. Die dabei erzielten guten und z. T. überraschenden Resultate haben uns bewogen, die Methode als adjuvante Maßnahme in das Behandlungskonzept der Pseudarthrosen aufzunehmen.

Stimulatortypen und ihre Implantation

Bei unseren Patienten kamen 30 implantierbare und 10 externe Stimulatoren, hergestellt in der Abteilung Medizinische Technik und Elektronik der Medizinischen Akademie Dresden, zur Anwendung. Der implantierbare Impulsstromstimulator der 3. und 4. Generation (IES 3 und 4) mit einer Masse von

---

Chirurgische Klinik, Krankenhaus Dresden-Friedrichstadt, Friedrichstr. 41,
O-8010 Dresden, Bundesrepublik Deutschland

14 p ist mit intraossären Elektroden versehen und für den Einmalgebrauch vorgesehen. Er wird in Folie eingeschweißt und gassterilisiert geliefert. Die Gewebeverträglichkeit ist durch Verwendung geprüfter Vergußharze für den Stimulator, silikonkautschuküberzogener Kabel und Edelstahlelektroden garantiert. Für die Elektroden wird mit dem 2,7-mm-Bohrer proximal und distal der Pseudarthrose je ein Bohrkanal gelegt. Der Abstand der Bohrkanäle ist dabei von untergeordneter Bedeutung, da der hohe Konstantstrombereich von 10 k-Ohm eine ausreichende Stromdichte garantiert. Die Elektroden werden in die Bohrkanäle gesteckt, und der Stimulator selbst wird in eine subkutane oder subfasziale Tasche versenkt. Die Explantation bereitet keine Schwierigkeiten und kann zum Zeitpunkt der Wahl vorgenommen werden. Beim externen Stimulator (EES 3) werden die sterilen Elektrodenkabel in gleicher Weise in den Knochen implantiert und durch die Haut nach außen geführt. Nach Beendigung des Eingriffs mit dem Hautverschluß werden die Kabel über Miniaturstecker mit dem Stimulator verbunden und dieser mit einem Klettenband am Patienten befestigt.

Beide Stimulatoren liefern bipolare Rechteckimpulsströme mit dem Mittelwert Null und einem Puls-Pausen-Verhältnis von 1:1. Die Amplitude beträgt ± 25 µ-Ampere, die Frequenz 0,5 Hz.

Indikation und klinische Anwendung

In 10 Fällen war eine *verzögerte Frakturheilung* die Indikation zur Osteogenesestimulation. Wir verstehen darunter Frakturen, die nach 4monatiger Behandlung keine Heilungstendenz zeigen und bei welchen eine Spongiosaplastik, Osteosynthese oder Reosteosynthese angezeigt ist. In gleicher Sitzung wurde dann der Stimulator implantiert.

Bei 19 Patienten war eine *infizierte Pseudarthrose* vorausgegangen, bei der Mehrzahl bestanden größere Knochendefekte. Seit über 20 Jahren haben wir für diese Patienten ein feststehendes und bewährtes Behandlungskonzept. Nach Sequestrotomie und radikalem Débridement der Weichteile erfolgt die Stabilisierung mit einem Fixateur externe sowie die Infektsanierung mit Spül-Saug-Drainagen bei produktiver Infektion und mit PMMA-Kugelketten bei blander Infektion. Ist der Infekt sicher beherrscht, wird nach 4–6 Wochen die Spongiosatransplantation durchgeführt und gleichzeitig mit der Elektrostimulation begonnen, vorzugsweise mit externen Geräten.

11 unserer Patienten zeigten eine *kallusarme* oder *dystrophe Pseudarthrose* nach operativer Behandlung, teilweise mit Plattenbruch oder -ausbruch, oder eine konservative Frakturbehandlung war vorausgegangen. Gleichzeitig mit der Stabilisierung wurde in diesen Fällen Spongiosa transplantiert und ein Stimulator implantiert.

Weitere Indikationen für die Osteogenesestimulation sind die Osteotomien in Kompression und Distraktion, und gute Ergebnisse wurden bei Fusionsoperationen der Wirbelsäule erzielt.

Wir behandelten bei unseren Patienten 13mal den Oberschenkel, 26mal den Unterschenkel und einmal eine Klavikulapseudarthrose. Der Fixateur externe kam in 22 Fällen zur Anwendung, die Plattenosteosynthese bei 15 Patienten, 2mal der Küntscher-Nagel und einmal mußte eine Gipsbehandlung durchgeführt werden.

Klinische Fallberichte

Beispiel 1: Bei dem 20jährigen Patienten (Abb. 1) wurde eine offene Oberschenkelfraktur links im Rahmen eines Polytraumas primär mit einer breiten 10-Loch-AO-Platte versorgt. Nach Wundinfekt mit Plattenlockerung entstand eine infizierte Pseudarthrose. Plattenentfernung, Sequestrotomie, Stabilisierung durch erweiterten Wagner-Apparat und PMMA-Kette (Abb. 1a). Wegen Instabilität erfolgte nach 7 Monaten eine Reosteosynthese und erneute Spongiosaplastik (Abb. 1b, c). Nach 10 Monaten war noch keine Heilung eingetreten. Deshalb nochmalige Spongiosaplastik und Beginn mit Osteogenesestimulation mit IES 3 (Abb. 1d). Nach 4monatiger Stimulation war die Pseudarthrose mit reichlicher Kallusbildung belastungsstabil ausgeheilt (Abb. 1e, f) und der Wagner-Apparat konnte im 5. Monat entfernt werden.

Beispiel 2: Der 18jährige Patient (Abb. 2) erlitt eine offene Unterschenkelfraktur links 1. Grades und wurde in einem auswärtigen Krankenhaus mit einer 9-Loch-DCP stabilisiert. Eine Infektion führte zur Plattenlockerung und Ausbildung einer Defektpseudarthrose. Plattenentfernung, Sequestrotomie, Stabilisierung mit Klammerfixateur und Anwendung einer PMMA-Kette zur Infektsanierung und als Platzhalter (Abb. 2a, b). Bereits nach 4 Wochen war der Infekt beherrscht, die Kette konnte entfernt und Spongiosa transplantiert werden (Abb. 2c, d). Gleichzeitig erfolgte die Elektrostimulation mit einem externen Gerät (EES 3). Nach 4 Monaten war die Pseudarthrose ausgeheilt und der Fixateur konnte entfernt werden (Abb. 2e, f).

Beispiel 3: 43jähriger Patient (Abb. 3) mit Oberschenkelpseudarthrose rechts und Ausbruch der Winkelplatte 7 Monate nach Primärversorgung. Reosteosynthese mit 12-Loch-Winkelplatte und Implantation eines Elektrostimulators IES 3 (Abb. 3b). Nach 4 Monaten war die Pseudarthrose belastungsstabil ausgeheilt (Abb. 3c, d).

Beispiel 4: Bei der 21jährigen Patientin bestand nach primärer Plattenosteosynthese einer offenen, distalen Unterschenkelfraktur rechts 3. Grades eine Rotationsfehlstellung (Abb. 4). 20 Monate nach Rotationsosteotomie war noch keine Heilung eingetreten (Abb. 4a, b). Es erfolgte deshalb eine Reosteosynthese mit einer 8-Loch-DCP mit gleichzeitiger Spongiosaanlagerung und Osteogenesestimulation mit IES 4 (Abb. 4c, d). Nach 8 Wochen war die Spongiosa eingebaut und nach 4 Monaten der Osteotomiespalt belastungsstabil überbaut (Abb. 4e–h).

Beispiel 5: Bei einem 44jährigen Patienten (Abb. 5) entstand nach einer offenen Unterschenkelfraktur links eine atrophe Pseudarthrose. In 5,5 Jahren wurden 7 Voroperationen ausgeführt, ohne daß eine Heilung erzielt werden konnte. Auch eine 17monatige Ruhigstellung im Rahmenfixateur war erfolglos. Wir haben dann erstmal einen Stimulator implantiert und nochmals Spongiosa angelagert, und konnten in 5 Monaten eine Ausheilung erreichen. Der Umbau der dorsal angelagerten Spongiosa in längsgerichteten Lamellenknochen und die Kortikalisrekonstruktion sind gut zu erkennen.

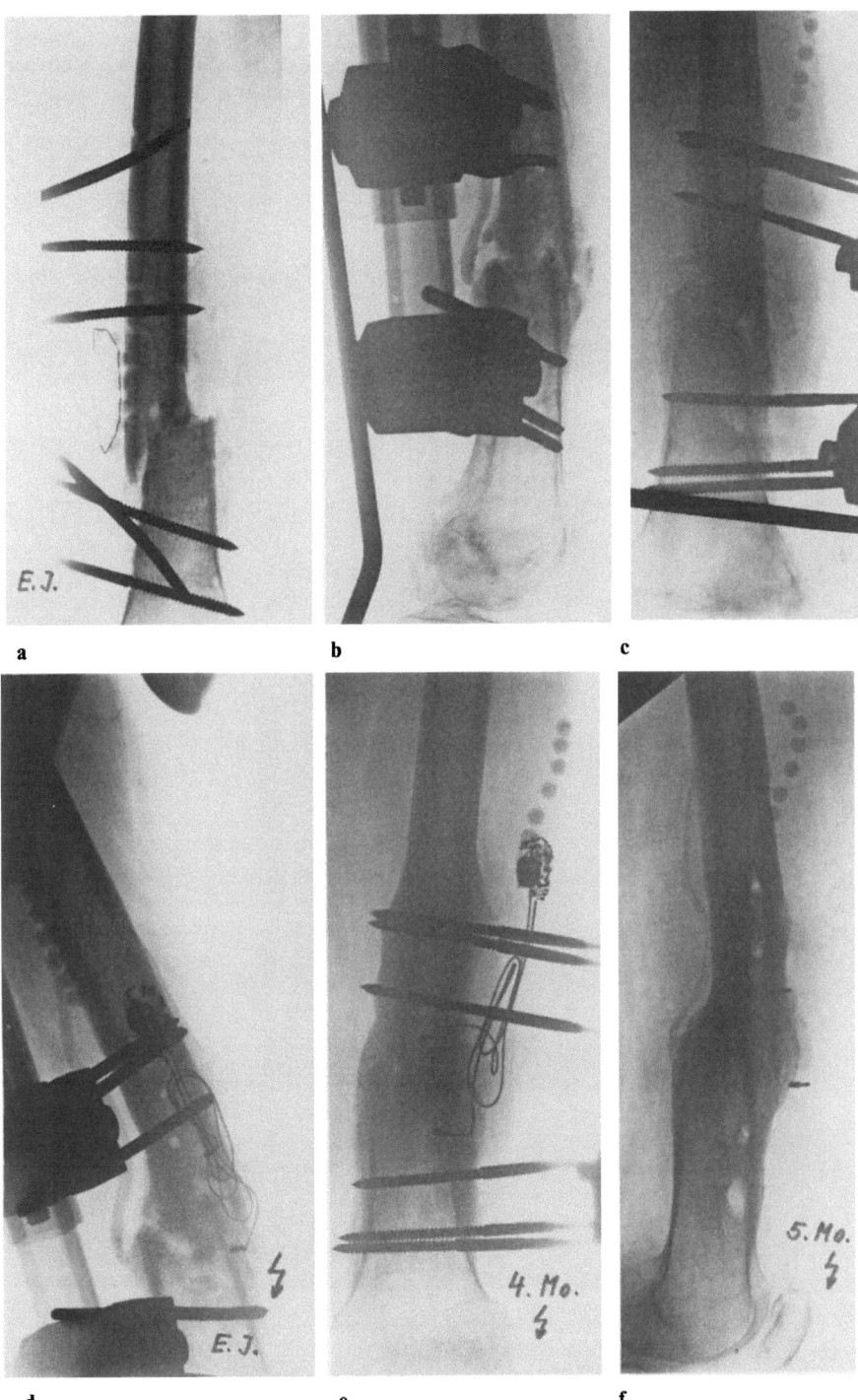

Abb. 1a–f. E. Ingo, 20 Jahre. Infizierte Oberschenkelpseudarthrose nach offener Fraktur (IES 3)

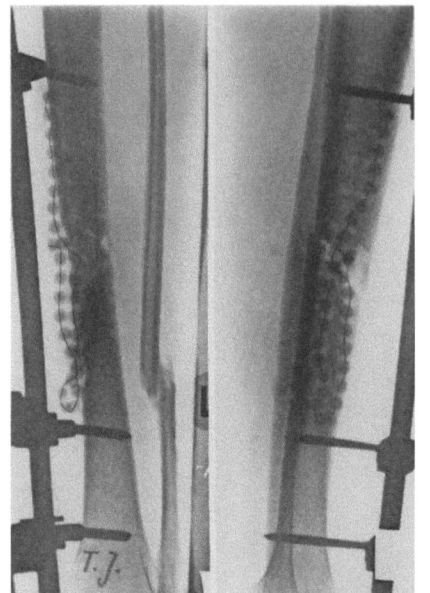
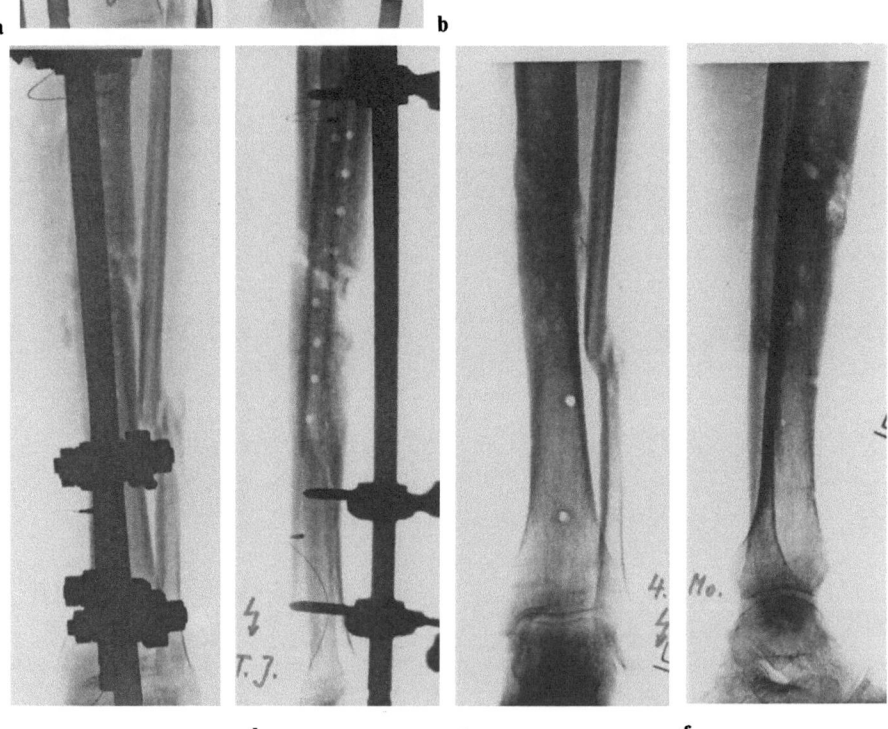

Abb. 2a–f. Th. Jörg, 18 Jahre. Infizierte Unterschenkelpseudarthrose nach offener Fraktur (EES 3)

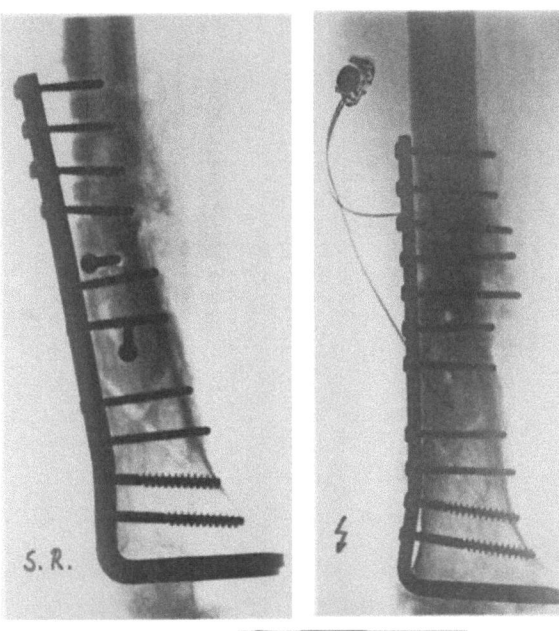
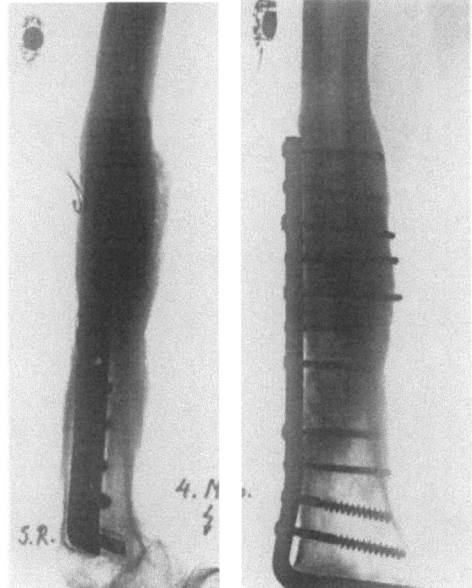

Abb. 3a–d. Sch. Ralf, 43 Jahre. Distale Oberschenkelpseudarthrose mit Plattenlockerung (IES 3)

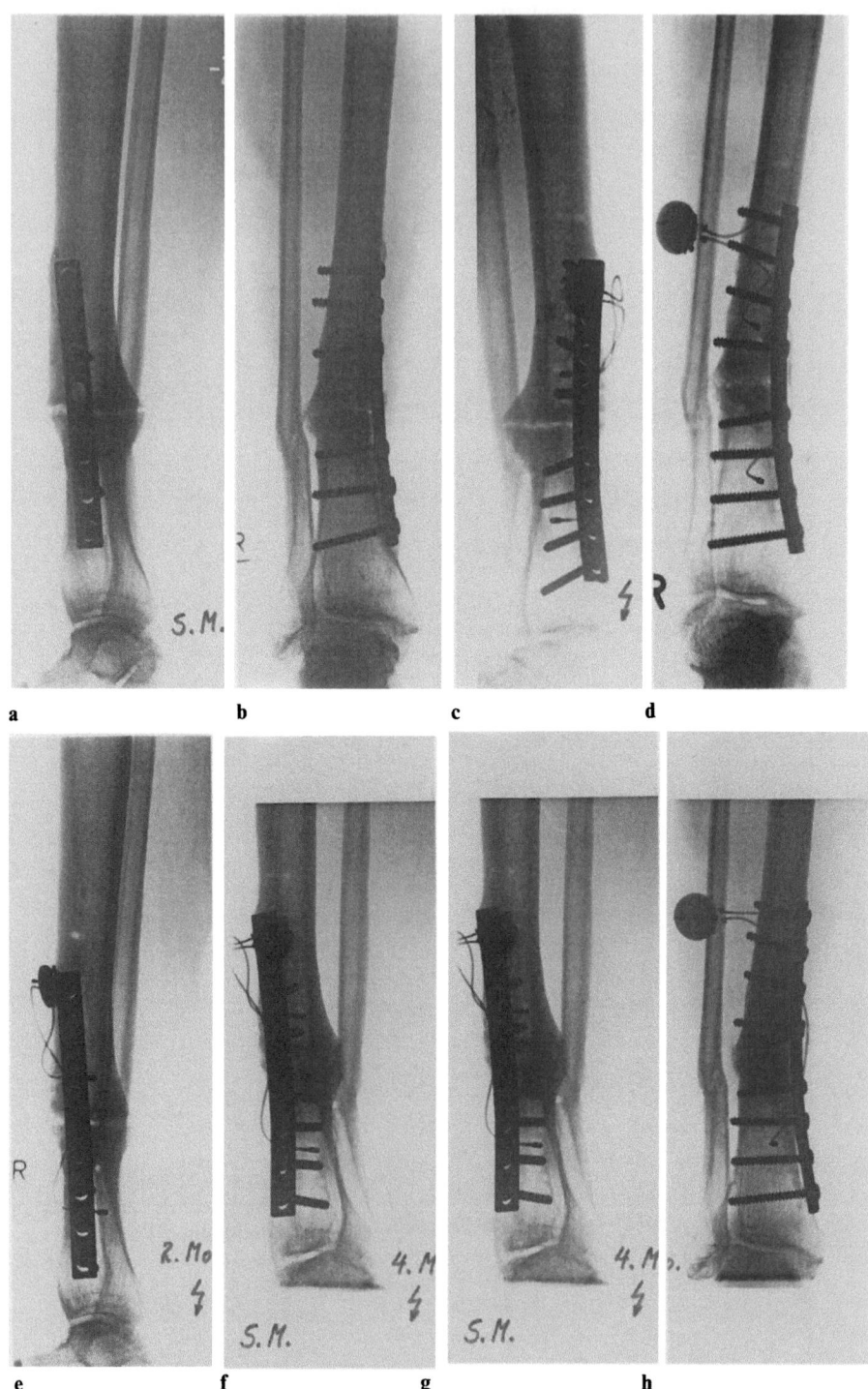

Abb. 4a–h. S. Manuela, 21 Jahre. Unterschenkelpseudarthrose nach Rotationsosteotomie (IES 4)

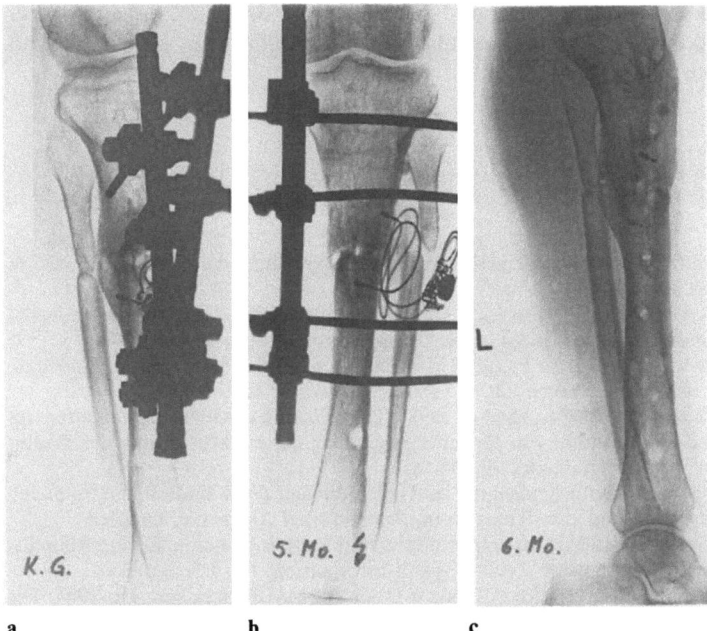

a   b   c

Abb. 5a–c. K. Günter, 44 Jahre. Atrophe Unterschenkelpseudarthrose nach offener Fraktur mit 7 Voroperationen in 5,5 Jahren (IES 3)

Ergebnisse der Osteogenesestimulation

Seit 1985 behandelten wir 40 Patienten mit einem Elektrostimulator, bei 38 von ihnen ist die Behandlung abgeschlossen. Wir verzeichnen 5 Therapieversager: 2mal zwang ein fortbestehender Infekt zum Abbruch der Behandlung, 3mal ereignete sich eine Elektrodendislokation bei externen Geräten.

In einer durchschnittlichen *Vorbehandlungszeit* von 11,4 Monaten wurden bei unseren Patienten 3 *Voroperationen* ausgeführt. Die mittlere *Ausheilungszeit* lag bei 4,8 Monaten. Bei 70% der Patienten konnte im 5. Monat nach Stimulationsbeginn eine Heilung erreicht werden. Im Vergleich zu 249 Pseudarthrosen der Jahre 1968–1985 bedeutete dies eine Verkürzung der Heilungszeit um mehrere Monate.

Bei den Röntgenkontrollen fanden wir einen raschen Einbau der transplantierten Spongiosa und Transformation in längsgerichteten Lamellenknochen, sowie eine frühe Rekonstruktion der Diaphysenkompakta. Damit konnten wir die von Hellinger et al. [4] erzielten tierexperimentellen und klinischen Ergebnisse bestätigen und reproduzieren. Die verwendeten Kleinstimulatoren verursachten keinerlei schädliche Nebenwirkungen.

Die Osteogenesestimulation ist aber immer nur eine adjuvante Maßnahme. Von entscheidender Bedeutung bei der Behandlung von Pseudarthrosen und infizierten Defektpseudarthrosen sind nach wie vor die Stabilität der Fragmente, die Infektsanierung, die Vaskularität und Vitalität des Knochens und der umgebenden Weichteile.

Literatur

1. Güttler P, Kleditzsch J (1984) Kleinstimulatoren zur Anregung der Osteogenese. Dtsch Gesundheitswes 39:983–986
2. Hellinger J, Kleditzsch J (1980) Electrical stimulation of the callus formation by means of bipolar rectangular pulse sequences. Arch Orthop Traumat Surg 96:241–246
3. Hellinger J, Kleditzsch J, Güttler P (1982) Möglichkeiten der Beeinflussung der Knochenheilung durch elektrische Ströme. Dtsch Gesundheitswes 37:629–633
4. Hellinger J, Kleditzsch J, Müller Th et al. (1982) Zum Einfluß der Elektrostimulation auf die Bildung und Organisation von Knochengewebe bei der Frakturheilung der Kaninchentibia. Beitr Orthop Traumatol 29:644–656
5. Kleditzsch J (1980) Die Knochenheilung im Tierexperiment unter Einfluß von bipolaren Rechteckimpulsfolgen und Interferenzstrom. Prom B Med Akademie, Dresden
6. Kleditzsch J, Güttler P (1985) Osteogenesestimulation mittels bipolarer Rechteckimpulsströme mit exaktem Mittelwert „Null". Vygon-Information, Nr. 9 Sept 1985
7. Kleditzsch J, Schulze K-J, Güttler P, Opitz J-U, Grabowski P, Schubert Th (1984) Die Anwendung bipolarer Rechteckimpulsfolgen zur Anregung der Knochenheilung. Dtsch Gesundheitswes 39:1421–1424
8. Schubert Th, Kleditzsch J, Wolf E (1986) Ergebnisse fluoreszenzmikroskopischer Untersuchungen zur Knochenheilung unter direkter Stimulation mit bipolaren Impulsströmen und mit dem Interferenzstromverfahren im Tierexperiment. Z Orthop 124:6–12

Markraumphlegmone nach intramedullärer Osteosynthese – Therapiekonzept und Behandlungsergebnisse

M. Krüger-Franke, C. Carl, J. Haus und H.J. Refior

Einleitung

Die Häufigkeit der Infektion nach Marknagelosteosynthese liegt zwischen 1,5 und 4% (Maatz et al. 1983). Die Behandlung dieser postoperativen Komplikation ist auch heute noch umstritten. Kontrovers wird v.a. der Zeitpunkt der Implantatentfernung und die adjuvante Lokaltherapie diskutiert. Während noch von Küntscher 1945 gefordert wurde, auch im Infekt die knöcherne Heilung bei liegendem Nagel zu erreichen, setzt sich heute mehr und mehr ein frühzeitiger Verfahrenswechsel durch. Gleichzeitig stehen neben den chirurgischen Maßnahmen des lokalen Knochen- und Weichteildébridements zusätzliche Verfahren zur Infektsanierung zur Verfügung. In der vorliegenden Untersuchung wird versucht, den Erfolg der Spül-Saug-Drainage, der temporären Implantation von Gentamycin-PMMA-Ketten und der Myoplastik bezüglich der Infektberuhigung zu untersuchen.

Material und Methode

In dieser retrospektiven Untersuchung wurden 24 Patienten nachuntersucht, die zwischen dem 1.1.1980 und dem 31.12.1989 wegen eines Markrauminfekts bei intramedullärer Osteosynthese operiert wurden. Es handelte sich um 20 Männer und 4 Frauen mit einem Durchschnittsalter von 28,4 Jahren (18–64 Jahre). In 9 Fällen war der Infekt im Femur, in 15 Fällen in der Tibia lokalisiert. Die Infektion wurde bei 17 Patienten während der ersten 6 postoperativen Wochen (Frühinfekt), bei 7 Patienten danach manifest. Der Nachuntersuchungszeitraum betrug durchschnittlich 27 Monate (2–120 Monate).

Die Diagnostik der Markraumphlegmone erfolgte nach den bekannten klinischen Infektzeichen Schmerz, Schwellung, Rötung und Überwärmung. Laborchemisch lag neben einer Erhöhung der BSG meist eine Leukozytose

---

Staatliche Orthopädische Klinik München der LMU, Harlachinger Str. 51, W-8000 München 90, Bundesrepublik Deutschland

Tabelle 1. Therapiekonzepte nach Marknagelentfernung

Therapiekonzept A	Therapiekonzept B	Therapiekonzept C
Marknagelentfernung	Marknagelentfernung	Marknagelentfernung
Knochen-Weichteildebridement	Knochen-Weichteildebridement	Knochen-Weichteildebridement
ggf. Fixateur externe Spül-Saug-Drainage	ggf. Fixateur externe PMMA-Ketten	ggf. Fixateur externe Myoplastik
	Nach Infektberuhigung ggf. autologe Spongiosaplastik	Nach Infektberuhigung ggf. autologe Spongiosaplastik

und eine Linksverschiebung vor. Radiologisch zeigte sich insbesondere bei den Spätinfekten eine lamelläre Periostreaktion, Osteolysen, Sequester und osteokutane Fisteln. Die quantifizierende 3-Phasen-Knochen- sowie die Leukozytenszintigraphie stellten in einigen Fällen eine sinnvolle diagnostische Ergänzung dar. Eine Keimisolierung erfolgte – sofern möglich – bereits präoperativ durch Fistel- oder tiefe Wundabstriche.

Die 24 Patienten wurden im Anschluß an die immer durchgeführte Marknagelentfernung nach unterschiedlichen Therapiekonzepten behandelt (Tabelle 1). Die durchschnittliche Nachuntersuchungszeit betrug für die Gruppe A 43 Monate, für die Gruppen B und C 17 Monate. Als Kriterien für die zu erreichende Infektberuhigung galten
– freie Funktion und Belastbarkeit der Extremität,
– fehlende klinische Infektzeichen,
– laborchemische Normwerte,
– fehlende radiologische Infektzeichen.

Ergebnisse

In Gruppe A konnten 9 Patienten nachuntersucht werden, von denen 4 die oben angegebenen Kriterien der Infektberuhigung erfüllten. Zusätzlich waren in dieser Gruppe nach der Einlage der Spül-Saug-Drainage noch weitere 15 Revisionseingriffe wegen Komplikationen durch die Spül-Saug-Drainage (Obliteration, Dislokation: 3, persistierender Infektzeichen: 9 oder Refrakturen: 3) notwendig.

In Gruppe B waren zum Nachuntersuchungszeitpunkt alle 9 Patienten ohne klinische, laborchemische oder radiologische Infektzeichen. In dieser Gruppe war nach Abschluß der operativen Primärbehandlung (Tabelle 1) lediglich bei 2 Patienten ein Revisionseingriff notwendig (Refrakturen).

In Gruppe C erfüllten alle 6 nachuntersuchten Patienten die oben genannten Kriterien der Infektberuhigung. Revisionseingriffe nach Beendigung der Erstbehandlung waren nicht erforderlich.

Tabelle 2. Keimspektrum bei Markraumphlegmone

Erreger	n
Staphylococcus aureus	15
Enterokokken	5
Pseudomonas aeruginosa	3
Staphylococcus epidermidis	2
Escherichia coli	1

Das Keimspektrum der 20 Mono- und 4 Mischinfektionen bei Markraumphlegmone bestand überwiegend aus Staphyloccocus aureus (Tabelle 2).

Diskussion

Bei der intramedullären Osteosynthese kann sich eine Infektion sehr schnell im Markraum ausbreiten, da bei der Implantation die Markweichteile mit den Gefäßen zerstört werden (Schweiberer et al. 1970). Aus diesem Grund kann weder die körpereigene Infektabwehr noch ein systemisch appliziertes Antibiotikum am Ort dieses Geschehens wirksam werden (Burri 1979).

Das notwenige lokale chirurgische Vorgehen besteht in einem sorgfältigen Débridement von Knochen und Weichteilen mit Entfernung aller avitalen Gewebeanteile. Bei konsolidierter Fraktur sollte das Implantat in jedem Fall entfernt werden (Meeder et al. 1990); problematischer und umstritten ist das Vorgehen bei Instabilität der Fraktur. Willenegger empfahl 1979 ein Fortsetzen der Spül-Saug-Behandlung bis zur knöchernen Heilung und Implantatentfernung. Meeder et al. unterschieden 1990 in ihrer Untersuchung zwischen „kunstgerecht" und „nicht kunstgerecht" vorgenommener Marknagelung. In der 1. Gruppe wurde das Implantat belassen und eine Spül-Saug-Drainage bis zur Infektberuhigung oder Nagelentfernung eingelegt, während in der 2. Gruppe ein Verfahrenswechsel auf den Fixateur externe vorgenommen wurde. Es zeigte sich eine sehr lange Konsolidierungszeit der Frakturen mit belassenem Marknagel und Spül-Saug-Drainage. Aus diesem Grund empfahl Meeder einen frühzeitigen Verfahrenswechsel, der auch in unserem Kollektiv bei Instabilität der Fraktur immer vorgenommen wurde. Gleichzeitig ist jedoch neben der sorgfältigen chirurgischen eine adjuvante Lokaltherapie notwendig, um eine persistierende Infektion oder ein Frührezidiv zu vermeiden.

Die Spül-Saug-Drainage (Willenegger 1979) versucht durch mechanische Reinigung, Keimverdünnung und pH-Regulierung den Infekt zu beherrschen. Die Implantation von Gentamycin-PMMA-Ketten wirkt durch die hohen lokalen Antibiotikaspiegel temporär bakterizid (Klemm 1979), während die Myoplastik durch eine verbesserte Durchblutung in Kombination mit einer testgerechten parenteralen Antibiose die Keimvernichtung bewirkt.

Die Anwendung dieser 3 lokalen Therapieformen in unserem Patientenkollektiv ermöglicht es, anhand eigener Ergebnisse deren Wirksamkeit zu beurteilen. Auch unter Berücksichtigung der unterschiedlichen Nachuntersuchungszeiträume ist die hohe Rate der persistierenden Infektionen trotz der großen Zahl der Revisionseingriffe in der Gruppe mit Spül-Saug-Drainagen-Behandlung offensichtlich eine Schwäche dieser Form der Therapie. In den Gruppen mit temporärer Implantation von Gentamycin-PMMA-Ketten und Myoplastik ist sowohl die Zahl der Patienten mit Infektberuhigung höher als auch die Zahl der notwendigen Revisionseingriffe geringer.

Aus diesen Gründen führen wir keine Spül-Saug-Drainagen-Behandlung nach intramedullärer Osteosynthese mit Infekt durch, sondern empfehlen das folgende Behandlungsschema
- Implantatentfernung,
- Knochen-Weichteil-Débridement,
- ggf. Fixateur externe,
- temporär Gentamycin-PMMA-Ketten oder Myoplastik,
- testgerechte parenterale Antibiose,
- ggf. sekundäre autologe Spongiosaplastik.

Literatur

Burri C (1979) Posttraumatische Osteitis. Huber, Bern Stuttgart Wien
Klemm K (1979) Indikation und Technik zur Einlage von Gentamycin-PMMA-Kugeln bei Knochen- und Weichteilinfektionen. Aktuel Probl Chir Orthop 12:121–134
Maatz R, Lentz W, Arens W, Beck H (1983) Die Marknagelung und andere intramedulläre Osteosynthesen. Schattauer, Stuttgart New York
Meeder PJ, Weller S, Sieber H (1990) Der infizierte Unterschenkelmarknagel. In: Rahmanzadeh R, Breyer H-G (Hrsg) Das infizierte Implantat. 7. Steglitzer Unfalltagung. Springer, Berlin Heidelberg New York Tokyo
Schweiberer L, van den Berg A, Dambe L (1970) Das Verhalten der intraossären Gefäße nach Osteosynthese der frakturierten Tibia des Hundes. Therapiewoche 20:1330–1332
Willenegger H (1979) Die Spül-Saugdrainage: Indikation, Wirkungsweise und Technik. Aktuel Probl Chir Orthop 12:67–81

Konsolidierung infizierter Pseudarthrosen mit dem osteokutanen Radialislappen und dem osteoperiostalen Beckenkammspan

W. Stock[1], J. Manninger[2], K. Wolf und R. Hierner

Einleitung

Die Behandlung von Pseudarthrosen im Bereich des Oberschenkels und der Tibia bei bestehenden Gewebedefekten wirft i. allg. auch heute noch Probleme auf. Es sind meist zahlreiche Operationen vorausgegangen, um nach herkömmlichen Methoden Pseudarthrosen und Gewebedefekte zu behandeln. Die freie En-bloc-Transplantation von Haut, Unterhautfettgewebe, Faszie und Knochen hat neue Wege eröffnet. Möglichkeiten und Vorteile des freien Gewebestransfers bei der Behandlung von Defektpseudarthrosen wurden bereits richtungsweisend von Daniel u. Taylor (1973) beschrieben.

Prinzipien

Die plastisch-chirurgische Therapie von Defektpseudarthrosen bleibt Sonderfällen vorbehalten. Primär steht im Vordergrund, ein ersatzschwaches Lager mit einer freien Lappenplastik in ein ersatzstarkes Lager umzuwandeln. Bei einer therapieresistenten Infektpseudarthrose im ersatzschwachen Lager empfiehlt sich der Einsatz folgender Methoden:
- osteokutaner Radialislappen bei kleiner Infektpseudarthrose mit kleinem Weichteildefekt im ersatzschwachen Lager,
- osteo-(myo-)periostaler Beckenkammspan bei großen Infektpseudarthrosen mit resultierendem segmentalem Knochendefekt bis zu 10 cm in ersatzschwachem Lager,
- gespaltene Fibula mit Periostlappen bei großen Infektpseudarthrosen mit resultierendem segmentalem Knochendefekt größer als 6 cm in ersatzschwachem Lager.

---

[1] Abt. für Plastische Chirurgie, Chirurgische Klinik Innenstadt und Chirurgische Poliklinik der Ludwig-Maximilians-Universität München, Nußbaumstr. 20, W-8000 München 2, Bundesrepublik Deutschland
[2] Zentralinstitut für Traumatologie, Budapest, Ungarn

Technik des osteokutanen Radialislappens

Der osteokutane Radialislappen wird auf der Beugeseite des Unterarmes mit der Haut, dem subkutanen Gleitgewebe sowie der Unterarmfaszie entnommen (Abb. 1). Die tangentiale A. radialis wird mit einem vaskularisierten Knochenspan aus dem Radius gehoben. Die A. radialis wie auch die abführende V. cephalica und basilica haben einen Durchmesser von ca. 3 mm, so daß bei der freien Lappenplastik die Gefäßnähte mit der Lupenbrille ausgeführt werden sollten. Es ist darauf zu achten, daß bei der Lappenhebung der R. superficialis des N. radialis geschont wird. Präoperativ sollte zur Überprüfung der Durchblutung der Allen-Test oder eine Angiographie des Unterarms und der Hand durchgeführt werden. Der Defekt in der A. radialis läßt sich durch ein Veneninterponat vom selben Unterarm überbrücken. Die Weichteilspenderregion wird – wenn möglich – primär verschlossen oder mit Spalthaut gedeckt. Nach Anfrischen der Pseudarthrose läßt sich der Knochenspan in den Defekt einbringen und verschrauben. Der Lappen muß so geschnitten werden, daß er sich leicht in den darüberliegenden Gewebedefekt einschmiegt. Die A. radialis wird mit einer End-zu-End-Anastomose an eine Arterie der Empfängerregion angeschlossen. Der venöse Abfluß erfolgt über die V. cephalica und die V. saphena. Oberflächliche Hautnerven lassen sich an die Nn. cutanei antebrachii medialis, radialis und ulnaris anschließen.

Kasuistik: Ein 36jähriger Patient zog sich infolge eines Skiunfalles eine drittgradig offene Unterschenkeltrümmerfraktur rechts zu. Nach Osteosynthese des Außenknöchels mit einer 7-Loch-Drittelrohrplatte erfolgte eine Rekonstruktion der Tibiagelenkfläche durch Einbringen von Spongiosa und temporärer Fixation durch Einzelzugschrauben und Neutralisation mit einer 12-Loch-AO-Platte. Nach einem primär komplikationslosen Verlauf kam es nach 6 Monaten zu einer Refraktur im Bereich des distalen Drittels der rechten Tibia. Eine Reosteosynthese wurde mit einer schmalen AO-Platte mit interfragmentärer Längskompres-

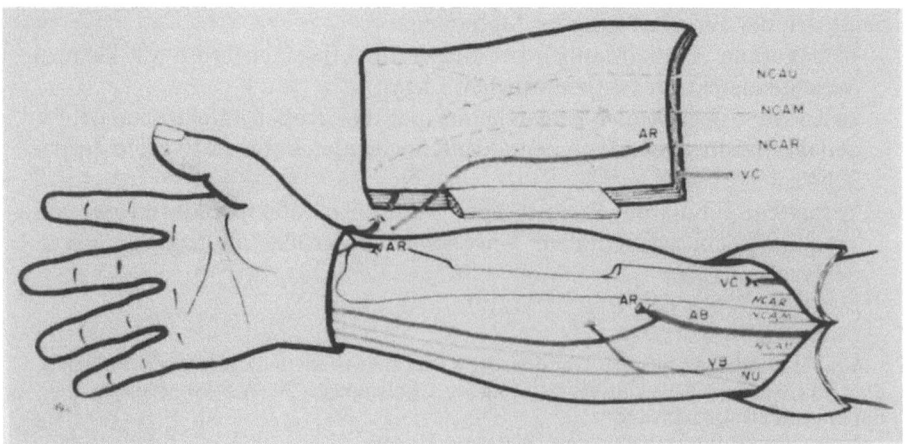

Abb. 1. Der osteokutane Radialislappen

sion und erneuter Spongiosaplastik mit kortikospingiösem Knochenteil vom linken Unterschenkel durchgeführt. 18 Monate später entstand nach Entfernung des Osteosynthesematerials eine Refraktur im Bereich der distalen Tibia rechts. Nach weiteren 5 Monaten Ruhigstellung mit Fixateur externe folgte daraufhin die Entfernung des Osteosynthesematerials, eine Sequesterausräumung mit Saug-Spül-Drainage, Spongiosaplastik und Ruhigstellung im Gipsverband. Nach 4 weiteren Monaten wurde erneut ein Fixateur externe angelegt. 2 Monate später erfolgte eine plastisch chirurgische Operation mit Transplantation eines osteokutanen Radialislappens. In der Folgezeit kam es zur guten Durchbauung im ossären Bereich mit Ausheilung der Osteomyelitis. Nach weiteren 6 Monaten war der Patient wieder arbeitsfähig.

Technik des osteoperiostalen Beckenkammspanes

Die Beckenkammregion ist das bevorzugte Spendergebiet für den vaskularisierten Gewebetransfer. Sie ermöglicht komplexe Rekonstruktionen bei infizierten Defektpseudarthrosen. Am Beckenkamm läßt sich sehr leicht der vordere Anteil heben. Er ergibt ein Knochentransplantat, welches von Taylor et al. (1979) ausführlich beschrieben wurde. Die Versorgung des vorderen Beckenkammtransplantates erfolgt über 2 Arterien, die A. circumflexa ilium profunda und die A. circumflexa ilium superficialis, welche beide ein gemeinsames muskuloperiostales Gefäßsystem versorgen. Die A. circumflexa ilium profunda versorgt mit ihren Ästen hauptsächlich den M. obliquus internus abdominis, das Periost der Beckenschaufelinnenseite und des Beckenkammes. Über die periostalen Gefäße wird der Beckenkammanteil und das Weichteilgewebe über dem vorderen Beckenkammabschnitt versorgt. Unsere Erfahrungen basieren einerseits auf der Anwendung der Technik nach Taylor et al. (1979), andererseits wurden neue Techniken und Lappenkombinationen für diese Spenderregion entwickelt (Abb. 2).

Kasuistik: Infolge eines Verkehrsunfalles entstand bei einem 56jährigen Patienten eine erstgradig offene Unterschenkelfraktur mit Décollement der Haut am linken proximalen Oberschenkel. Bei der Erstversorgung in einem auswärtigen Krankenhaus wurde eine Osteosynthese mit einer 12-Loch-AO-DC-Platte durchgeführt. 2 Tage später war eine Kompartmentspaltung am linken Unterschenkel erforderlich. 2 Wochen später wurden in einem weiteren operativen Eingriff Hautnekrosen am linken Unterschenkel entfernt. 4 Wochen nach dem Unfall war eine Entfernung des Osteosynthesematerials und Anbringen eines Fixateur externe aufgrund einer Wundheilungsstörung erforderlich. Nach weiteren 4 Wochen erfolgte der erste plastisch-chirurgische Eingriff mit Transplantation eines Latissimus-dorsi-Lappens. Insgesamt 4 Monate nach dem Unfall wurde die Transplantation eines osteoperiostalen Beckenkammspanes durchgeführt. Die Fixateur-externe-Stabilisierung war weiterhin vorhanden. 3,5 Monate nach der Transplantation war die Teilbelastung mit 20 kg erlaubt. 5,5 Monate nach der Operation wurde der Fixateur externe bei vollständiger Durchbauung des Defektbereiches entfernt. Das Gehen war mit Gehstützen möglich. 8,5 Monate nach der Operation wurde die Vollbelastung erlaubt.

Technik der freien Fibulatransplantation

Taylor et al. (1975) waren die ersten Autoren, welche über die ersten beiden frei vaskularisierten Fibulatransplantationen zur Rekonstruktion von 2 großen

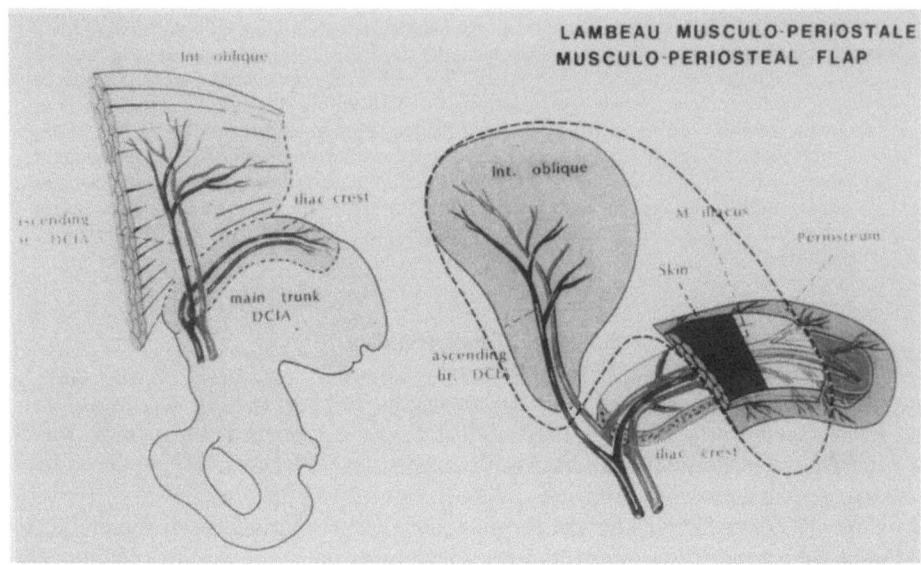

Abb. 2. Der osteoperiostale Beckenkammspan

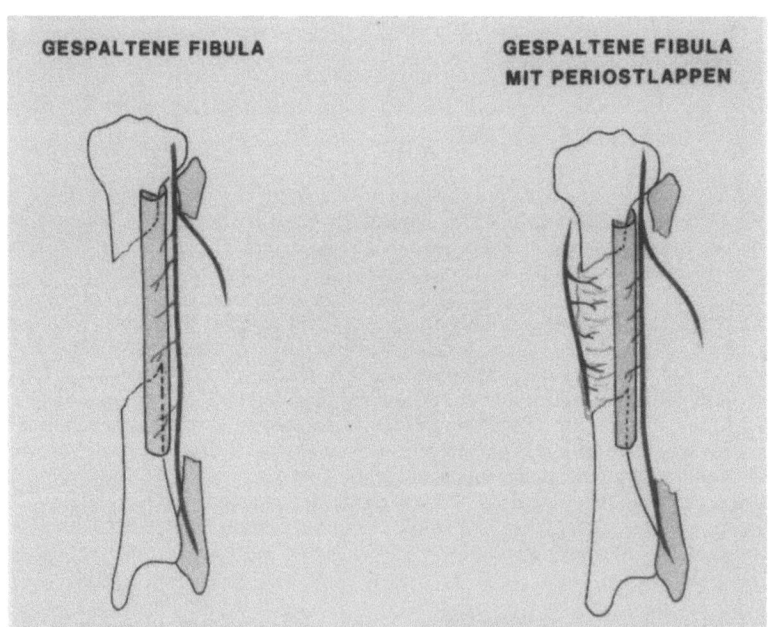

Abb. 3. Die gespaltene Fibula

Schaftdefekten berichteten. Obwohl die Fibula dünner ist als die Tibia oder das Femur, hypertrophiert die frei vaskularisierte Fibula. In den folgenden Jahren nahm die freie Transplantation einer vaskularisierten Fibula zahlenmäßig zu. Von Gilbert (1979) wurden neue Operationstechniken beschrieben. Intensive anatomische Studien ergaben neue Möglichkeiten der Transplantathebung. Baudet et al. (1983) beschrieben einen gemischten myoossären Fibulatransfer mit Teilen des M. soleus. Cheng Zhong-Wei et al. (1986) berichteten über den osteokutanen Fibulatransfer. Jupiter et al. (1987) publizierten den „Split-fibula transfer", und Partecke beschrieb den doppelten Anschluß der A. und V. peronaea. Primär wandte man den Fibulatransfer zur Rekonstruktion großer segmentaler Knochendefekte der Tibia an, später zählte auch die Defektpseudarthrose als Indikation dazu. Das Ziel bestand darin, ein maximales Ergebnis mit dem geringsten Aufwand zu erreichen. Taylor (1987) schrieb: "In most large centers throughout the world the success rate with these free vascularized composit bone flaps lies over 90%." Es existieren derzeit 2 Entnahmemöglichkeiten: die Technik nach Taylor et al. (1975) für ein osteomuskuläres Transplantat und die Technik nach Gilbert (1979) für ein ossäres Transplantat. Das Knochentransplantat sollte die A. nutricia fibulae enthalten, die sich am Übergang vom proximalen zum distalen Fibulaschaftdrittel befindet.

Die Technik einer längsgespaltenen vaskularisierten Fibula bietet den Vorteil einer hohen osteogenen Potenz und einer hohen statischen Belastbarkeit. Eine längsgespaltene und aufgeklappte Fibula läßt sich an einer Knochenröhre anlagern und mit AO-Schrauben fixieren. Zudem läßt sich dieses operative Vorgehen kombinieren mit einem vaskularisierten Periostlappen (transponiert oder transplantiert). Diese Kombination (Abb. 3) genügt den Gesetzen der „definitiven Rekonstruktion des abgeschlossenen Raumes" (Stock 1988). Dieses Verfahren wird jedoch nicht häufig angewendet, da einerseits diese Art der Operation nur in wenigen Spezialzentren durchgeführt werden kann, andererseits scheitert es an der konventionellen Haltung vieler Chirurgen.

An einem Pavianmodell wurde experimentell die Wertigkeit der Knochenneubildung einer gespaltenen Fibula und eines Periostlappens untersucht (Wolf et al. 1989). Als Ergebnis zeigte sich, daß die Knochenappositions- und die Knochenformationsraten bei beiden auf das Doppelte des Normalwertes anstiegen. Folglich sind bei einer Transplantation kortikales Fibula- und Periostgewebe als gleichwertig zu betrachten.

Kasuistik: Ein 25jähriger Patient zog sich bei einem Autounfall eine drittgradig offene Oberschenkelfraktur rechts zu. Primär erfolgte eine Stabilisierung mit einer AO-Platte. Nach 3 Wochen war aufgrund einer manifesten Osteomyelitis eine Entfernung des Osteosynthesematerials erforderlich. Es folgte die Ruhigstellung mit Fixateur externe. Trotz 3maliger Revision mit Spongiosaplastik heilte die Fraktur nicht aus. Bei der 4. Revision, 2,5 Jahre nach dem Unfall, wurden Gentamycinketten eingelegt. Zuletzt bestand eine Defektpseudarthrose mit einer Defektlänge von 7 cm. 3 Jahre nach dem Unfall erfolgte ein plastisch-chirurgischer Eingriff mit Transplantation einer gespaltenen Fibula. Die beiden Hälften wurden nochmals in der Mitte gespalten, und somit wurde die Rekonstruktion einer vaskularisierten Röhre in ihrer gesamten Zirkumferenz möglich.

Zusammenfassung

Vaskularisierte osteokutane oder osteoperiostale Lappenplastiken sind hervorragende Methoden, infizierte Pseudarthrosen zur Ausheilung zu bringen. Trotzdem sollte die Indikation zur Operation sorgfältig gestellt werden, da der Einsatz nur in Sonderfällen gerechtfertigt ist. Meist sind bei den Patienten bereits zahlreiche Operationen vorausgegangen. Eine Weiterführung der Entwicklung für die Ausheilung von Defektpseudarthrosen ist der freie Fibulatransfer in Kombination mit einem vaskularisierten Periostlappen. Aufgrund experimenteller Ergebnisse läßt sich eine Wertung der Knochenneubildung durch dieses neue Operationsverfahren vornehmen.

Danksagung: Die histologischen Auswertungen der experimentellen Fibulatransplantation wurden durch Unterstützung der Friedrich-Baur-Stiftung möglich. Die bildanalytischen Auswertungen der histologischen Knochenpräparate aus dem Pavianmodell wurden mit Hilfe einer Projektförderung der Deutschen Forschungsgemeinschaft verwirklicht.

Literatur

Baudet B, Panconi P, Schoofs M, Amarante J, Kaddoura R (1983) The composite fibula and soleus transfer. Int J Microsurg 5:10–26

Chen Zhong-Wei, Chen Long-En, Zhang Guang-Jian, Yu Han-Liang (1986) Treatment of tibial defect with vascularized osteocutaneous pedicled transfer of fibula. J Reconstr Microsurg 2:199–203

Daniel RK, Taylor GJ (1973) Distant transfer of an island flap by microvascular anastomoses. A clinical technique. Plast Reconstr Surg 52:111–117

Gilbert A (1979) Vascularized transfer of the fibular shaft. Int J Microsurg 1:100–103

Jupiter JB, Bour CG, May JW (1987) Reconstruction of defects in the femoral shaft with vascularized transfer of fibular bone. J Bone Joint Surg [Am] 69:365–374

Stock W (1988) Rekonstruktion von Defekten an der Tibia mit vaskularisiertem Knochen. Habilitationsschrift, Ludwig-Maximilians-Universität München

Taylor GI (1987) Free composite bone flaps in operative surgery. In: Barcley TL, Kernahan DA (eds) Rob & Smith, Plastic Surgery. Butterworth, London Boston Durban Singapore Sydney Toronto Wellington

Taylor GI, Miller GDH, Ham FJ (1975) The vascularised bone graft. Plast Reconstr Surg 55:533–544

Taylor GI, Townsend P, Russel C (1979) Superiority of the deep circumflex iliac vessels as the supply for free groin flaps. Plast Reconstr Surg 64:745–759

Wolf K, Saleh M, Stock W, Hierner R, Breuckmann B, Schweiberer L (1989) Image analysis of fluorochrome labelled bone specimen with greylevel system or real-time-real-colour system. Proc. ECS 5 Freiburg i.Br. 1989. Acta Stereol 8/2:151–156

Die posttraumatische Ostitis – Therapie durch mikrovaskuläre und ortsständige Gewebetransfers

J.E. Müller, M. Hansis und S. Weller

Einleitung

Die akute wie chronische Ostitis und Osteomyelitis stellt vornehmlich ein Vaskularitätsproblem des Knochens und der umgebenden Weichteile dar. Diese Störung der Vaskularität ist traumatisch und/oder durch den Infekt bedingt. Da die Vaskularität des Knochens nicht entscheidend verbessert werden kann, muß die Vaskularitätsverbesserung durch ein herangeführtes Weichteil erfolgen. Das heißt, neben den bewährten Verfahren der Infektberuhigung, Nekrektomie, Sequesterotomie, passageren Antibiotikakugelketteneinlagen, offener Wundbehandlung oder Sekundärnaht, sind ortsständige und mikrovaskuläre Gewebetransfers die Therapie der ersten Wahl.

Da die Muskulatur die beste Vaskularität aufweist, sind myale oder myokutane Gewebetransfers am geeignetsten. Sie bieten außer der befriedigenden Weichteilbedeckung des Knochens und der Herbeiführung humoraler antiinfektiöser Faktoren, die Chance der Verbesserung der lokalen Knochenvaskularität.

Methode

Aus der obigen Schlußfolgerung hat sich für uns folgendes Vorgehen bewährt:
1. *Infektberuhigung* durch Implantatentfernung und bei instabiler knöcherner Situation Fixateur externe, Nekrektomie, Sequesterotomie, kurzfristige, 4- bis 7tägige antibiotische Therapie.
2. *Weichteilsanierung ohne Knochendefektstrecken* und Instabilität durch Muskelschwenklappen, wenn die Lokalisation und Defektgröße es zuläßt. *Weichteilsanierung mit Knochendefektstrecke* durch mikrovaskulären myokutanen Gewebetransfer.
3. *Knöcherne Stabilisierung durch Verfahrenswechsel* zur internen Osteosynthese und Dauerdrainage am Implantatlager, Spongiosa und Rippenspanplastik, mikrovaskuläre Fibula oder Beckenkamm, Segmentverschiebung.

Berufsgenossenschaftliche Unfallklinik, Schnarrenbergstr. 95, W-7400 Tübingen, Bundesrepublik Deutschland

Lokale und mikrovaskuläre Haut- bzw. Unterhautfettlappen haben sich aus unserer Sicht nicht sonderlich zur Ostitissanierung bewährt.

Für den lokalen Gewebetransfer stehen ohne Anspruch auf Vollständigkeit nachfolgend aufgeführte Muskellappen ohne wesentlichen Funktionsverlust zur Verfügung.

Untere Extremität: M. soleus, M. gastrocnemius, M. peronaeus, M. biceps femoris, M. sartorius, M. vastus lateralis, M. tensor fasciae latae, M. flexor digitorum brevis, M. adductor hallucis longus, M. abductor digiti minimi.

Obere Extremität: M. brachioradialis, M. latissimus dorsi.

Für die mikrovaskuläre Sanierung trauma- und infektbedingter Knochen-Weichteil-Defekte ist für uns der *M. latissimus dorsi* als myokutaner Lappen die erste Wahl. Seine Ausmaße, die beim Erwachsenen bis zu 32 × 17 cm reichen können, ebenso wie die Gefäßstiellänge und seine besondere Plastizität bzw. seine Formbarkeit im Rahmen der Umschneidung machen ihn so geeignet.

Ergebnisse

Bei den mikrovaskulären Gewebetransfers – seit 1985 83 Fälle, wovon 81 die untere Extremität betrafen – kamen folgende zur Anwendung: mikrovaskuläre Fibula (2), mikrovaskulärer Beckenkamm (1), Skapularlappen (1), Unterarmlappen (14), M. tensor fasciae latae (2), M. latissimus dorsi (63).

Davon wurden behandelt:
- *19 postprimär*, d.h. in der 1. Unfallwoche bei entsprechendem Weichteilschaden und Lokalisation mit drohendem oder subakutem Infekt,
- *16 in den ersten 4–6 Wochen* nach Unfallereignis mit akuter Ostitis,
- *46 bei Vorbehandlungszeiträumen bis zu 4,5 Jahren*, ein Patient mit chronischer Tibiakopfosteomyelitis seit 11 Jahren,

mit freiem Gewebetransfer, überwiegend mit dem Latissimus-dorsi-Lappen und ggf. Knochenaufbau.

Die *knöcherne Ausheilung* wurde bei den *postprimär* weichteilgedeckten Patienten nach durchschnittlich *5 Monaten*, bei den *chronifizierten* Verläufen von *sekundär* weichteilgedeckten Patienten nach durchschnittlich *9 Monaten* erreicht.

Fisteln im Sinne der chronischen Ostitis verblieben bei 4 Patienten, bei 2 Patienten konnte eine Infektberuhigung nicht erzielt werden, so daß letztendlich bei fehlender knöcherner Ausheilung und psychosozialer Dekompensation die Unterschenkelamputation durchgeführt werden mußte.

Bei diesen 4 Patienten mit Komplikationen handelte es sich um chronische Ostitiden mit einem Verlauf von mehr als 1 Jahr vor dem Gewebetransfer, mit avaskulärem Pilon tibiale (2) und einem sehr langstreckigen Tibiadefekt (1).

Bei den lokalen muskulären Gewebetransfers (82 seit 1979, seit 1984 jedoch verstärkt in der Anwendung) war ebenfalls die Versorgung der unteren Extremität führend.

Folgende Muskellappen kamen zur Anwendung: M. soleus (22), M. gastrocnemius (26), M. biceps femoris (13), M. sartorius (15), M. flexor brevis digitorum (2), M. abductor digiti minimi (1), M. adductor hallucis longus (1), M. latissimus dorsi (3).

Bei *akuter Ostitis* wurde 20mal, bei *chronischer Ostitis* 62mal ein ortsständiger Muskel angewandt.

Die *knöcherne Ausheilung* der *akuten Ostitiden* wurde durchschnittlich nach *7 Monaten*, die der *chronischen Ostitiden* nach *14 Monaten* erreicht.

Weichteilfisteln im Sinne der chronischen Ostitis verblieben bei 10 Patienten, muskuläre Lappenteilnekrosen traten 3mal auf.

Diskussion

Daraus geht zwingend hervor, daß die knöcherne Sanierung und insbesondere die der Ostitis nicht ohne die Weichteilsanierung und umgekehrt zu erreichen ist.

Die Ergebnisse weisen für die lokalen Muskellappen eine verbliebene Fistelrate von 13% aus als Parameter der zumindest seitdem blanden Ostitis, bei einer knöchernen Ausheilung von 97%. Bei den mikrovaskulären Gewebetransfers verbleibt eine Fistelrate von 4% bei einer knöchernen Ausheilung zu ebenfalls 97%.

Relevant ist auf jeden Fall der signifikante Unterschied der knöchernen Ausheilung, die vom frühen Zeitpunkt der Knochen-Weichteil-Sanierung abhängig ist.

Aus den Ergebnissen beider Gruppen kann jedoch nicht der Schluß gezogen werden, daß mit lokalen Muskelflaps gleichwertige Ergebnisse erzielt werden können wie mit mikrovaskulären Flaps. Die höhere Fistelrate weist möglicherweise auf ein geringeres Vaskularitätspotential hin, sicher jedoch auf eine Einschränkung der Radikalität in bezug auf Nekrektomie und Sequesterotomie. Die beiden Behandlungsgruppen sind auch im Hinblick auf die Schwere des Weichteilschadens, der konsekutiven Ostitis und des verbliebenen Knochendefektes nicht vergleichbar. Zwar wird je nach Verfahren der eine oder andere Operateur mehr zu ortsständigen oder mikrovaskulären plastischen Verfahren neigen. Es muß jedoch eindeutig darauf hingewiesen werden, daß die Verfahren nicht konkurrieren, sondern sich entsprechend der dargelegten Kriterien ergänzen.

Der knöcherne Aufbau, d.h. die möglichst rasche Wiederherstellung der Extremitätenfunktion, ist das Ziel der Ostitisbehandlung. Bei dieser Therapie ergänzt sich die Infektheilung durch gut vaskularisiertes Gewebe als wesentlicher Teilschritt zur knöchernen Rekonstruktion.

Dies führt in unserem Krankengut dazu, daß bei 4 Patienten nach Ostitis und Weichteilsanierung achskorrigierende Maßnahmen durchgeführt werden konnten, und zwar 3mal nach Latissimus-dorsi-Lappen und 1mal nach Soleuslappen; dabei 3mal supramalleoläre Umstellungsosteotomien mit bis jetzt reizlos liegendem Implantat und eine intraligamentäre Aufrichtungsosteotomie am Tibiakopf.

Diese 3 reizlos liegenden Implantate nach chronischer Ostitis können sicher als ein weiteres Indiz für die heute bestehenden Möglichkeiten der Ausheilung einer Ostitis gelten.

Zusammenfassung

Die akute wie chronische Ostitis bis hin zur Osteomyelitis stellt vornehmlich ein Vaskularitätsproblem des Knochens und damit sehr häufig ein Weichteilproblem dar.

Nur in wenigen Fällen kann die Ostitissanierung durch die klassischen Behandlungsmaßnahmen befriedigend und zeitgerecht erfolgen.

Mit den heutigen Möglichkeiten des lokalen wie des mikrovaskulären Gewebestransfers, insbesondere mit muskulärem Aufbau, sind die Voraussetzungen zur frühestmöglichen Infekt- und Weichteilsanierung gegeben. Damit werden exzellente Ergebnisse in der Ostitisbehandlung erzielt.

Muskellappen bei infiziertem Knochen

R. Ketterl[1], R. Ascherl[2], H.U. Steinau[3] und B. Claudi[3]

Einleitung

Die Häufigkeit einer posttraumatischen Osteomyelitis nach offenen Frakturen wird mit 10–25% angegeben [13] und steht v. a. im Zusammenhang mit der lokalen Durchblutungsstörung des Knochens und der Weichteile [2, 10, 15, 16]. Im avitalen und minderperfundierten Gewebe können die Abwehrvorgänge des Organismus nicht in gewohnter Weise vonstatten gehen, und zudem stellen diese Gewebeanteile eine optimale Voraussetzung für die Vermehrung von Mikroorganismen dar.

Als erste Anzeichen für einen Knocheninfekt sind Gefäß- und Bindegewebeveränderungen im traumatisierten oder operierten Bereich nachweisbar. Nach Hörster [16] ist bereits wenige Stunden nach Eindringen von Erregern eine Kapillarstase zu erkennen, die von einer Exsudation und Emigration von Leukozyten und später auch Monozyten bei gesteigerter Gefäßpermeabilität begleitet wird. Mediatoren für die gesteigerte Gefäßdurchlässigkeit sind dabei Kinine, vasoaktive Amine sowie Prostaglandine [30]. Die lokale Azidose ist durch den hypoxiebedingten anaeroben Stoffwechsel verursacht und führt zu einer katabolen Stoffwechsellage.

Für den weiteren Verlauf ist von entscheidender Bedeutung, ob diese erste exsudative Entzündungsphase, die nach wenigen Tagen von einer Proliferation ortsständiger Bindegewebezellen und weiterer Stammzellen hämatogenen Ursprungs abgelöst wird, auf den traumatisierten Bereich beschränkt bleibt. Hier ist prognostisch entscheidend die Durchblutungssituation.

Nicht selten führt eine Knocheninfektion zu einer chronischen, rezidivierenden Erkrankung, verbunden mit einer wiederholten und langwierigen Hospitalisation der betroffenen Patienten. Aufgrund von häufigen Rezidiven muß die Osteomyelitis auch unter sozialpsychologischen Aspekten betrachtet werden. Viele Patienten werden beruflich und familiär isoliert und erleiden

---

[1] Unfallchirurgie, Stadtkrankenhaus Traunstein, Cuno-Niggl-Str. 3, W-8220 Traunstein, Bundesrepublik Deutschland
[2] Orthopädische Klinik und [3] Chirurgische Klinik der Technischen Universität, W-8000 München, Bundesrepublik Deutschland

neben den körperlichen auch psychische Schäden. Ein hoher Prozentsatz dieser Patienten wird alkohol- und schmerzmittelabhängig [1].

Die Wahrscheinlichkeit, eine chronische, posttraumatische Osteomyelitis nach einem Unfall zu erleiden, steigt mit dem Ausmaß des Weichteil- und Knochenschadens [3, 10]. Nicht mehr vaskularisierte Knochenfragmente können zwar wieder Anschluß finden und werden bei günstigen Voraussetzungen, wie geschlossene Fraktur und gute Durchblutung der umgebenden Weichteile, nicht selten wieder integriert; ein primär sich entwickelnder Infekt verhindert jedoch die Heilung und führt zur Ausbildung von Knochensequestern, welche die Infektion weiterhin unterhalten. Eindrucksvoll wurde von Eitel et al. [5] die gestörte Mikrozirkulation nach Frakturen beschrieben und eine entsprechende Beziehung zur Infektgefährdung hergestellt. Gelingt es nun, durch Muskellappenplastiken den schlecht oder nicht mehr vaskularisierten Knochen mit neuen Blutgefäßen zu versorgen, so können daraus für die Therapie folgende positive Schlußfolgerungen gezogen werden:
- Die für eine Infektprävention und -therapie so bedeutsame körpereigene unspezifische und spezifische Immunabwehr [14] könnte dann zur Vermeidung einer Infektionsausbildung bzw. deren Ausbreitung und zur Sanierung einer bereits aktiven Entzündung beitragen, da sowohl humorale als auch zelluläre Komponenten wieder an den Ort des Infektgeschehens transportiert werden könnten.
- Eine systemische Antibiotikagabe wird effizienter, da im Knochengewebe entsprechend hohe und therapeutisch wirksame Spiegel erreicht werden könnten.
- Der Muskellappen bietet zudem für notwendige Knochentransplantate ein ausgezeichnetes Transplantatlager.

Material und Methode

Langstreckige Muldung der Tibia, tierexperimentelle Untersuchungen an Kaninchen

Gruppe 1: Ausgedehnte Muldung der Tibia (n = 7). Nach Deperiostierung der proximalen Tibia wurde eine Muldung der Tibia durchgeführt, wobei ein Kortikalisdefekt mit einem Ausmaß von 4 × 1 cm entstand. Der Intramedullärraum wurde sodann mittels eines scharfen Löffels entleert und die dem Defekt gegenüberliegende Kortikalis angerauht. Der entnommene Knochen wurde nicht mehr zurückverpflanzt.

Gruppe 2: Muldung der Tibia und Transposition des medialen Gastroknemiuskopfes (n = 8). Die Muldung der Tibia wurde in gleicher Weise, wie bei der Gruppe 1 beschrieben, durchgeführt. Nach Isolierung und distalem Absetzen des medialen Gastroknemiuskopfes wurde dieser nach ventral geschwenkt. Anteile des Muskellappens wurden sodann in den Defektbereich eingeschlagen.

Gruppe 3: Langstreckige Muldung der infizierten Tibia (n = 7). 3 Wochen nach einer durch Staphylokokkeninjektion in der Markhöhle der Tibia und Belassen der Injektionskanüle induzierten Infektion – die Infektion wurde radiologisch, szintigraphisch und durch bakteriologische Untersuchungen dokumentiert – führten wir die langstreckige Muldung der infizierten Tibia durch. Das gewonnene Knochenmaterial wurde zur Bestimmung der Keimzahlen im Knochen verwendet.

Gruppe 4: Muldung der infizierten Tibia und Transposition eines medialen Gastroknemiuslappens (n = 7). Die operativen und therapeutischen Maßnahmen waren bis auf die zusätzliche Durchführung eines Muskelschwenklappens der Gruppe 3 identisch.

Gruppe 5: Muldung der infizierten Tibia und systemische Antibiotikatherapie (n = 7). In dieser Untersuchungsgruppe waren die ausgeführten operativen Maßnahmen mit dem in der Gruppe 3 beschriebenen Vorgehen gleichzusetzen. Es wurde zusätzlich eine Antibiotikatherapie mit 100 mg/kg KG Cefuroxim intravenös präoperativ begonnen und postoperativ durch eine Antibiotikatherapie von 200 mg/kg KG täglich, intramuskulär appliziert, über die Zeit von 14 Tagen fortgesetzt.

Gruppe 6: Muldung der infizierten Tibia, systemische Antibiotikatherapie und Muskellappenplastik (n = 7). Im Gegensatz zu dem Vorgehen in der Gruppe 5 erfolgte bei den Versuchstieren dieser Gruppe die Durchführung eines medialen Gastroknemiusschwenklappens, der in den Defektbereich und über den infizierten Knochen transponiert wurde.

Untersuchungsparameter

Zur Auswertung der verschiedenen Untersuchungsgruppen wurden folgende Parameter herangezogen.

Klinischer Verlauf: Häufigkeit und Zeitdauer von Wundheilungsstörungen und Fistelbildungen, Prozentsatz von septischen Zustandsbildern.

Radiologische Untersuchungen nach 14, 28, 56 und 112 Tagen. Die röntgenologischen Kontrollen erfolgten gemeinsam mit der 3-Phasen-Skelettszintigraphie und der Farbstoffmarkierung für die polychrome Sequenzmarkierung [27, 28, 31] der nicht entkalkten Knochenhistologie.

Histologische Untersuchungen bei entkalktem Knochen (Hämatoxilin-Eosin, Elastica-van Gieson). Neben der Beurteilung der Infektsituation wurde das Ausmaß der Defektüberbrückung bewertet.

Mikroangiographie: Nach den Angaben von Rhinelaender u. Baragry [29].

Bakteriologische Untersuchungen: Qualitative Abstrichuntersuchungen und quantitative Keimzahlbestimmungen im Knochen und umgebenden Gewebe zum Zeitpunkt der Operation und nach Beendigung der Langzeitversuche.

Statistische Auswertung

- χ^2-Test mit der Genauigkeitsanalyse nach Fischer,
- Kruskal-Wallis-Analyse als nicht parametrisches Testverfahren,
- U-Test nach Mann-Whitney,
- Multivarianzanalyse mit wiederholten Meßpunkten.

Ergebnisse

Wird die Häufigkeit und Zeitdauer von Wundheilungsstörungen mit Fistelbildungen und septisch-toxischen Zustandsbildern bewertet, so waren in den entsprechenden Vergleichen der Gruppen mit Muskellappenplastik weniger Infekte über einen kürzeren Zeitraum nachweisbar. Wundheilungsstörungen traten am häufigsten in der Gruppe mit „Unroofing" bei vorinfizierter Tibia auf. Statistisch signifikant war der Unterschied zwischen den Gruppen bei Muldung der infizierten Tibia mit und ohne Muskellappen.

Die Häufigkeit eines Infektnachweises im Sinne einer Osteomyelitis in der entkalkten Knochenhistologie zeigte den Wert eines Muskelschwenklappens im Hinblick auf eine Infekttherapie. Während in der Gruppe mit Muldung der vorinfizierten Tibia 4 von 7 Versuchstieren Zeichen einer floriden Osteomyelitis aufwiesen, war in den Untersuchungsgruppen mit Muskellappen keine aktive Knocheninfektion mehr zu beobachten. Eine systemische Antibiotikatherapie verbesserte das Ergebnis (Abb. 1).

Bezüglich einer Defektauffüllung nach Unroofing der Tibia konnte kein signifikanter Unterschied bei den entsprechenden Gruppenvergleichen mit und ohne Muskellappen errechnet werden. Es wurde dabei jedoch auch eine infektbedingte Knochenneubildung in die Auswertung miteinbezogen.

Röntgenologische Langzeitkontrollen bestätigten diese Resultate. Während bei den Tieren mit „Unroofing" der Tibia und Gastroknemiuslappen eine Infektausheilung und sukzessive Auffüllung des Defektes erkennbar war (Abb. 2a), mußten wir in der Versuchsgruppe ohne Muskellappen bei 4 von 7 Tieren ein Fortschreiten der Infektion der Tibia feststellen (Abb. 2b).

In der polychromen Sequenzmarkierung ergaben sich wiederum Unterschiede zwischen den Gruppen mit und ohne Muskellappen. Fluorochrome der frühen Markierungszeitpunkte konnten in dem neugebildeten Knochen im Defektbereich nach „Unroofing" der Tibia bei den Versuchstieren mit Muskellappen gefunden werden, während bei den Tieren ohne Muskellappentransplantat nur Farbstoffe der späten Markierungsphasen nachweisbar waren. Hierdurch ergibt sich der Hinweis für eine frühzeitigere Defektauffüllung in den Versuchsgruppen mit Gastroknemiuslappen.

Der Nachweis einer verminderten Infekthäufigkeit sowie einer frühzeitigeren Auffüllung des Knochendefektes konnte zusätzlich durch die skelettszintigraphischen Untersuchungen bewiesen werden. Wie in den Abb. 3 dargestellt ist, ließ sich im Vergleich der beiden Gruppen mit „Unroofing" der vorinfizier-

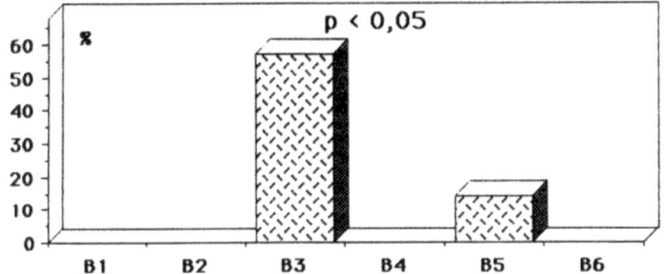

Abb. 1. Häufigkeit des Nachweises einer Osteomyelitis in der entkalkten Histologie bei den Versuchstieren mit langstreckiger Muldung der Tibia. Mehr als die Hälfte der Tiere mit Unroofing der infizierten Tibia zeigten am Versuchsende noch Zeichen einer floriden Osteomyelitis. *B1* (n = 7): Langstreckige Muldung der Tibia, *B2* (n = 8): Muldung der Tibia und Gastroknemiusschwenklappen, *B3* (n = 7): Muldung der vorinfizierten Tibia, *B4* (n = 7): Muldung der vorinfizierten Tibia und Muskellappen, *B5* (n = 7): Muldung der vorinfizierten Tibia und Antibiotikatherapie, *B6* (n = 7): Muldung der vorinfizierten Tibia + Antibiotikum und Muskellappen

ten Tibia mit und ohne Muskellappenplastik ein signifikanter Unterschied im Aktivitätsausmaß über den gesamten Untersuchungszeitraum errechnen. Dieser Unterschied konnte bei den entsprechenden Gruppen mit zusätzlicher Antibiotikatherapie nicht gefunden werden.

Eine mögliche Erklärung für die besseren Resultate in den Gruppen mit Muskellappen ergibt sich aus der Tatsache, daß in den Defektbereich vitales, gut durchblutetes Gewebe eingeschlagen wurde und so die Durchblutungssituation am infizierten Knochen deutlich zu verbessern war. Die mikroangiographischen Untersuchungen ergaben entsprechende Befunde für diese Vermutung. Aus dem transponierten Muskellappen sprossen Gefäße in den Defektbereich ein. Ohne Muskellappentransplantat ist eine Gefäßversorgung nur über den endostalen Weg her nachweisbar.

Zusammenfassung der tierexperimentellen Untersuchungen. Im Falle einer Knocheninfektion kann durch eine langstreckige Muldung des infizierten Knochens mit Einschlagen eines Muskellappens in den Defektbereich eine effektive Infekttherapie durchgeführt werden. Eine langstreckige Muldung alleine führt nicht zu einer Infektausheilung. Der Knochendefekt nach Muldung der Tibia wird durch eine Muskellappentransposition schneller wieder aufgefüllt. Systemisch verabreichte Antibiotika verbessern die Gesamtresultate. Es lassen sich in den Gruppen mit Antibiotikatherapie wiederum (wenn auch weniger deutlich ausgeprägte) Vorteile für die Versuchstiere mit Muskellappen nachweisen.

Als mögliche Ursache für die besseren Resultate in den entsprechenden Versuchsgruppen mit Muskeltransposition ist die verbesserte Durchblutung zu werten. Die mikroangiographischen Untersuchungen zeigen bei den Versuchstieren mit Muskellappen eine Gefäßversorgung sowohl vom Muskellappen als auch vom Intramedullärraum aus.

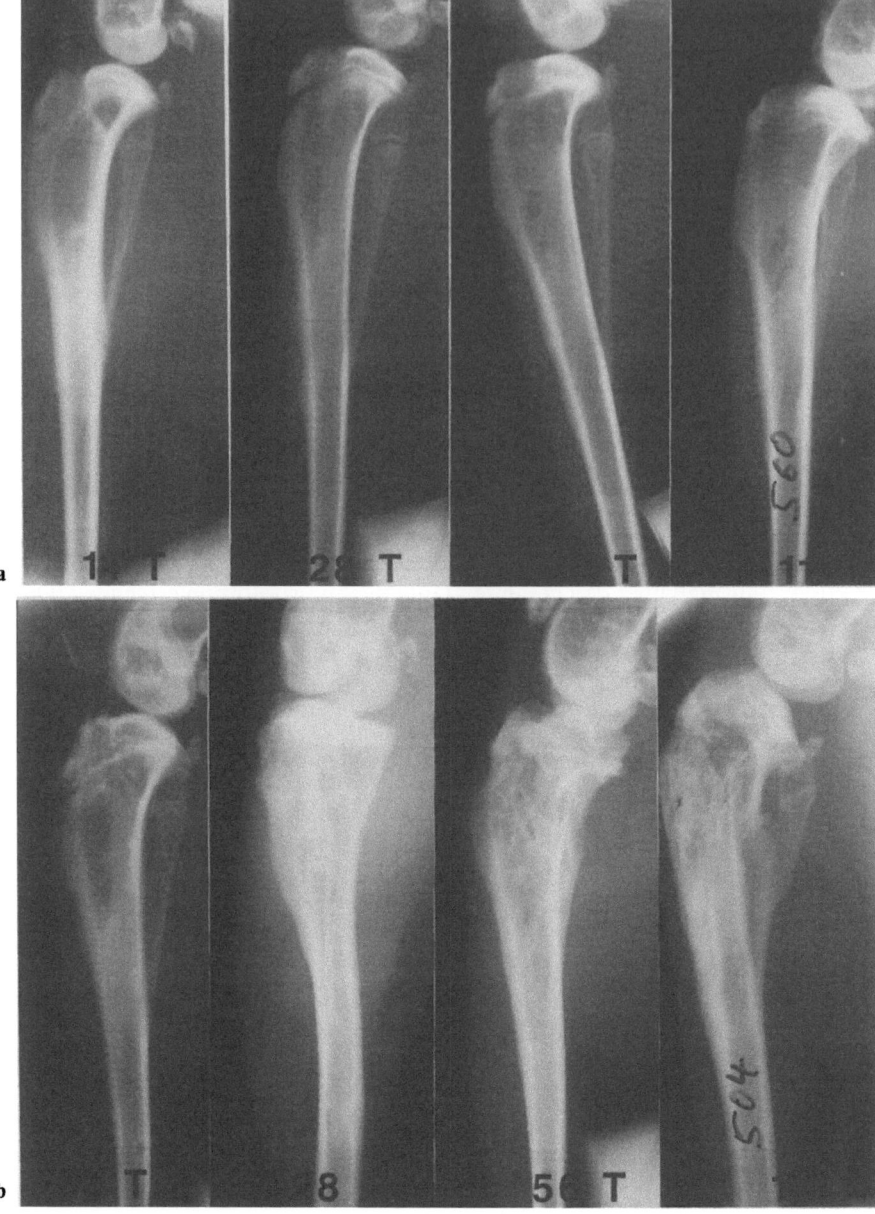

Abb. 2. a Röntgendokumentation bei einem Versuchstier mit „Unroofing" der infizierten Tibia und Gastroknemiusschwenklappen. Die 14 Tage nach der Operation noch nachweisbaren Veränderungen im Sinne einer Osteomyelitis sind bei den späteren Röntgenkontrollen nicht mehr sichtbar. Gleichzeitig zeigt sich ein sukzessives Auffüllen des Knochendefektes. **b** Verlauf bei einem Versuchstier mit Muldung der infizierten Tibia. Mit dieser operativen Maßnahme konnte der Infekt nicht aufgehalten werden. Es zeigte sich eine über den gesamten Beobachtungszeitraum nachweisbare Zunahme der röntgenologischen Veränderungen im Sinne einer floriden Osteomyelitis

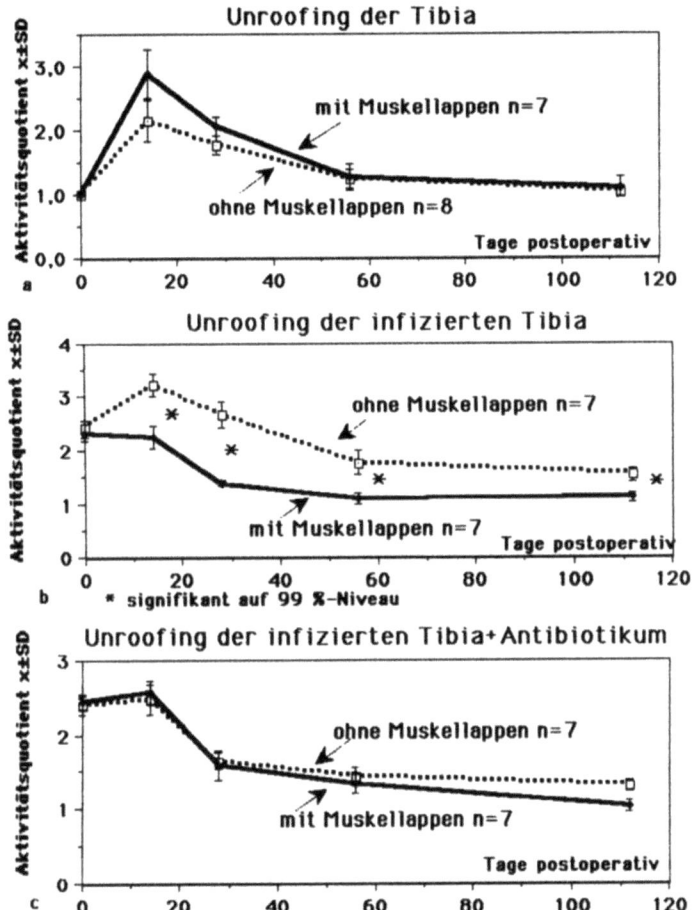

Abb. 3. Darstellung der Durchschnittswerte für die Quotienten aus der Aktivität der operierten Seite zur Aktivität der nicht operierten Seite in der Skelettszintigraphie (Mineralisationsphase) bei den Versuchstieren mit **a** langstreckiger Muldung der Tibia, **b** langstreckiger Muldung der infizierten Tibia sowie **c** mit langstreckiger Muldung der infizierten Tibia und zusätzlicher Antibiotikatherapie

Klinische Untersuchungen

Im Behandlungszeitraum von Juli 1982 bis Dezember 1987 wurden 67 Patienten mit chronischer posttraumatischer Osteomyelitis der Tibia nach dem weiter unten aufgeführten therapeutischen Konzept behandelt. Es handelte sich dabei um 19 Frauen und 48 Männer mit einem Durchschnittsalter von 38,8 Jahren. Die durchschnittliche Anamnesedauer der chronischen Osteomyelitis betrug 10,8 Jahre mit einer Schwankungsbreite von 1–42 Jahren. Eine Zeitdauer der Osteomyelitis von mindestens 1 Jahr war Voraussetzung für die Aufnahme in die prospektive Untersuchung.

Therapeutisches Konzept: Es wurde eine langstreckige Muldung der Tibia durchgeführt, wobei die osteitisch veränderte und sequestertragende Kortikalis der medialen bzw. lateralen Tibiafläche auf eine Länge von bis zu 20 cm entfernt wurde. Die Dreiecksform der Tibia läßt dieses Vorgehen zu, ohne dabei die Tibia so weit zu destabilisieren, daß Implantate notwendig werden. Der Intramedullärraum konnte durch diese Maßnahmen für ein ausgiebiges Débridement zugänglich gemacht werden. Zur Verbesserung der Vaskularisation sowie zur Behebung der in einem großem Ausmaß gleichzeitig vorliegenden Weichteilprobleme wurden lokale Muskelschwenklappen (Gastroknemiuslappen, Soleuslappen) oder freie myokutane Muskellappen in mikrochirurgischer Technik (Latissimus-dorsi-Lappen) durchgeführt. Bei drohender Instabilität erfolgte die Anlage eines Fixateur externe in Form eines unilateralen, ventralen Rohrfixateurs. Nach Infektberuhigung wurde in Einzelfällen bei ausgedehntem Knochendefekt eine autologe Spongiosatransplantation durchgeführt. Eine systemische Antibiotikatherapie führten wir abhängig von der jeweiligen Empfindlichkeitstestung der isolierten Erreger über einen Zeitraum von 10–12 Tagen durch.

Die Nachbehandlung erfolgte mit Durchführung von krankengymnastischen Übungsbehandlungen ab dem 1. postoperativen Tag und mit Teilbelastung von 20 kg ab dem 3. postoperativen Tag. Nach Einheilung des Muskellappens bzw. nach Konsolidierung der Operationswunden (nach einer Zeitspanne von ca. 3–4 Wochen) wurde dem Patienten eine Unterschenkelorthese angepaßt, die für einen Zeitraum von 6 Monaten getragen werden mußte. Mit der angepaßten Unterschenkelorthese konnte sodann eine Belastungssteigerung um 10 kg/Woche bis zum Erreichen des vollen Körpergewichtes eingeleitet werden. Ein Behandlungsabschluß war dann erreicht, wenn der Patient eine schmerzfreie Vollbelastung in der Unterschenkelorthese durchführen konnte. Nach vollständig ausgeführtem Débridement aller avitalen und entzündlich veränderten Weichteil- und Knochenstrukturen (das knöcherne Débridement wird so lange durchgeführt, bis Blutpunkte an der Abtragungsstelle sichtbar sind) erfolgt eine ausgiebige Spülbehandlung durch Anwendung der Jetlavage. Mit Hilfe des pulsierenden Wasserstrahles wird eine signifikante Keimzahlreduktion in allen Wundabschnitten erreicht, ohne daß dadurch eine mechanische Schädigung der Gewebeanteile auftritt [22].

Auswerteparameter: Die Analyse unseres Patientengutes erfolgte anhand des Erfolges der Infektbeherrschung und der auftretenden Komplikationen sowie der funktionellen Spätresultate.

Nachuntersuchung: 65 Patienten konnten nachuntersucht werden. Ein Patient war wegen eines langzeitigen Auslandsaufenthaltes nicht erreichbar, und ein Patient war zwischenzeitlich an den Folgen eines erneuten Verkehrsunfalles verstorben. Der durchschnittliche Nachuntersuchungszeitraum betrug 36,2 Monate (14–67 Monate).

Ergebnisse

Eine Infektberuhigung und eine mögliche Vollbelastbarkeit der betroffenen Extremität in der Unterschenkelorthese konnte nach einer Behandlungsdauer von durchschnittlich 12,7 Wochen erreicht werden. Im Mittel war dabei eine Krankenhausaufenthaltsdauer von 21 Tagen erforderlich. Neben dem bei allen Patienten durchgeführten „Unroofing" der Tibia waren bei mehr als 85% der Patienten Muskellappen durchgeführt worden. Die Anzahl sowie die prozentuale Häufigkeit der lokalen oder freien Muskellappen sind in der Tabelle 1 aufgeführt. Bei 5 Erkrankten mußte wegen des ausgedehnten Knochendefektes nach erfolgter Infektberuhigung eine autologe Spongiosaanlagerung vorgenommen werden. Bei 88% der nach dem oben aufgeführten Konzept behandelten Patienten mit chronischer posttraumatischer Osteomyelitis der Tibia konnte eine Infektausheilung erzielt werden. In 3 Fällen lag eine Infektpersistenz vor, was bei einem Patienten zu einer Amputation des Unterschenkels bei Ausbildung eines septisch-toxischen Krankheitsbildes führte. Im Verlauf der weiteren Nachbeobachtung mußten wir bei 5 Patienten (7,4%) eine Reinfektion feststellen (Tabelle 2). Außer der bereits beschriebenen Reinfektion kamen alle übrigen postoperativ aufgetretenen Komplikationen nur in einem geringen Prozentsatz vor; sie sind in Tabelle 2 aufgelistet.

Die Ergebnisse der Nachuntersuchung bei 65 Patienten mit einem durchschnittlichen Nachbeobachtungszeitraum von 36 Monaten sind in der Tabelle 3 aufgeführt. Mehr als 90% der Patienten zeigten zu diesem Zeitpunkt Infektfreiheit. ⅔ der mit „Unroofing" behandelten Patienten waren absolut schmerzfrei, während 15 Patienten über gelegentliche, 5 über belastungsabhängige und 3 über ständige Schmerzen klagten.

Bezüglich der Belastbarkeit des operierten Unterschenkels zeigte sich die Möglichkeit der Vollbelastung ohne jegliche zusätzliche Maßnahme bei na-

Tabelle 1. Anzahl und prozentuale Häufigkeit der Muskellappenplastiken sowie der Spongiosaanlagerungen

	n	%
Gastroknemiuslappen	28	41,8
Soleuslappen	5	7,4
Latissimus-dorsi-Lappen	24	35,5
Gesamt	57	85,0
Spongiosaplastik, autolog	5	7,4

Tabelle 2. Klinisches Ergebnis und Komplikationen bei 67 Patienten mit „Unroofing" der Tibia bei chronischer posttraumatischer Osteomyelitis

	n	%
Klinisches Resultat		
Infektausheilung	59	88,0
Infektpersistenz	3	4,6
Reinfektion	5	7,4
Komplikationen		
Arthrodese oberes Sprunggelenk	4	6,2
Fraktur	3	4,6
Ankylose Kniegelenk	1	1,5
Amputation	1	1,5
Peronäusparese	1	1,5

Tabelle 3. Nachuntersuchungsergebnisse bei 65 Patienten mit „Unroofing" bei chronischer posttraumatischer Osteomyelitis (Beobachtungszeitraum 36 Monate)

	n	%		n	%
Infeksituation			Beweglichkeit Kniegelenk		
Infektfreiheit	61	93,8	Freie Beweglichkeit	37	56,9
Aktive Infektzeichen	4	6,2	Beugung eingeschränkt (90–120°)	18	27,7
Gesamt	65	100,0	Beugung stark eingeschränkt <90°	7	10,8
Schmerzhaftigkeit			Streckung eingeschränkt >10°	2	3,1
			Wackelbewegungen	1	1,5
Kein Schmerz	42	64,6	Gesamt	65	100,0
Gelegentlich Schmerzen	15	23,1			
Belastungsabhängiger Schmerz	5	7,7	Beweglichkeit Sprunggelenk		
Chronischer Schmerz	3	4,6	Freie Beweglichkeit	32	49,2
Gesamt	65	100,0	Leichte Einschränkung	17	26,2
Belastbarkeit			Starke Einschränkung	12	18,4
			Arthrodese	4	6,2
Vollbelastung ohne Orthese	55	84,5	Gesamt	65	100,0
Vollbelastung mit Orthese	5	7,7	Arbeitsfähigkeit		
Teilbelastung mit Gehhilfe	4	6,2	Arbeitsfähig im alten Beruf	36	55,4
Vollbelastung mit US-Prothese	1	1,5	Arbeitsfähig nach Berufswechsel	22	33,8
Gesamt	65	100,0	Arbeitsunfähig	5	7,7
			Rentner	2	3,1
			Gesamt	65	100,0

hezu 85% der Patienten. Bei der Überprüfung des funktionellen Ergebnisses in den angrenzenden Gelenken konnten wir lediglich bei der Hälfte der Patienten eine freie Beweglichkeit im Knie- und Sprunggelenk nachweisen. Leichte bis schwere Störungen bis hin zur Arthrodese mußten wir feststellen. Es ist jedoch anzumerken, daß bereits vor dem erfolgten „Unroofing" der Tibia in Kombination mit den Muskellappenplastiken oft deutliche Bewegungsbehinderungen vorlagen. Zum Zeitpunkt der Nachuntersuchung waren mehr als 55% der Erkrankten wieder in ihrem alten Beruf arbeitsfähig, und mehr als ⅓ der Patienten war nach Berufswechsel wieder in den Arbeitsprozeß eingegliedert. Lediglich 10% der Erkrankten aus unserem Krankengut waren arbeitsunfähig oder bezogen eine Versorgungsrente.

Diskussion

Eine Auffüllung des Knochendefektes nach Muldung der nicht vorbehandelten Tibia geschieht mit und ohne Muskellappen in ähnlicher Weise. Erfolgt das „Unroofing" der Tibia jedoch zum Zeitpunkt einer floriden Infektion, so kann durch die Muldung allein keine ausreichende Infektberuhigung erzielt werden. Bei mehr als der Hälfte der Versuchstiere ist dagegen ein Fortschreiten der Osteomyelitis nachweisbar. Das „Unroofing" in Kombination mit einem

Muskellappen bewirkt einen Stillstand der Infektion. Nach Beendigung des Débridements verbleibt im Körper immer noch ein schlecht vaskularisierter Knochen, der eine bakterielle Besiedelung aufweist. Hier setzt der Wert des Muskellappens ein. Neben einer Verbesserung der Vaskularisierung am infizierten Knochen gewährleistet der Muskellappen eine effektive Bakterienelimination, wie Chang u. Mathes [4] im Vergleich zwischen Muskellappen und Hautlappen feststellen konnten.

Der Vergleich der Versuchstiergruppen mit Antibiotikatherapie über einen Zeitraum von 2 Wochen ergab bessere Resultate im Gegensatz zu den entsprechenden Versuchstieren ohne Cefuroximbehandlung. Zudem konnte bei dem Vergleich der mit Antibiotika therapierten Gruppen untereinander ein Vorteil für die Tiere mit Muskellappen nachgewiesen werden, wenngleich durch die geringe Anzahl an Tieren keine Signifikanz errechnet werden konnte. Durch Muskellappentransposition wurde eine systemische Antibiotikatherapie optimiert.

Bei der chronischen posttraumatischen Osteomyelitis kann im Gegensatz zu der hämatogenen Osteomyelitis durch eine Antibiotikatherapie allein keine Ausheilung erzielt werden [20, 32]. Durch eine schlechte Vaskularisation im chronisch entzündlich veränderten Knochen entstehen niedrige, ineffektive Antibiotikaspiegel [33]. Ein effizienter Behandlungsplan muß daher 2 Ziele verfolgen:
1. großzügige Entfernung aller avitalen und infizierten Knochen- und Weichteilstrukturen (Sequester, instabile Narbenanteile, Granulationsgewebe),
2. Verbesserung der Vaskularisation am betroffenen Knochenabschnitt (Muskellappen als lokale Transposition oder als freier mikrovaskulärer Gewebetransfer).

Ein chronischer Knocheninfekt der Tibia betrifft neben dem offensichtlich sequestertragenden Anteil auch den gesamten Intramedullärraum des Röhrenknochens. Ein adäquates Débridement bedarf daher einer langstreckigen Eröffnung des Knochens (Muldung bzw. „Unroofing"), um so einen guten Zugang zum Markraum zu schaffen, über den das knöcherne Débridement suffizient durchgeführt werden kann. Die Dreiecksform der Tibia läßt dabei die Entfernung eines Kortikalisanteiles (medial oder lateral) zu, ohne dabei eine behandlungsbedürftige Instabilität zu schaffen. Nur in Ausnahmefällen ist eine Stabilisierung unter Verwendung eines Fixateur externe erforderlich. Allerdings halten wir einen externen Schutz vor einer übermäßigen Biegungs- und Torsionsbelastung unter Anlage einer Unterschenkelorthese für die Dauer von 6 Monaten für sinnvoll.

Als zusätzliche Maßnahme zur Keimreduktion nach abgeschlossenem Débridement ist eine ausgiebige Spülbehandlung notwendig. Hier hat sich der Einsatz der Jetlavage [22] bewährt.

Bei ernsthaft durchgeführtem Débridement entstehen oft beträchtliche Defekte am Knochen und an den Weichteilen. Muskellappen, entweder als lokale Transposition oder als freier Gewebetransfer mit mikrovaskulärem Anschluß, dienen der Defektdeckung und v. a. der verbesserten Vaskularisation am infizierten Knochen [7, 11, 12, 18, 19, 23–26]. Diese Vorgehensweise hat sich auch in der Behandlung von Infektpseudarthrosen der Tibia bewährt [8, 21]. Durch eine suffiziente Weichteildeckung ist die Gefahr einer Infektreaktivierung geringer einzuschätzen, wie unsere Ergebnisse mit 6% Reinfektion zeigen.

Bisher durchgeführte tierexperimentelle Untersuchungen zeigten eine bessere Effektivität von Muskellappen im Vergleich zu Hautlappenplastiken in der Behandlung von Weichteilinfektionen [4, 24]. Unsere tierexperimentellen Ergebnisse dokumentieren eine effektive Therapie einer floriden Osteomyelitis unter Anwendung eines Muskellappens.

Neben einer schnelleren Elimination von Bakterien [4] weisen höhere Sauerstoffpartialdruckwerte [9, 17, 24] auf eine verbesserte Vaskularisierung durch Muskellappen hin, die von Fisher u. Wood [6] mittels der Mikrosphärentechnik nachgewiesen wurde.

In Anbetracht der Tatsache, daß bei der chronischen posttraumatischen Osteomyelitis zunehmend Substanzdefekte wegen rezidivierender inflammatorischer Entzündungen entstehen und solche Erkrankungen mit einer hohen Amputationsrate verbunden sind, konnten wir trotz einiger funktioneller Einschränkungen durchwegs subjektiv wie objektiv zufriedenstellende Resultate erzielen.

Literatur

1. Ascherl R, Lechner F, Blümel G (1985) Electrical stimulation of low frequency range in cases of pseudarthroses. Reconstr Surg Traumatol 19:106–112
2. Burri L (1979) Posttraumatische Osteitis. Huber, Bern Stuttgart Wien
3. Caudle, RJ, Stern PJ (1987) Severe open fractures of the tibia. J Bone Joint Surg [Am] 69:801–807
4. Chang N, Mathes St (1982) Comparison of the effect of bacterial inoculation in musculocutaneous and random-pattern flaps. Plast Reconstr Surg 70:1–6
5. Eitel F, Schweiberer L, Klapp F, Darnbe LT (1982) Störungen der Mikrozirkulation in Frakturzonen als Basis der Knocheninfektion. H Unfallheilkd 157:20–32
6. Fisher J, Wood M (1984) Quantitation of bone revascularisation by musculocutaneous and cutaneous flaps using a methyl-methacrylate bone cookie. Plast Res Council of the A.S.P.R.S., Detroit
7. Fitzgerald, RH, Ruttle PE, Arnold PG, Kelly PJ, Irons GB (1985) Local muscle flaps in the treatment of chronic osteomyelitis. J Bone Joint Surg [Am] 67:175–185
8. Gordon L, Chin EJ (1988) Treatment of infected non-unions and segmental defects of the tibia with staged microvascular muscle transplantation and bone grafting. J Bone Joint Surg [Am] 70:377–386
9. Gottrup F, Fimin R, Hunt TK, Mathes SJ (1984) The dynamic properties of tissue oxygen in healing flaps. Surgery 95:527–536
10. Gustillo RB, Mendoza RM, Williams DN (1984) Problems in the management of type III (severe) open fractures: a new classification of type III open fractures. J Trauma 24:742–746
11. Habermeyer P, Kaiser E, Mandekow H, Schweiberer L, Stock W (1987) Anatomie und Klinik der Sartoriusplastik. Handchir Mikrochir Plast Chir 19:21–22
12. Heckler FR (1980) Graciles myocutaneous and muscle flaps. Clin Plast Surg 7:27–44
13. Henley MB (1989) Intramedullary devices for tibial fracture stabilization. Clin Orthop 240:88–96
14. Hierholzer S, Hierholzer G (1985) Unspezifische und spezifische Infektabwehrmechanismen bei der chronischen posttraumatischen Knocheninfektion. Unfallchirurg 88:255–262

15. Hildebrandt G, Höhne C (1982) Sogenannte apathogene Erreger und avitale Diaphysenkortikalis in der Genese der Osteomyelitis posttraumatica. Beitr Orthop Traumatol 29:34–43
16. Hörster G (1986) Ätiologie und Pathophysiologie der posttraumatischen Knocheninfektion. Unfallchirurgie 12:93–97
17. Hohn DC, McKay RD, Malliclay B, Hunt TK (1976) Effect of O_2 tension on microbicidal function of leukocytes in wounds and in vitro. Surg Forum 27:18–26
18. Janecka IP (1980) Lower extremity reconstruction using myocutaneous flaps. Orthopaedics 3:1097–1101
19. Irons GB, Fisher J, Schmitt EH (1984) Vascularized muscular and musculocutaneous flaps for management of osteomyelitis. Orthop Clin North Am 15:473–480
20. Kelly PJ (1977) Infection of bone and joint in adult patients. Mosby, St. Louis (Instructional course lectures, AAOS, vol 26, pp 3–13)
21. Ketterl R, Stübinger B, Steinau HU, Claudi B (1987) Behandlungskonzept bei infizierten Pseudarthrosen des Unterschenkels. H Unfallheilkd 189:586–596
22. Ketterl R, Jessberger J, Machka K, Geißdörfer K, Stübinger B, Blümel G (1988) Effektivität des pulsierenden Wasserstrahls (Jet Lavage) zur Reinigung infizierter Wunden. Langenbecks Arch Chir [Suppl]II:690–691
23. Magee WP, Gilbert DA, Melnnis WD (1980) Extended muscle and myocutaneous flaps. Clin Plast Surg 7:57–70
24. Mathes SJ, Alpert BS, Chang N (1982) Use of muscle flaps in chronic osteomyelitis: Experimental and clinical correlation. Plast Reconstr Surg 69:815–828
25. May JR, Gallico GG, Jupiter J, Savage RC (1984) Free latissimus dorsi muscle flap with skin graft for treatment of traumatic chronic bony wounds. Plast Reconstr Surg 73:641–651
26. Moore JR, Weiland AJ (1986) Vascularized tissue transfer in the treatment of osteomyelitis. Clin Plast Surg 13:657–662
27. Rahn BA, Perren SM (1971) Xylenol orange, a flourochrome useful in polychrome sequential labelling of calcifying tissue. Stain Technol 46:125–129
28. Rahn BA, Perren SM (1975) Die mehrfarbige Fluoreszenzmarkierung des Knochenanbaues. Chem Rundschau 28:12–85
29. Rhinelaender FW, Baragry RA (1962) Microangiography in bone healing. J Bone Joint Surg [Am] 44:1273–1298
30. Ryan BG (1974) Mediators of inflammation. Beitr Pathol 152:272–278
31. Suzuki HR, Mathews A (1960) Two-color fluorescent labelling of mineralizing tissue with tetracycline and fluorescan. Stain Technol 41:57–60
32. Tscherne H (1984) The management of open fractures. In: Tscherne H, Gotzen L (eds) Fractures with soft tissue injuries. Springer, Berlin Heidelberg New York Tokyo, pp 10–32
33. Verwey WF, Williams HR, Kalsow C (1965) Penetration of chemotherapy agents into tissues. Antimicrob Agents Chemother 1:1016–1024

Teil III
Posttraumatische Fehlheilungen

Benutzung von trigonometrischen Tafeln zur Erfassung von Achsenfehlstellungen langer Röhrenknochen in zwei Ebenen

H.F. Bär, J. Baumgärtner, H. Breitfuß und G. Muhr

Die Bestimmung von Winkelfehlstellungen in einer Ebene ist anhand normaler Röntgenbilder in der Regel ohne merklichen Fehler möglich (Floyd 1988). Tatsächlich bilden sich jedoch Winkelfehlstellungen regelmäßig in 2 Projektionsebenen ab, da die Ebene der Fehlstellung in den seltensten Fällen parallel zur Abbildungsebene liegt (Wagner 1977). Pogglitsch hat 1977 ein Verfahren angegeben, mit dem es möglich ist, die Größe der Achsenabweichung in der Ebene der Fehlstellung (Wahrer Winkel) sowie die Lage der Verkrümmungsebene in bezug auf die Projektionsebene (Polarwinkel) an Hand von 2 ortho-

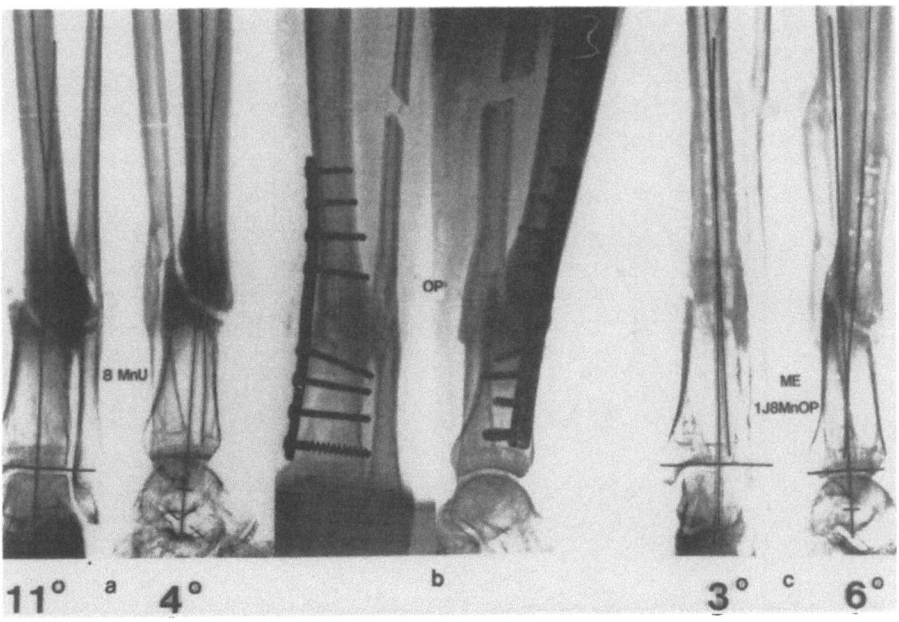

Abb. 1. Varus- und Antekurvationsstellung an der Tibia bei hypertropher Pseudarthrose vor (**a**) und nach Korrektur (**c**) (Beispiel 1)

Chirurgische Universitätsklinik, Berufsgenossenschaftliche Krankenanstalten „Bergmannsheil", Gilsingstr. 14, W-4630 Bochum 1, Bundesrepublik Deutschland

---

Rahmanzadeh/Meißner (Hrsg.) Störungen der Frakturheilung
9. Steglitzer Unfalltagung
© Springer-Verlag Berlin Heidelberg 1991

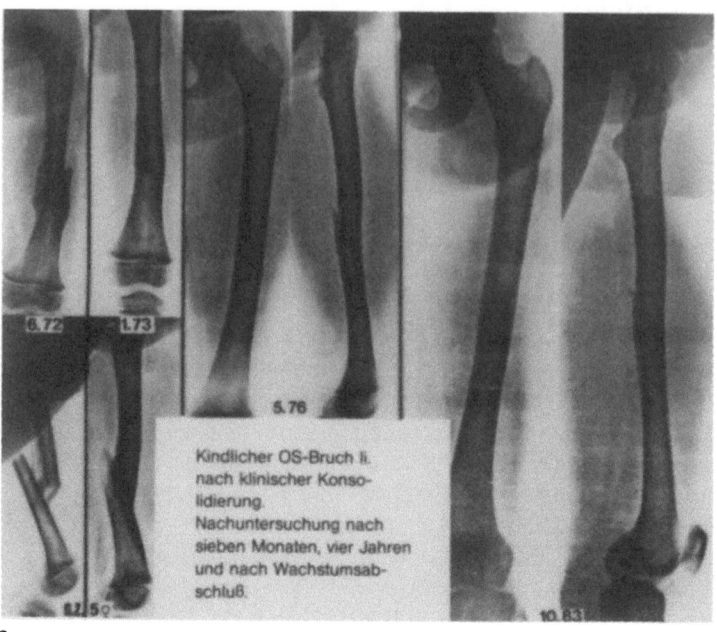

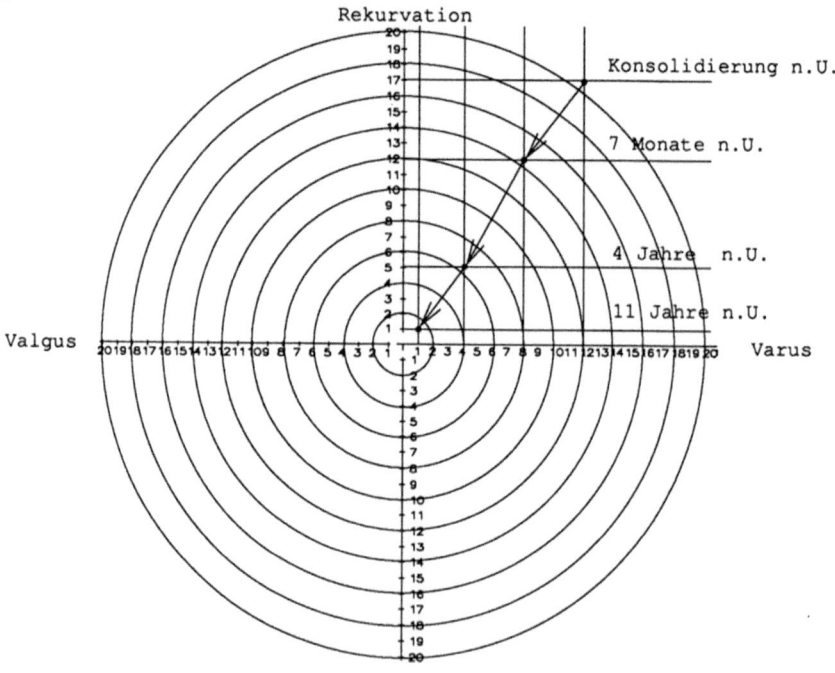

Abb. 2a, b. Spontane Achsenkorrektur in der Ebene der Verkrümmung bei konservativ behandeltem Oberschenkelschaftbruch mit 12°-Varus- und 17°-Rekurvationsfehlstellung eines 5jährigen Mädchens (zit. n. Breitfuß et al. 1986)

gonalen Röntgenbildern zu berechnen. Das Verfahren ist bei Bär u. Breitfuß (1989) tabelliert und liefert das Ergebnis als Zahlenwerte (Tabellen 1, 2) oder als Diagramm (Abb. 2b).

Beispiel 1 (Abb. 1)

1. Schritt: Bestimmen der Fehlstellung im a.-p.- und seitlichen Bild (11°, 4°).

2. Schritt: Ablesen des Polarwinkels (Tabelle 1) und des wahren Winkels der Verkrümmung (Tabelle 2).

In diesem Beispiel hat die Korrektur sowohl eine Annäherung der Verkrümmungsebene an die Sagittalebene von 68,2–71,6° auf 18,4–33,7° (Tabelle 1) als auch eine Verminderung der Achsausbiegung von 10,8–12,7° auf 6,3–7,2° (Tabelle 2) bewirkt.

Tabelle 1. Polarwinkel bezogen auf die Sagittalebene (Zahlenwerte aus Abb. 1 = fett)

A.-p.-Bild	Seitliches Bild								
	2	4	6	8	10	12	14	16	18	20
2	45,0	26,6	**18,4**	14,0	11,3	9,4	8,1	7,1	6,3	5,7
4	63,4	45,0	**33,7**	26,5	21,8	18,4	15,9	14,0	12,4	11,2
6	71,6	56,3	45,0	36,9	30,9	26,5	23,1	20,5	18,3	16,6
8	76,0	63,5	53,1	45,0	38,6	33,6	29,7	26,5	23,8	21,6
10	78,7	**68,2**	59,1	51,4	45,0	39,8	35,5	31,9	28,9	26,4
12	80,6	**71,6**	63,5	56,4	50,2	45,0	40,6	36,8	33,6	30,8
14	81,9	74,1	66,9	60,3	54,5	49,4	45,0	41,1	37,8	34,9
16	82,9	76,0	69,5	63,5	58,1	53,2	48,9	45,0	41,6	38,6
18	83,7	77,6	71,7	66,2	61,1	56,4	52,2	48,4	45,0	41,9
20	84,3	78,8	73,4	68,4	63,6	59,2	55,1	51,4	48,1	45,0

Tabelle 2. Wahrer Winkel (Zahlenwerte aus Abb. 1 = fett)

A.-p.-Bild	Seitliches Bild								
	2	4	6	8	10	12	14	16	18	20
2	2,8	4,5	**6,3**	8,3	10,2	12,2	14,2	16,2	18,3	20,3
4	4,5	5,7	**7,2**	9,0	10,8	12,7	14,6	16,6	18,6	20,6
6	6,3	7,2	8,5	10,0	11,7	13,5	15,3	17,2	19,1	21,1
8	8,3	9,0	10,0	11,3	12,8	14,5	16,2	18,0	19,8	21,7
10	10,2	**10,8**	11,7	12,8	14,2	15,7	17,3	19,0	20,7	22,6
12	12,2	**12,7**	13,5	14,5	15,7	17,0	18,5	20,1	21,8	23,5
14	14,2	14,6	15,3	16,2	17,3	18,5	19,9	21,4	23,0	24,6
16	16,2	16,6	17,2	18,0	19,0	20,1	21,4	28,8	24,3	25,8
18	18,3	18,6	19,1	19,8	20,7	21,8	23,0	24,3	25,7	27,2
20	20,3	20,6	21,1	21,7	22,6	23,5	24,6	25,8	27,2	28,6

Beispiel 2 (Abb. 2)

1. Schritt: Eintragen der Varusfehlstellung von 12° auf der x-Achse und der Rekurvationsstellung von 17° auf der y-Achse des Diagramms.

2. Schritt: Einzeichnen des Schnittpunktes der Achsenparallelen. Der Radius vom Ursprung entspricht der Größe des wahren Winkels der Verkrümmung und kann nun auf den Maßkreisen als größer als 20° abgelesen werden. Der Winkel zwischen y-Achse und Radius entspricht dem Polarwinkel.

Bei Auswertung mit Hilfe der Tabellen 1 und 2 würde man für den Polarwinkel 33,6–36,8° und für den „wahren Winkel" 20,1–21,8° erhalten.

Genauso verfährt man bei allen Nachuntersuchungsterminen und kann dann die Spontankorrektur bis nahe 0° in der Ebene der Verkrümmung verfolgen.

Vorteile des Verfahrens

Die Vorteile des Verfahrens liegen in der Invarianz des wahren Winkels der Verkrümmung gegenüber Lagerungsfehlern. Der lagerungsbedingte Meßfehler kann bei wiederholten Aufnahmen am veränderten Polarwinkel erkannt und somit korrigiert werden.

Fehlerquellen

Der Aufnahmewinkel sollte sicher zwischen 85 und 95° liegen. Die Bestimmung des Polarwinkels wird bei Achsenfehlern unter 5° zu ungenau für die Planung von Korrekturosteotomien.

Literatur

Bär HF, Breitfuß H (1989) Analysis of angular deformities on radiographs. J Bone Joint Surg [Br] 71:710–711

Breitfuß H, Schneider H, Röschel O (1986) Die Berechnung des wahren Winkels bei Fehlstellungen des Skelettsystems mit elektronischer Datenverarbeitung. Unfallchirurgie 12/6:305–311

Floyd AS (1988) Is the measurement of angles on radiographs accurate? J Bone Joint Surg [Br] 70:486–487

Pogglitsch H (1977) Ableitung des „wahren Winkels" aus Röntgenbildern des Skelettsystems. Unfallchirurgie 3:155–157

Wagner H (1977) Prinzipien der Korrekturosteotomie am Bein. Orthopäde 6:145

Die Derotationsosteotomie mit der Innensäge im Zusammenhang mit einer intramedullären Stabilisierung

R. Schnettler und M. Börner

> Die Innensäge ermöglicht ein fast unglaubliches Wunder, nämlich die Durchführung aller Osteotomien der langen Röhrenknochen ohne große Operationswunde, ohne Freilegung des Knochen, diese Vorteile sind geradezu enorm.
>
> Gerhard Küntscher

1962 berichtete G. Küntscher erstmals über die Erfindung der Innensäge, mit der es möglich war, eine „gedeckte Osteotomie" durchzuführen. Es handelt sich hierbei um eine kleine Kreissäge, die an einem langen Stiel befestigt ist und, nachdem sie in die aufgebohrte Markhöhle eingeführt ist, den Knochen von innen her durchtrennt. Mit dieser Technik kann an den großen Röhrenknochen die Osteotomie als geschlossener Eingriff durchgeführt werden.

Prinzipiell sind an den unteren Extremitäten sämtliche Formen der Korrekturosteotomien mit der Technik der Innensäge, wie etwa die Korrektur einer Längsachsfehlstellung, die Korrektur von Rotationsfehlern, aber auch Verlängerungs- und Verkürzungskorrekturen, durchführbar.

An der Berufsgenossenschaftlichen Unfallklinik Frankfurt am Main beschränken wir uns jedoch ausschließlich bei geeigneten Fällen auf die Korrektur von Rotationsfehlern mit Hilfe der Innensäge.

Wir führen die Osteosynthese in allen Fällen mit einem Verriegelungsnagel durch, wobei zunächst die statische Verriegelungsnagelung bevorzugt wird und nach 6–8 Wochen eine Dynamisierung folgt.

Das Problem, den Korrekturwinkel am Knochen direkt einstellen zu können, ist mit dem Winkelmeßgerät nach Hempel, welches sich im distalen Fragment verklemmt und durch Fixation am proximalen Fragment bei Verdrehung beider Knochenstücke gegeneinander den Winkel direkt ablesbar macht, gut zu lösen.

Hempel empfiehlt die Fixation des distalen Fragmentes vor Osteotomie und Rotation durch Anlage einer Kondylendrahtextension.

Einer der häufigsten Fehler, die bei der Behandlung von Extremitätenfrakturen immer wieder vorkommen, ist der Drehfehler, der sich mit der angegebenen Methode der Innensäge ohne Freilegung der Osteotomiestelle leicht korrigieren läßt.

Berufsgenossenschaftliche Unfallklinik, Friedberger Landstr. 430, W-6000 Frankfurt 60, Bundesrepublik Deutschland

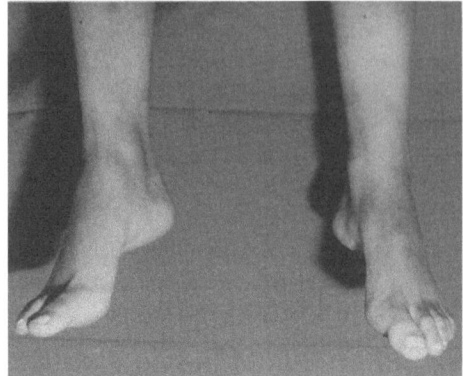
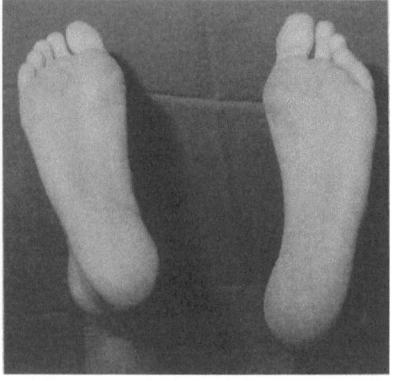

Abb. 1a, b. Klinisches Beispiel eines Außendrehfehlers von 30° bei subtrochantärer Oberschenkelfraktur rechts

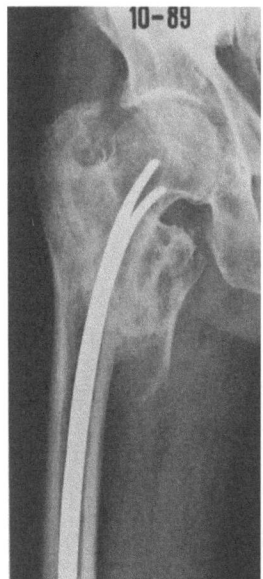

Abb. 2a, b. Instabile Versorgung der subtrochantären Oberschenkelfraktur rechts, Außendrehfehler von 30°

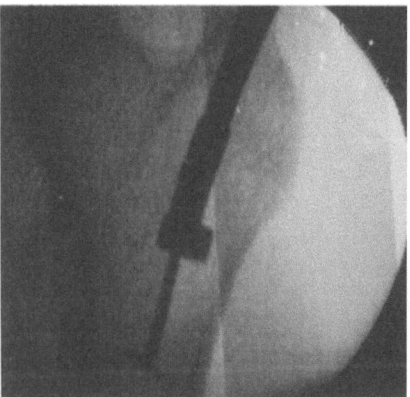
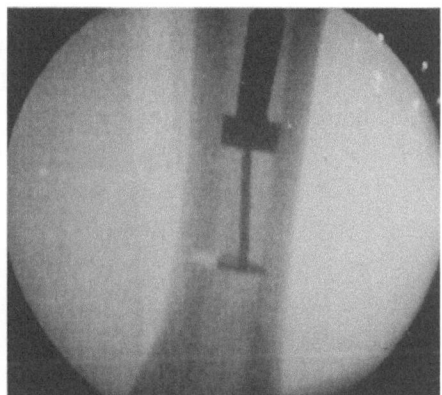

Abb. 3a, b. Einbringen der Innensäge und Aufbohren der Markhöhle

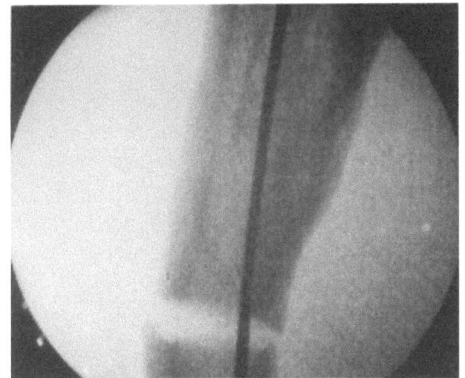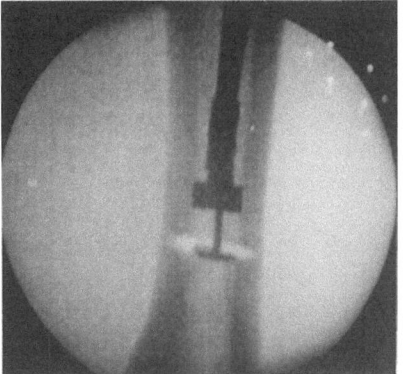

Abb. 4a, b. Plazieren der Innensäge und Sägevorgang. Einbringen des Führungsspießes

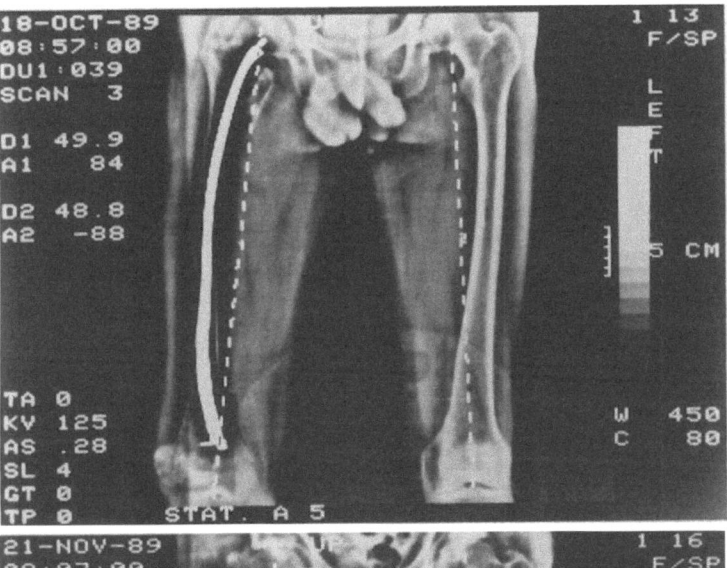

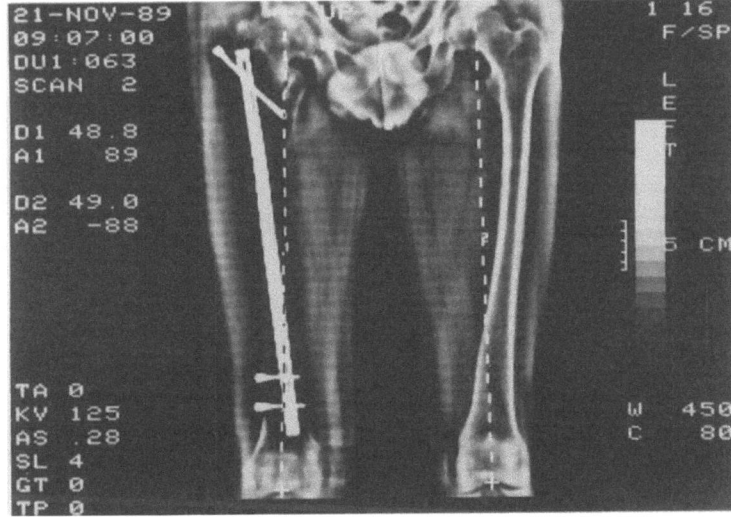

Abb. 5a, b. Prä- und postoperative CT-Kontrolle

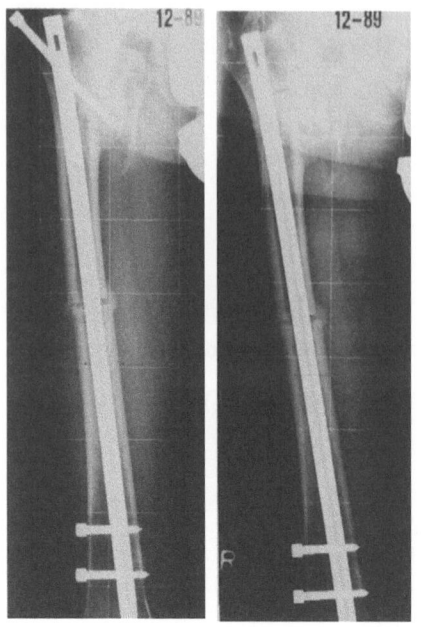

Abb. 6a, b. Statische Verriegelungsnagelung, Dynamisierung nach 4 Wochen

Es wird ein Fall einer in 29° Außendrehfehlstellung knöchern konsolidierten subtrochantären Oberschenkelfraktur demonstriert (Abb. 1–7). Prä- und postoperativ durchgeführte Computertomogramme zeigen die exakte Stellung der Beinachse nach gedeckter Osteotomie mit der Innensäge und nachfolgender Osteosynthese mit dem Verriegelungsnagel.

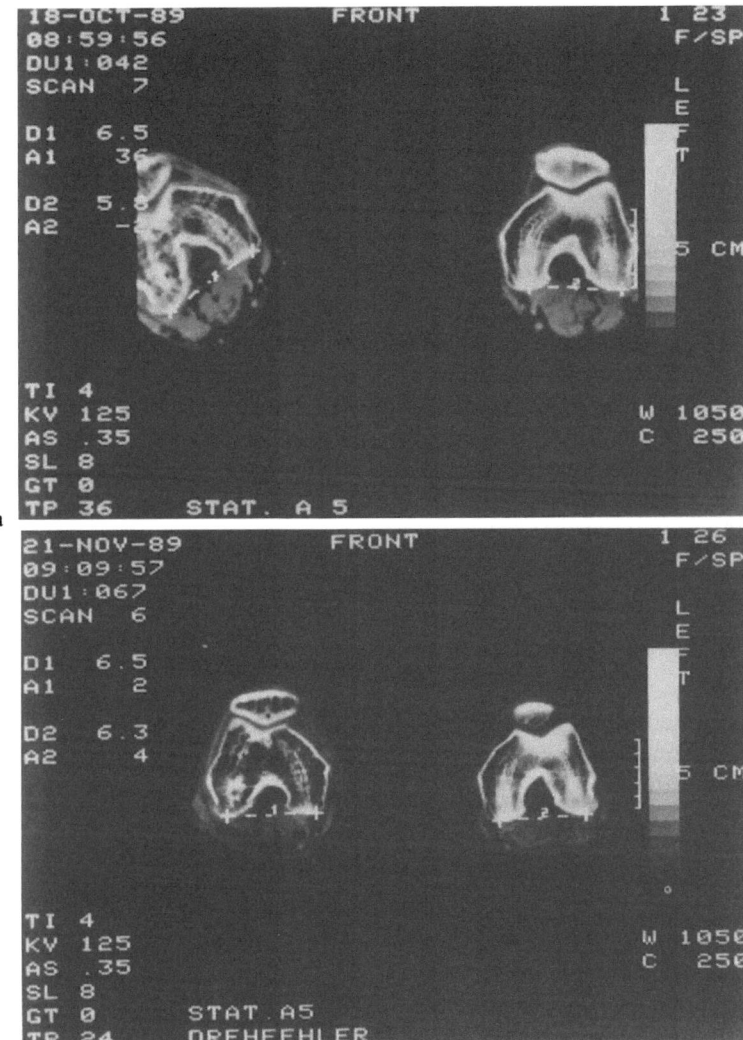

Abb. 7. a Bestimmung des Rotationsfehlers im CT präoperativ. b Postoperative Kontrolle mit exakter Stellung

Wann ist welche Art der Kallusdistraktion nach Ilizarov angezeigt?

G. Giebel

Die gedeckte Kompaktatomie mit nachfolgender Kallusdistraktion, von Ilizarov inauguriert (Ilizarov 1971), findet auch in unserem Land zunehmendes Interesse und Anwendung. Neben der bekannten, reinen Extremitätenverlängerung und der Segmentverschiebung gibt es weitere interessante Techniken. Diese werden im folgenden systematisch abgehandelt. Auf die Ausführung der Kompaktatomie wird nicht eingegangen, da sie schon anderweitig ausführlich abgehandelt wurde (Giebel 1987).

Prinzipielle Ilizarov-Techniken

Prinzipiell unterscheidet man die
- Epiphysendistraktion und
- Kallusdistraktion.

Epiphysendistraktion

Bei der Epiphysendistraktion (Abb. 1) wird der Fixateur derart montiert, daß er einerseits in der Epiphyse, andererseits in der Metaphyse verankert ist.

Nun beginnt die Distraktion mit einer Geschwindigkeit von 1 mm/Tag, bis die Epiphysenfuge rupturiert. Dieses ist etwa nach 10 Tagen der Fall. Es kommt dann zu einer plötzlichen Ruptur, die sich in einer deutlichen Bewegung im Bereich der Fuge mit entsprechenden Schmerzen äußert. Dann wird weiter distrahiert, bis die gewünschte Verlängerungsstrecke erreicht ist.

Es besteht auch die Möglichkeit, nach Montage des Fixateurs, vor Anbringen der Längsträger die Epiphyse gegen die Metaphyse manuell so zu rotieren,

---

Unfallchirurgische Abteilung, Chirurgische Universitätsklinik, W-6650 Homburg/Saar, Bundesrepublik Deutschland daß die Epiphysenfuge sofort rupturiert. Hierdurch erspart man den Kindern das schmerzhafte Ereignis der späteren Epiphysenfugenruptur.

Die Epiphysendistraktion kann natürlich nur bei deutlich offenen Epiphysenfugen vorgenommen werden. Wenn die Epiphysendistraktion durchgeführt wird, sollte sie nur bei älteren Kindern, die kein allzu großes Längenwachstum mehr zu erwarten haben, durchgeführt werden, um nicht voraussehbare Wachstumsschäden in Grenzen zu halten.

Bei jüngeren Kindern ist es in der Regel besser, eine Kompaktatomie mit nachfolgender Kallusdistraktion außerhalb der Epiphysenfuge durchzuführen. Wegen der nicht seltenen Wachstumsstörungen sollte man von diesem Verfahren relativ wenig Gebrauch machen.

Kallusdistraktion

In den meisten Fällen findet daher die Kallusdistraktion Verwendung (Abb. 2). Hierbei wird nach Kompaktatomie 4–7 Tage gewartet. In dieser Zeit bildet sich das „Regenerat", eine Kallusvorstufe. Dieses wird in den meisten Fällen mit einer Geschwindigkeit von 1 mm/Tag distrahiert. Es findet also eine Distraktion des Kallus statt. Die beste Kallusbildung ergibt sich bei der stufenlosen Distraktion unter Verwendung eines automatischen Distraktors (Ilizarov 1988). Klinisch ist es häufig erforderlich, die Kallusdistraktionsgeschwindigkeit temporär zu verlangsamen, wenn Weichteilprobleme auftreten.

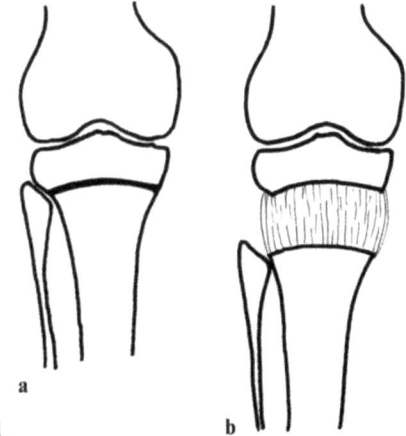

Abb. 1. Epiphysendistraktion, vorher (**a**) und nachher (**b**)

Abb. 2. Kallusdistraktion, vorher (**a**) und nachher (**b**)

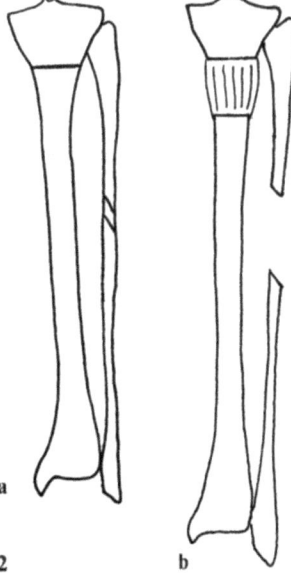

Distraktionstechniken

Abhängig von der *Richtung* der Kallusdistraktion lassen sich verschiedene Distraktionstechniken unterscheiden:
- normale Kallusdistraktion,
- Hemikallusdistraktion,
- laterale Kallusdistraktion (Knochenverdickung).

Normale Kallusdistraktion

Bei der normalen Kallusdistraktion (Abb. 2) erfolgt der Zug in Längsrichtung der Extremität. Diese Technik dient der Verlängerung. Vorbestehende Achsenfehlstellungen können auch im Zuge der Distraktion oder nach Beendigung der Distraktion korrigiert werden.

Hemikallusdistraktion

Bei der Hemikallusdistraktion (Abb. 3) dagegen geht es nicht um den Längenausgleich, sondern um die Achsenkorrektur. Diese findet z. B. Anwendung bei einer Varus- oder Valgusfehlstellung. Die Kompaktotomie wird hier von der Konkavseite im Scheitelpunkt der Fehlstellung aus inkomplett durchgeführt, d. h. das Periost bleibt auf der Konvexseite intakt. Dieses wirkt als Scharnier,

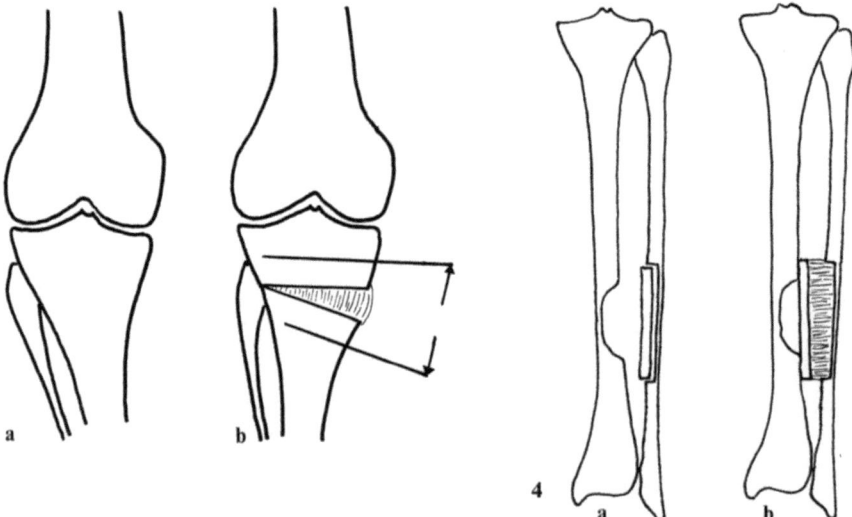

Abb. 3. Hemikallusdistraktion, vorher (**a**) und nachher (**b**)

Abb. 4. Laterale Kallusdistraktion (Knochenverdickung), vorher (**a**) und nachher (**b**)

wenn die Konkavseite sukzessive aufgespreizt wird. Ebenso wie bei der reinen Kallusdistraktion wird zunächst während der Ruheperiode abgewartet, bis sich das Regenerat bildet. Dann wird auf der Konkavseite kontinuierlich über Tage oder Wochen aufgespreizt und der Kallus konkavseitig distrahiert. Ist die gewünschte Achsenstellung erreicht, wird fixiert und weiter belastet, bis die knöcherne Durchbauung erreicht ist. Es handelt sich somit um eine Art protrahierte „Open-wedge"-Kallusdistraktion.

Laterale Kallusdistraktion

Bei der lateralen Kallusdistraktion (Abb. 4) zur Knochenverdickung wird eine Kortikalisschuppe kompaktotomiert und nach der Ruheperiode rechtwinklig zur Schaftachse distrahiert. Hierdurch findet eine Knochenverdickung statt. Dieses Verfahren kann beispielsweise verwendet werden bei einem Segmentdefekt an der Tibia oder noch vorteilhafter bei einem partiellen Segmentdefekt. Wenn beispielsweise nur eine Tibiakortikalis steht und die Stabilität der Tibia dadurch stark vermindert ist, kann ein abgetrenntes Fibulateil auf die Tibia herübergezogen werden, um den Defekt zu überbrücken.

Klinische Anwendung der Kallusdistraktion

Nach der klinischen Anwendung der Kallusdistraktion lassen sich die folgenden Techniken unterscheiden:

Verlängerung

Bei der reinen Verlängerung (Abb. 2) findet nach Kompaktatomie lediglich ein Längszug statt. Dieses Verfahren kann zur Extremitätenverlängerung bei Chondrodysplasie, bei einseitigen Beinverkürzungen nach Poliomyelitis oder auch nach posttraumatischen Beinverkürzungen verwendet werden.

Segmentverschiebung

Bei der Segmentverschiebung (Abb. 5) liegt ein segmentärer, ossärer Defekt vor. Dieser kann im Rahmen einer septischen oder aseptischen Pseudarthrose auftreten. Bei einem anderen Teil der Fälle liegt *kein* ossärer Defekt vor, sondern es besteht im Rahmen einer offenen Fraktur ein *Weichteildefekt* mit freiliegendem Knochen. Hier wird in diesem Bereich so viel Knochen reseziert (Abb. 6), bis die Weichteile sich adaptieren lassen und der Knochen gedeckt ist. Auch bei einer infizierten Pseudarthrose mit freiliegendem Knochen kann

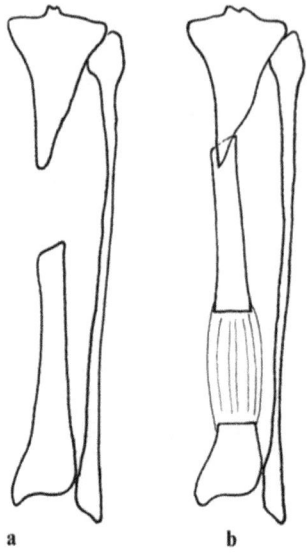

Abb. 5. Segmentverschiebung, vorher (a) und nachher (b)

Abb. 6. Offene Fraktur mit Weichteildefekt (a). Resektionsdébridement mit primärer Verkürzung (b) und sekundärer Verlängerung nach Kallusdistraktion (c). Um die Strecke A wird primär verkürzt und sekundär verlängert
▼

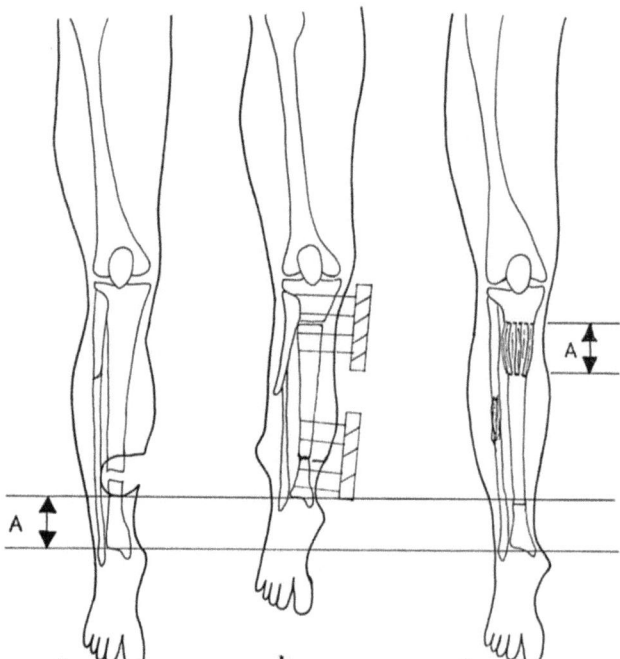

ein Resektionsdébridement mit nachfolgender Verkürzung zum Weichteilverschluß durchgeführt werden. Es wird nun bei der Segmentverschiebung im „gesunden" Knochenbereich, günstigerweise am metadiaphysären Übergang, kompaktotomiert und dann, nach der üblichen Ruheperiode, das Segment über den Defekt hinweg verschoben werden. Der sich hierbei vergrößernde Kompaktatomiebereich wird durch die Kallusdistraktion ossär überbrückt.

Es gibt nun grundsätzlich 2 Möglichkeiten: Man kann bei einem segmentalen ossären Defekt bei *gleichbleibender* Extremitätenlänge das Segment über den Defekt verschieben. Dieses Verfahren ist besonders für aseptische Pseudarthrosen mit Längenerhalt geeignet.

Die zweite Möglichkeit besteht darin (s. oben), zunächst nach Resektionsdébridement die Extremität zu verkürzen, um einen vorhandenen Weichteildefekt verschließen zu können, um dann sekundär zu verlängern. Dieses Verfahren ist für septische Pseudarthrosen und Frakturen mit Weichteildefekt bei freiliegendem Knochen geeignet.

In den meisten Fällen kann man einzeitig Resektionsdébridement und Verkürzung sowie die Kompaktatomie im gesunden Bereich durchführen. Auf diese Weise erspart man dem Patienten eine Operation. Seltener wird man zweizeitig vorgehen. Dann wird zuerst débridiert, reseziert und die Extremität verkürzt, und zu einem späteren Zeitpunkt kompaktatomiert und verlängert. Auch beim Infekt ist die Infektionsgefahr der Kompaktatomie sehr gering, da es sich hier um ein biologisches Verfahren mit minimaler Knochenfreilegung und kleiner Operationswunde (1–1,5 cm lang) handelt. Im eigenen Krankengut kam es bisher noch nie zu einer Infektion nach Kompaktatomie.

Hemikallusdistraktion

Die Hemikallusdistraktion (Abb. 3) läßt sich für jede Art der Achsenfehlstellung, am günstigsten im metaphysären Bereich, also für Varus- und Valgusgonarthrosen oder auch posttraumatische Fehlstellungen in diesem Bereich anwenden.

Allgemein ist die Indikation zur Extremitätenverlängerung ab 2 cm Beinlängendifferenz gegeben. Bei ossären Segmentdefekten *unter* 2 cm Ausdehnung ist eine Spongiosaplastik angezeigt. Bei *über* 2 cm Länge ist die Kallusdistraktion am Knochenschaft in der Regel sicherer, schneller und von geringerem Aufwand als eine Knochentransplantation, auch mit mikrovaskulärem Anschluß.

Durch diese Techniken der Kallusdistraktion sind Unfallchirurgie und Orthopädie wesentlich bereichert worden. Die hier gezeigten, an unserer Klinik operierten Fälle bestätigen dies.

Literatur

Giebel G (1987) Extremitätenverlängerung und die Behandlung von Segmentdefekten durch Kallusdistraktion. Chirurg 58:601
Ilizarov GA (1971) Prinzipien der transossären Kompressions-Distraktionsosteosynthese (Russisch). Orthop Traumatol Protez 32:7
Ilizarov GA (1988) The tension-stress effect on the genesis and growth of tissues. Clin Orthop 239:263

Störungen der Frakturheilung nach Behandlung mit dem Fixateur externe

G. Hierholzer und Ch. Chylarecki

Das Studium der speziellen Literatur führt zu der bereits von Pauwels geäußerten Schlußfolgerung, daß das sekundäre Mesenchym multipotent ist und z. B. in Abhängigkeit von den verschiedenen physikalischen Bedingungen sowohl zu Knochen, Bindegewebe und Knorpelgewebe ausreifen kann [1]. Bei der klinischen Analyse von Verläufen nach einer Fixateur-externe-Osteosynthese ergeben sich ebenfalls aus der jeweiligen Bildung von Binde-, Knorpel- und Knochengewebe Hinweise auf die Bedeutung mechanischer Einflüsse. Auch stellt sich die Frage nach Art und Bedeutung chemischer Einflüsse auf die Gewebedifferenzierung nach einer Osteosynthese; es kann dazu aus der chirurgisch-klinischen Sicht nicht Stellung genommen werden.

Voraussetzungen für die Knochenheilung

Die verschiedenen Theorien und Vorstellungen über die Knochenbruchheilung lassen die Feststellung zu, daß Osteozyten sich nur an Stellen ausdifferenzieren können, die durch ein wie auch immer geartetes festigendes Gerüst vor einer direkten und mechanisch wechselnden Beanspruchung geschützt sind. Bei der primären Knochenbruchheilung ergibt sich die geforderte Stabilität aus der starren Struktur der eingekeilten Fragmente. Bei der sekundären Knochenheilung wird das Gerüst aus kollagenen Fibrillen, die der Dehnung Widerstand leisten, und aus Bälkchen der verkalkten Knorpelgrundsubstanz, die dem Druck entgegenwirken, gebildet. In Verbindung mit diesen Prozessen entsteht im Verletzungsbereich zunehmend mechanische Ruhe. Die klinische Beobachtung kann bestätigen, daß die Knochenbildung dort ausbleibt, wo das Mesenchym intermittierenden Verzerrungen ausgesetzt ist. Wirken Druck, Zug und Schub unmittelbar auf die Zellen ein, die sich differenzieren sollen, so unterbleiben die verschiedenen Formen der knöchernen Reaktion (Abb. 1).

Unfallklinik Duisburg-Buchholz, Großenbaumer Allee 250, W-4100 Duisburg 28, Bundesrepublik Deutschland

Eine ausgeprägte knöcherne Stabilität mit Abstützung und breitem Kontakt bildet bei allen Formen der Osteosynthese die Voraussetzung für die primäre angiogene Knochenheilung. Ohne diese Voraussetzung kann sekundär über die morphologische Reaktion mit der Bildung eines fibrillären Gerüstes nachfolgend die Voraussetzung für eine mechanische Ruhe mit Ausdifferenzierung von Osteozyten eintreten.

Ganz offensichtlich stellt die *mittelbare*, also die nicht direkt auf die Zelle gerichtete Auswirkung sowohl von Zug als auch von Druck auf das Knochengewebe einen unspezifischen Reiz zur Knochenbildung dar, wie sich nach Verletzungen oder nach Operationen z. B. am proximalen Femur zeigen läßt. Der Vergleich von Röntgenaufnahmen mit einer knöchernen Atrophie in Folge einer geminderten muskulären Beanspruchung oder die Änderung der Zug- und Drucktrajektorien nach einer Verkleinerung des Kollum-Diaphysen-Winkels beweist diese Feststellung, auf die bereits Pauwels hingewiesen hat.

In Verbindung mit der Fixateur-externe-Osteosynthese ist zwar überwiegend die sekundäre Form der Knochenbruchheilung zu beobachten, diese Form der Osteosynthese schließt jedoch die primäre angiogene Heilungsform nicht aus. Typische Beispiele sind insbesondere nach Operationen zur Arthrodese, nach Osteotomien im metaphysären Bereich und teilweise bei jüngeren Menschen auch nach diaphysären Frakturen aufzuzeigen, die mit einem breiten knöchernen Kontakt und einer suffizienten Abstützung einhergehen (Abb. 2).

BEHANDLUNGSFORM	KNOCHENHEILUNG	
KONSERVATIV	SEKUNDÄR	
PLATTENOSTEO-SYNTHESE	PRIMÄR ANGIOGEN	
FIXATEUR-EXTERNE-OSTEOSYNTHESE	ÜBERWIEGEND SEKUNDÄR TEILWEISE PRIMÄR	Abb. 1

SEKUNDÄRE KNOCHENHEILUNG NACH
FIXATEUR-EXTERNE-OSTEOSYNTHESE!

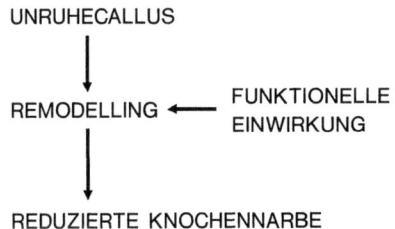

Abb. 2

Frage nach der zu fordernden Stabilität für die Fixateur-externe-Osteosynthese

Die Beantwortung dieser Frage wird zwangsläufig die Klärungsbedürftigkeit verzögerter Heilverläufe nach Fixateur-externe-Osteosynthesen miteinbeziehen. Die Indikation zur Fixateur-externe-Osteosynthese bei diaphysären Frakturen im Erwachsenenalter beinhaltet, daß aus der Herabsetzung von knöchernem Kontakt und knöcherner Abstützung die Bedingungen für eine angiogene Knochenheilung selten gegeben sind. Da die Heilung dann über die sekundäre Knochenbruchbildung erfolgen muß, ist es konsequent, nach der Nützlichkeit von Mikrobewegungen zu fragen, mit denen die Bildung fibrillärer Strukturen und damit ein narbiges Gerüst entsteht. Mit diesem Gerüst werden die die Differenzierung der Zellen behindernden mechanischen Einflüsse ausgeschaltet. Bevor wir aus der klinischen Sicht über das anzustrebende Ausmaß der Ruhigstellung bzw. über die Bildung von Unruhekallus sprechen, ist eine Diskussion über die physikalischen Einflüsse in Form von Druck, Zug und Schub auf mesenchymales Gewebe erforderlich. In Verbindung damit ist die Frage nach der Bedeutung des Kraftflusses bzw. seiner Wiederherstellung nach einer knöchernen Verletzung zu beantworten.

Folgt man der Deduktion von Pauwels, so stellen die Beanspruchungsqualitäten Druck, Zug und Schub keine spezifischen Reizqualitäten auf die mesenchymale Zelle dar. Es können z. B. sowohl unter der Einwirkung von Zug, unter Druck, aber auch unter Schub kollagene Fibrillen entstehen. Alle 3 unspezifischen mechanischen Beanspruchungen führen zu einem für die Zelle spezifischen Dehnungsreiz, unter dem Kettenmoleküle der Interzellularsubstanz zusammengeschlossen und quer vernetzt werden. Es ist damit die Bildung kollagener Fibrillen eingeleitet. Eine zweite spezifische Reizbildung für das Element Zelle ergibt sich aus dem hydrostatischen Druck, der über von außen gleichmäßig einwirkende Kräfte oder durch eine innere Volumenzunahme die Bildung von Knorpelgewebe bewirkt. Dieses kann bei mechanisch anhaltendem Einfluß verkalken und schließlich ossifizieren. Dieser zweite Vorgang entspricht der chondralen Ossifikation.

Das Pauwels-Modell erklärt auch den Ablauf der sekundären knöchernen Reaktion nach einer Fixateur-externe-Osteosynthese und weist uns auf den zu beachtenden Faktor des Kraftflusses hin. Auf der konvexen Zugspannungsseite mit dem dort einwirkenden spezifischen Dehnungsreiz bilden sich fibrilläre Strukturen, auf der gegenüberliegenden Seite bestehen die im Einzelfall sicher unterschiedlichen quantitativen Voraussetzungen zur Bildung von Knorpelzellen. Insgesamt ist aber über die ruhigstellende Gerüstbildung die Voraussetzung zur sekundären Ossifikation gegeben. Ohne Gewährleistung eines gewissen Kraftflusses kann aber der biologisch stimulierende Dehnungsreiz nicht eintreten.

Man kann also systematisieren: Der Kraftfluß bei breitem Kontakt und gegebener Abstützung erbringt die Voraussetzung zur direkten Ausdifferenzierung von Osteozyten und damit zur angiogenen Knochenbildung. Aber auch

NULLDURCHGANG IM FRAKTURBEREICH	KNOCHENHEILUNG
NEGATIV	PRIMÄR ODER SPALTHEILUNG
POSITIV KOMPENSIERT	SEKUNDÄR
POSITIV DEKOMPENSIERT	VERZÖGERUNG ODER OSTEOLYSE

Abb. 3

KRAFTFLUSS, VORLAST	FOLGE
> INTERMITTIERENDE STÖRFAKTOREN	KEIN NULLDURCHGANG
< INTERMITTIERENDE STÖRFAKTOREN	BEANSPRUCHUNGSUMKEHR, NULLDURCHGANG

Abb. 4

in reduziertem Ausmaß ist nach einer Fixateur-externe-Osteosynthese Kraftfluß im Frakturbereich erforderlich, wenn der biologische Stimulus zur sekundären Gerüstbildung vorhanden sein soll.

Die Bedeutung des Kraftflusses kann schließlich auch an dem von Perren [2] und Schneider [3] eingeführten Begriff des Nulldurchgangs erläutert werden (Abb. 3). Ist bei optimalem Kraftfluß der interfragmentäre Druck pro Flächeneinheit Knochengewebe positiv, so fehlt ein *Nulldurchgang*. Damit ist die Voraussetzung zur primären Knochenheilung gegeben. Tritt bei herabgesetztem Kraftfluß im interfragmentären Bereich ein Nulldurchgang, also eine Beanspruchungsumkehr, auf, so entscheidet das quantitative Ausmaß darüber, ob eine sekundäre Ossifikation eintreten kann. Beim *kompensierten* Nulldurchgang ist dies im Sinne der oben genannten Reizauslösung möglich, beim *dekompensierten* Nulldurchgang ist die Beanspruchungsumkehr so groß, daß der Reiz allenfalls zur Bildung fibrillärer Strukturen ausreicht, andererseits aber mit einer übermäßigen Osteolyse verbunden ist. Es ist selbstverständlich, daß eine Vorlast bei gegebener Abstützung den Nulldurchgang positiv beeinflußt bzw. reduziert. Der Zusammenhang von Nulldurchgang, Kraftfluß, Vorlast und der gegengerichteten intermittierenden Störfaktoren ist in Abb. 4, 5 und 6 beschrieben.

NULLDURCHGANG	AUSWIRKUNG
KEIN →	ANGIOGENE KNOCHENHEILUNG SPALTHEILUNG
KOMPENSIERT →	SEKUNDÄRE KNOCHENHEILUNG
DEKOMPENSIERT ‹	VERZÖGERTE HEILUNG KNOCHENRESORPTION

Abb. 5

BEDEUTUNG DER VORLAST

- DRUCKVERTEILUNG AUF GRÖSST- MÖGLICHEN KNOCHENQUERSCHNITT

- REDUKTION DER KRAFTUMLENKUNG ÜBER F.E.-MONTAGE

- VERMEIDUNG EINES DEKOMPEN- SIERTEN NULLDURCHGANGES

Abb. 6

Klinische Konsequenzen für die Fixateur-externe-Osteosynthese

Wird bei einer Fixateur-externe-Osteosynthese kein breiter knöcherner Kontakt erzielt, der dann mit einem positiven Nulldurchgang im Frakturbereich verbunden ist, so kann die knöcherne Heilung nur über die sekundären reaktiven Vorgänge erfolgen. Die Tatsache, daß bei einem positiven, kompensierten Nulldurchgang Mikrobewegungen als biologischer Stimulus für den Unruhekallus dienlich und damit anzustreben sind, ändert nichts an der prinzipiellen Bedeutung des Kraftflusses, der für die Bedingung eines reduzierten knöchernen Kontaktes besteht. Ist nach einer Fixateur-externe-Osteosynthese die Montage der alleinige Kraftträger, so entfällt im Frakturbereich durch die *Kraftumlenkung* der biologische Reiz zur sekundären Knochenbruchheilung. Klinisch entspricht dies den Bedingungen eines ausgeprägten Defektes oder einer Fraktur mit deutlicher Dislokation, Dislokationsneigung oder z. B. in Verbindung mit einem Weichteilinterponat.

Bei einem guten knöchernen Kontakt im Frakturbereich streben wir also für die Fixateur-externe-Osteosynthese den *Verbundbau Knochen/Fixateur* ex-

FRAKTURBEREICH	F.E.-OSTEOSYNTHESE	
KNÖCHERNER KONTAKT	VERBUNDBAU, KNOCHEN/F.E.	
HERABGESETZTER KONTAKT	SPONGIOSA, BIOLOGISCHER VERBUND	
INSTABILITÄT DURCH BRUCHFORM	LOKALE ZUSATZ-OSTEOSYNTHESE	Abb. 7

LOKALE ZUSATZOPERATION

KLEINFRAGMENT-ZUGSCHRAUBEN	GROSSES AUSGE-SPRENGTES FRAGMENT	
ZUGSCHRAUBE, KLEINE PLATTE	SCHRÄGFRAKTUR UND BEI VERZÖGERTER HEILUNG	
KNOCHENPLASTIK	PRIMÄR, SEKUNDÄR	Abb. 8

terne mit einer Reduktion der Kraftumlenkung bzw. der Wiederherstellung eines zumindest teilweisen Kraftflusses durch den Knochen an. Bei einem Defekt oder einem stark herabgesetzten knöchernen Kontakt im Frakturbereich kann die Entstehung dieses Verbundes durch eine Spongiosaplastik, d. h. also auf biologischem Weg, erzielt werden, bei einer instabilen Schrägfraktur oder einem zu unterstellenden Interponat oder einem ausgesprengten dritten großen Fragment ist aus unserer Sicht die Beseitigung des dekompensierten Nulldurchganges, damit die Teilwiederherstellung des stimulierenden Kraftflusses durch eine lokale Zusatzosteosynthese zu erreichen. Unter Beachtung der operationstechnischen und biologischen Gefahrenmöglichkeiten besteht dadurch nicht der Nachteil einer zu starren Fixation (Abb. 7).

Operative lokale Zusatzmaßnahmen

Die wichtigsten lokalen Zusatzoperationen bestehen in der Fixation eines großen ausgesprengten Fragmentes mit 1 oder 2 Kleinfragmentzugschrauben, in der Osteosynthese mit einer Zugschraube oder einer kleinen Platte bei einer dislozierten Fraktur, oder beim Vorliegen einer verzögerten Heilung in der primären sowie in der sekundären Spongiosaplastik. Mit diesen Maßnahmen vermeiden wir nicht nur den dekompensierten Nulldurchgang und eine übermäßige Osteolyse, sie dient auch der Revaskularisation. Dabei ist eine lokale zusätzliche Devitalisierung ebenso zu vermeiden wie eine starre Sperrung des Frakturbereiches (Abb. 8).

Zusammenfassung

Zur Vermeidung einer Heilungsverzögerung oder einer ausbleibenden Heilung nach einer Fixateur-externe-Osteosynthese ist zu beachten, daß die externe Montage nicht die alleinige Funktion des Kraftträgers übernimmt. Für die knöcherne Heilung ist die Herbeiführung einer Abstützung im Frakturbereich und eines Kraftflusses wichtig. Je mehr der physiologische Knochenquerschnitt reduziert wird, um so größer ist die Gefahr aus der Herabsetzung des biologischen Stimulus, der sich aus dem Kraftfluß ergibt. Sind die Breite des Frakturspaltes und das Ausmaß eines knöchernen Defektes Ursache für einen dekompensierten Nulldurchgang, so überwiegen die osteolytischen Vorgänge gegenüber der regenerativen Potenz. Die Forderung einer mechanischen Ruhe für das Blastem, um je nach dem Ausmaß des knöchernen Kontaktes eine primäre oder eine sekundäre Knochenheilung herbeizuführen, steht nicht im Widerspruch zu der Erkenntnis, daß unter bestimmten Bedingungen eine gewisse Elastizität der Fixateur-externe-Montage notwendig und anzustreben ist. Sie wird immer dann notwendig sein, wenn über einen teilweise noch vorhandenen Kraftfluß der Dehnungsreiz für den fibrillären Gerüstbau bewirkt werden soll, der die sekundäre Ossifikation einleitet. Eine lokale operative Zusatzmaßnahme muß diesen Gesichtspunkten Rechnung tragen, eine zusätzliche Devitalisierung vermeiden und geeignet sein, die Revaskularisation zu fördern.

Literatur

1. Pauwels F (1965) Gesammelte Abhandlungen zur funktionellen Anatomie des Bewegungsapparates. Springer, Berlin Heidelberg New York
2. Perren S (1984) Osteosynthese und Endoprothese. Birkhäuser, Basel Boston Stuttgart
3. Schneider R (1982) Die Totalprothese der Hüfte. Huber, Bern Stuttgart Wien

Teil IV
Störungen der Frakturheilung: Proximales Femur

Über die kopferhaltende Therapie der medialen Schenkelhalsfraktur im Hinblick auf die Rate der Femurkopfnekrose und Pseudarthrose – eine Analyse von 165 Fällen*

L. Wessel und B. Picken

Einleitung und Problemdarstellung

Daß die Behandlung der medialen Schenkelhalsfraktur, deren Häufigkeit zunimmt [12, 17], eine operative sein soll, ist keine Diskussionsgrundlage. Ziel der Operation ist die rasche Mobilisierung mit Verringerung der perioperativen Komplikationen.

Soll die primäre Alloarthroplastik wirklich Therapie der Wahl sein, wenn man bedenkt, daß Arnoldi u. Lemperg 1977 [1] nachwiesen, daß es zu einer Revaskularisierung des Femurkopfes kommen kann? Ferner wiesen u. a. Bingold, Garden, Hunter und Waddell [2, 5, 7, 21] nach, daß die perioperative Morbidität und Mortalität nach der Alloarthroplastik signifikant höher ist als nach einer kopferhaltenden Therapie.

Über die kopferhaltende Therapie liegen im deutschen Sprachraum vorwiegend Erfahrungen bei jüngeren Patienten vor [12, 14, 16]. Aus dem skandinavischen und angelsächsischen Sprachraum liegen weit mehr Erfahrungen vor [1-9, 13, 18, 21]. Bei der kopferhaltenden Therapie müssen 2 schwerwiegende Komplikationen berücksichtigt werden: 1. die Pseudarthrose, 2. die Femurkopfnekrose. Die Häufigkeit der Femurkopfnekrose wird zwischen 3% [13] und 39% [19] angegeben und tritt unabhängig von der durchgeführten Osteosynthese auf. Als nekrosebegünstigende Faktoren werden biologische, mechanische und technische angegeben.

Beim Auftreten einer Femurkopfnekrose ist die Implantation einer Hüftenendoprothese nicht unbedingt erforderlich [3, 5, 8, 15, 18, 21]. Außerdem ist die Alloarthroplastik des Hüftgelenkes ein sehr viel größerer Eingriff, der mit einer höheren Morbidität und Mortalität vergesellschaftet ist [3, 5, 8, 18, 21].

Ziel unserer Studie war es nachzuweisen, wie sich die Komplikationsrate der kopferhaltenden Therapie darstellt. Hierbei fand die volle, sofortige Belastbarkeit der operierten Hüfte Berücksichtigung. Ferner wurden verschiedene Korrelationen untersucht.

---

* Aus der Dissertation „Die kopferhaltende Therapie der medialen Schenkelhalsfraktur – eine Analyse von 227 Fällen" von Burkhardt Picken (JLU Gießen, eingereicht) Unfallchirurgische Klinik, Schwerpunktkrankenhaus Wetzlar, Forsthausstr. 1, W-6330 Wetzlar, Bundesrepublik Deutschland

Patienten und Methode

In die Untersuchung aufgenommen wurden alle Patienten, die zwischen dem 1. 9. 1980 und 30. 6. 1987 aufgrund einer frischen, medialen Schenkelhalsfraktur in der Unfallchirurgischen Klinik in Wetzlar mit einer Verschraubung versorgt wurden. Die Operation wurde zum frühestmöglichen Termin vorgenommen, jedoch nicht notfallmäßig.

Die Operation fand einheitlich auf dem Wittmoser-Tisch statt. Die Reposition wurde geschlossen nach Leadbetter durchgeführt und war der wichtigste Teil des Eingriffes. Durch eine starke Längsextension wurde eine leichte Valgusstellung erreicht. Über einen lateralen Zugang erfolgte die Verschraubung; 2 Schrauben lagen kranial und 1 über dem Adams-Bogen; letztere dient der Abstützung.

Ab dem 1. postoperativen Tag erfolgte die Mobilisierung aller Patienten unter voller Belastung des operierten Beines. Der durchschnittliche Krankenhausaufenthalt betrug insgesamt 23,7 Tage.

Die Patienten wurden regelmäßig mit röntgenologischen und klinischen Kontrollen ambulant nachuntersucht. Zur Nachuntersuchung schalteten wir die Hausärzte ein. Über die noch lebenden Patienten informierten wir uns durch Fragebögen, Telefongespräche und z.T. persönliche Besuche. Gefragt wurde nach Schmerzen, Beschwerden, Gehfähigkeit und eventuellen erneuten Operationen. Von den 165 Patienten waren die Bilder von 144 Personen komplett vorhanden. Von insgesamt 158 Patienten konnten verläßliche Daten eingeholt werden. 7 Patienten gingen nicht in die Endbewertung ein, da die Unterlagen unvollständig waren.

Ergebnisse

Alters- und Geschlechtsverteilung

In 7,5 Jahren wurden 164 Patienten mit 165 frischen medialen Schenkelhalsfrakturen verschraubt. 1 Patientin erlitt im gleichen Zeitraum, nacheinander, eine beidseitige Fraktur. Es handelte sich um 133 Frauen und 32 Männer, mit einem Altersdurchschnitt von 76,1 bzw. 65,0 Jahren. Das Durchschnittsalter insgesamt betrug 73,9 Jahre. Das Verhältnis Frauen:Männer betrug 4,1:1.

Unfallursachen, Frakturformen und -einteilung

127 Patienten (77%) zogen sich die Verletzung anläßlich eines häuslichen Unfalles zu.

Bei 14 Patienten (8,4%) handelte es sich um sekundär dislozierte, eingekeilte mediale Schenkelhalsfrakturen. 16 Patienten (11,2%) erlitten eine nichtdislozierte Fraktur Typ Garden 1 oder 2, die restlichen 128 Patienten (88,8%) eine dislozierte Fraktur Typ Garden 3 oder 4.

In der Einteilung nach Pauwels überwogen die Frakturtypen mit steilerem Bruchwinkel Typ 2 (43%) und 3 (35,5%).
Die Osteoporose wurde nach Singh ausgewertet. 28mal (19,5%) wurde ein Stadium 6 festgestellt, 37mal (25,5%) ein Stadium 5, 34mal (23,5%) ein Stadium 4, 30mal (21%) ein Stadium 3, 15mal (10,5%) ein Stadium 2 und in keinem Fall ein Stadium 1.

Vor- und Begleiterkrankungen

10 Patienten (6,1%) waren anamnestisch und klinisch vollständig gesund. Bei allen anderen Patienten wurden eine oder mehrere Vor- bzw. Begleiterkrankungen festgestellt.

Operationszeitpunkt

48 Patienten (29,2%) wurden innerhalb von 24 h nach der Verletzung operiert, davon 5 (3,1%) innerhalb von 8 h. 48 Patienten (29,1%) wurden zwischen 24 und 48 h nach der Verletzung operiert, 69 Patienten (41,7%) nach mehr als 48 h.

Mortalität

Während des stationären Aufenthaltes starben 13 Patienten (7,9%). Die Früh- und Klinikmortalität ging einher mit dem Vorkommen von mehreren Vor- und Begleiterkrankungen. Bisher konnte von 158 Patienten eruiert werden, daß 96 Patienten (60,8%) bereits verstorben sind und 62 (39,2%) noch leben. Von diesen beträgt die mittlere Überlebensdauer 5,2 Jahre.

Lokale Komplikationen

Revisionsbedürftige Hämatome oder Infekte traten nicht auf. Es trat 1 (0,7%) vermeidbare Pseudarthrose auf, nach einer auswärts durchgeführten Schraubenentfernung bei nicht durchbauter Fraktur.
Von den 158 Patienten trat bei 35 (22%) eine totale oder partielle Femurkopfnekrose auf. Bei 28 (80%) dieser Patienten mußte eine TEP implantiert werden; die restlichen 7 Patienten hatten keine bis milde Beschwerden.

Korrelationen

Femurkopfnekrose und Alter

Es bestand keine positive Korrelation zwischen Alter und Inzidenz der Femurkopfnekrose. Die meisten Femurkopfnekrosen wurden in der Gruppe der 76- bis 85jährigen gefunden.

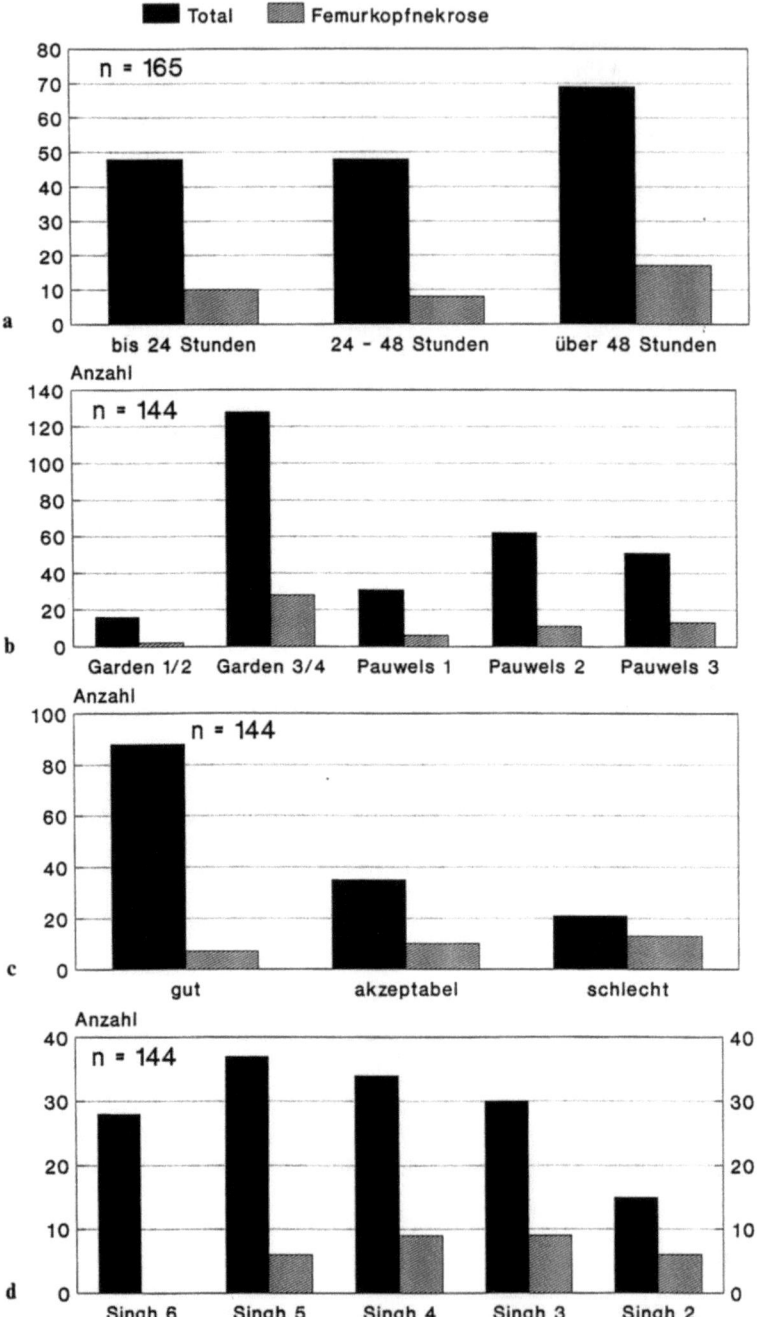

Abb. 1a–d. Mediale Schenkelhalsfrakturen. **a** Korrelation Femurkopfnekrose – Operationszeitpunkt. **b** Korrelation Femurkopfnekrose – Einteilung nach Garden und Pauwels. **c** Korrelation Femurkopfnekrose – Lage der Schrauben/Repositionsergebnis. **d** Korrelation Femurkopfnekrose – Osteoporosezeichen nach Singh

Femurkopfnekrose und Vor- bzw. Begleiterkrankungen

Es bestand eine negative Korrelation zwischen der Anzahl der Vor- bzw. Begleiterkrankungen und der Inzidenz der Femurkopfnekrose. Die Erklärung liegt auf der Hand; bei zunehmender Morbidität stieg die Mortalität. Diese Patienten lebten nicht lange genug, um eine eventuelle Femurkopfnekrose zu erleiden.

Femurkopfnekrose und Operationszeitpunkt

Hier wurde keine positive Korrelation gefunden. Obwohl von den 5 Patienten, die innerhalb der 8-h-Grenze operiert wurden, keiner eine Nekrose erlitt, erlaubt die zu geringe Zahl keine statistisch gesicherte Aussage (Abb. 1a).

Femurkopfnekrose und Einteilung nach Garden und Pauwels

Die Inzidenz der Femurkopfnekrose war bei den dislozierten Frakturen Garden 3 und 4 mit 28:128 (22%) deutlich höher als bei den nicht dislozierten Frakturen 1 und 2 mit 2:16 (12,5%) (Abb. 1b). Die Pauwels-3-Fraktur zeigte mit 13:51 (25%) eine etwas erhöhte Inzidenz, im Vergleich zu der Pauwels 2 mit 11:62 (18%) und der Pauwels-1-Fraktur mit 6:31 (19%) (Abb. 1b).

Femurkopfnekrose und Repositionsergebnis/Lage der Schrauben

Es bestand eine deutliche Korrelation zwischen dem Repositionsergebnis und der Lage der Schrauben einerseits sowie der Inzidenz der Femurkopfnekrose andererseits (Abb. 1c).

Femurkopfnekrose und Osteoporosezeichen nach Singh

Im Stadium 6, in welchem keine Osteoporose vorliegt, trat bei keinem der 28 Patienten eine Femurkopfnekrose auf. Bei zunehmender Osteoporose stieg die Anzahl der Femurkopfnekrosen signifikant an (Abb. 1d).

Diskussion

Durch die Verschraubung kann die Pseudarthrose weitgehend vermieden werden. Hierbei ist jedoch auf eine genaue Anordnung der Schrauben zu achten. Wichtig ist die Qualität der Reposition sowie der Operationstechnik. Die untere Schraube soll als Abstützung über dem Adams-Bogen liegen. Durch die

Belastung wird dann eine Kompression der Bruchflächen erreicht. Bei unserer Anordnung können die Schrauben gleiten. Eine gekreuzte Lage der Schrauben verstärkt die Gefahr einer Pseudarthrose, weil eine sperrende Wirkung ausgeübt werden kann [11]. Durch eine experimentell-biomechanische Untersuchung [10] konnte nachgewiesen werden, daß die Anordnung von 1 Schraube unten und 2 oben günstiger ist als die Anordnung von 1 Schraube oben und 2 unten.

Das Problem der Femurkopfnekrose bleibt weitgehend ungelöst. Eine Gefäßverletzung wird allgemein angenommen. Ob diese kapsulär [8] oder intraossär [20] liegt, ist unklar. Die Theorie des intraartikulären Druckanstieges [14] wurde 1985 von Manninger et al. [9] widerlegt. Schlußfolgerungen:

1. Die dislozierten Frakturen Typ Garden 3/4 zeigen eine erhöhte Nekroseinzidenz.
2. Wichtig ist die exakte Reposition sowie eine regelrechte Lage der Implantate.
3. Bei zunehmender Osteoporose steigt die Inzidenz der Femurkopfnekrose.
4. Durch eine genaue Reposition mit exakter Operationstechnik kann die Pseudarthrose nahezu verhindert werden.
5. Die Inzidenz der Femurkopfnekrose ist nicht vom Alter abhängig.
6. Die Gefahr einer Femurkopfnekrose scheint bei verzögerter Operation nicht signifikant anzusteigen.
7. Die Anzahl der Vor- bzw. Begleiterkrankungen hat keinen Einfluß auf die Inzidenz der Femurkopfnekrose.
8. Nicht alle Patienten mit einer Femurkopfnekrose benötigen den Einbau einer Endoprothese.
9. Die Verschraubung der medialen Schenkelhalsfraktur ist nach unserer Erfahrung Therapie der Wahl.

Literatur

1. Arnoldi C, Lemperg R (1977) Fracture of the femoral neck. II. Relative importance of primary vascular damage and surgical procedure for the development of necrosis of the femoral head. Clin Orthop 29:217–222
2. Bingold AC (1977) The science of pinning of the neck of the femur. Ann R Coll Surg Engl 59:463–469
3. Cobb AG, Gibson PH (1986) Screw fixation of subcapital fractures of the femur – A better method of treatment? Injury 17:259–264
4. Fekete K, Kazár G, Manninger J (1989) Die Bedeutung der Bruchform für die Behandlung der Schenkelhalsfrakturen. Unfallchirurg 92:229–233
5. Garden RS (1977) Selective surgery in medial fractures of the femoral neck: a review. Injury 9:5–7
6. Hunter GA (1983) The rationale for internal fixation and against hemiarthroplasty. Hip 11:34–41
7. Linde F, Andersen E, Hvass I, Madsen F, Pallesen R (1986) Avascular femoral head necrosis following internal fixation. Injury 17:159–163
8. Manninger J, Kazár G, Nagy E, Zolzcer L (1979) Die Phlebographie des Schenkelkopfes. Akademiai Kiadó, Budapest

9. Manninger J, Kazár G, Fekete K, Nagy E, Zolzcer L, Frenyo S (1985) Avoidance of avascular necrosis of the femoral head, following fractures of the femoral neck, by early reduction and internal fixation. Injury 16:437–448
10. Mizraki J, Hurlin RS, Taylor JK, Solomon L (1980) Investigation of load transfer and optimum pin configuration in the internal fixation by Müller screws, of fractured femoral heads. Med Biol Eng Comput 18:319–325
11. Penschuk C, Zilch H, Brenner M (1982) Langzeitergebnisse der Druckosteosynthese mit drei AO-Spongiosaschrauben bei Schenkelhalsfrakturen. Unfallchirurgie 8:33–40
12. Regazzoni P, Bailleux A, Pico R, Staehelin F (1984) Implantatwahl bei Frakturen des proximalen Femurs. Helv Chir Acta 51:625–628
13. Saragaglia D, Benammar N, Sartorins C, Faure C, Butel J (1986) La vis-plaque B.H.P. dans l'ostéosynthèse des fractures de l'extrémité supérieure du femur. J Chir (Paris) 123:171–177
14. Schwarz N (1981) Die Behandlung des medialen Schenkelhalsbruches mit Zugschrauben. Arch Orthop Trauma Surg 98:127–133
15. Schwarz N (1982) Die Verschraubung subkapitaler Schenkelhalsbrüche – 3-Jahres-Ergebnisse. Unfallheilkd 85:457–463
16. Siebler G, Kuner EH (1986) Erste Erfahrungen mit der DHS bei der Osteosynthese medialer Schenkelhalsfrakturen. Unfallchirurgie 12:312–315
17. Siebler G, Edler SH, Kuner EH (1988) Zur Totalendoprothese bei der Schenkelhalsfraktur des alten Menschen. Eine Analyse von 284 Fällen. Unfallchirurg 91:291–298
18. Strömqvist B, Hansson LI, Nilsson LT, Thorngren KG (1987) Hook-pin fixation in femoral neck fractures – a two-year follow-up study of 300 cases. Clin Orthop 218:58–62
19. Swiontkowski MF, Hansen ST (1986) The Deyerle-device for fixation of femoral neck fractures. Clin Orthop 206:248–252
20. Tiling T (1990) Vortrag auf dem Symposion Hüftkopfnekrose. Nürnberg 1.3.–3.3.1990
21. Waddell JP (1984) Femoral head preservation following subcapital fractures of the femur. Instr Course Lect 33:179–190

Indikatorische und biomechanische Fehler bei Osteosynthesen am proximalen Femur

H.-G. Breyer und R. Rahmanzadeh

Einleitung

Mißerfolge bei Osteosynthesen haben grundsätzlich 4 verschiedene Ursachenkreise. Neben einem „schicksalhaften" Verlauf besteht der Hauptanteil der Ursachen von Mißerfolgen in fehlerhaften Indikationen oder in biomechanischen und technischen Fehlern bei der Ausführung von Osteosynthesen. Aber auch eine unsachgemäße Nachbehandlung kann den Erfolg einer Osteosynthese beeinträchtigen (Abb. 1).

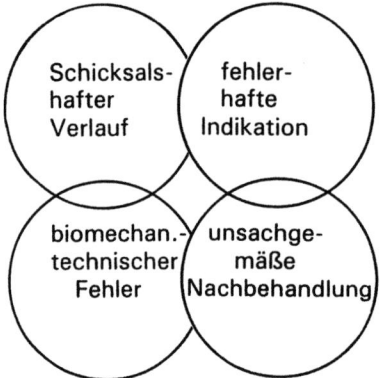

Abb. 1. Ursachen der Mißerfolge bei Osteosynthesen

Als schicksalhaft können solche Verläufe angesehen werden, die trotz richtiger Indikationsstellung und sorgfältig durchgeführter Osteosynthese ihre Grenze in einer unzureichenden Knochenstabilität durch primäre Gefäßschäden finden, wie z. B. die meisten Femurkopfnekrosen und avaskulären Pseudarthrosen (Scharf et al. 1984). Viele Fälle sog. „schicksalhafter" Verläufe erweisen sich jedoch beim näheren Hinsehen als indikatorische oder biomechanische Fehler.

Abt. für Unfall- und Wiederherstellungschirurgie, Universitätsklinikum Steglitz der Freien Universität Berlin, Hindenburgdamm 20, W-1000 Berlin 45, Bundesrepublik Deutschland

Indikatorische Fehler

Der Bochumer Chirurg Jörg Rehn (1987) hat die *Indikation* zu unserem ärztlichen Handeln als die Konsequenz unserer Überlegungen zu der jeweiligen individuellen Situation des Patienten bezeichnet. Sie ist die Entscheidung zu einem bestimmten diagnostischen oder therapeutischen Verfahren und resultiert aus der Summe von Erfahrungen nicht nur des einzelnen Arztes, sondern vielmehr eines ganzen Faches.

Auf die Osteosynthesen bei proximalen Femurfrakturen angewandt bedeutet das, daß der Unfallchirurg aus der Fülle möglicher Osteosynthesen die für den vorliegenden Einzelfall mit größter Sicherheit zum Erfolg führende auszuwählen hat. Dabei muß er neben individuellen Faktoren des Patienten auch berücksichtigen, ob er technisch in der Lage ist, die geplante Osteosynthese optimal auszuführen.

Die bei der Indikationsstellung zur Osteosynthese proximaler Femurfrakturen zu berücksichtigenden individuellen Faktoren des Patienten sind
- Alter,
- Allgemeinzustand
- vorbestehende Erkrankungen
- lokale Knochenverhältnisse,
- Alter der Verletzung,
- Frakturform,
- Begleitverletzungen.

Die Indikation kann in der Unfallchirurgie in den meisten Fällen deshalb nach sorgfältiger Erhebung einer Anamnese und einer ausreichenden Röntgendiagnostik gestellt werden (Rehn 1979). Gerade letzteres scheint besonders wichtig, weil im Falle unzureichender Röntgendiagnostik nicht selten eine falsche Indikationsstellung erfolgt. Der isolierte Bruch eines Teiles des Trochanter major z. B. tritt äußerst selten auf. Die erweiterte Diagnostik mit Hilfe konventioneller Röntgentomographie zeigt dementsprechend häufig eine pertrochantäre Fissur, die bei alleiniger Zuggurtungsosteosynthese des Trochanter major unter fortgesetzter Belastung zu einem Mißerfolg dieser Osteosynthese führen müßte. Nur die gleichzeitige Schienung der Fraktur im trochantären Bereich verhindert deren Dislokation.

Nicht in allen Fällen wird das ausgewählte Operationsverfahren auch ausgeführt werden können, z. B. wenn sich intraoperativ der Befund anders darstellt als präoperativ. Der Chirurg muß dann in der Lage sein, seine Indikation kurzfristig zu überdenken und seine Strategie zu ändern.

Beispiele

Eine technisch einwandfrei durchgeführte, aber nur übungsstabile Osteosynthese einer Schenkelhalsfraktur bei einem alten und gebrechlichen Menschen kann als Indikationsfehler angesehen werden, wenn ein alternatives belastungsstabiles Operationsverfahren zur Verfügung steht, z. B. der endoprothetische Gelenkersatz. Die körperliche Verfassung des alten Menschen läßt selten eine ausreichende Entlastung des verletzten Beines zu und damit entstehen entweder lokale Komplikationen aus der Vollbelastung oder allgemeine aufgrund der verlängerten Bettruhe (z. B. Pneumonien, Harnweginfekte oder Dekubitus) (Böhler 1978; Schauwecker u. Tittel 1985; Siebler et al. 1988).

Die Festigkeit der Verankerung des Osteosynthesematerials findet ihre Grenze in der lokalen Knochenfestigkeit. Bei erheblicher Osteoporose oder in einem tumorbefallenen Knochen lassen sich häufig keine stabilen Osteosynthesen ausführen. Auch hier muß alternativ der Gelenk- oder Knochenersatz, ggf. in Form einer Verbundosteosynthese, erwogen werden.

Zu den fehlerhaften Indikationen zählt auch die Nichtbeachtung von vorbestehenden degenerativen oder entzündlichen Knochen- bzw. Gelenkerkrankungen. Eine technisch noch so gut durchgeführte Osteosynthese am proximalen Femur muß letztlich scheitern, wenn eine erhebliche Koxarthrose vorliegt, durch die die Beweglichkeit des Hüftgelenkes stark eingeschränkt wird. Bei fixiertem Femurkopf wirken erhebliche Torsions- und Scherkräfte auf die Frakturzone ein, die im wesentlichen nur durch Druckkräfte mechanisch stabil wird (Pauwels 1935; Herberg et al. 1990), so daß Heilungsstörungen im Sinne von Pseudarthrosen und schließlich der Materialbruch zu erwarten sind. In dem in Abb. 2 dargestellten Fall wurde die erste Osteosynthese technisch korrekt ausgeführt, die schwere Koxarthrose jedoch nicht berücksichtigt. Spätestens bei der Materialentfernung hätte eine Endoprothese implantiert werden müssen. Wenige Tage nach der Belastungsaufnahme kam es aufgrund von Biegewechsellasten zu einer subtrochantären Femurfraktur, die wiederum mit einer Osteosynthese behandelt wurde. Da die biomechanische Ursache für die Fehlbelastung des proximalen Femurabschnittes – die Koxarthrose – jedoch nicht beseitigt worden war, mußte der eintretende Materialbruch aus biomechanischen Gründen erwartet werden.

Biomechanisch-technische Fehler

Die *biomechanischen Fehler* sind zumeist auch operationstechnische Fehler. Wir können unterscheiden zwischen
- Fehlimplantation,
- instabilen Konstruktionen, und
- unterlassenen Maßnahmen zur biologischen (aktiven) oder passiven Zusatzstabilisierung durch Knochentransplantate oder Knochenzement.

Die Fehlimplantation des Osteosynthesematerials ist meist, wenn auch nicht immer, zugleich ein biomechanischer Fehler. Bei den Winkelplatten und den verschiedenen Gleitlaschenschrauben müssen die fixen Winkelgrade der Platten und gleichzeitig die Geometrie der Schenkelhalsregion berücksichtigt werden. Es ist daher nicht immer ganz einfach, die Klinge der Platte oder die

Schraube richtig zu plazieren. Viele zunächst einwandfrei erscheinende Winkelplattenosteosynthesen erweisen sich bei näherem Hinsehen als nicht korrekt ausgeführt, weil biologische und biomechanische Gegebenheiten nicht ausreichend berücksichtigt wurden:

Der häufigste Fehler ist die Wahl einer zu langen Klinge der Winkelplatte bei der Behandlung medialer Schenkelhalsfrakturen, weil die Fraktur primär nicht ausreichend impaktiert und/oder die sekundäre Verkürzung des Schenkelhalses durch Resorptions- und Umbauvorgänge nicht berücksichtigt wurde. Da eine zu kurze Klinge die Gefahr des Abkippens des Femurkopfes in sich trägt, wählt der Operateur häufig eher eine zu lange Klinge, deren Ende zunächst unter der Kortikalis gut zu liegen scheint. Bei der Stauchungsbelastung tritt die Klinge dann aber durch die Kopfkalotte hindurch und stört die Gelenkmechanik (Abb. 3).

Die exzentrische Lage des Osteosynthesematerials im Schenkelhals ist kein seltenes Ereignis. Dies kann bei subkapitalen Frakturen zum Ausreißen des Materials mit der Folge des Abkippens des Femurkopfes führen (Siebler et al. 1987). Die Perforation einer Klingenspitze der Winkel- oder der Kondylenplatte durch den Schenkelhals ist allerdings selten (Abb. 4). Letzteres muß auch keine biomechanischen Folgen haben. Aufgrund einer Schwächung der Schenkelhalskortikalis kann es aber durch unphysiologische Biegelastwechsel an der Perforationsstelle zu einer pathologischen Fraktur kommen.

Viel häufiger sind die Fehllagen des Materials im Schenkelhals in der Frontalebene. Für die 130°-Winkelplatten (wie auch für Gleitlaschen- oder dynamische Hüftschrauben) bedeutet das, daß bei Schenkelhalsfrakturen eine nur unzureichende Abstützung des Femurkopfes erfolgt, der damit unter Belastung in eine Varusposition verkippt, aus der später dann die Klinge oder das Schraubengewinde aus ihrem knöchernen Lager herausbricht, weil die Kräfte nicht in der Kopfmitte, d. h. unter dem Kreuzungspunkt der Trajektorien (Pauwels 1935) liegen. Hier aber ist der Knochen am festesten und der Kopf wird durch die Platte hier gut abgestützt (Herberg et al. 1990). Ähnliches gilt für zu kaudal im Schenkelhals gelegene Schrauben oder Platten bei gleichzeitiger Valgisation, da auch hier unphysiologische Kraftansätze bestehen, die die Stabilität der Osteosynthese vermindern (Herberg et al. 1990).

Bei der Behandlung pertrochantärer Frakturen mit der Kondylenplatte ist der häufigste operationstechnische Fehler die Erzeugung einer Varusposition des Schenkelhalses. Abgesehen von den langfristigen biomechanischen Folgen für die Statik des gesamten Beines mit einer Fehlbelastung des Kniegelenkes im Valgussinne, kommt es durch diese Varusposition zu verstärkten Druckbelastungen der medialen Oberschenkelhals- und -schaftkortikalis und verstärkten Zugkräften im Bereich der Platte. Unter den daraus resultierenden Biegewechselbelastungen der Platte treten Plattenbrüche an typischer Stelle auf.

Dasselbe gilt für instabile Konstruktionen bei Winkel- und Kondylenplattenosteosynthesen auch bei korrekter Implantatlage. Hier ist es meist die mediodorsale Kortikalis des proximalen Femurabschnittes, die unvollständig rekonstruiert und stabilisiert wird. Die Stabilität solcher Konstruktionen kann für eine Teilbelatung ausreichen, die dann allerdings länger eingehalten werden

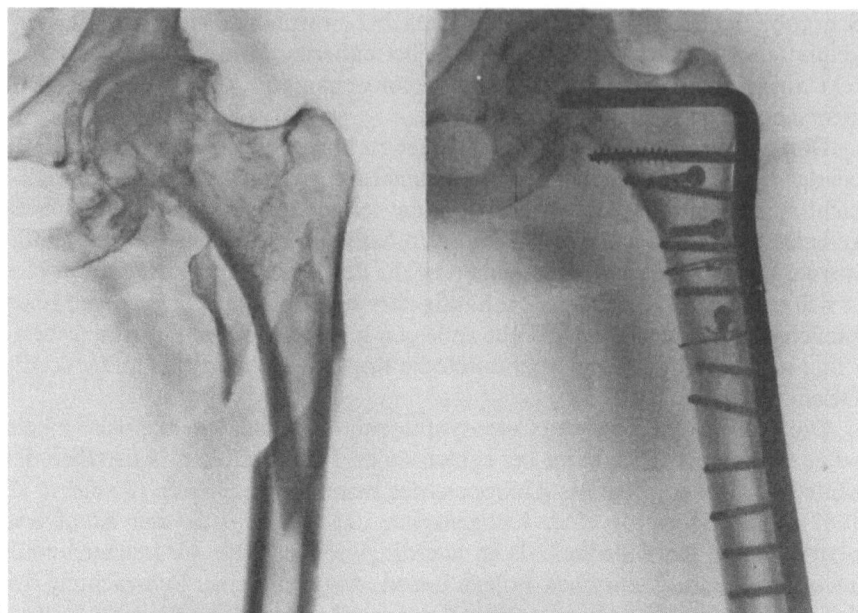

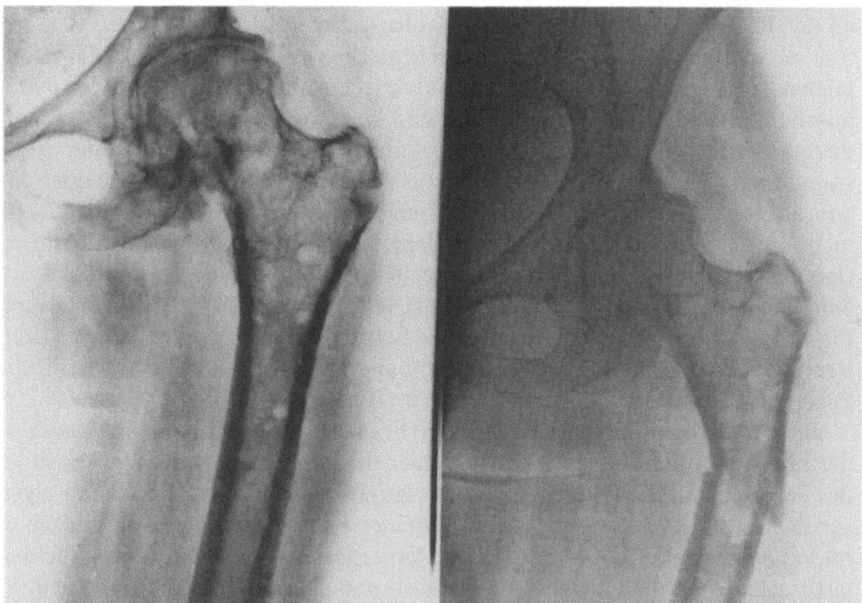

Abb. 2a–d. Nichtbeachtung der Koxarthrose bei der Behandlung einer subtrochantären Femurfraktur. **a** Erste Osteosynthese; **b** Refraktur nach Materialentfernung 16 Monate später; **c** Reosteosynthese mit Pohl-Laschenschraube, Materialbruch nach 6 Monaten; **d** definitive Versorgung mit zementierter Prothese und Zuggurtungsplatte

Indikatorische und biomechanische Fehler bei Osteosynthesen

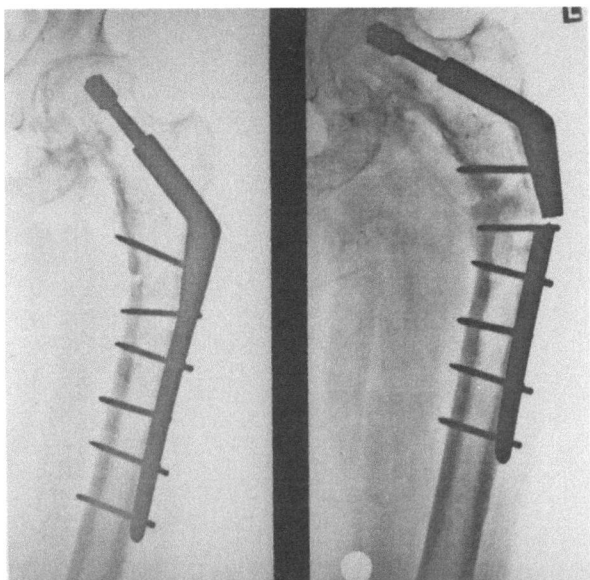

c

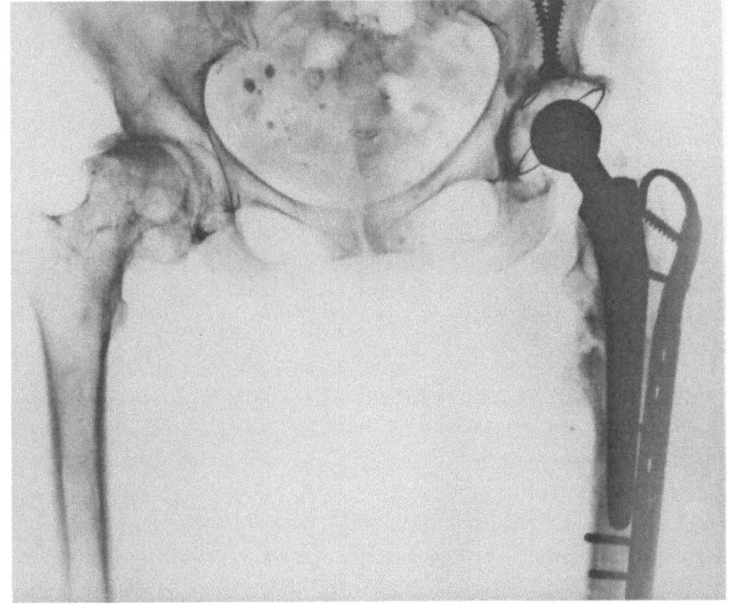

d

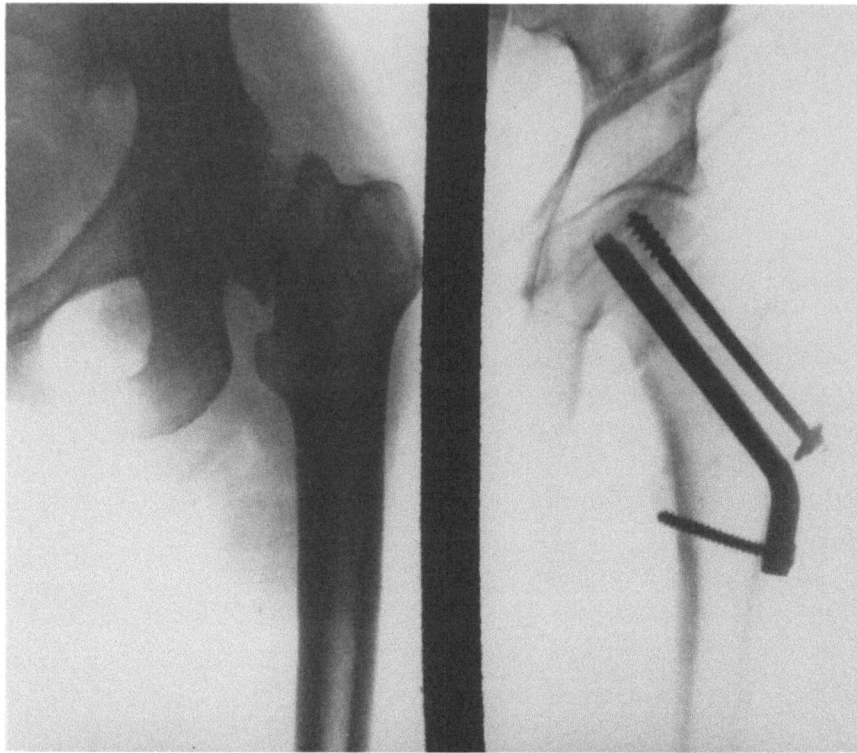

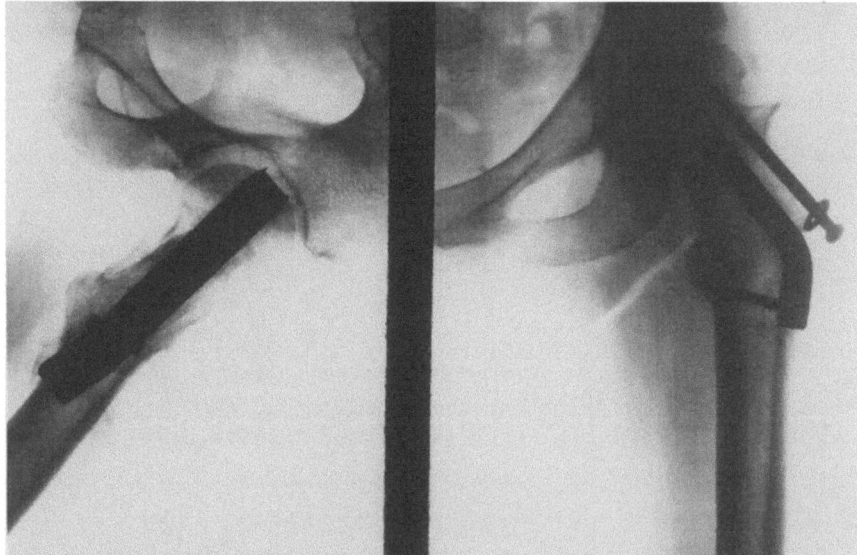

Abb. 3a, b. Wahl einer zu langen Klinge bei der Osteosynthese einer Schenkelhalsfraktur. **a** 2 Wochen nach Operation; **b** nach 3 Monaten Perforation der Kalotte durch die Klingenspitze aufgrund der Stauchung und der Resorption in der Frakturzone

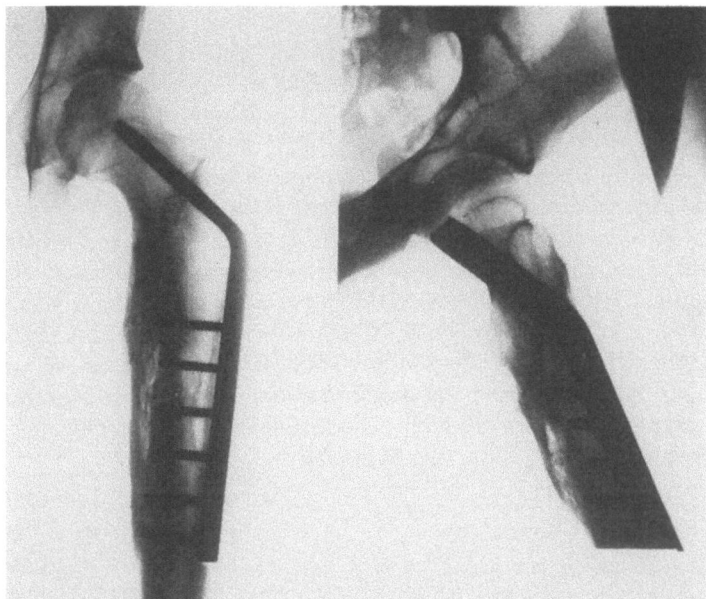

Abb. 4. Fehllage einer Winkelplatte bei der Behandlung einer subtrochantären Femurfraktur

muß als bei regelrechter Einpassung der Fragmente. Kleinere verbleibende Defekte im proximalen Femurabschnitt werden in der Regel vom Kallus überbrückt. Sind aber die Fragmente, was gar nicht so selten der Fall ist, devaskularisiert, dann erfolgt ihr Einbau sehr stark verzögert oder überhaupt nicht, so daß es auch bei zunächst korrekt durchgeführter Osteosynthese scheinbar unerwartet zu Plattenbrüchen kommen kann, weil die anfängliche konstruktive passive Abstützung nicht von einer biologischen aktiven Abstützung durch den Knochen gefolgt wird (Breyer et al. 1984). In diesen Fällen muß die Konstruktion mit einer autologen, gelegentlich auch einer homologen Spongiosaplastik ergänzt werden, um die biologische Leistung der Knochenneubildung im mechanisch gefährdeten Bereich zu aktivieren (Langendorff 1989).

Die Unterlassung einer Spongiosaplastik ist gar nicht so selten, weil sich der Operateur einerseits auf seine gute Rekonstruktion und auf das „schöne" Röntgenbild verläßt und weil er andererseits die erneute Freilegung der Fraktur bei verzögert einsetzender Heilung fürchtet; ein Eingriff, der allerdings wesentlich geringer belastend ist als die später notwendig werdende Reosteosynthese.

Die genannten biomechanischen Fehler beziehen sich im wesentlichen auf die Winkelplattenosteosynthesen. Für viele andere Osteosyntheseverfahren, die zur Behandlung proximaler Femurfrakturen in Gebrauch sind, gelten diese Aspekte in gleicher Weise. Unter den Osteosynthesematerialien mit höherer Stabilität hat sich in den vergangenen Jahren die weiterentwickelte Pohl-Laschenschraube als dynamische Hüftschraube (DHS) wieder einen bedeutenden Platz erobert (Schumpelick u. Jantzen 1983; Raab u. Godehard 1984; Müller-Färber et al. 1988; Regazzoni et al. 1985; Ortner et al. 1989). Biomechanische Untersuchungen an Modellen mit instabilen pertrochantären Frakturen, die u. a. von Breyer et al. (1984) und von Friedl u. Ruf (1987) durchgeführt worden sind, haben unter bestimmten Voraussetzungen eine Überlegenheit dieser Osteosynthese gegenüber den anderen Operationsverfahren, wie z. B. Winkelplattenosteosynthesen oder Ender-Nagelungen, gezeigt. Die klinische Erfahrung scheint dies durch eine niedrigere Komplikationsrate (Höntzsch et al. 1990) zu bestätigen. Aber auch hier sind die biomechanischen Auswirkungen operationstechnischer Fehler ähnlich (z. B. Schraubenausbrüche aus dem Femurkopf bei exzentrischer Lage der Schraube oder falscher Wahl des Winkels der Gleitlasche). Allerdings sind die Komplikationen wegen der durch das massivere Implantat bedingten größeren Knochendefekte meist schwieriger zu behandeln (Siebler et al. 1987; Sperner et al. 1989).

Schlußwort

Die Fülle der möglichen indikatorischen und biomechanischen Fehler bei den Osteosynthesen am proximalen Femur läßt erahnen, daß die operative Behandlung dieser Verletzungen anspruchsvoll ist. Glücklicherweise hat nicht jeder indikatorische und biomechanische Fehler auch Komplikationen zur Folge, weil die Biologie manchen Fehler hervorragend ausgleicht, so daß der Patient den Wettlauf zwischen relativer Instabilität der passiven Konstruktion und zunehmender Stabilität des Knochens durch aktive Knochenheilung gewinnt.

Literatur

Böhler J (1978) Differenzierte Indikationsstellung bei Schenkelhalsbrüchen. Unfallheilkunde 81:155

Breyer H-G, Rahmanzadeh R, Mühlig J, Ziebs J (1984) Die dynamische Belastbarkeit verschiedener Osteosyntheseverfahren zur Behandlung instabiler pertrochanterer Frakturen. Hefte Unfallheilkunde 164:657

Friedl W, Ruf W (1987) Experimentelle Untersuchung zur Wirksamkeit des Gleitprinzips bei der dynamischen Hüftschraubenosteosynthese. Eine experimentelle Untersuchung bei instabilen pertrochanteren Femurosteotomien. Hefte Unfallheilkunde 189:48

Herberg W, Glinka Ch, Halata Z (1990) Das koxale Femurende. Eine Architektur nach strengen Regeln. Unfallchirurg 93:69

Höntzsch D, Weller S, Karnatz N (1990) Die dynamische Hüftschraube (DHS) im Vergleich zur Ender-Nagelung. Aktuel Traumatol 20:14

Langendorff HU (1989) Biomechanik und Verfahrenswahl am coxalen Femurende. Hefte Unfallheilkunde 207:87

Müller-Färber J, Wittner B, Reichhel R (1988) Spätergebnisse nach Versorgung pertrochanterer Femurfrakturen des alten Menschen mit der DHS. Unfallchirurg 91:341

Ortner F, Wagner M, Trojan E (1989) Operative Versorgung der pertrochanteren Frakturen mit der dynamischen Hüftschraube (DHS) der AO. Unfallchirurg 92:274

Pauwels F (1935) Der Schenkelhalsbruch, ein mechanisches Problem, Grundlagen des Heilvorganges, Prognose und kausale Therapie. Enke, Stuttgart

Raab M, Godehard E (1984) Pertrochantere Oberschenkelfrakturen. Behandlungsergebnisse mit der Pohlschen Laschenschraube. Chir Praxis 33:465

Rehn J (1979) Der hüftgelenksnahe Oberschenkelbruch des alten Menschen. In: Rehn J (Hrsg) Der alte Mensch in der Chirurgie. Springer, Berlin Heidelberg New York

Rehn J (1987) Die Indikation, eine der kritischen Grundlagen unfallchirurgischer Tätigkeit. Unfallchirurg 90:401

Schauwecker F, Tittel K (1985) Operationstechnik an der Hüfte: Osteosynthese oder Prothese. Chirurg 56:1

Scharf W, Hertz H, Függer R, Schabus R, Wagner M (1984) Über Ursachen und Häufigkeit der aseptischen Hüftkopfnekrose nach medialer Schenkelhalsfraktur. Unfallheilkunde 87:339

Schumpelick W, Jantzen PM (1983) Die Versorgung der Frakturen im Trochanterbereich mit einer nicht-sperrenden Laschenschraube. Chirurg 24:506

Siebler G, Bonnaire F, Kuner EH (1987) Intraoperative und frühe postoperative Komplikationen bei der Osteosynthese pertrochanterer Femurfrakturen mit der DHS. Unfallchirurg 90:407

Siebler G, Edler S, Kuner E (1988) Zur Totalendoprothese bei den Schenkelhalsfrakturen des alten Menschen. Eine Analyse von 284 Fällen. Unfallchirurg 91:291

Sperner G, Wanitschek P, Benedetto KP, Glötzer W (1989) Verfahrensfehler und Frühkomplikationen bei der Osteosynthese pertrochanterer Oberschenkelfrakturen mit der dynamischen Hüftschraube. Unfallchirurg 92:571

Zur Genese und Therapie der Schenkelhalspseudarthrose

H. Schmelzeisen

Bei der Hüftkopfnekrose nach medialen Schenkelhalsfrakturen spielen überwiegend vaskuläre Prozesse eine Rolle, die auch durch korrekte Osteosynthese oft nicht zu vermeiden sind. Für die Entstehung der Schenkelhalspseudarthrose sind in erster Linie mechanische Faktoren ursächlich, wobei die Krafteinleitung am koxalen Femurende berücksichtigt werden muß.

Durch die Divergenz von anatomischer Achse des Schenkelhalses und Richtung der Krafteinleitung in der Belastungsphase, entstehen im Schenkelhals Zug- und Druckspannungen. Nach der Auffassung von Pauwels (1973) bestehen lineare Ausrichtungen dieser Kräfte. Folgt man aber den Berechnungen aus der Physik, so sind Zug- und Druckkräfte von der Form des „Werkstückes" abhängig. Danach wären die auftretenden Kräfte abhängig von den Radien des Adams-Bogens und der Fossa intertrochanterica. Es resultieren also Zug- und Druckspannungen, deren Begrenzung paraboloid gestaltet sein müßte.

Zur Überprüfung dieser theoretischen Überlegungen wurden Dehnungsmeßstreifen radiär um den Schenkelhals angebracht, ihre exakte Lage in einer Schnittebene durch Computer kontrolliert. Nach Krafteinleitung über den Hüftkopf ergab sich ein Verteilungsmuster, welches nicht den physikalischen Gesetzen folgt. Zug- und Druckkräfte sind zwar nicht linear ausgerichtet, sie stellen aber auch keine paraboloide Kurve als Funktion der Radien des Schenkelhalses dar. Sie folgen vielmehr dem trabekulären Aufbau der Spongiosastruktur des Schenkelhalses und sind zur Fossa intertrochanterica paraboloid bis halbkreisförmig, zum Adams-Bogen mehr linear ausgerichtet. Das koxale Femurende kann daher nicht als ein homogener Körper angesehen werden, sondern es ist durch die Ausrichtung der Knochenbälkchen und die (elastischen) Kollagenanteile strukturadaptiert.

Für die Versorgung der Schenkelhalsfrakturen sind die Kenntnisse des Kraftflusses wichtig. Häufig sind es biomechanisch ungünstige Osteosynthesen, die zur Pseudarthrose führen. Kann der Kraftfluß nicht entlang der eingebrachten Implantate zur Druckwirkung im Frakturbereich beitragen, so wirkt

---

Klinik für Unfall- und Wiederherstellende Chirurgie, Kreiskrankenhaus, Klostenstr. 19, W-7630 Lahr, Bundesrepublik Deutschland

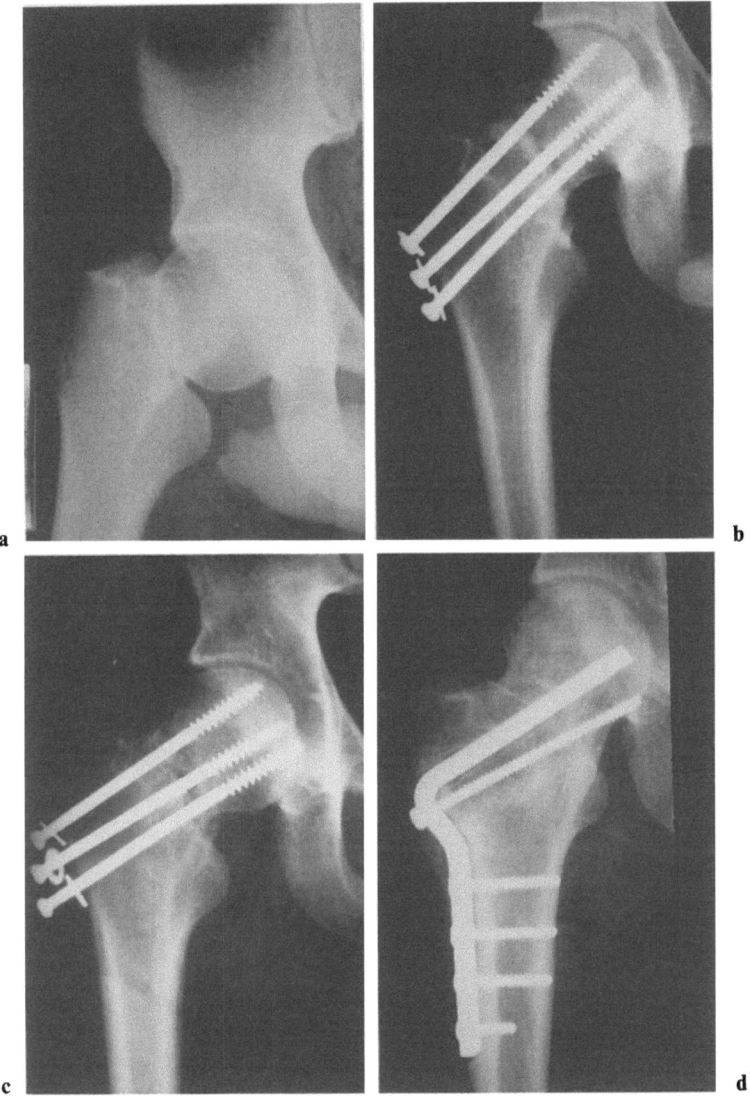

Abb. 1. Mediale Schenkelhalsfraktur (38jähriger Patient) (**a**) mit Schraubenosteosynthese in anatomisch korrekter Achse versorgt (**b**). Leichte Varusabweichung, Zurücklaufen der Implantate, keine Ausheilung nach 10 Monaten, durch Schichtaufnahmen Pseudarthrose nachgewiesen (**c**). Valgisierende Osteotomie mit Ausheilung der Pseudarthrose (**d**)

das Osteosynthesematerial im Sinne eines „Distanzhalters"; die knöcherne Vereinigung bleibt aus, es resultiert die Pseudarthrose (Abb. 1).

Bei zu starker varischer Belastung im Fraktur- bzw. Pseudarthrosenbereich kann es dann auch zum Bruch der Implantate kommen. Die Reosteosynthese ist dadurch mit zusätzlichen technischen Schwierigkeiten verbunden (Abb. 2).

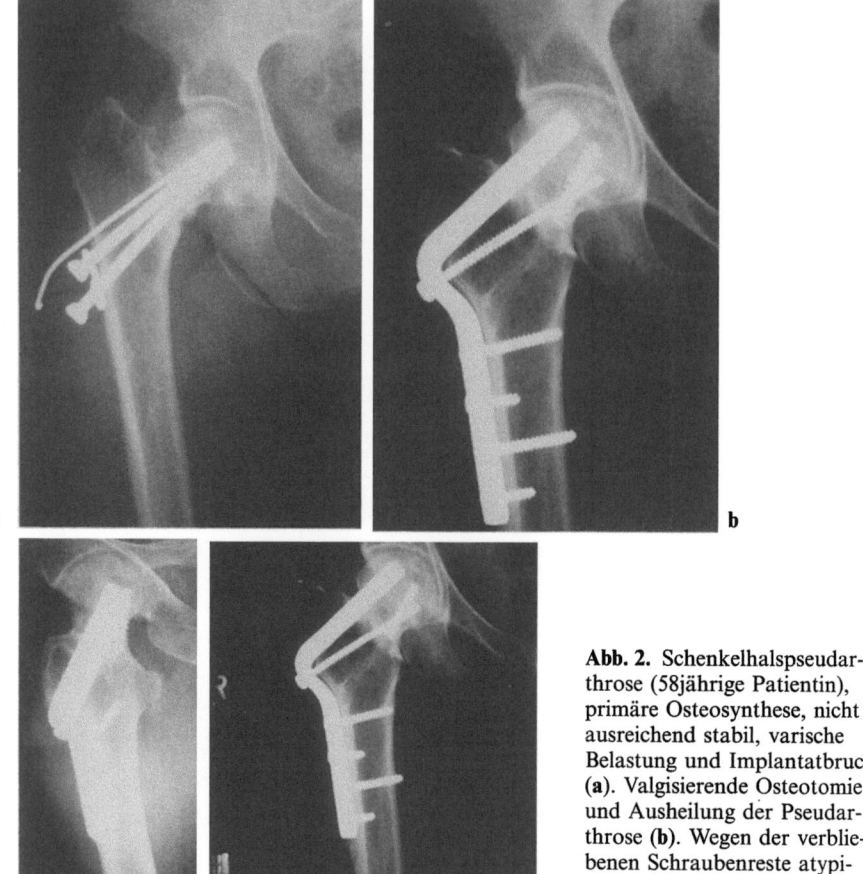

Abb. 2. Schenkelhalspseudarthrose (58jährige Patientin), primäre Osteosynthese, nicht ausreichend stabil, varische Belastung und Implantatbruch (**a**). Valgisierende Osteotomie und Ausheilung der Pseudarthrose (**b**). Wegen der verbliebenen Schraubenreste atypische Lage der Klinge (**c**)

Therapie der Wahl bei vitalem Hüftkopf ist die valgisierende intertrochantäre Osteotomie, die bei korrekter Durchführung unter Berücksichtigung der geschilderten biomechanischen Gegebenheiten stets zur Festigung der Pseudarthrose führt (Abb. 3, 4). Gelegentlich resultieren bei dieser Valgisierung Inkongruenzen des Hüftgelenks, die später zu einer Arthrose führen können und zum weiteren Eingriff zwingen (Revarisierung bei ausgeheilter Pseudarthrose, Endoprothese).

In den letzten 5 Jahren (1984–1988) wurden 26 Schenkelhalspseudarthrosen beobachtet, davon 24 operiert (1mal wurde der Operationsvorschlag abgelehnt, 1mal keine Indikation wegen eines metastasierenden Karzinoms). An Operationsverfahren kamen zur Anwendung 15mal Valgisationsosteotomie, 9mal Endoprothese.

Von den Valgisationen heilten in 13 Fällen die Pseudarthrosen bei vitalem Hüftkopf aus, 2mal war sekundär eine Endoprothese notwendig.

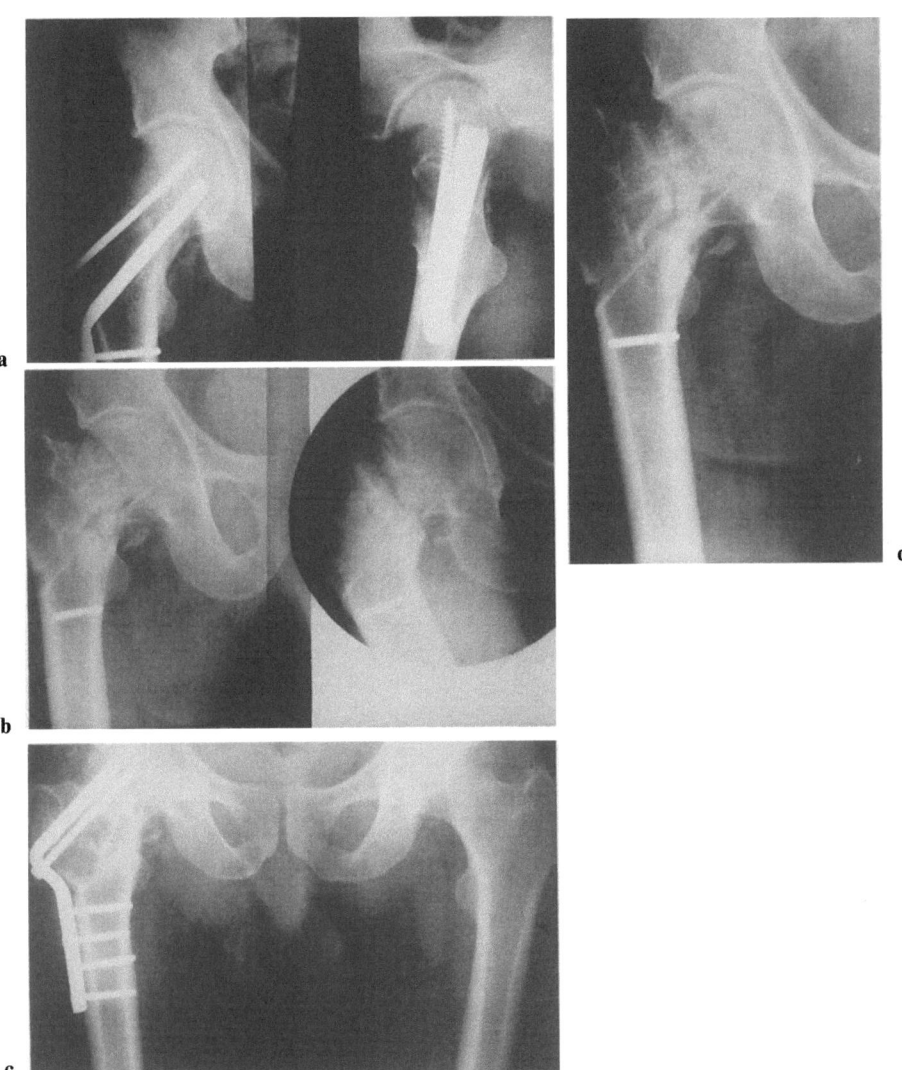

Abb. 3. Mediale Schenkelhalsfraktur (36jährige Patientin), mit Klingenplatte und Schraube versorgt (**a**). Nach vermeintlicher Ausheilung Implantatentfernung (**b**). Wegen fortbestehender Beschwerden gezielte Röntgenkontrolle, Bestätigung der Schenkelhalspseudarthrose (**c**). Nach valgisierender Osteotomie prompte Ausheilung der Pseudarthrose (**d**)

Von den 26 Patienten mit Schenkelhalspseudarthrosen verstarben 2 Patienten, und zwar 1 Patient ohne Operation an einem Malignom, 1 weiterer 81jährig an kardiopulmonaler Komplikation.

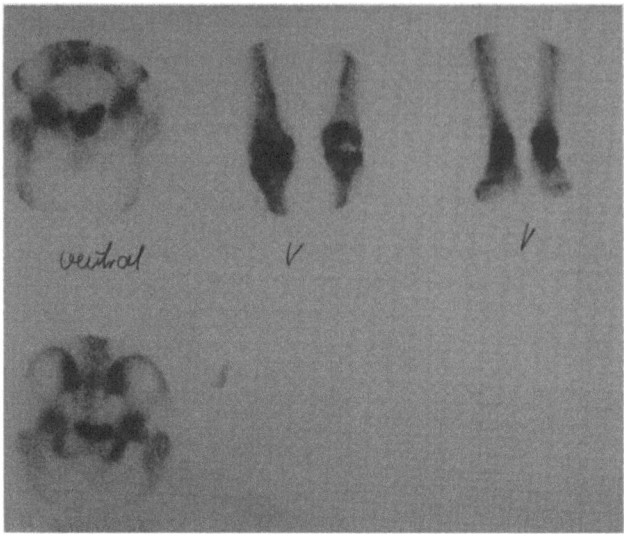

Abb. 4. Septischer Prozeß mit Synovitis mehrerer großer Gelenke (u. a. Synovektomie beider Kniegelenke) (**a**). Pseudarthrose durch Ermüdungsbruch nach hochgradiger Osteoporose des rechten Schenkelhalses (**b**). Valgisierende Osteosynthese im chronisch infizierten Gelenkbereich mit Verfestigung der Pseudarthrose und reizlosen Weichteilverhältnissen (**c**)

Literatur

Dedrich DK, Mackenzie JR, Burney RE (1986) Complications of femoral neck fracture in young adults. J Trauma 26:932–937

Lohfert H, Schmelzeisen H (1980) Biomechanics of the femoral neck. Arch Orthop Traumat Surg 96:31–33

Pauwels F (1973) Atlas zur Biomechanik der gesunden und kranken Hüfte. Springer, Berlin Heidelberg New York

Schmelzeisen H, Cordey J (1988) Zur Zug- und Druckverteilung im Schenkelhalsbereich. Hefte Unfallheilkd 200:89

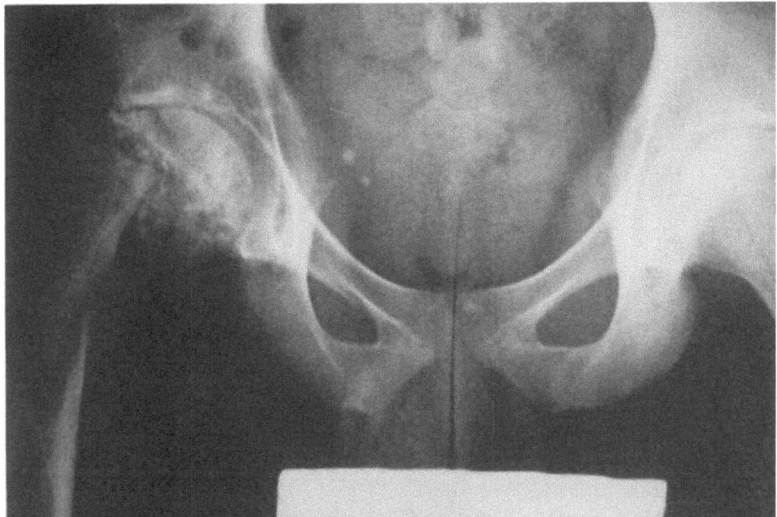

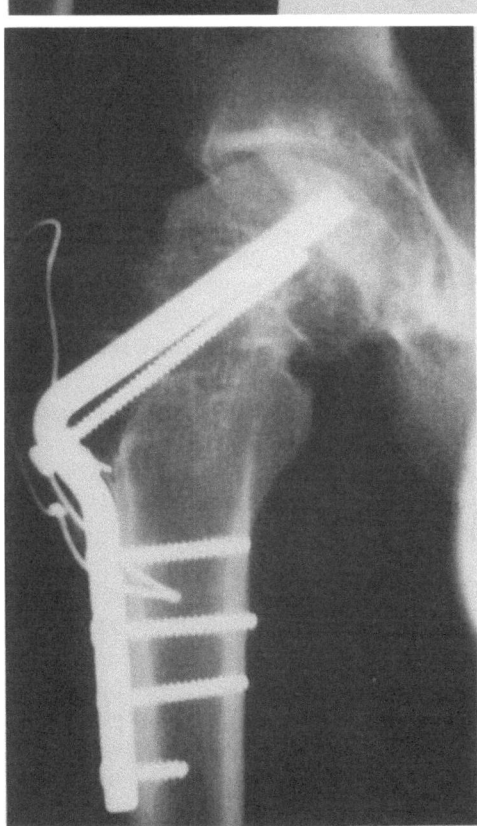

Behandlung von Pseudarthrosen nach Schenkelhalsfrakturen

H.-W. Schilling und F. Recknagel

Laterale und pertrochantäre Schenkelhalsfrakturen heilen nach Osteosynthese bei Berücksichtigung der biomechanischen Prinzipien im wesentlichen komplikationslos. Dagegen treten bei medialen Schenkelhalsfrakturen immer wieder Komplikationen in der Knochenbruchheilung auf. Durch Einführung der Kompressionsosteosynthese konnte die Rate der Pseudarthrosen verringert werden, vollständig vermeiden läßt sich aber ihr Auftreten nicht.

In der Traumatologischen Abteilung der Chirurgischen Klinik am Bezirkskrankenhaus Suhl wird zur Versorgung der medialen Schenkelhalsfraktur die Kompressionsosteosynthese mit 3–4 Spongiosazugschrauben vorgenommen. Trotz technisch einwandfreier Osteosynthesen konnten ebenfalls Pseudarthrosen beobachtet werden. Tritt eine solche lokale Komplikation auf, ist bei der weiteren Therapieplanung ein sorgfältiges Abwägen notwendig. Patienten, die älter als 60 Jahre sind, oder denen eine längere Entlastung des Beines nicht zugemutet werden kann, wird beim Auftreten einer Pseudarthrose eine Hüftgelenktotalprothese implantiert. Hierbei steht z. Z. nur ein zementfixierendes Verfahren zur Verfügung. Bei jüngeren Patienten sollte man sich aber stets von dem Ziel leiten lassen, das natürliche Gelenk zu erhalten.

Intertrochantäre Umstellungsosteotomien führen wir nicht durch. Um die Pseudarthrose zur Ausheilung zu bringen, transponieren wir einen muskelgestielten Beckenkammspan, verbunden mit einer autologen Spongiosaplastik in den Pseudarthrosespalt.

Hierzu wird das Gelenk unter Einschluß der alten Operationsnarbe freigelegt. Die Pseudarthrose wird dargestellt und an ihren Rändern angefrischt. Zu diesem Zweck müssen die Spongiosaschrauben entweder völlig entfernt werden oder zumindest so weit gelockert werden, daß sich die Pseudarthrose mobilisieren läßt. Danach wird durch einen Zusatzschnitt oder aber auch durch Erweiterung des Zuganges zum Hüftgelenk der Ansatz des M. sartorius an der Spina iliaca anterior superior dargestellt. Mittels Meißel wird nun ein Span in der Größe von 2,5 × 1 cm mit daran ansetzendem Muskel entnommen. Dieser Span wird nach Mobilisation des Muskelbauches in den Pseudarthrosespalt verlagert. Damit erreichen wir nicht nur die Interposition eines vitalen

---

Traumatologische Abt. der Chirurgischen Klinik am Bezirkskrankenhaus Suhl, O-6013 Suhl, Bundesrepublik Deutschland

Knochenspanes in die Pseudarthrose, sondern können auch entsprechend der Größe des Spanes die Distanz des Schenkelhalses wiederherstellten.

Bei der Mobilisation des Muskelbauches und der Verlagerung sollte jedoch sorgfältig ein Torquieren oder ein Abknicken vermieden werden. Die Fixation des Spanes erfolgt durch Verkeilen oder durch zusätzliche Verankerung mit einer kleinen Spongiosaschraube oder einem Bohrdraht. Der restliche Pseudarthrosespalt wird danach mit autologer Spongiosa aufgefüllt, die ebenfalls aus dem gleichen Beckenkamm entnommen werden kann. Unter Bildwandlerkontrolle werden anschließend die übrigen Spongiosazugschrauben eingebracht. Das Einlegen von Redon-Drainagen und der schichtweise Wundverschluß beenden den Eingriff.

In der postoperativen Nachbehandlung erfolgt eine intensive physiotherapeutische Behandlung mit Muskelkräftigungsübungen, Bewegungsübungen und einer Schwellstrombehandlung der Oberschenkelmuskulatur. Bis Abschluß des 1. postoperativen Vierteljahres muß der Patient das operierte Bein entlasten. Erst danach und in Abhängigkeit von den aktuellen Röntgenbefunden beginnt ein entsprechender Belastungsaufbau.

Insgesamt haben wir in den letzten 3 Jahren 7 Patienten nach dieser Methode versorgt. Bei allen Patienten hat sich die Pseudarthrose knöchern durchgebaut.

Dynamische Hüftschraube:
Komplikation – Kritik an der Verfahrenswahl

H. Hertlein, S. Piltz, Th. Mittlmeier und G. Lob

Einleitung

Die dynamische Hüftkompressionsschraube (DHS) stellt seit Anfang der 80er Jahre das am meisten verwendete Osteosyntheseverfahren bei der Versorgung pertrochantärer und teilweise auch hüftgelenknaher Frakturen dar. Hierzu liegen inzwischen zahlreiche Ergebnisberichte vor. Anhand des eigenen Patientengutes und Mitteilungen aus der Literatur sollen typische Komplikationsmöglichkeiten dargestellt und auf etwaige Fehler bei der Verfahrenswahl eingegangen werden.

Patientengut

Im Zeitraum von September 1986 bis April 1990 wurden an der Chirurgischen Universitätsklinik, München Großhadern, 171 Patienten mit einer dynamischen Hüftschraube osteosynthetisch versorgt. Das Durchschnittsalter betrug 78 Jahre. Die Verhältnis Frauen zu Männer lag bei etwa 2:1.

Ergebnisse

Bei insgesamt 15 Patienten (8,8%) traten Komplikationen auf. Hierbei waren 3 Wundinfekte als nicht verfahrensspezifisch anzusehen. Die Tabelle 1 gibt die möglichen Ursachen für Komplikationen und ihre Häufigkeit im eigenen Krankengut wieder.

Abt. für Unfallchirurgie, Chirurgische Universitätsklinik München, Marchioninistr. 15, W-8000 München 70, Bundesrepublik Deutschland

---

Rahmanzadeh/Meißner (Hrsg.) Störungen der Frakturheilung
9. Steglitzer Unfalltagung
© Springer-Verlag Berlin Heidelberg 1991

Tabelle 1. Ursachen und Häufigkeit der Komplikationen

DHS	n = 171
Komplikationen insgesamt	15
Nicht infektbedingte Komplikationen	12
Präoperativ bedingte Komplikationen	1
– falsche Verfahrenswahl	1
– ungenügende Frakturanalyse	
Intraoperativ bedingte Komplikationen	6
– ungenügende Reposition	
– Perforation	
– fehlerhafte Positionierung des Führungsdrahtes/ der Kompressionsschraube bei ungenügender intraoperativer Bildwandlerdarstellung	
– Rotationsfehler	
– intraoperative Dislokation des Führungsdrahtes	
– falsche Schraubenlänge	
Postoperative Komplikationen	5
– Ausbrechen der Platte	
– Plattenbruch, Schraubenbruch	
– Ausbrechen der Schraube	
– Bildung einer Pseudarthrose	
– Hüftkopfnekrose	

Diskussion

Von den 12, nicht infektbedingten Komplikationen war eine präoperativ durch falsche Verfahrenswahl bedingt. Es handelt sich somit nicht um eine Komplikation der DHS selbst, sondern um eine falsche Indikationsstellung für das angewandte Verfahren. Dies ist zum einen durch eine präoperativ nicht exakt analysierte Fraktur möglich. Die Darstellung des Frakturausmaßes in 2 Ebenen ist unbedingt zu fordern. Zur Klassifikation der Fraktur sollte die von M. E. Müller (1980) vorgestellte Einteilung der AO verwendet werden. Wesentliche andere Faktoren zur präoperativen Einschätzung sind die vorbestehende Coxarthrose, die ausgeprägte Osteoporose sowie der nicht kooperationsfähige Patient. Der Operateur sollte sich präoperativ darüber im klaren sein, ob der Patient zur evtl. notwendigen postoperativen Entlastung bzw. Teilbelastung fähig ist und ggf. ein anderes Verfahren (z. B. die TEP) wählen.

Intraoperative Komplikationen sind im wesentlichen operationstechnisch bedingt. Hierbei ist zunächst die ungenügende Reposition der Fraktur zu nennen. Die Verwendung eines Extensionstisches kann dabei hilfreich sein, wird aber nicht von allen Autoren empfohlen (Regazzoni u. Harder 1985). Des weiteren kann es bei ungenügender intraoperativer Bildwandlerdarstellung zur falschen Positionierung des Führungsdrahtes kommen und somit zur falschen Lage der dynamischen Hüftschraube. Als Beispiel zeigt die Abb. 1 eine DHS,

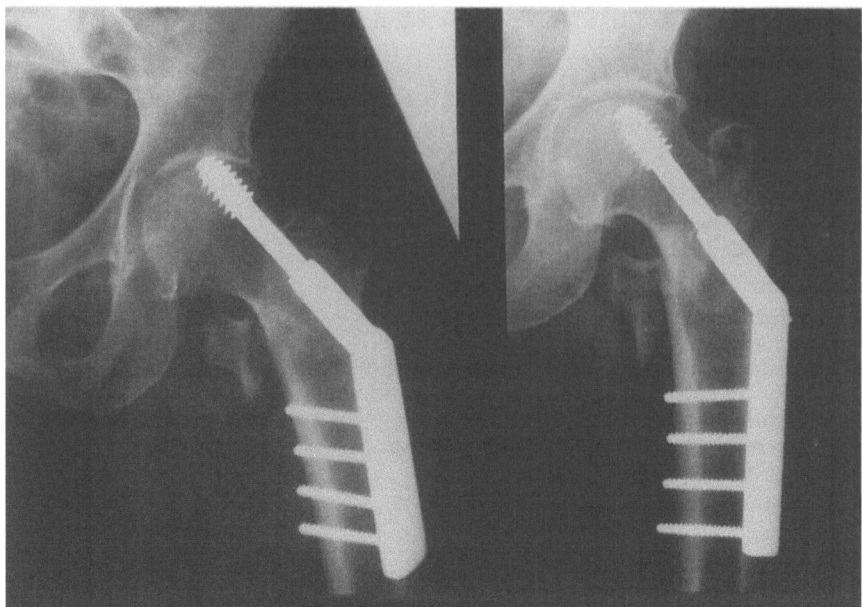

Abb. 1. Pertrochantäre Femurfraktur mit Trochanter-minor-Aussprengung durch ungenügende intraoperative Bildwandlerkontrolle, Perforation der Schraube nach kranial

die aufgrund mangelhafter intraoperativer Bildwandlerkontrolle exzentrisch liegt und den Hüftkopf kranial perforiert hat. Bei der Einbringung des Führungsdrahtes sollte dieser möglichst nah am Adams-Bogen entlang geführt werden, da hier die optimale Schraubenverankerung erreicht werden kann. Um zu verhindern, daß der Führungsdraht beim Aufbohren disloziert, kann dieser nach dem Ablesen für die Schraubenlänge weiter bis ins Azetabulum vorgebohrt werden, wo er auch bei osteoporotischem Knochen einen sicheren Halt findet (Siebler et al. 1987). Es ist unbedingt zu beachten, daß eine Penetration ins kleine Becken vermieden wird.

Rotationsfehler entstehen intraoperativ entweder durch fehlerhafte Reposition oder häufiger beim Eindrehen der Kompressionsschraube durch deren großes Drehmoment. Bei flachem Frakturverlauf und somit relativ kleiner Kontaktfläche der Fragmente ist diese Gefahr besonders groß (Manner und Ruf 1988). Um dies zu vermeiden, werden 2 Kirschner-Drähte kranial zur intraoperativen Rotationssicherung eingebracht. Falls aufgrund des Frakturausmaßes eine Rotationsinstabilität zu erwarten ist, werden die Kirschner-Drähte durch 1–2 Spongiosaschrauben ersetzt.

Die unseres Erachtens häufigste postoperative Komplikation ist durch Fehleinschätzung der Belastbarkeit seitens des Operateurs bedingt. Die Abb. 2 zeigt eine pertrochantäre Trümmerfraktur, die mit einer 150°-DHS und zusätzlicher Trochanterzugschraube versorgt wurde. Die Fraktur war postoperativ

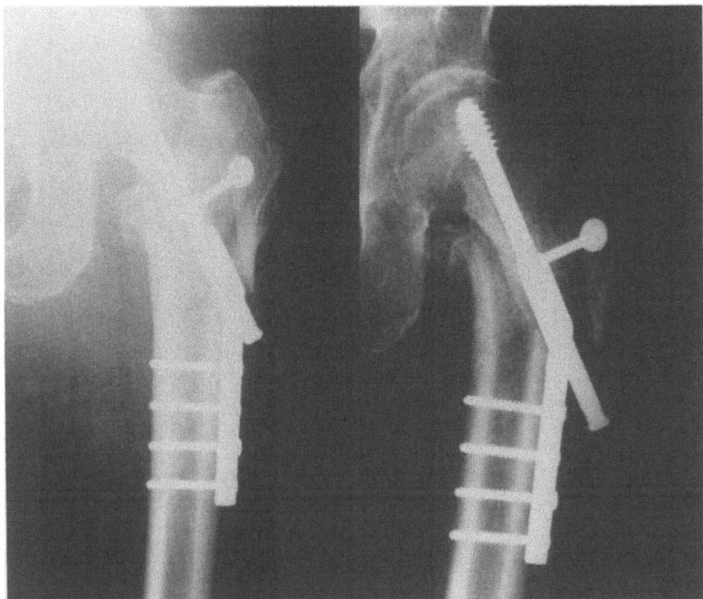

Abb. 2. Pertrochantäre Femurtrümmerfraktur, Versorgung mit 150°-DHS und Trochanter Zugschraube. Nach Vollbelastung Zusammengleiten der Fraktur mit resultierender Instabilität und späterer Pseudarthrose

in ausreichender Stellung fixiert. Aufgrund einer Fehleinschätzung der Belastbarkeit wurde dem Patienten jedoch eine Teilbelastung von bis zu 40 kg erlaubt. Daraufhin kam es zum Zusammensintern der Frakturzone mit Aufbrauchen des möglichen Gleitweges und zur Pseudarthrosenbildung.

Das Ausbrechen der Platte wird in der Literatur bei Verwendung einer 2-Loch-Platte beschrieben (Müller-Färber et al. 1988; Ortner et al. 1989). Wir haben mindestens 4-Loch-Platten verwendet und hatten dabei im eigenen Krankengut keinen einzigen Plattenausriß.

Platten- und Schraubenbrüche unter Teil- bzw. Vollbelastung sind eher seltene postoperative Komplikationen und in der Regel nicht operationstechnisch bedingt. Anders verhält es sich mit dem Ausbrechen der Kompressionsschraube nach kranial unter Belastung. Ursächlich hierbei kann eine zu kurz gewählte Schraube sein, die im häufig osteoporotischen Schenkelhals bzw. Hüftkopf keinen Halt findet. Eine zu weit kranial eingebrachte Schraube begünstigt dies ebenfalls. Das bei der 135°-DHS in einigen Fällen beobachtete tiefe Einsinken des proximalen Fragments kann zu einem völligen Aufbrauchen des Gleitweges führen, so daß das Gewinde auf der Führungslasche aufsitzt. Ein ausreichender medialseitiger knöcherner Kontakt besteht dabei nicht. Hieraus resultiert häufig eine Pseudarthrose. Zur Vermeidung dieser Komplikation wird bei instabilen Frakturen die Verwendung einer 150°-Valgisations-DHS mit und ohne Osteotomie empfohlen (Manner u. Ruf 1988;

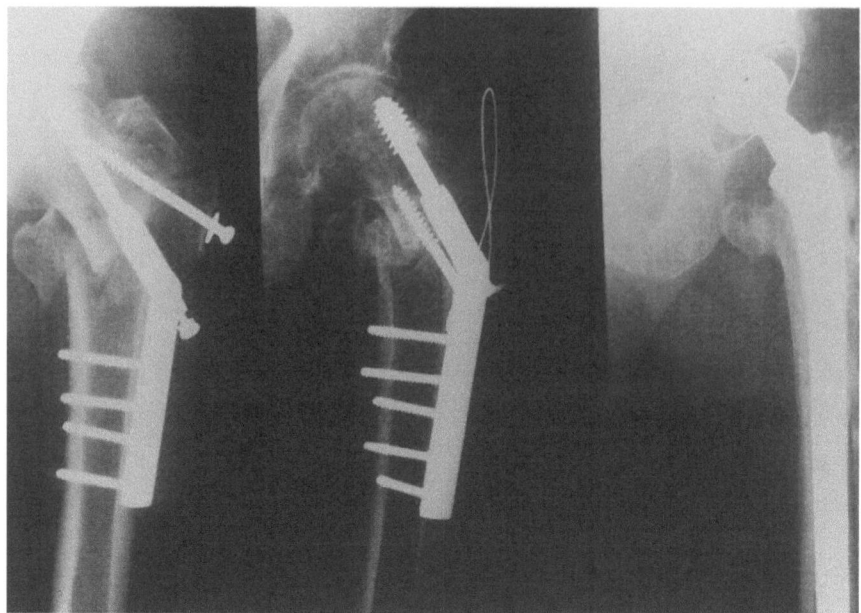

Abb. 3. Pertrochantäre Femurtrümmerfraktur mit 135°-DHS und Trochanterzugschraube versorgt. Nach Zusammenbruch der Montage erneute Revision mit zusätzlicher Zuggurtung des Trochanter major mit fortbestehender Instabilität. Definitive Versorgung mit einer Totalendoprothese (Langschaft)

Kroczek et al. 1988; Zehntner u. Burch 1989). Besteht eine ausgeprägte laterale Trümmerzone, so läßt sich die Valgisation auch ohne subtrochantäre Osteotomie erreichen.

Eine postoperative Spätkomplikation stellt die Hüftknopfnekrose dar. Die Angaben in der Literatur geben eine Nekroserate bis zu 20% an (Skinner u. Powels 1986). Die Indikation zur DHS wurde aber zum Teil sehr weit gestellt.

Wir wenden die DHS als ideales Verfahren bei pertrochantären Frakturen an. Bei per- bis subtrochantären Frakturen ist zusätzlich meist eine Entlastung nötig, ebenso bei lateralen Schenkelhalsfrakturen. Hier ist die Kooperationsfähigkeit seitens des Patienten das entscheidende Kriterium zur Verfahrenswahl. Ist die Fähigkeit zur postoperativen Entlastung nicht gegeben, so sollte man sich zur primären Versorgung mit einer Totalendoprothese entschließen (Abb. 3). Unsere guten Erfahrungen mit der Langschaftprothese wurden auch von anderen Autoren bestätigt (Bross et al. 1989).

Als Resümee ist festzuhalten, daß nicht jede pertrochantäre Fraktur mit einer DHS versorgt werden kann. Es ist insbesondere zur berücksichtigen, daß häufig eine nicht belastungsstabile Situation resultiert und der meist alte Patient zur Entlastung nicht fähig ist. Hier stellt die DHS nicht das geeignete Verfahren dar und sollte zugunsten der Totalendoprothese zurückgestellt werden.

Literatur

Bross PLO, Willemsen PJA, Rommens PM, Stappaerts KH, Gruwz JA (1989) Pertrochanteric fractures in elderly patients. Treatment with a long-stem/long-neck endoprosthesis. Unfallchirurg 92:234–239

Korczek H, Karim R, Pfister U (1988) Drei Jahre Erfahrungen mit der dynamischen Kompressionsschraube (DHS). Aktuel Traumatol 18:187–191

Manner M, Ruf W (1988) Die dynamische Hüftschraube. Lösung aller Frakturprobleme des trochanteren Femurbereiches? Unfallchirurg 91:299–306

Müller ME (1980) Klassifikation und internationale AO-Dokumentation der Femurfraktur. Unfallheilkunde 83:251–259

Müller-Färber J, Wittner B, Reichel R (1988) Spätergebnisse nach Versorgung pertrochantärer Frakturen des alten Menschen mit der DHS. Unfallchirurg 91:341–350

Ortner F, Wagner M, Trojan E (1989) Operative Versorgung der pertrochantären Fraktur mit der dynamischen Hüftschraube (DHS) der AO. Unfallchirurg 92:274–281

Regazzoni P, Harder F (1985) Die dynamische Hüftschraube, Operationstechnik, klinische Anwendung und Resultate. Chir Praxis 34:51–63

Siebler G, Bonnaire F, Kuner EH (1987) Intraoperative und frühe postoperative Komplikationen bei der Osteosynthese pertrochantärer Femurfrakturen mit der DHS. Unfallchirurg 90:407–411

Skinner PW, Powles D (1986) Compression screw fixation for displaced subcapital fractures of the femur. Success or failure? J Bone Joint Surg [Br] 68:78–82

Zehntner MK, Burch HB (1989) The unstable intertrochanteric fracture in the elderly – a technical note on valgus resection osteotomy and fixation with 150° dynamic hip screw. Arch Orthop Trauma Surg 108:182–184

Hüftgelenknahe Pseudarthrosen und Fehlheilungen – Indikation, Technik und Resultate der intertrochantären Osteotomie

S. Decker und W. Prescher

Das Prinzip der intertrochantären Osteotomie, die bei einer Schenkelhalspseudarthrose wirksamen Scherkräfte durch Umlagerung in Druckkräfte umzuwandeln, besitzt seit der grundlegenden Beschreibung durch Pauwels (1935, 1973) und nach verschiedenen Modifikationen bzw. Implantatverbesserungen (Müller 1971; Müller et al. 1977) bis heute seine volle Gültigkeit. Pauwels hatte erkannt, daß die durch eine einfache intertrochantäre Keilosteotomie erreichbare Umlagerung des Pseudarthrosespaltes rechtwinklig zur resultierenden Druckkraft R zu einer raschen knöchernen Durchbauung der Pseudarthrose führt.

Der wesentliche Nachteil der Originalmethode besteht darin, daß die Keilosteotomie in Abhängigkeit vom Ausmaß der erforderlichen Valgisierung eine mehr oder weniger ausgeprägte Verschiebung der Femurschaftachse gegenüber der Traglinie nach medial und damit eine Fehlbelastung des Kniegelenkes im Valgussinne zur Folge hat. Nach Bragard (1932) kommt es bereits bei einer Verschiebung der Traglinie von nur 0,5 cm aus der Kniemitte zu einer relevanten Druckverlagerung. Ein weiterer Nachteil besteht darin, daß die bei einer Schenkelhalspseudarthrose praktisch immer vorhandene Beinverkürzung durch eine einfache Keilosteotomie nicht ausgeglichen, sondern in manchen Fällen sogar verstärkt wird.

Mit der von Müller (1971) angegebenen Technik und mit Hilfe der doppelt abgewinkelten 120°-Osteotomieplatte wurde es möglich, den Femurschaft zu lateralisieren und die Beinlänge weitgehend der gesunden Seite anzugleichen. Da die Klinge der Osteotomieplatte bei diesem Vorgehen vollständig eingeschlagen wird, ist das Ausmaß der erreichbaren Lateralisierung des Femurschaftes häufig nicht ausreichend und ein Genu valgum daher nicht immer sicher vermeidbar.

Durch eine Kombination der klassischen Keilosteotomie mit einer Verschiebeosteotomie, wie sie von Bombelli (1976) angegeben wurde, läßt sich die unerwünschte Medialisierung der Femurachse gegenüber der Traglinie praktisch immer vollständig vermeiden, da für die notwendige Lateralisierung des

---

Unfallchirurgische Klinik Friederikenstift, Evangelisches Krankenhaus, Humboldtstr. 5, W-3000 Hannover 1, Bundesrepublik Deutschland

---

Rahmanzadeh/Meißner (Hrsg.) Störungen der Frakturheilung
9. Steglitzer Unfalltagung
© Springer-Verlag Berlin Heidelberg 1991

Femurschaftes mehr als die volle Schaftbreite zur Verfügung steht, wenn man die Osteotomieplatte lateral entsprechend weit überstehen läßt (Abb. 1).

Das Ausmaß der erforderlichen Lateralverschiebung muß präoperativ anhand von Beinganzaufnahmen oder durch Vergleich mit der gesunden Seite zeichnerisch ermittelt werden. Die bei diesem Vorgehen entstehende Lücke zwischen der Platte und dem Trochanter wird durch einen aus dem Osteotomiekeil zurechtgeschnittenen Spongiosablock aufgefüllt.

Da die zusätzliche Lateralisierung des Femurschaftes eine stärkere Verlängerung bewirkt als die alleinige Entnahme eines Keiles mit lateraler Basis, ist die bei der Schenkelhalspseudarthrose und auch bei posttraumatischen Varusfehlstellungen praktisch immer vorhandene Beinverkürzung besser ausgleichbar. Das Ausmaß der erreichbaren Verlängerung kann rechnerisch durch komplizierte Formeln (Bombelli 1976), oder auch einfacher zeichnerisch durch eine exakte präoperative Planung mit ausreichender Genauigkeit festgestellt werden. Da bei der Schenkelhalspseudarthrose häufig zusätzlich eine Abkippung des Kopffragmentes nach dorsal und nicht selten auch eine Außendrehfehlstellung vorliegen, muß die valgisierende Osteotomie in der Regel mit einer Flexion und einer Innenrotation kombiniert werden. Dabei ist zu berücksichtigen, daß die Flexion zu einer u. U. erheblichen Verkürzung und damit zum Verlust der durch die Valgisierung erzielten Verlängerung führen kann.

In der Unfallchirurgischen Klinik des Friederikenstiftes Hannover wurden in der Zeit von 1982–1988 insgesamt 48 intertrochantäre Osteotomien unter Berücksichtigung der genannten Kriterien durchgeführt. In 40 Fällen handelte es sich um Schenkelhalspseudarthrosen, 5mal um posttraumatische Fehlstellungen und 3mal um partielle Hüftkopfnekrosen nach Schenkelhalsfrakturen.

Bei 3 Patienten mit Schenkelhalspseudarthrosen kam es nach der Osteotomie (8–24 Monate) zu Hüftkopfnekrosen, wobei retrospektiv zumindest in 2 Fällen festgestellt werden mußte, daß die Vitalität des Hüftkopfes bei der Indikationsstellung nicht richtig beurteilt worden war. Bei 4 Patienten fand sich als Folge der Osteotomie ein Außendrehfehler, der in 2 Fällen korrekturbedürftig war. Einmal trat postoperativ eine frühmanifeste eitrige Infektion auf, die bis zur Sanierung wiederholte operative Eingriffe erforderlich machte. In allen anderen Fällen kam es zu einer komplikationslosen knöchernen Ausheilung der Pseudarthrosen und Osteotomien bzw. zu einer deutlichen Besserung der partiellen Hüftkopfnekrosen.

Die funktionellen Resultate waren in Abhängigkeit von der Ausgangssituation unterschiedlich. Bei den Nachuntersuchungen (2–8 Jahre postoperativ) wurde das Ergebnis 28mal mit gut, 11mal mit befriedigend und 9mal mit unbefriedigend beurteilt.

Zusammenfassend sind wir der Meinung, daß sich mit dem seit langem bewährten Verfahren der intertrochantären Osteotomie nach Pauwels v. a. bei der Schenkelhalspseudarthrose der alternativ in Frage kommende künstliche Hüftgelenkersatz in vielen Fällen vermeiden läßt. Voraussetzung sind eine klare Indikationsstellung und eine sehr sorgfältige präoperative Planung. Durch eine Kombination der klassischen Keilosteotomie mit einer Verschiebeosteotomie und mit Hilfe der AO-Osteotomieplatten ist es möglich, die uner-

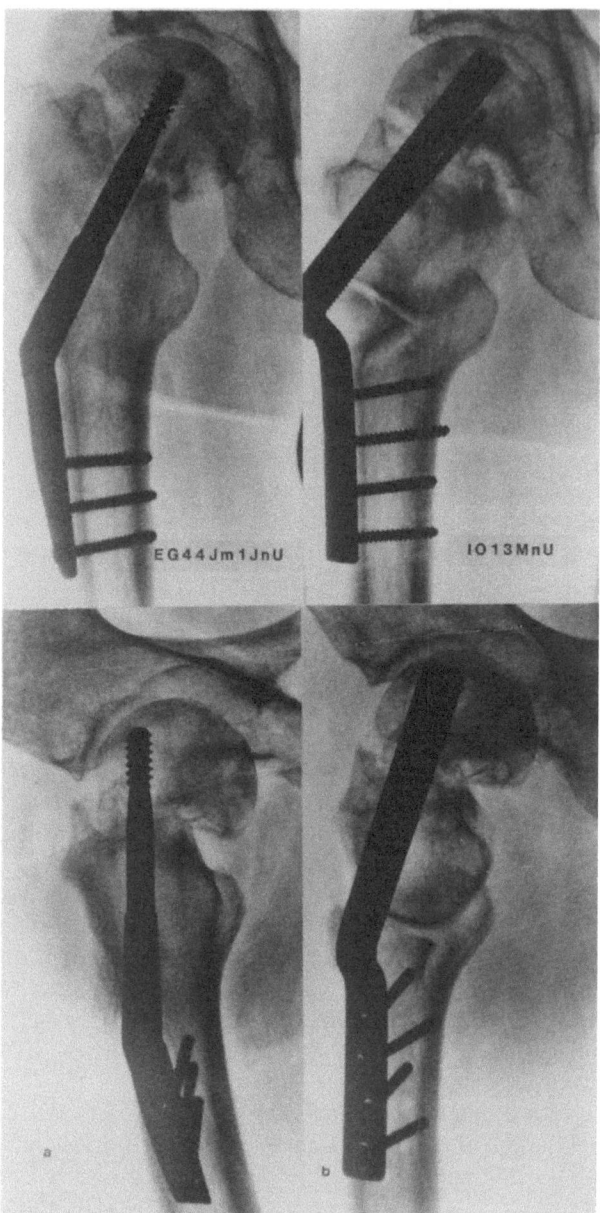

Abb. 1 a–d. E. G., 44 Jahre, männlich. Schenkelhalspseudarthrose nach operativer Behandlung einer medialen Schenkelhalsfraktur 1 Jahr nach dem Unfall. Intertrochantäre valgisierende und flektierende Osteotomie mit Lateralisierung des Femurschaftes um mehr als eine halbe Schaftbreite zur Vermeidung eines Genu valgum. Die Lücke zwischen lateral überstehender Platte und dem Trochanter wurde mit einem aus dem Osteotomiekeil zurechtgeschnittenen Spongiosablock aufgefüllt. Verlauf bis 5 Jahre nach dem Unfall

Hüftgelenknahe Pseudarthrosen und Fehlheilungen

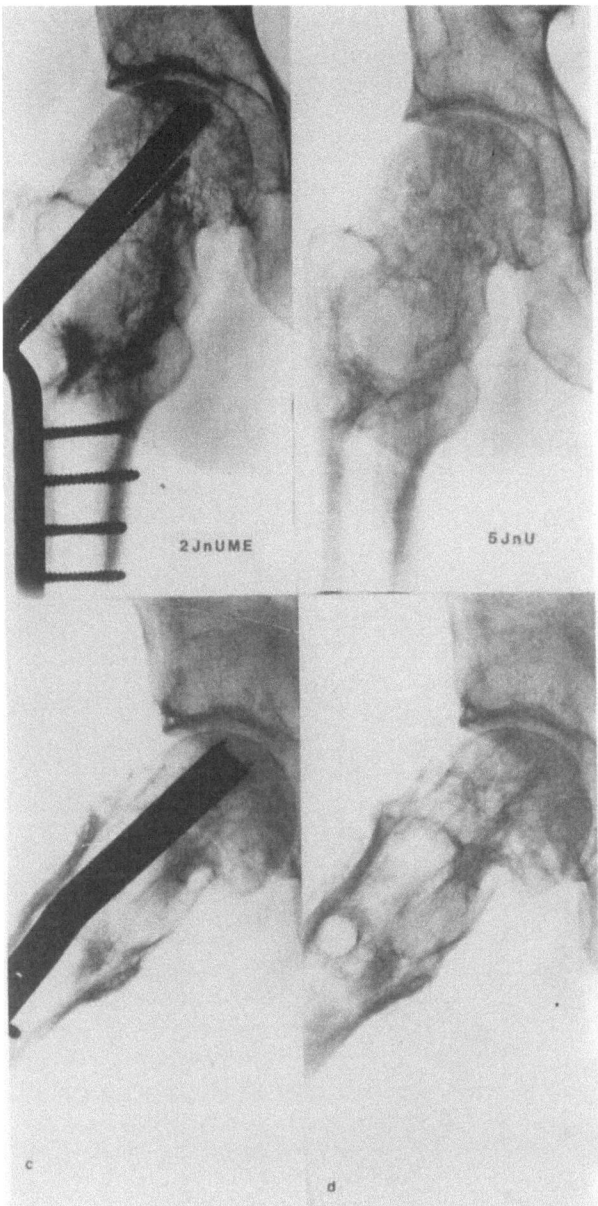

wünschte Medialisierung des Femurschaftes gegenüber der Traglinie und damit ein Genu valgum zu vermeiden.

Literatur

Bombelli R (1976) Osteoarthritis of the hip. Springer, Berlin Heidelberg New York
Bragard K (1932) Das Genu valgum. Z Orthop Chir 57 (Beiheft)
Müller ME (1971) Die hüftnahen Femurosteotomien, 1. Aufl. 1957, 2. Aufl. mit Anhang: 12 Hüfteingriffe. Thieme, Stuttgart
Müller ME, Allgöwer M, Schneider R, Willenegger H (1977) Manual der Osteosynthese. AO-Technik, 2. neubearb. erweit. Aufl. Springer, Berlin Heidelberg New York
Pauwels F (1935) Der Schenkelhalsbruch, ein mechanisches Problem. Enke, Stuttgart
Pauwels F (1973) Atlas zur Biomechanik der gesunden und kranken Hüfte. Prinzipien, Technik und Resultate einer kausalen Therapie. Springer, Berlin Heidelberg New York

Trochantäre Femurosteotomien nach posttraumatischen Fehlstellungen

W. Knopp, A. Lies und G. Muhr

Pseudarthrosen und in Fehlstellung verheilte Frakturen führen am proximalen Femur nicht nur zu Achsendeformitäten, auch Gelenkkapsel und pelvitrochantäre Muskulatur verändern sich funktionell restriktiv. Können diese funktionellen Negativfolgen durch Korrektureingriffe auch langfristig beseitigt werden, sind hier gelenkerhaltende Eingriffe überhaupt sinnvoll?

Patientenkollektiv

Um ein relevantes Nachuntersuchungsergebnis erhalten zu können, wurde zur Beurteilung der Spätergebnisse nach hüftgelenknaher Femurosteotomie unser Patientenkollektiv aus den Jahren 1973–1983 nachuntersucht. Von 115 Patienten konnten 79 Patienten (69%) nachuntersucht werden. Der durchschnittliche Nachuntersuchungszeitraum betrug nahezu 7 Jahre.

58 Patienten waren primär operativ behandelt worden. Überwiegend war ein Schenkelhalsbruch diagnostiziert worden. Die Indikation zur Korrekturosteotomie war durch Achsenfehlstellungen, durch Achsenfehler und Pseudarthrosen, sowie aufgrund des Frakturverlaufes und auch durch posttraumatische Koxarthrosen bedingt.

Hüftkopfnekrose

In 12 Fällen war 1–7 Jahre nach der Korrekturosteotomie wegen konsekutiver Hüftkopfnekrose die Implantation einer Totalendoprothese erforderlich. 9mal war die Korrekturosteotomie wegen Schenkelhalspseudarthrosen und 3mal nach in Fehlstellung verheilten proximalen Femurfrakturen erfolgt. Bei der Nachuntersuchung mußte bei 7 weiteren Patienten eine Teilnekrose des Hüftkopfes festgestellt werden, wobei diese 5mal wegen Schenkelhalspseudarthrosen korrigiert worden waren. Diesen 7 Patienten mußte aufgrund der bei der

---

Chirurgische Universitätsklinik, Berufsgenossenschaftliche Krankenanstalten „Bergmannsheil", Gilsingstr. 14, W-4630 Bochum 1, Bundesrepublik Deutschland

Nachuntersuchung geklagten subjektiven Beschwerdesymptomatik die Implantation einer Totalendoprothese empfohlen werden.

Nach korrigierten Schenkelhalspseudarthrosen (44 Patienten) konnte somit in 14 Fällen (32%) die Entwicklung einer stärkeren Arthrose aufgrund einer Hüftkopftotal- oder -teilnekrose nicht verhindert werden. Im Gegensatz hierzu war von den 29 Patienten, bei denen die Korrekturosteotomie bei Schenkelhalspseudarthrose noch innerhalb der ersten 3 posttraumatischen Monate durchgeführt worden war, nur bei 5 Patienten (17%) eine spätere Kopfnekrose aufgetreten.

Nachuntersuchung

Die 12 Patienten, bei denen die Implantation einer Totalendoprothese erfolgte, wurden bei der vergleichenden Beurteilung der Spätergebnisse nicht mehr berücksichtigt, da die bei der Nachuntersuchung festgestellten Ergebnisse nicht auf eine Korrekturosteotomie zurückgeführt werden konnten.

Bei den anderen Patienten zeigte der Vergleich der Befunderhebung vor und nach Korrekturosteotomie eine statistisch signifikante Verbesserung der Funktion des Hüftgelenkes, der Gehstrecke und des Gangbildes. Dies, obwohl eine Zunahme des schweren Arthrosegrades von 2 auf 8% festgestellt werden mußte. 74% der Patienten gaben eine gute Beurteilung des Behandlungsergebnisses nach Korrekturosteotomie ab, wogegen das Ergebnis der Primärbehandlung verständlicherweise nur in wenigen Fällen gut beurteilt wurde.

Indikationen

Die Indikation zur Umstellungsosteotomie wird in der Regel unter dem Gesichtspunkt einer prophylaktischen Maßnahme zur Vermeidung sekundär arthrotischer Folgen an Beingelenken und Wirbelsäule gestellt.

Posttraumatische Koxarthrosen bei Patienten vor dem 60. Lebensjahr sind noch keine Kontraindikation zur Korrektur, da selbst in diesen Fällen mit günstigen subjektiven Langzeitergebnissen gerechnet werden kann. Bei jüngeren Patienten mit Fehlstellungen ist trotz klinischer Beschwerdefreiheit nach eingehender Aufklärung über die möglichen Spätfolgen die Korrekturosteotomie zu empfehlen. Die Fehlstellung muß vor der Gelenkdestruktion korrigiert werden!

Absolute Winkelmaße in der Indikationsstellung zur Korrekturosteotomie sind aber wenig geeignet, da sie die funktionell bedeutsame Verlagerung der Traglinie nicht berücksichtigen! Eine leichte Form der Fehlstellung liegt vor, solange die Tragachse innerhalb der zentralen Schienbeinkopfhälfte verläuft – bei schweren Formen verläuft die Tragachse außerhalb des Schienbeinkopfes.

Eine idiopathische Varus- oder Valgusfehlstellung kann die posttraumatische Achsenabweichung verstärken oder aber auch gegensinnig aufheben!

Eine absolute Indikation zur Korrekturosteotomie bei Achsabweichungen in der Frontalebene ist gegeben, wenn die Traglinie außerhalb des Schienbeinkopfes verläuft. Eine relative Indikation besteht beim Verlauf der Traglinie außerhalb der zentralen Schienbeinkopfhälfte, wobei Varusfehlstellungen aufgrund geringerer Kompensationsmöglichkeiten eher zu korrigieren sind als Valgusfehlstellungen.

Schlußfolgerung

Zum Behandlungsziel bei proximalen Femurfrakturen gehört die Vermeidung von Achsenfehlstellungen und Pseudarthrosen. Ist diese Komplikation dennoch eingetreten, kann mit einer korrigierenden Femurosteotomie die Spätprognose deutlich verbessert werden. In unserem Patientenkollektiv war dies bei nahezu ⅔ aller Patienten der Fall. Das therapeutische Konzept kopferhaltender Korrektureingriffe nach in Fehlstellung verheilten hüftgelenknahen Femurfrakturen oder hüftgelenknahen Pseudarthrosen ist auch bei bereits ausgebildeter Koxarthrose aufgrund der dargelegten Ergebnisse gerechtfertigt, selbst wenn im Einzelfall der totalendoprothetische Ersatz des Hüftgelenkes nicht immer abgewendet werden kann. Schenkelhalsbrüche, insbesondere des Frakturtypes Pauwels III, erfordern bei drohenden Bruchheilungsstörungen korrigierende intertrochantäre Femurosteotomien innerhalb der ersten 3 posttraumatischen Monate.

Literatur

Ganz R, Noesberger B (1978) Die posttraumatische Koxarthrose und ihre Behandlungsmöglichkeiten. Unfallheilkunde 81:238

Kroedel A (1985) Korrektur posttraumatischer Fehlstellungen am Femur. Unfallchirurg 88:432

Lies A, Scheuer I (1984) Ergebnisse der hüftgelenknahen Femurosteotomie nach Trauma. In: Hierholzer G, Müller KH (Hrsg) Korrekturosteotomien nach Traumen an der unteren Extremität. Springer, Berlin Heidelberg New York Tokyo

Muhr G (1984) Formen und Technik der hüftgelenknahen Femurosteotomie. In: Hierholzer G, Müller KH (Hrsg) Korrekturosteotomien nach Traumen an der unteren Extremität. Springer, Berlin Heidelberg New York Tokyo

Rehn J, Müller-Färber J (1983) Korrektureingriffe nach fehlverheilten Frakturen. Zentralbl Chir 108:1065

Teil V
Störungen der Frakturheilung: Femurschaft und distales Femur

Einfluß von Operationszeitpunkt und Operationstechnik auf den Heilungsverlauf kindlicher Femurschaftfrakturen

S. Hofmann-v. Kap-herr, U. Cattarius-Kiefer, J. Scholl und U. Berg

Aus dem Krankengut der Kinderchirurgischen Universitätsklinik Mainz wurden 2 Zehnjahresserien von Oberschenkelschaftfrakturen kontinuierlich überprüft. Dabei handelte es sich um 215 Fälle aus den Jahren 1968–1977 (Tabelle 1) und 192 Kinder zwischen 1978 und 1987, die miteinander verglichen wurden. 102 konservativ mit Extension behandelte und 129 operativ mit Plattenosteosynthese versorgte Kinder konnten nachuntersucht werden. Zur Frage der gestörten Frakturheilung wurden aber nur die Ergebnisse der operierten Fälle für diese Tagung analysiert.

Tabelle 1. Oberschenkelfraktur im Kindesalter

Übersicht	Gesamtzahl	Kontrolluntersuchungen	Extensionsbehandlung	Plattenosteosynthese	Andere Behandlung
1968–1977 Serie 1	215	164	75	54	35
1978–1987 Serie 2	192	118	27	75	16
Gesamt	407	282	102	129	51

Hierbei fiel auf, daß die Heilungsergebnisse erheblich davon abhängen, ob die Oberschenkelfrakturen primär, also sofort oder in den ersten Tagen operiert werden, oder ob die Operation sekundär durchgeführt wird, wenn die konservative Therapie erfolglos geblieben ist. Die Untersuchungen zeigen, daß die sekundär operierten Fälle schlechtere Ergebnisse bringen.

Die 129 nachkontrollierten operativen Fälle erbrachten (bezüglich Achsabweichung, Beinlängendifferenz, Rotationsfehler und Komplikationen) folgende Ergebnisse:

Abt. für Kinderchirurgie, Chirurgische Universitätsklinik, Langenbeckstr. 1, W-6500 Mainz, Bundesrepublik Deutschland

Beinlängendifferenz (Tabelle 2)

Hier wurde zusätzlich das konservative Vorgehen in die Untersuchung miteinbezogen bezüglich einer oder mehrerer Repositionen, wenn also in der Extension Nachkorrekturen erfolgen mußten. Dabei wird deutlich, daß 4 von 11 Fälle mit mehreren Repositionen mehr als 1 cm Längendifferenz aufwiesen, aber nur 9 von 91 bei einmaliger Reposition. Es konnte zwar bestätigt werden, daß nicht-operierte Kinder seltener Beinlängendifferenzen bekamen, aber die durchschnittliche Beinlängendifferenz lag bei den Operierten vergleichsweise sogar etwas niedriger. Ein deutlicher Unterschied bestand zwischen den primär und sekundär Operierten: Es hatten nämlich nur 9 von 54 primär, aber 22 von 75 sekundär Operierten eine Längendifferenz von mehr als 1 cm.

Achsabweichung (Tabelle 3)

Die Achsabweichungsrate, mit Ausnahme der Rotationsfehler, ist mit 10 von 129 Fällen erwartungsgemäß gering. Hochinteressant ist aber, daß 9 dieser 10 Fälle von Sekundärosteosynthesen stammen. Hier spielen in der ersten Serie auch die damals noch verwendeten Halb- und Drittelrohrplatten und mangelnde Kompression eine negative Rolle. Insgesamt kommen aber bei operierten Patienten 3mal weniger Achsabweichungen vor als bei konservativ behandelten.

Rotationsfehler (Tabelle 4)

Es ließen sich fast gleich viele Innen- und Außenrotationsfehler feststellen.
Schwerwiegende Rotationsfehler von mehr als 20° wurden bei operierten Kindern ncht gesehen. Insgesamt sind Rotationsfehler selten. Bei 15 operierten Kindern, die nach Epiphysenschluß kontrolliert wurden, ergaben sich nur ein Innen- und 2 Außenrotationsfehler.
Als echte verbleibende Rotationsfehler können also nur diejenigen gezählt werden, die nach Epiphysenschluß festgestellt wurden. Sie spielen offensichtlich bei den operierten Oberschenkelfrakturen keine Rolle.
Dennoch erstaunt das Vorhandensein von Rotationsfehlern. Die Ursachen dürften unfallunabhängige vorgegebene Winkeldifferenzen oder vorübergehendes Reizwachstum vor Epiphysenschluß sein (2. Serie, Kontrolluntersuchungsabstand).

Komplikationen (Tabelle 5)

Wer das Thema des Symposions genau nehmen will, dürfte sich eigentlich nur auf diesen Punkt beziehen. Denn hier geht es um die Frage nach Refrakturen und nach Ostitis bzw. Osteomyelitis. Diese Komplikationen sind aber so sel-

Tabelle 2. Längendifferenz >1 cm in Abhängigkeit von der Therapieart 1968–1987

	0–1 Repositionen	2 und mehr Repositionen	Summe
Extensionsbehandlung	n=91	n=11	102
Längendifferenz >1 cm	9	4	13
	Primäre Operation	Sekundäre Operation	
Druckplattenosteosynthese	n=54	n=75	129
Längendifferenz >1 cm	9	22	31

Tabelle 3. Verbliebene Achsabweichungen nach Plattenosteosynthese (n=10; 1968–1987: n=129)

	Antekurvation	Rekurvation	Varus	Valgus
Primäre Osteosynthese n=54	0	0	1	0
Sekundäre Osteosynthese n=75	6[a]	1	2[a]	0
Gesamt	6	1	3	0

[a] Alle aus der Serie 1968–1977

Tabelle 4. Verbliebener Rotationsfehler nach Plattenosteosynthese (1968–1987: n=90)

	Innenrotation			Außenrotation	
	>20°	+20° bis >10°	+10° bis −10°	<−10° bis −20°	<−20°
Primäre Osteosynthese	0	6[a]	26	3[a]	0
Sekundäre Osteosynthese	0	1	49	5	0
Gesamt	0	7	75	8	0
Davon nach Epiphysenschluß n=15	0	1	12	2	0

[a] 2. Serie 1978–1987 alle vor Epiphysenschluß

Tabelle 5. Komplikationen (n=129)

	Serie 1 1968–1977 n=54	Serie 2 1978–1987 n=75	Gesamt n=129
Refrakturen	8	2	10
(davon mit Metallbruch)	(3)	(0)	(3)
Ostitis	0	2	2

ten, daß sie nicht nach Sekundär- oder Primäroperation unterteilt werden konnten. Dennoch ist die Gegenüberstellung der beiden Serien interessant, weil sich nämlich herausgestellt hat, daß in der ersten Serie die Zahl des Metallbruches, des Schraubenausrisses und der Refraktur deutlich höher war. Dies liegt eben vermutlich an der Verwendung von ⅓ und ½-Rohrplatten und der Verwendung von normalen Druckplatten, die aber damals nicht unter Kompression gesetzt wurden.

Weiterhin gab es in der 1. Serie mit 54 kontrolluntersuchten Druckplattenosteosynthesen keine, in der zweiten Serie mit 75 Fällen 2 Ostitisfälle, die aber beide folgenlos ausheilten: In einem Fall eine ohne über das Durchschnittsmaß hinausschießende Beinlängendifferenz, bei dem anderen Kind verblieb eine Beinlängendifferenz von 2,5 cm.

Schlußfolgerungen

Die operative Behandlung der Oberschenkelfraktur im Kindesalter ist der konservativen dann überlegen, wenn die richtige Technik angewendet wird. AO-Prinzipien und entsprechendes Material sind bindend, Minimalosteosynthesen und andere sog. „kindgerechte" Knochenchirurgie führen zu schlechten Ergebnissen.

Die sekundären Osteosynthesen nach vergeblicher konservativer Therapie bringen erheblich schlechtere Ergebnisse als die primäre, ebenso wie ein selektioniertes Krankengut (Beispiel: Osteosynthese nur bei multitraumatisierten Patienten). Die Entscheidung zwischen operativer und konservativer Therapie sollte möglichst sofort gefällt werden.

Eine 20-Jahres-Serie kann nur, um ein einigermaßen homogenes Krankengut aufzuweisen, über Plattenosteosynthesen informieren. Die in letzter Zeit favorisierte externe Fixation hat zwar den Vorteil, eine zweite Operation zu vermeiden. Nicht zu verkennen ist aber das erhebliche Gewicht des Materials, insbesondere bei kleinen Kindern, und die damit verbundene Umständlichkeit. Hinzu kommt, daß nicht alle Forderungen der AO-Osteosynthesebedingungen mit der externen Fixation erfüllt werden können. Somit bleibt zunächst abzuwarten, wie gut wirklich die Langzeitergebnisse dieses neuerdings propagierten Verfahrens sein werden.

Posttraumatische Fehlheilungen bei 199 Plattenosteosynthesen des Femurschaftes

R. Wagner und A. Weckbach

Einleitung

Die Operationsindikation bei Oberschenkelschaftbrüchen ist – abgesehen von kindlichen Frakturen – heute unbestritten.

Mit Einführung des Verriegelungsnagels hat sich das Indikationsspektrum der Plattenosteosynthese beträchtlich verkleinert und beschränkt sich auf Frakturen bei offenen Wachstumsfugen, die offenen Defektfrakturen, Frakturen mit konkomitierenden Gefäßverletzungen oder schweren gleichseitigen Zusatzverletzungen des Unterschenkels. Die folgende Arbeit soll in kritischer Betrachtung von 199 Plattenosteosynthesen des Femurs die Fehlschläge dieses Operationsverfahrens analysieren.

Krankengut

Im Zeitraum zwischen Januar 1982 und Juni 1987 wurden an der Chirurgischen Universitätsklinik Würzburg 199 Plattenosteosynthesen bei 189 Patienten durchgeführt. Im Durchschnitt betrugen das Alter der Patienten 29 Jahre (Abb. 1), die Dauer des stationären Aufenthaltes 38 Tage, der Zeitraum bis zur Vollbelastung 4 Monate, der Zeitraum bis zur Metallentfernung 24 Monate.

Der weitaus häufigste Unfallmechanismus war mit 78% der Verkehrsunfall. In 75% waren die Frakturen geschlossen. Von den offenen Frakturen (25%) waren 84% zweitgradig und 16% drittgradig offen. Der Frakturtypus ist in Tabelle 1 aufgelistet.

Polytraumatisiert waren 42%, polyfrakturiert 62,5% der Patienten, wobei ⅔ der Zusatzfrakturen die unteren Extremitäten und zur Hälfte das ipsilaterale Bein betrafen. In Abb. 2 ist das Verletzungsprofil aufgeschlüsselt. Bemerkenswert ist, daß nur 23% der Patienten keine Begleitverletzungen aufwiesen.

Abt. für Unfallchirurgie, Chirurgische Universitätsklinik Würzburg, Josef-Schneider-Str. 2, W-8700 Würzburg, Bundesrepublik Deutschland

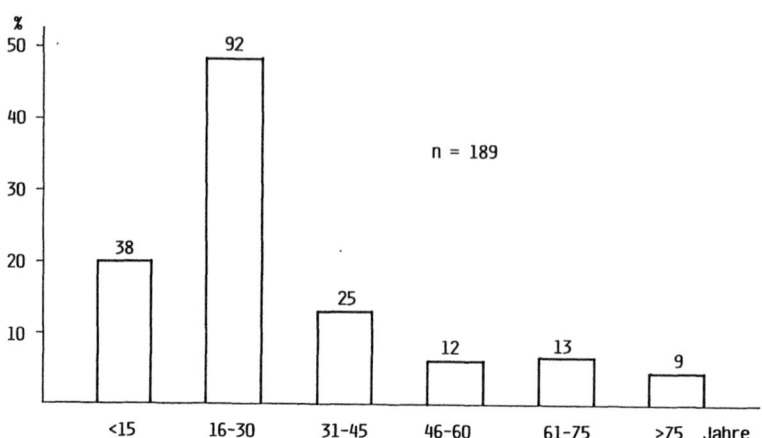

Abb. 1. Altersverteilung von 189 Patienten mit Oberschenkelschaftfrakturen

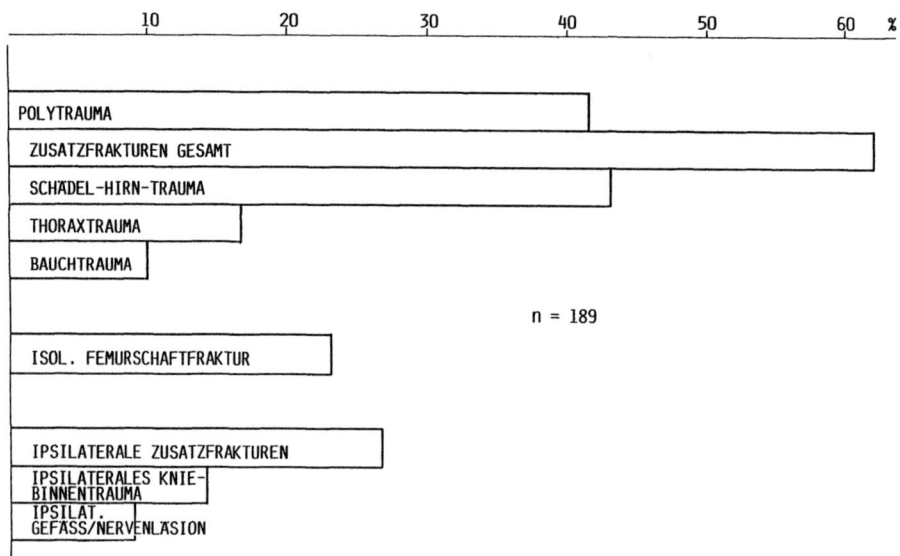

Abb. 2. Verletzungsmuster von 189 Patienten mit Oberschenkelschaftfrakturen

Komplikationen

Vier Patienten (2%) verstarben postoperativ an extraossären Ursachen (Polytrauma IV. Grades in 3 Fällen, Multiorganversagen bei kardiogenem Schock eines 80jährigen Patienten).

Allgemeine Frühkomplikationen (ARDS, akutes Nierenversagen, gastroduodenales Streßulkus, tiefe Beinvenenthrombose, DIC, nekrotisierende Cho-

Tabelle 1. Frakturtypen des Femurschaftes (n = 199)

Frakturform	n	%
Trümmerfraktur	64	32,5
Mehrfragmentfraktur	27	13,5
Querfraktur	56	28
Schrägfraktur	28	14
Spiralfraktur	10	5
2-Etagenfraktur	9	4,5
Pathologische Fraktur	5	2,5
Gesamt	199	100

Tabelle 2. Lokale Komplikationen (%) von Plattenosteosynthesen bei Femurschaftfrakturen (n = 199)

Lokale Komplikationen	20,5
1. Aseptische Komplikationen	
a) Implantatkomplikationen	11,0
– Lockerung	2,5
– Verbiegung	1,0
– Bruch	7,5
b) Verzögerte Bruchheilung	3,0
c) Pseudarthrose	4,5
d) Achsenfehlstellung	2,5
e) Beinlängendifferenz	5,0
2. Septische Komplikationen	
Osteitis	2,5

lecystitis) zeigten sich beim polytraumatisierten Patienten in 32% der Fälle, ansonsten in 9%.

Lokale Komplikationen, naturgemäß in Kombination auftretend, fanden sich bei 41 Frakturen (20,5%). Die aseptischen Fälle addierten sich aus Implantatkomplikationen (11%) (Metallockerung: 2,5%, Metallverbiegung: 1,0%, Metallbruch: 7,5%), verzögerten Bruchheilungen (3,0%), Pseudarthrosen (4,5%), Achsenfehlstellungen (2,5%) und Beinlängendifferenzen von mehr als 2 cm (5%).

Osteitiden als septische Komplikationen mußten in 2,5% der Frakturen registriert werden. In Tabelle 2 sind die Komplikationen aufgelistet. Die Abb. 3–6 zeigen exemplarisch 4 Implantatkomplikationen.

Diskussion

Als überwiegende Ursache des Oberschenkelbruches wird in der Literatur (Burri u. Lob 1982; Ecke et al. 1980; Thielemann et al. 1988) das Rasanztrauma beim Verkehrsunfall (eigenes Krankengut: 78%) angeführt. Junge Menschen stellen das Hauptkontingent der Verletzten bei uns (Altersdurchschnitt: 29 Jahre) wie auch bei Burri u. Lob (1982) und Gärtner u. Rudolph (1987). Es findet sich ein beträchtlicher Anteil von Polytraumata sowohl im eigenen Krankengut (42%) als auch bei Lüscher et al. (1978) (52%) und Thielemann et al. (1988) (66%). Polyfrakturierte Patienten sind mit einem Anteil von 62,5% bei uns vertreten, bei Ecke et al. (1980) mit 49% und bei Lüscher et al. (1978) mit 56%.

Der Prozentsatz der offenen Frakturen (25%) in unserem Krankengut ist vergleichbar mit weiteren Literaturangaben, wo sich der prozentuale Anteil der offenen Frakturen zwischen 11,8% und 19% bewegt (Burri u. Lob 1982; Lüscher et al. 1978; Schwarzkopf et al. 1981; Thielemann et al. 1988).

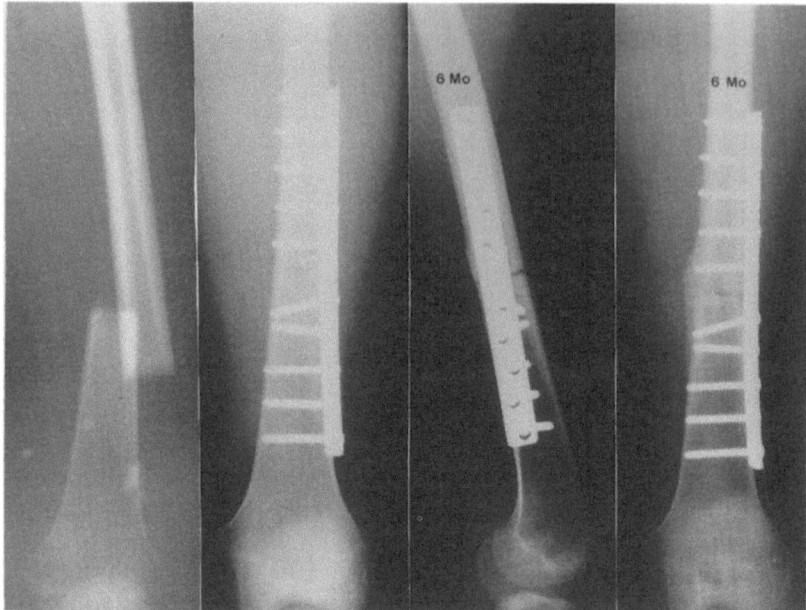

Abb. 3. Oberschenkelschaftquerfraktur links. Keine Spongiosaplastik, keine interfragmentäre Zugschraube, verzögerte Knochenbruchheilung

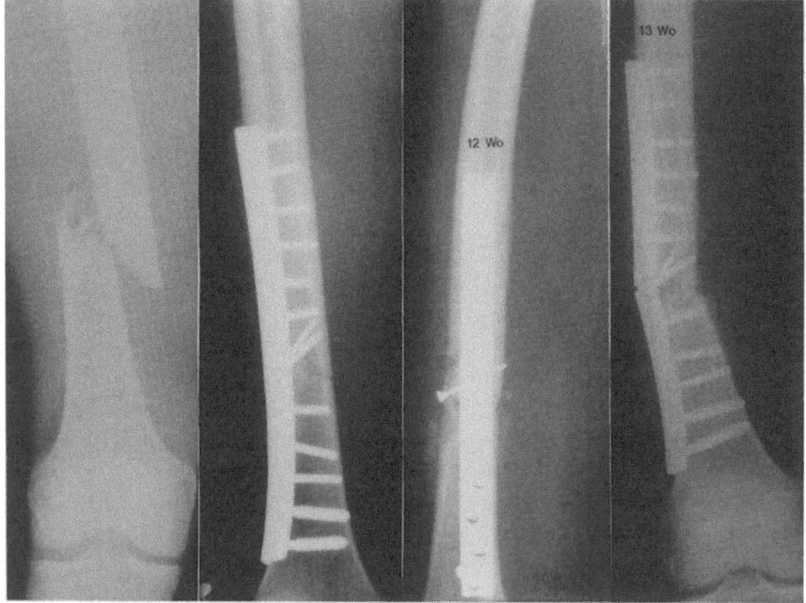

Abb. 4. Oberschenkelschaftschrägfraktur rechts. Keine Spongiosaplastik, Interfragmentärschraube insuffizient, Unruhekallus, Plattenbruch

Posttraumatische Fehlheilungen bei 199 Plattenosteosynthesen

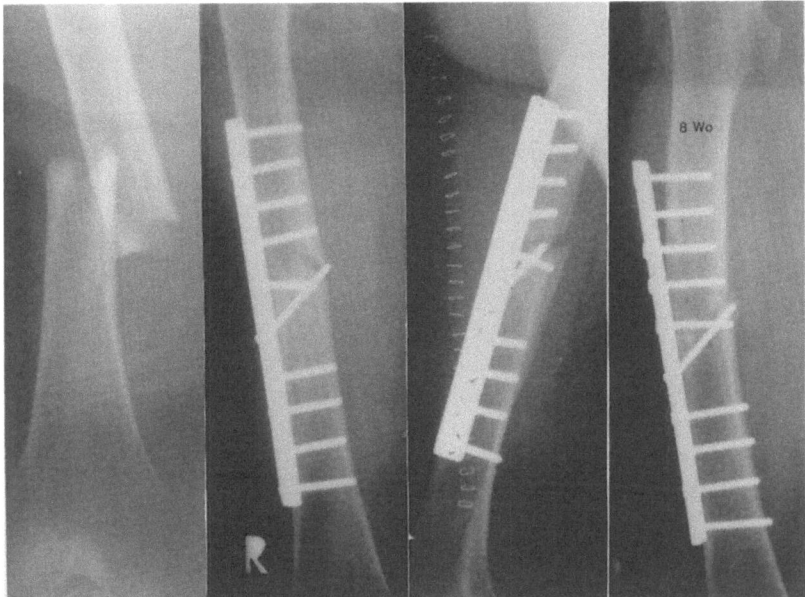

Abb. 5. Oberschenkelschaftschrägfraktur rechts. Keine Spongiosaplastik, keine interfragmentäre Kompression, proximaler Plattenausriß

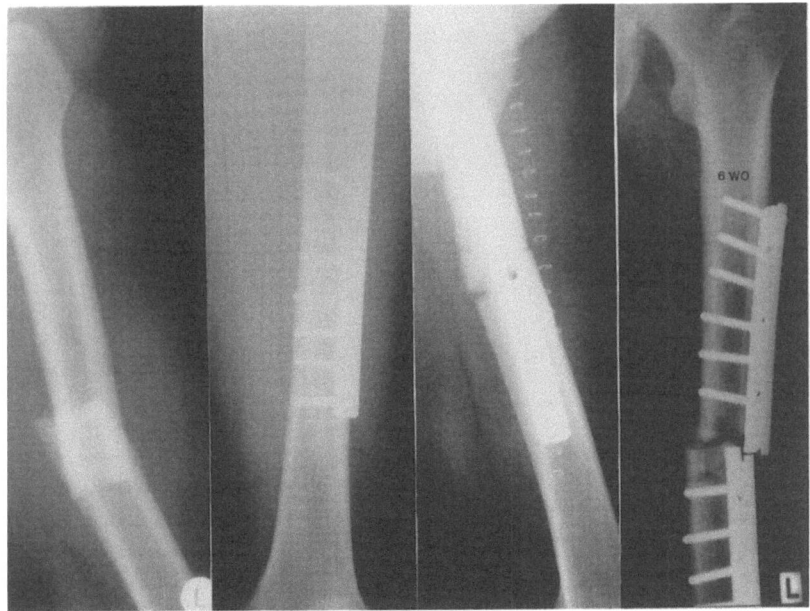

Abb. 6. Oberschenkelschaftbiegungsbruch links. Keine Spongiosaplastik, Biegungskeil nicht versorgt, keine interfragmentäre Kompression, Plattenbruch

Implantatkomplikationen finden sich bei uns zu 11%, in der Literatur bei ausschließlicher Anwendung der Plattenosteosynthese bei 6% (Schwarzkopf et al. 1981), 8,5% (Lüscher et al. 1978, nur Trümmerfrakturen) und 12% (Gärtner u. Rudolph 1987). Verzögerte Frakturheilung und Pseudarthrose müssen wir im eigenen Krankengut in 7,5% feststellen, der Literaturvergleich zeigt bei Schwarzkopf et al. 4,2% (1981), bei Gärtner u. Rudolph 6% (1987), bei Lüscher et al. 7% (1978, nur Trümmerfrakturen) und bei Lies u. Scheuer 19,5% (1981).

Septische Komplikationen treten bei uns in 2,5% der versorgten Frakturen auf, bei Gärtner u. Rudolph in 2% (1987), bei Thielemann et al. in 4,8% (1988), bei Lüscher et al. in 6% (1978, nur Trümmerfrakturen) und bei Schwarzkopf et al. in 6,3% (1981).

Obwohl unsere Komplikationsraten nicht aus dem Vergleichsrahmen fallen, dürfen sie nicht als schicksalhaft akzeptiert werden. Um sie zu minimieren, bedarf es einer kritischen Ursachenforschung.

Strenge Indikationsstellung zur Plattenosteosynthese

Die von Burri u. Lob (1982) aufgelistete, breite Operationsindikation zur Plattenosteosynthese bei Femurschaftfrakturen hat durch Einführung des verriegelungsfähigen Marknagels (Kempf et al. 1985; Klemm u. Börner 1982, 1976; Mockwitz 1981), der als „Detensionsnagel" bereits von Küntscher (1968) angeregt wurde, eine erhebliche Einschränkung erfahren und sollte im wesentlichen vorbehalten sein für kindliche Frakturen (Kuner 1975), offene Defektfrakturen, pathologische Frakturen, Frakturen mit begleitenden Gefäß- oder Nervenverletzungen und schweren ipsilateralen Zusatzverletzungen der unteren Extremität.

In dem hier referierten Zeitraum zwischen Januar 1982 und Juni 1987 war der Verriegelungsnagel bei uns noch nicht eingeführt, mit dem 70% der 199 Oberschenkelschaftfrakturen hätten versorgt werden können. Damit wären auch die der Plattenosteosynthese immanenten Risiken weggefallen. Die vollzogene „Wachablösung" der Platte durch den Marknagel demonstriert Abb. 7.

Operationstechnik

Die Plattenosteosynthese der Femurschaftfraktur erfordert eine große Erfahrung, präzise Operationstechnik und die genaue Kenntnis der biomechanischen Wechselwirkungen des Komplexes Knochen–Frakturzone–Platte (Gotzen u. Hutter 1976; Gotzen et al. 1980a, b; Lies u. Scheuer 1981; Müller et al. 1977; Willenegger 1975). Die Grundvoraussetzung für eine stabile Druckplattenosteosynthese ist die mediale Abstützung, ohne die es bei Belastung der

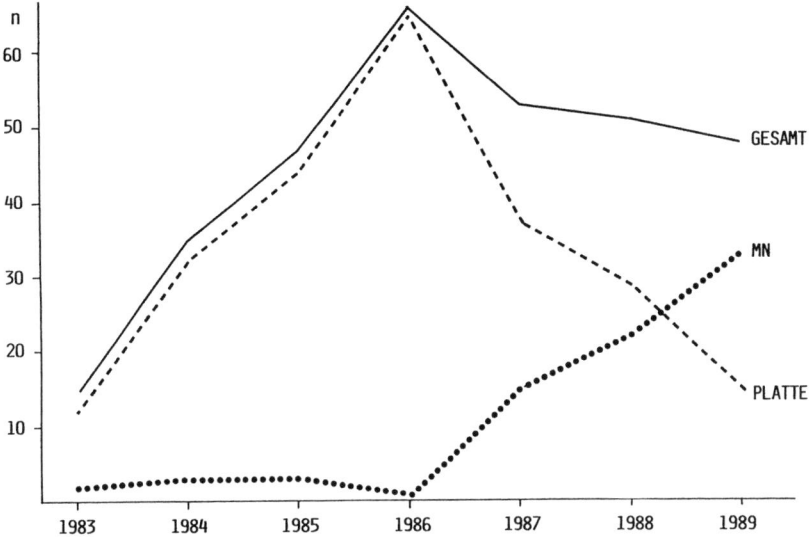

Abb. 7. Verfahrenswandel in der Osteosynthese von Femurschaftfrakturen 1983–1989 (*MN* Marknagel)

Frakturzone durch die Wechselbiegebeanspruchung zum Implantatbruch kommen kann. Fehlendes Vorbiegen, fehlendes Vorspannen, Überspannen, fehlende interfragmentäre Kompression, verbleibende mediale Defektzone, übersehene oder nicht erkennbare Fissuren der Gegenkortikalis, aseptische Knochennekrosen als Folge devaskularisierter Fragmente nach ausgedehnter Deperiostierung (Hörster et al. 1982) beim oftmals für nötig erachteten Fragmentepuzzle und der zu selten beanspruchte Rettungsanker, die primäre Spongiosaplastik sind die Hauptfehlerquellen neben falsch dimensionierten Implantaten, falscher Plattenlage, zu wenig gefaßten Kortikales (mindestens 7–8 pro Hauptfragment).

Spongiosaplastik

Von den 199 Plattenosteosynthesen wurden 18% mit einer primären Spongiosaplastik kombiniert, von den 41 Plattenosteosynthesen mit nachfolgender Komplikation 19,5% (n = 8). Davon sind bei 4 Fällen die Fehlschläge plausibel (2mal Osteitis bei offener Trümmerfraktur III. Grades, 2mal adäquates Zweittrauma). Bei den restlichen 4 Fällen ist die unzureichende Operationstechnik, die auch durch eine Spongiosaplastik nicht kompensierbar ist, als Ursache der Fehlheilung anzuschuldigen.

Gerade die Autoren, die im eigenen Krankengut ebenfalls eine niedere Rate an primärer Spongiosaplastik finden, nämlich Scheuer et al. (1982) in 11,5%,

Lüscher et al. (1978) in 18% und Gärtner u. Rudolph (1987) in 25% weisen auf die Komplikationsträchtigkeit der unterlassenen medialen Rekonstruktion hin. Es wird daher mit Entschiedenheit von vielen Autoren die konsequente, primäre Spongiosaplastik beim kleinsten Zweifel an der medialen Integrität der Frakturzone gefordert (Gärtner u. Rudolph 1987; Lies u. Scheuer 1981; Lüscher et al. 1978; Müller et al. 1977; Reschauer et al. 1979; Scheuer et al. 1982; Tscherne u. Trentz 1977; Wilder et al. 1981).

Zusammenfassung

Bei 189 Patienten wurden im Zeitraum von Januar 1982 bis Juni 1987 in der Chirurgischen Universitätsklinik Würzburg 199 Femurschaftfrakturen mittels Plattenosteosynthese versorgt. Bei 41 Osteosynthesen (20,5%) fanden sich aseptische Komplikationen in Form von Implantatkomplikationen (Lockerung 2,5%, Verbiegung 1,0%, Bruch 7,5%), verzögerten Bruchheilungen 3,0%, Pseudarthrosen 4,5%, Achsenfehlstellungen 2,5% und Beinlängendifferenzen von 5,0%. Septische Komplikationen zeigten sich in 2,5%.

Eine Minimierung der Fehlheilungen kann erreicht werden durch 1. strenge Indikationsstellung zur Plattenosteosynthese, 2. korrekte, die biomechanischen Erfordernisse berücksichtigende Operationstechnik und 3. größtmögliche Anwendung der primären oder früh-sekundären Spongiosaplastik.

Literatur

Burri C, Lob G (1982) Die Plattenosteosynthese am Femurschaft. Unfallheilkunde 158:117–122

Ecke H, Neubert C, Neeb W (1980) Analyse der Behandlungsergebnisse von 1127 Patienten mit Oberschenkelfrakturen aus der BRD und der Schweiz. Unfallchirurgie 6:38–43

Gärtner J, Rudolph H (1987) Die Femurschaftfraktur. Behandlung und Ergebnisse von 209 Frakturen. Unfallchirurgie 13:99–105

Gotzen L, Hütter J (1976) Experimentelle Untersuchungen zur Plattenvorbiegung – Ein Beitrag zur Biomechanik der Plattenosteosynthese. Arch Orthop Unfallchir 85:129–138

Gotzen L, Hütter J, Haas N (1980a) Die Kompressionsosteosynthese am Knochenschaft – Biomechanische Untersuchungen zur Plattenvorbiegung- und Vorspannung. Unfallchirurgie 6:14–23

Gotzen L, Strohfeld G, Haas N (1980b) Die Wertigkeit von Plattenvorbiegung und Vorspannung sowie schräger Plattenzugschraube für die Osteosynthesestabilität. Langenbecks Arch Chir [Suppl] Chir Forum 21–25

Hörster G, Hierholzer G, Stringl M (1982) Störungen der Knochenheilung im Bereich des Oberschenkelschaftes nach biomechanisch einwandfreier Plattenosteosynthese. Hefte Unfallheilkd 158:198–203

Kempf J, Grosse A, Beck G (1985) Closed locked intramedullary nailing. J Bone Joint Surg [Am] 67:209

Klemm K, Börner M (1982) Die Verriegelungsnagelung bei Oberschenkelschaftbrüchen. Hefte Unfallheilkd 158:122–127

Küntscher G (1968) Die Marknagelung des Trümmerbruches. Langenbecks Arch Chir 322:1063
Kuner EH (1975) Die Indikationen zur Osteosynthese beim kindlichen Knochenbruch. Chirurg 46:164–169
Lies A, Scheuer J (1981) Die mediale Abstützung – Bedeutung und Möglichkeiten der Wiederherstellung bei Osteosynthesen. Hefte Unfallheilkd 153:243–248
Lüscher JN, Rüedi Th, Allgöwer M (1978) Erfahrungen mit der Plattenosteosynthese bei 131 Femurschafttrümmerfrakturen. Helv Chir Acta 45:39–42
Mockwitz J (1981) Versorgung von Oberschenkeltrümmerbrüchen mit dem Verriegelungsnagel. Hefte Unfallheilkd 153:209–212
Müller ME, Allgöwer M, Schneider R, Willenegger H (1977) Manual der Osteosynthese. Springer, Berlin Heidelberg New York
Reschauer R, Szyszkowitz R, Paul K (1979) Die Stabilisierung von Frakturen des Femurschaftes mit Marknagel und Cerclagen. Unfallchirurgie 5:158–164
Scheuer J, Decker S, Müller-Färber J (1982) Fehlschläge der operativen Behandlung der Oberschenkelfraktur des Erwachsenen. Hefte Unfallheilkd 158:186–191
Schwarzkopf W, Kirschner P, Ahlers J (1981) Vergleichende klinische Untersuchungen nach Femurschaftosteosynthesen mit Marknagel oder Platte. Hefte Unfallheilkd 153:204–205
Thielemann FW, Blersch E, Holz U (1988) Die Plattenosteosynthese der Femurschaftfraktur unter Beachtung biologischer Gesichtspunkte. Unfallchirurg 91:389–394
Tscherne H, Trentz O (1977) Operationstechnik und Ergebnisse bei Mehrfragment- und Trümmerbrüchen des Femurschaftes. Unfallheilkunde 80:221–230
Wilder CD, Schmitt-Neuerburg KP, Dieterich HJ (1981) Mehrfragmentbrüche des Oberschenkelschaftes, Technik und Behandlungsergebnisse. Hefte Unfallheilkd 153:206–209
Willenegger H (1975) Verplattung und Marknagelung bei Femur- und Tibiaschaftfrakturen. Pathophysiologische Grundlagen. Chirurg 46:145–151

Frakturheilungsstörungen am Oberschenkel in Abhängigkeit von Operationszeitpunkt und Bruchform

V. Nutz[1] und H.D. Dahl

Wäre es nicht schön, wenn jede Oberschenkelfraktur sich spontan regenerieren würde? Leider müssen wir bei der operativen Frakturbehandlung, die uns insbesondere im Oberschenkelbereich die besseren funktionellen Ergebnisse und die frühzeitige Mobilisation des Patienten ermöglicht, auch operationsbedingte Komplikationen in Kauf nehmen. Wir konnten von 273 Patienten im Alter von 3–93 Jahren, die wegen einer Femurschaftfraktur operiert wurden, 254 überlebende Patienten mit 269 Brüchen katamnestisch untersuchen (Abb. 1). Als Unfallursache waren in fast 80% der Fälle Verkehrsunfälle zu nennen. Diese Zahl liegt über dem Landesdurchschnitt und hat im Laufe der Jahre seit 1935 stetig zugenommen.

Die gleichzeitig bei diesen Patienten zu versorgenden Begleitverletzungen (Abb. 2) sind ein Hinweis darauf, daß die überwiegende Zahl der Patienten polytraumatisiert war, was in einem Ort wie Bonn nicht verwunderlich ist, da die Stadt mit unfallchirurgischen Abteilungen gut versorgt ist. Nur 21% der Patienten wiesen neben der Femurfraktur keine zusätzliche wesentliche Verletzung auf. Der Anteil an offenen Frakturen mit etwa 20% liegt höher als in vergleichbaren Kollektiven. Infektion und Pseudarthrosebildung (Abb. 3) sind die wesentlichen Komplikationen in der Knochenheilung. Im Gesamtkollektiv beträgt die Rate 13,4%, bei den offenen Frakturen fast 29%.

Stellt man die Komplikationszahl dem Operationszeitpunkt gegenüber, dann finden wir, daß unabhängig davon, ob es sich um geschlossene oder offene Verletzungen handelte, die Komplikationsraten bei primärer Versorgung und bei der Versorgung innerhalb der 1. Woche besonders hoch lag, während in den darauffolgenden Wochen Komplikationen kaum noch auftraten (Abb. 4). Die Komplikationsrate für die Frühversorgung bleibt auch dann ungünstig, wenn die offenen Frakturen nicht berücksichtigt werden. Natürlich wurden offene Frakturen möglichst sofort versorgt. Die geschlossenen und offenen Frakturen 1. Grades zeigten bei der Versorgung am Unfalltag 11,5%, in der 1. Woche 14% und in der 2. Woche 5,7% Komplikationen.

---

[1] Kreiskrankenhaus Ammerland, Lehrkrankenhaus der Universität Göttingen, Chirurgische Abteilung, W-2910 Westerstede 1, Bundesrepublik Deutschland

Frakturheilungsstörungen am Oberschenkel

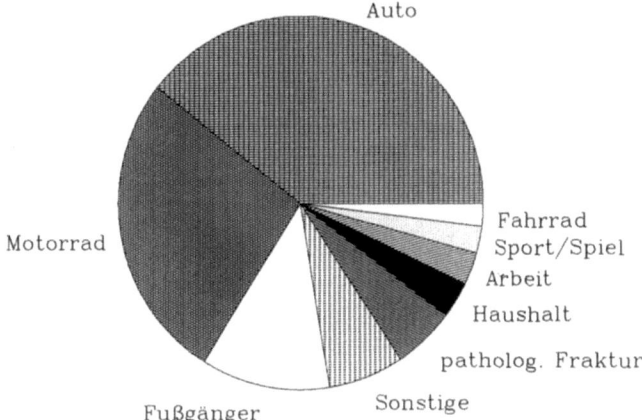

Abb. 1. Unfallursache bei 269 Femurosteosynthesen (Chirurgische Universitätsklinik Bonn, Aug. 1976 bis Okt. 1986)

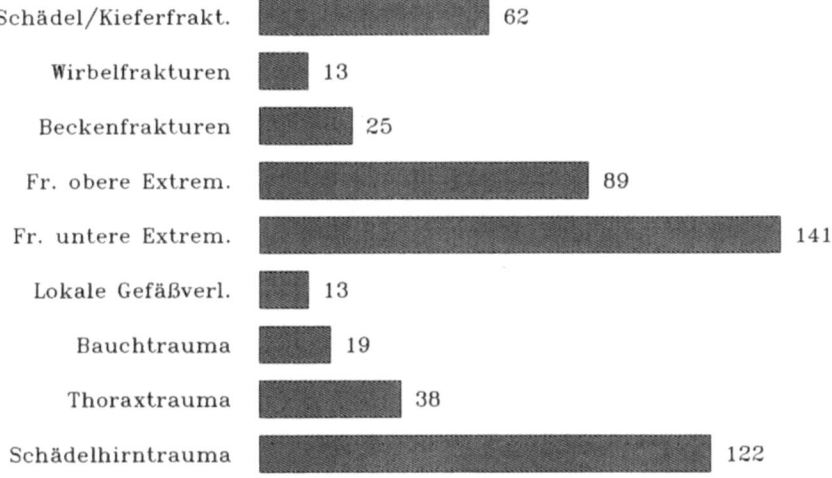

Abb. 2. Begleitverletzungen bei 269 Femurosteosynthesen (Chirurgische Universitätsklinik Bonn, Aug. 1976 bis Okt. 1986)

Berücksichtigen wir andererseits den Frakturtyp (Abb. 5), und zwar Quer-, Schräg- und Trümmerfraktur, dann finden wir sowohl bei der Querfraktur als auch bei der Trümmerfraktur die höchste Anzahl von Komplikationen:
– 12% bei der Querfraktur,
– 10% bei der Schrägfraktur,
– 15% bei der Trümmerfraktur.

Darüber hinaus ist offenbar auch die Wahl des Operationsverfahrens für das Auftreten einer Komplikation im Verlauf der Knochenheilung verantwortlich

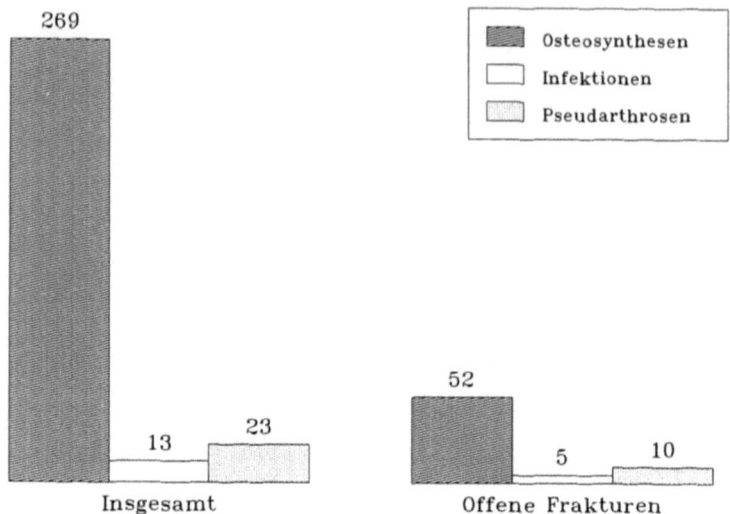

Abb. 3. Komplikationen bei 269 Femurosteosynthesen (Chirurgische Universitätsklinik Bonn, Aug. 1976 bis Okt. 1986)

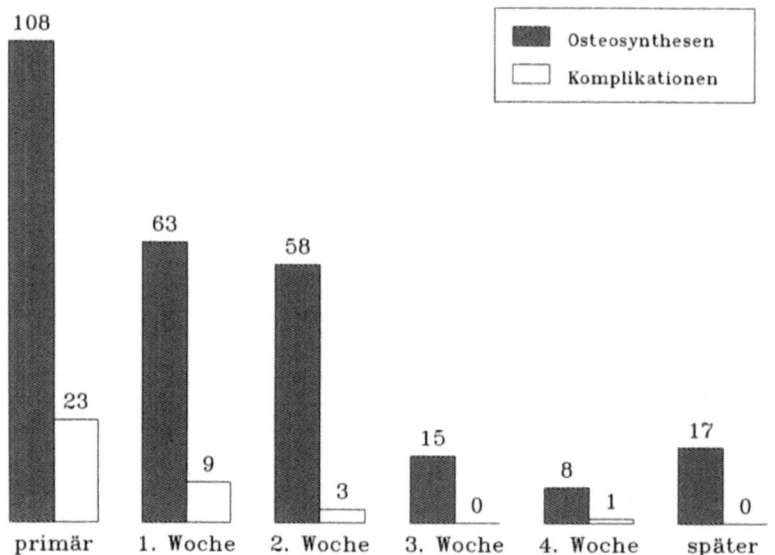

Abb. 4. Operationszeitpunkt mit abhängiger Komplikationsrate bei 269 Femurosteosynthesen (Chirurgische Universitätsklinik Bonn, Aug. 1976 bis Okt. 1986)

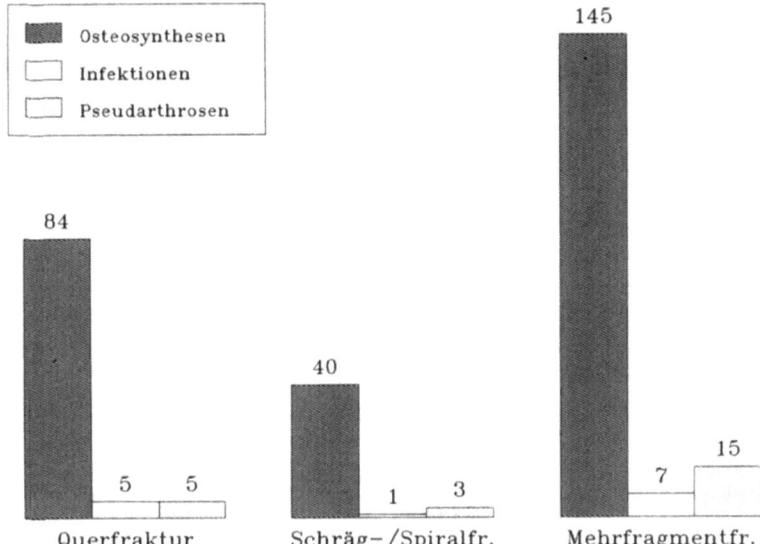

Abb. 5. Verteilung der verschiedenen Bruchformen und ihrer Komplikationen bei 269 Femurosteosynthesen (Chirurgische Universitätsklinik Bonn, Aug. 1976 bis Okt. 1986)

Tabelle 1. Operationsverfahren bei Femurfraktur und Komplikationen

	Platten-osteosynthese	Marknagel	Fixateur externe	Andere	Ins-gesamt
Insgesamt	202	46	10	11	269
Querbruch	51	31	1	1	84
Schräg-/Spiralbruch	26	11	2	1	40
Trümmerbruch	125	4	7	9	145
Komplikationen	27	3	5	1	36
Infektionen	7	2	3	1	13
Pseudarthrosen	20	1	2		23

(Tabelle 1, Abb. 6). Die prozentual höchste Rate an Komplikationen trat beim Fixateur externe auf, wobei hier zu berücksichtigen ist, daß dieses Verfahren primär bei sehr ausgedehnten Frakturen oder Weichteilschäden zur Anwendung kam. Betrachtet man die Marknagelung und die Plattenosteosynthese dann finden wir bei den mit Plattenosteosynthese versorgten Brüchen die höchste Rate an Pseudarthrosen.

Da die meisten unserer Patienten mit Plattenosteosynthese versorgt wurde, ist eine weitere Unterteilung hinsichtlich der Frakturlokalisation am Femur gerechtfertigt. Seit 1986 wurde in unserer Klinik der Verriegelungsnagel zunehmend implantiert, was sich in der vorliegenden Untersuchung noch nicht bemerkbar macht. Hier zeigt sich, daß bei Patienten mit Frakturen im Über-

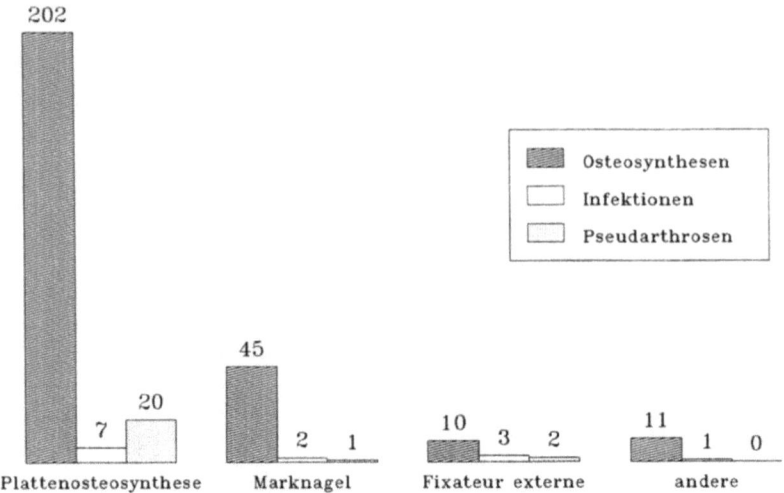

Abb. 6. Komplikationen der Femurosteosynthesen nach Operationsverfahren (Chirurgische Universitätsklinik Bonn, 1976–86, n=269)

gangsbereich zum distalen Drittel die höchsten Pseudarthroseraten zu finden waren (Abb. 7).

Auch unter Außerachtlassung der verschiedenen Frakturformen und Operationsverfahren gilt diese Verteilung für Infektionen und Pseudarthrosen, die im Übergangsbereich vom mittleren zum distalen Drittel besonders häufig auftreten (Abb. 8).

In früheren tierexperimentellen Untersuchungen konnte gezeigt werden, daß die Durchblutung nach Osteotomie des Femurschaftes im proximalen, mittleren und distalen Drittel empfindlich gestört wird. Dies wurde mit der Tracer-Mikrosphären-Methode untersucht, mit der die Mikrozirkulation bestimmt werden kann. In Abb. 9 stellen die offenen Säulen die Mikrozirkulation vor Osteotomie dar. Die Durchblutung nach Osteotomie in verschiedenen Höhen führt zu unterschiedlichem Durchblutungsrückgang in den einzelnen Schaftabschnitten. Dabei ist insbesondere im Übergangsbereich zwischen mittlerem und distalem Drittel ein besonders starker Durchblutungsrückgang meßbar.

Dabei besteht gleichzeitig nach Fraktur und Operation eine erhöhte Durchblutung der betroffenen Extremität, wie Bestimmungen der Durchflußmengen durch die A. femoralis über ein Doppler-sonographisches Verfahren gezeigt haben. Die experimentell gewonnenen Ergebnisse können als ein Hinweis auf eine Ursache der hohen Pseudarthroserate im Übergangsbereich zwischen mittlerem und distalem Drittel gelten. Die Gefäßversorgung des Femurs wird gewährleistet durch die A. nutricia, die relativ weit kranial in den Knochen eintritt, perforierende Arterien der Metaphyse und Epiphyse sowie Periostgefäße. Im Grenzbereich eines Versorgungsgebietes, das von epiphysär und über die A. nutricia vom Markraum her erfolgt, wäre eine Zone der grenzwertigen

Frakturheilungsstörungen am Oberschenkel

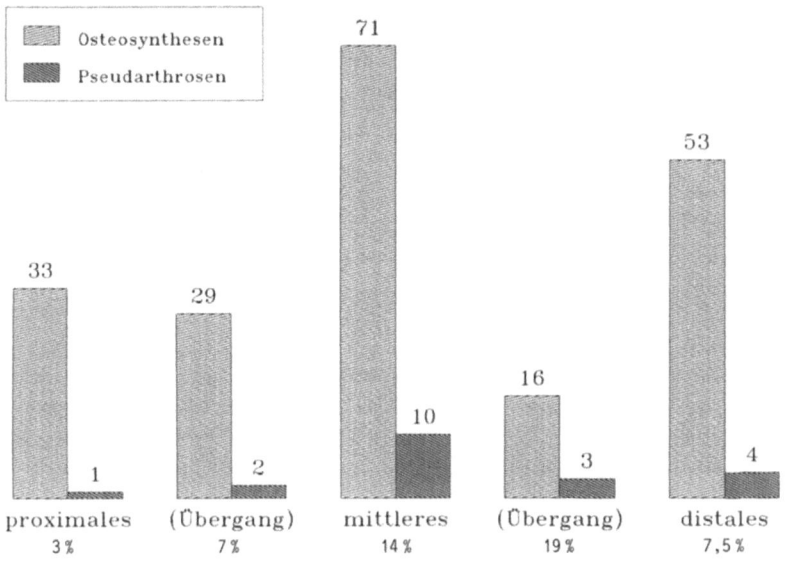

Abb. 7. Pseudarthrosen nach Plattenosteosynthese des Femurschaftes (Chirurgische Universitätsklinik Bonn, 1976–86, n = 269)

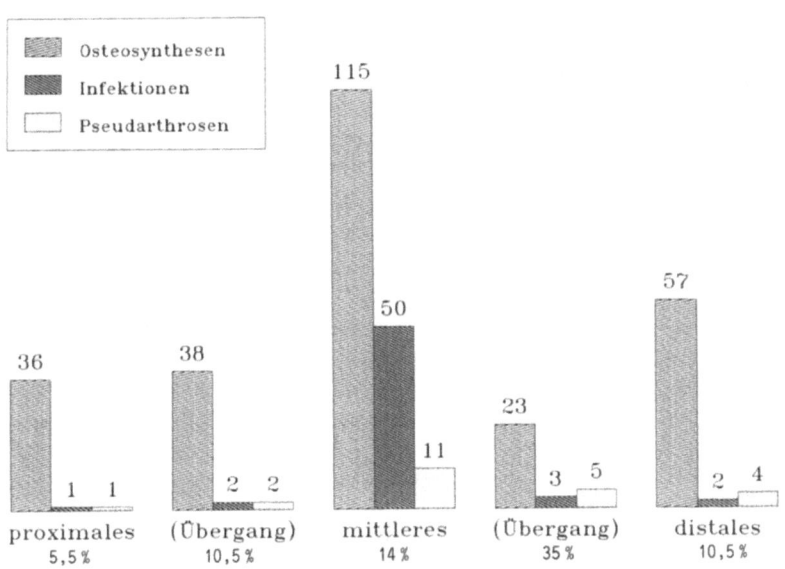

Abb. 8. Verteilung der Frakturen und Komplikationen auf verschiedene Femurschaftabschnitte bei 269 Femurosteosynthesen (Chirurgische Universitätsklinik Bonn, Aug. 1976 bis Okt. 1986)

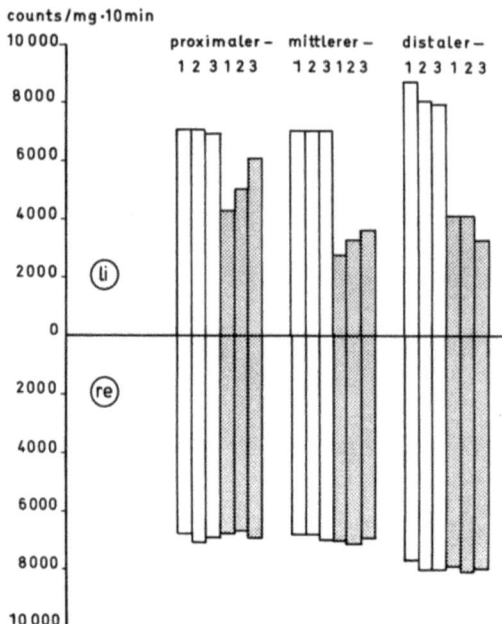

Abb. 9. Aktivität des rechten und linken Femurschaftes vor (*helle Säulen*) und nach (*dunkle Säulen*) Femurschaftosteotomie, gemessen nach Injektion von Tracer-Mikrosphären (Ce^{141} = *helle Säulen*, Ru^{103} = *dunkle Säulen*). Getrennte Darstellung der Aktivität der proximalen, mittleren und distalen Diaphyse nach Osteotomie im proximalen (*1*), mittleren (*2*) und distalen (*3*) Femurschaftbereich (jeweils 5 Kaninchen)

Durchblutung insbesondere bei Zerstörung der periostalen Gefäße durch Plattenosteosynthese im Übergang zwischen mittlerem und distalem Drittel denkbar. Wahrscheinlich bessert sich die Mikrozirkulation nach Fraktur erst im Verlaufe von Wochen. Damit wären auch die günstigeren Behandlungsergebnisse in bezug auf Komplikationsrate bei späteren Operationszeitpunkten erklärbar.

Während früher Frakturen im Übergangsbereich zwischen mittlerem und distalem Drittel für die Markraumnagelung nicht geeignet waren, bietet sich mit dem neueren Verfahren der Verriegelungsnagelung die Möglichkeit, auch diesen Frakturtyp mit einem Markraumnagel zu stabilisieren. Auch nach Abschluß des vorliegenden Untersuchungszeitraums haben wir mit diesem Verfahren, das seit 1986 in unserer Klinik angewandt wurde, keine Pseudarthrose beobachtet. Wir konnten im Gegenteil in den Fällen, in denen sich nach primärer Plattenosteosynthese Pseudarthrosebildungen andeuteten, einen erfolgreichen Verfahrenswechsel mit Implantation eines Markraumnagels durchführen.

Experimentelle biomechanische und histomorphologische Untersuchungen zur Knochenheilung einer Mehrfragmentfraktur

U. Heitemeyer[1], L. Claes[2] und G. Hierholzer[1]

Einleitung

H. Willenegger hat betont, daß Vaskularität und geeignete mechanische Konstellation die wichtigsten Faktoren sind, welche die Frakturheilung beeinflussen [6]. Die anatomische Reposition komplexer Frakturen langer Röhrenknochen mit interfragmentärer Verschraubung der Einzelfragmente zur Erzielung optimaler Stabilität im Frakturbereich stellt operationstechnisch ein schwieriges Verfahren dar. Die mit einer derartigen Operationstechnik verbundenen unvermeidbaren Manipulationen im Bruchbereich beinhalten die Gefahr einer Devastierung mit häufig nicht mehr kompensierbarer Vitalitätsstörung der Einzelfragmente. Die Diskussion in der klinischen Forschung über das geeignete Stabilisationsverfahren in der operativen Therapie schwerwiegender Mehrfragment- und Trümmerbrüche langer Röhrenknochen ist zur Zeit noch keineswegs abgeschlossen.

In einer vergleichenden tierexperimentellen Studie haben wir 4 Operationstechniken, die in der Klinik zur operativen Behandlung komplexer Frakturen angewendet werden, untersucht.

Material und Methode

Die Experimente wurden an 42 männlichen, ca. 2 Jahre alten Schafen mit einem mittleren Gewicht von 53 kg vorgenommen. Die operativen Stabilisationstechniken erfolgten an der rechten Tibia in Rechtsseitenlage der Tiere. Bei Versuchsende – 8 Wochen postoperativ – wurden die operierten Tibien explantiert. Die kontralateralen, nicht operierten Tibien von 6 Schafen dienten zu Kontrolluntersuchungen.

---

[1] Berufsgenossenschaftliche Unfallklinik Duisburg-Buchholz, Großenbaumer Allee 250, W-4100 Duisburg 28, Bundesrepublik Deutschland
[2] Sektion für Unfallchirurgische Forschung und Biomechanik, Unfallchirurgische Abteilung, Universität Ulm, Steinhövelstr. 9, W-7900 Ulm, Bundesrepublik Deutschland

Als Frakturmodell einer instabilen Mehrfragmentfraktur fand eine dreifache Keilosteotomie in Schaftmitte der rechten Schafstibia Anwendung. In den geplanten Osteotomieebenen wurde das Periost inzidiert und mit dem Skalpell gerade so weit zu den Seiten abgeschoben, daß beim Sägevorgang ein freier Lauf des Sägeblattes resultierte. Damit konnte verhindert werden, daß beim Sägen der Keile das Periost von der Knochenoberfläche abgerissen wurde.

Operative Stabilisationsverfahren

Plattenosteosynthese nach Reposition und Stabilisierung der Keile durch interfragmentäre, plattenunabhängige Zugschrauben sowie Deperiostierung der Osteotomiezone (n = 11 Schafe)

Vorversuche ergaben, daß es nicht möglich war, die Keile sicher präliminar mit Repositionszangen in den glatten Osteotomieebenen zu halten, um Gleit- und Gewindeloch für die interfragmentären Kleinfragmentkortikaliszugschrauben in der harten Schafskortikalis vorzubereiten. Durch mehrfache Repositionsversuche kam es in den Vorversuchen stets zu einer vollständigen Ablösung des nach dem Sägevorgang auf den Keilen verbliebenen Periostes. Deshalb wurden in den Hauptversuchen dieser Gruppe nach Festlegung der geplanten Osteotomieebenen noch vor dem Sägen Gleit- und Gewindelöcher für 3 Zugschrauben gebohrt. Nach Durchführung der Osteotomien für die Keile war dann durch die vorgegebene Lage der freien Zugschrauben in 3 Osteotomieebenen eine interfragmentäre Kompression der Osteotomien und Retention möglich. In den Hauptversuchen der Gruppe „Platte, anatomisch" haben wir die operationstechnisch vereinfachte Reposition und Retention der 3 Keile durch Setzen eines experimentellen, die gesamte Osteotomiezone umfassenden zirkulären Periostschadens korrigiert.

Überbrückende Plattenosteosynthese (n = 11 Schafe)

Nach Sägen der Osteotomien erfolgte die Befestigung der Überbrückungsplatte am proximalen Hauptfragment über die vorgebohrten Plattenlöcher. Danach konnte das distale Hauptfragment ohne weitere Manipulationen im Bereich der Keile an die Platte reponiert und über das vorgebohrte Plattenloch fixiert werden.

Fixateur externe (n = 10 Schafe)

Die Stabilisierung der experimentellen Fraktur erfolgte in dieser Gruppe über eine unilaterale Fixateur-externe-Konstruktion.

Verriegelungsnagel (n = 10 Schafe)

Die Verriegelungsmarknagelung wurde ohne Aufbohren der Markhöhle durchgeführt. Den Bezug zur Klinik sehen wir dadurch gegeben, daß allgemein bei der Verriegelungsnagelung von Mehrfragment- und Trümmerbrüchen der operationstechnische Hinweis erfolgt, den Bohrkopf ruhend über die Frakturzone zu schieben [4, 5].

Biomechanische Untersuchungsmethoden

Stabilitätsmessung in vitro

Die Bestimmung der operationstechnisch zu erzielenden mechanischen Stabilität der 4 verschiedenen Osteosyntheseverfahren an der Schafstibia erfolgte in vitro unter axialer Belastung. Unter der gewählten Lasteinleitung, die einen Varuswinkel von 5° bewirkte, resultierte eine maximale axiale Belastung von 298 Newton und ein Biegemoment von 3000 Nmm im Osteotomiebereich.

3-Punkte-Biegeversuch

Nach Explantation und Implantatentfernung wurden die Tibien in eine 3-Punkte-Biegeeinrichtung einer Materialprüfmaschine eingelegt. Die Biegebelastung erfolgte 3mal bis zu einer Druckkraft von 40 N mit einer Verformungsgeschwindigkeit von 1 mm/min. Alle Knochen verformten sich nur im elastischen Verformungsbereich. Die Durchbiegung der Tibien unter der Last von 40 N wurde nach der 3. Belastung als Maß für die Steifigkeit des verheilten Knochens protokolliert.

Bestimmung der Festigkeit in den einzelnen Osteotomieebenen

Nach dem 3-Punkte-Biegeversuch wurde das mittlere Tibiasegment mit der Osteotomiezone herausgesägt und in eine mediale und laterale Hälfte getrennt. Aus der ventralen, lateralen und dorsalen Kortikalis und dem lateralen Kallus der lateralen Hälfte wurden definierte Knochenstäbchen ($1,5 \times 1,5 \times 40$ mm) gewonnen. An diesen Knochenstäbchen erfolgte mit der Materialprüfmaschine die Bestimmung der Festigkeit in den einzelnen Osteotomieebenen. Die Proben wurden einer ständig steigenden Zugkraft (Belastungsgeschwindigkeit 1 mm/min) bis zur Kontinuitätstrennung ausgesetzt [1]. Bei geeigneten Proben mit mehreren Osteotomieheilungen erfolgten mehrfache Zugprüfungen an einem Tibiastäbchen. Die Festigkeit aller Knochenheilungsproben wurde dadurch berechnet, daß die maximale Reißkraft (N) durch die Querschnittsfläche (mm^2) der entstandenen Rißfläche dividiert wurde.

Die Anzahl der Tiere, die in die biomechanischen Untersuchungen einbezogen werden konnten, betrug in der Gruppe „Platte, anatomisch" 6 Schafe. In der Gruppe „Platte, überbrückend" 7 Schafe, in der Gruppe „Fixateur" 9 Schafe und in der Gruppe „Verriegelungsnagel" 5 Schafe.

Ergebnisse

Für die 4 verschiedenen Osteosyntheseformen konnten bei axialer Belastung in vitro die folgenden Stabilitätswerte ermittelt werden:

1. Platte, anatomisch   Durchbiegung δL (mm) =   0,4
                                   Steifigkeit   (N/mm) = 746
2. Platte, überbrückend   Durchbiegung δL (mm) =   0,69
                                   Steifigkeit   (N/mm) = 434
3. Fixateur externe   Durchbiegung δL (mm) =   0,48
                                   Steifigkeit   (N/mm) = 625
4. Verriegelungsnagel[1]   Durchbiegung δL (mm) =   0,73
                                   Steifigkeit   (N/mm) = 416

Das Osteosyntheseverfahren „Platte, anatomisch" ergab mit 746 N/mm Steifigkeit die mechanisch stabilste Montage. Im Vergleich zu dieser besten Stabilität (746 N/mm = 100) konnte mit der Fixateur-externe-Konstruktion 83,78%, mit der Platte, überbrückend 58,17% und mit dem Verriegelungsnagel 55,76% Ausgangsstabilität postoperativ im Osteotomiebereich erzielt werden.

Im 3-Punkte-Biegeversuch ergab sich für die Versuchsgruppe „Platte, anatomisch" als Maß der elastischen Verformbarkeit ein Mittelwert von 47,58 ± 22,57 µm Durchbiegung. Entsprechende Mittelwerte für die anderen Versuchsgruppen betrugen: 33,93 ± 7,67 µm (Platte, überbrückend), 33,83 ± 8,02 µm (Fixateur externe) und 33,0 ± 17,23 µm (Verriegelungsnagel). Ein signifikanter Unterschied zwischen den einzelnen Versuchsgruppen ist somit nicht nachweisbar, jedoch ist die Tendenz einer geringeren elastischen Verformbarkeit der experimentellen Frakturzone in den Versuchsgruppen Platte, überbrückend, Fixateur externe und Verriegelungsnagel festzustellen im Vergleich zur Versuchsgruppe Platte, anatomisch. Die Steifigkeit der Knochen unter überbrückender Plattenosteosynthese, Fixateur externe sowie statischer Verriegelungsmarknagelung liegt näher an der Steifigkeit der Kontrollen als die der Knochen nach anatomischer Plattenosteosynthese (Tabelle 1).

Bei der Präparation der Tibiastäbchen fanden wir bei einigen Proben keine Kontinuität in einer der Osteotomieebenen. In diesen Fällen erfolgte die Bewertung der Festigkeit dieser Osteotomieebene mit 0. Es lagen jedoch Kno-

---

[1] Die Messung erfolgte nach Anschlagen des Verriegelungsnagels an die laterale Kortikalis bei initialer Krafteinleitung.

Tabelle 1. 3-Punkte-Biegeversuch. Mittelwerte und Standardabweichung Durchbiegung (μm)

	Durchbiegung (μm)
Platte, anatomisch	47,58 ± 22,57
Platte, überbrückend	33,93 ± 7,67
Fixateur externe	33,83 ± 8,02
Verriegelungsnagel	33,00 ± 17,23
Kontrollen	25,56 ± 6,66

Tabelle 2. Zugprüfung der Tibiastäbchen, Festigkeit N/mm². Mittelwerte der Tibiastäbchen

	Ventral	Dorsal	Lateral
Platte, anatomisch	0,85 ± 1,66	3,67 ± 3,66	4,07 ± 5,08
Platte, überbrückend	9,10 ± 6,37	11,29 ± 5,05	10,75 ± 4,78
Fixateur externe	5,21 ± 3,19	10,24 ± 4,05	11,05 ± 2,84
Verriegelungsnagel	4,89 ± 4,99	10,70 ± 4,04	9,59 ± 6,63
Kontrollen	119,32 ± 49,82	121,06 ± 45,18	116,33 ± 45,0

chenheilungsproben vor, die 0-Werte und meßbare Festigkeiten in den anderen Osteotomieebenen aufwiesen. Die 0-Werte wurden bei den Mittelwertbestimmungen berücksichtigt. Die errechneten Mittelwerte für jedes einzelne Schaf dienten zur Berechnung der Mittelwerte der Tibiastäbchen (gesamt ventral, dorsal und lateral) sowie zur Berechnung der gesamten Mittelwerte.

Die ermittelte Festigkeit in den Tibiastäbchen zeigte in allen Versuchsgruppen einen deutlichen Unterschied hinsichtlich der anatomischen Lokalisation der Proben. Die Reißfestigkeit der Stäbchen aus dem dorsalen und lateralen Bereich der Osteotomiezone war größer als die der Stäbchen aus dem ventralen Bezirk (Tabelle 2).

Die Mittelwerte der Ergebnisse aller Zugprüfungen in den verschiedenen Untersuchungsgruppen ergaben die geringste Festigkeit für die Tibiastäbchen der Gruppe Platte, anatomisch. Der Mittelwert der Gruppe Platte, anatomisch, lag mit 2,86 ± 3,0 N/mm² signifikant[2] unter den Mittelwerten der Gruppe Platte, überbrückend, mit 10,34 ± 3,62 N/mm², der Gruppe Fixateur externe mit 9,06 ± 2,28 N/mm² und der Gruppe Verriegelungsnagel mit 8,39 ± 4,79 N/mm² (Kontrolle 122,18 ± 39,69). Die Mittelwerte der Gruppen Platte, überbrückend, Fixateur und Nagel ließen im Vergleich miteinander keine wesentlichen Unterschiede erkennen. Die großen Standardabweichungen ergeben sich daraus, daß bei ein und demselben Stäbchen bei Testung sowohl 0-Werte als auch meßbare Festigkeiten im experimentellen Frakturbereich zu ermitteln waren (Tabelle 3).

---

[2] Kruskat-Wallis-Test p < 0,05.

Tabelle 3. Zugprüfung der Tibiastäbchen, Festigkeit N/mm^2

	Mittelwerte, gesamt und Standardabweichung
Platte, anatomisch	2,86 ± 3,00
Platte, überbrückend	10,34 ± 3,62
Fixateur externe	9,06 ± 2,28
Verriegelungsnagel	8,39 ± 4,79
Kontrollen	122,18 ± 39,69

Diskussion

Die Stabilisierung von Mehrfragmentfrakturen unter Verwendung von Zugschrauben ist mitunter operationstechnisch schwierig und häufig mit erheblicher Traumatisierung der Weichteile und der Vaskularität verbunden. Die Zielsetzung der Untersuchung war es, zu klären, ob für die Knochenheilung einer Mehrfragmentfraktur die Stabilität eine so große Bedeutung hat, daß ein Vaskularisationsschaden in Kauf genommen werden kann oder ob bei einem Verzicht auf absolute Stabilisierung der Einzelfragmente durch Schonung der Weichteile eine günstigere Knochenheilung erzielt wird.

Die biomechanischen In-vitro-Messungen der 4 von uns untersuchten operativen Stabilisationstechniken zeigen, daß mit der Druckplattenosteosynthese nach Reposition der Keile und ergänzenden interfragmentären Zugschrauben sowie mit der Fixateur-externe-Montage die beste postoperative mechanische Stabilität im experimentellen Bruchbereich zu erzielen ist. Dagegen liegen die Stabilitäten für die Platte, überbrückend, und den Verriegelungsnagel deutlich niedriger. Die Berechnung der mittleren Biegesteifigkeiten der Tibien nach 8wöchiger Heilungsdauer und Entfernung der Implantate zeigt, daß die stabile Fixation mit Kompressionsplatte und Zugschrauben die geringste Steifigkeit der Heilungszone ergab. Die überbrückenden Osteosyntheseverfahren lagen dagegen näher an der Biegesteifigkeit normaler gesunder Tibien (Tabelle 1). Die Ursache dürfte in der geringeren Kallusbildung und der verzögerten intrakortikalen Heilung der Kompressionsplattenosteosynthese gegenüber den anderen Verfahren liegen. Diese verzögerte intrakortikale Heilung dokumentiert sich auch in der Festigkeitsprüfung der Knochenstäbchen aus den Osteotomiebereichen.

Die Festigkeiten der Osteotomiezonen nach 8wöchiger Versuchsdauer weisen wesentlich höhere Werte in den Knochenheilungsproben der Gruppe Platte, überbrückend, der Gruppe Fixateur externe und der Gruppe Verriegelungsnagel im Vergleich zur Gruppe Platte, anatomisch auf. Die in unseren Experimenten durchgeführte Plattenosteosynthese mit Reposition der Keile und zusätzlichen interfragmentären Zugschrauben nach zirkulärer Deperiostierung der Osteotomiezone zeitigt bei vergleichsweise guter primärer Ausgangsstabilität in der Festigkeitsprüfung die schwächste knöcherne Reparationsleistung im Bereich der osteotomierten Keile. Dagegen ergibt sich in den 3 anderen Versuchsgruppen, bei denen mit der Wahl des operationstechnischen Stabilisationsverfahrens bewußt die sekundäre Knochenbruchheilung mit Kallusbildung provoziert wurde, eine wesentlich höhere Reißfestigkeit in der Osteotomiezone. Die unterschiedlichen Steifigkeiten der überbrückenden Verfahren führten jedoch weder zu einer signifikant unterschiedlichen Biegesteifigkeit noch zu deutlichen Differenzen in der Festigkeit der Osteotomiezone bei Versuchsende (Tabelle 3). Dies spricht dafür, daß der Steifigkeit und Stabilität einer überbrückenden Osteosynthese nicht die Bedeutung zukommt wie den biologischen Umgebungsbedingungen. Offensichtlich ist, daß die relativ breiten Osteotomiespalten zwischen den Knochenkeilen der überbrückend stabilisierenden Osteosynthesen überwiegend eine Einlagerung mit neuem Geflechtknochen und einen starken Knochenumbau aufweisen, während die reponierten Osteotomien bei der Zugschraubenanwendung kaum Umbau zeigen (Abb. 1).

Die Bedeutung der parossalen Weichteilgewebe als wesentliche Funktionsträger der Revaskularisation einer Mehrfragmentfraktur mit traumatisch bedingter langstreckiger Aufhebung der medullären Blutversorgung kann aus unseren experimentellen Befunden abgeleitet werden. Innerhalb der 4 verschiedenen experimentellen Untersuchungsgruppen fanden wir eine Abhängigkeit der Festigkeit in den Knochenheilungsproben von der anatomischen Lokalisation. Die Stäbchen aus dem dorsalen und lateralen Bereich der Tibia (Tabelle 2) ergaben in allen 4 Gruppen bessere Werte als die Knochenstäbchen aus dem ventralen Bereich. Wir führen diese unterschiedlichen, von der anatomischen Lokalisation der Tibiastäbchen abhängigen Festigkeiten auf die vergleichsweise bessere Weichteildeckung der dorsalen und lateralen Tibiabezirke zurück.

Die Frage der zu erzielenden Stabilität bei der operativen Knochenbruchbehandlung ist in die Gesamtbeurteilung der jeweiligen Fraktursituation mit einzubeziehen. Die biomechanisch stabilste Osteosynthese ist nicht in jedem Fall die geeignetste. Es wird damit keineswegs die instabile Osteosynthese befürwortet, sondern die Frage nach der ausreichenden bzw. optimalen Stabilität unter Berücksichtigung der vorliegenden Frakturform erhoben. Mikrobewegungen im Bruchbereich sind auch nach operativer Behandlung heute nicht mehr diskussionslos als nachteilig für die Frakturheilung anzusehen, vielmehr deuten experimentelle Untersuchungen [2, 3] darauf hin, daß bei postoperativ bestehenden Mikrobewegungen in geeigneter Stabilisationstechnik über Kallusbildung eine sichere Frakturheilung zu erreichen ist.

Die Befunde zur Knochenheilung unter den gegebenen experimentellen Bedingungen einer instabilen Mehrfragmentfraktur zeigen, daß die postoperativ stabilste Osteosyntheseform nicht die geeignetste ist. Kann die bestmögliche mechanische Stabilität im Mehrfragmentbereich nur unter Inkaufnahme zusätzlicher periost-parossaler Weichteiltraumatisierung verwirklicht werden, ist bei traumatisch bedingtem Ausfall der medullären Blutversorgung die Möglichkeit einer ausgleichenden, von peripher einsetzenden Revitalisierung der Frakturzone unterbunden. Dagegen führen Operationstechniken, die zu-

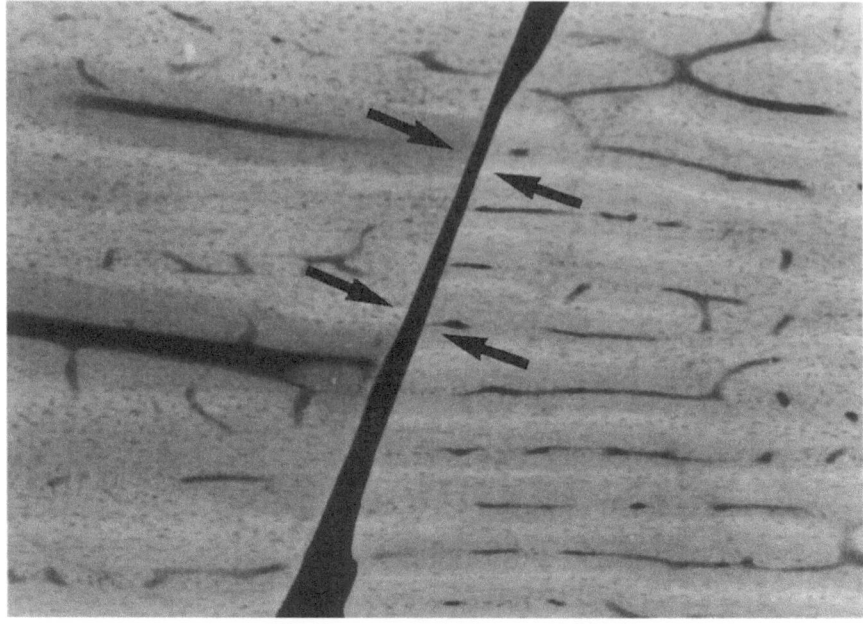

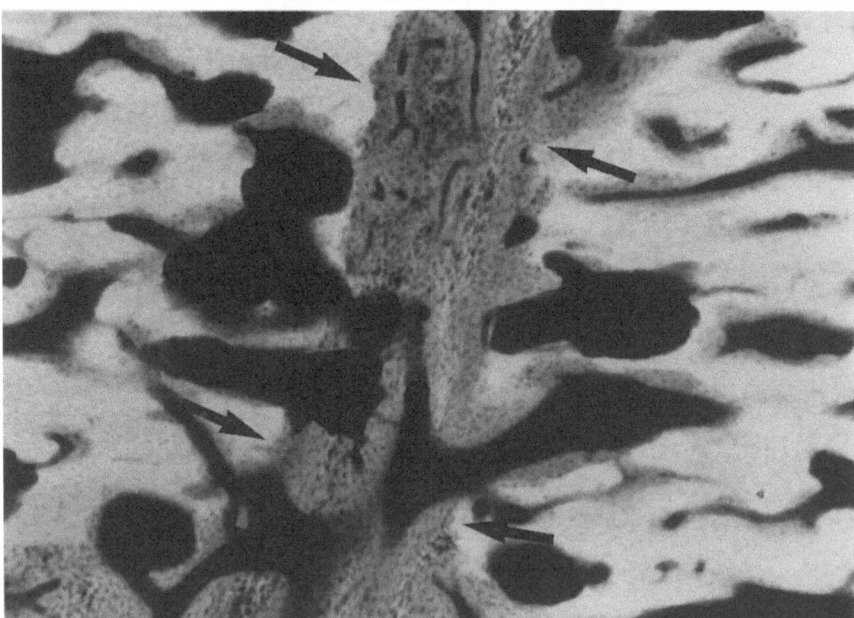

Abb. 1. a Keine knöcherne Reaktion im engen Oseotomiespalt (*Pfeile*) nicht interfragmentärer Kompression. Mikroradiographie ×50. **b** Ausgeprägte Knochenneubildung im breiten Osteotomiespalt (*Pfeile*) nach überbrückender Stabilisation. Mikroradiographie ×50

gunsten der parossalen Weichteilschonung auf die mechanisch beste Stabilität verzichten, über periphere Kallusbildung zur sicheren, schwerwiegende Komplikationen vermeidenden knöchernen Heilung.

Zusammenfassung

In einer vergleichenden tierexperimentellen Studie wird die Bedeutung der postoperativ zu erzielenden mechanischen Stabilität von 4 in der klinischen Praxis gebräuchlichen Stabilisationsverfahren – 1. Plattenosteosynthese in Verbindung mit interfragmentärer Verschraubung, 2. überbrückende Plattenosteosynthese, 3. Fixateur externe, 4. statische Verriegelungsmarknagelung – auf die ossäre Reparation untersucht. Als Frakturmodell diente eine 3fache Keilosteotomie an der rechten Schafstibia. Die biomechanischen Festigkeitsprüfungen der experimentellen Fraktur zeigten bei Versuchsende, daß das Osteosyntheseverfahren mit der mechanisch besten postoperativen Ausgangsstabilität keineswegs den günstigsten knöchernen Heilungsverlauf ergab.

Literatur

1. Claes L, Burri C, Gerngross H, Mutschler W (1984) Die Beschleunigung der Frakturheilung durch Faktor XIII. Helv Chir Acta 51:209–212
2. Claes L, Dürselen L, Kiefer H (1987) Interfragmentäre Bewegung und Knochenheilung. Optimierung der elastischen Eigenschaften von Implantaten, temporären und definitiven. Vorträge der 7. Sitzung des DVM, S 69–78
3. Goodship AE, Kenwright J (1985) The influence of induced micromovement upon the healing of experimental tibial fractures. J Bone Joint Surg [Br] 67:650–655
4. Grosse A, Beck G, Taglang G (1983) Die Operationstechnik der Verriegelungsnagelung. Hefte Unfallheilkd 161:32–35
5. Klemm K, Börner M (1982) Die Verriegelungsnagelung bei Oberschenkelschaftbrüchen. Hefte Unfallheilkd 158:122–127
6. Willenegger H (1975) Verplattung und Marknagelung bei Femur- und Tibiaschaftfrakturen: Pathophysiologische Grundlagen. Chirurg 46:145–151

Die Verriegelungsnagelung bei aseptischen Pseudarthrosen im Schaftbereich von Femur und Tibia

R. Ziegelmüller, E. Soldner und M. Börner

Von 1971–1988 wurden in der Berufsgenossenschaftlichen Unfallklinik Frankfurt am Main 254 Patienten mit einer aseptischen Pseudarthrose im Schaftbereich von Ober- und Unterschenkel durch Verriegelungsnagelung versorgt. 111 Patienten hatten eine Pseudarthrose des Oberschenkels, 143 eine Pseudarthrose des Unterschenkels.

Am Oberschenkel ließ sich als primäre Osteosynthese 54mal die Plattenosteosynthese nachweisen und 48mal eine Osteosynthese mittels intramedullärer Schienung entweder als Küntscher-Nagelung, Verriegelungsnagelung oder Kombinationsosteosynthese mit Cerclagen und kleiner Platte (Tabelle 1).

Bei den Patienten mit Unterschenkelpseudarthrose erfolgte die Erstversorgung 81mal durch Plattenosteosynthese, 41mal durch Nagelung, 9mal durch Schraubenosteosynthese und 12mal mit Fixateur externe (Tabelle 2).

Tabelle 1. Primärosteosynthese am Oberschenkel (1971–1988)

Platte	45
Winkelplatte	9
Platte und Cerclagen	1
Schrauben	1
Nagel	40
Nagel und Platte	2
Nagel und Cerclagen	6
Rush pin	2
Laschennagel	2
Fixateur externe	3

Tabelle 2. Primärosteosynthese am Unterschenkel (1971–1988)

Platte	81
Schrauben	9
Nagel	33
Nagel und Cerclagen	5
Bündelnagelung	3
Fixateur	12

Bei der Verriegelungsnagelung der Oberschenkelpseudarthrose wurde zusätzlich bei 41 Patienten eine autologe Spongiosaplastik durchgeführt, zur Nagelung der Unterschenkelpseudarthrose wählte man bei 42 Patienten eine Osteotomie der Fibula und 33mal eine autologe Spongiosaplastik. Teilbelastung nach diesen Reosteosynthesen durch Verriegelungsnagelung am Ober-

---

Berufsgenossenschaftliche Unfallklinik, Friedberger Landstr. 430, W-6000 Frankfurt/Main 60, Bundesrepublik Deutschland

schenkel konnte im Durchschnitt nach 12–16, Vollbelastung nach 18–28 Tagen erreicht werden, nach Verriegelungsnagelung der Unterschenkelpseudarthrose im Schnitt nach 18–24, Vollbelastung nach 30–40 Tagen.

An Komplikationen mußten postoperativ nach Versorgung der Oberschenkelpseudarthrose bei 3 Patienten eine Osteomyelitis, 3mal ein Nagelbruch, der die Reosteosynthese erforderlich machte, 3mal eine Bolzenfehllage, 2mal eine weiterbestehende Pseudarthrose, die die nochmalige Nagelung in Kombination mit Spongiosaplastik erforderlich machte, und 1mal ein Rotationsfehler unter 20° sowie 5mal eine Thrombose beobachtet werden.

Nach Pseudarthrosenoperation am Unterschenkel traten 2 tiefe Knocheninfekte auf, 2mal ein Nagelbruch, der die Reoperation erforderlich machte, 3mal ein Rotationsfehler, 2 unter 10 und einer unter 20°, sowie 5 Thrombosen und 3mal eine Schädigung des N. fibularis (Tabelle 3).

Im Rahmen der postoperativen Komplikationen, die sich meist in Kombination zeigten, darf nicht übersehen werden, daß bei vielen Patienten erhebliche Risikofaktoren, wie primäre Wundheilungsstörung, schlechte Weichteilsituation, Knochendefekte und mehrfache Reoperationen, vorlagen.

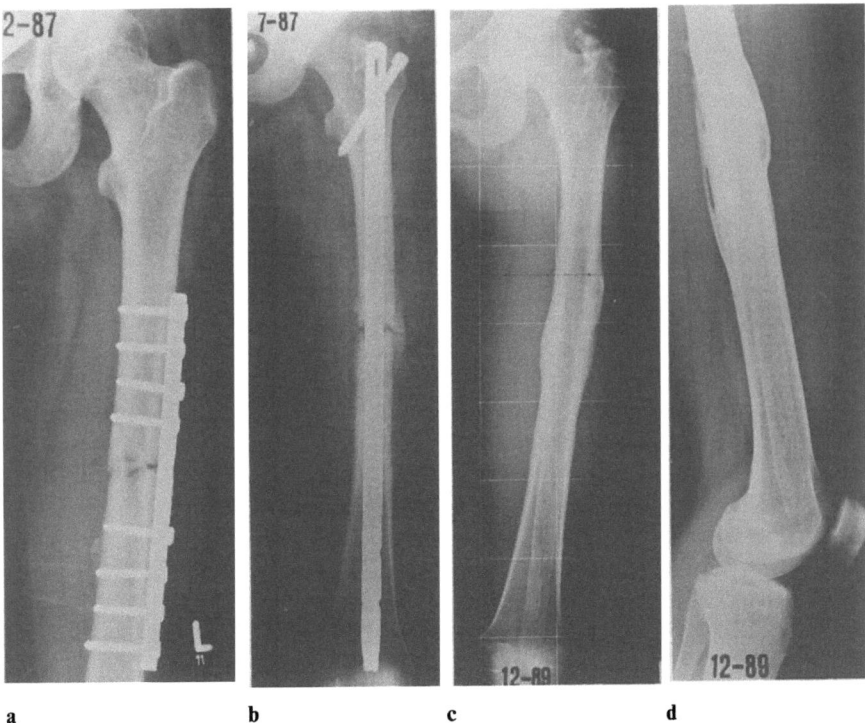

Abb. 1. a Atrophe Oberschenkelschaftpseudarthrose nach Plattenosteosynthese und fehlender medialer Abstützung. b Entfernung des Osteosynthesematerials und dynamische Verriegelungsnagelung. c, d Ausheilung in achsengerechter Stellung

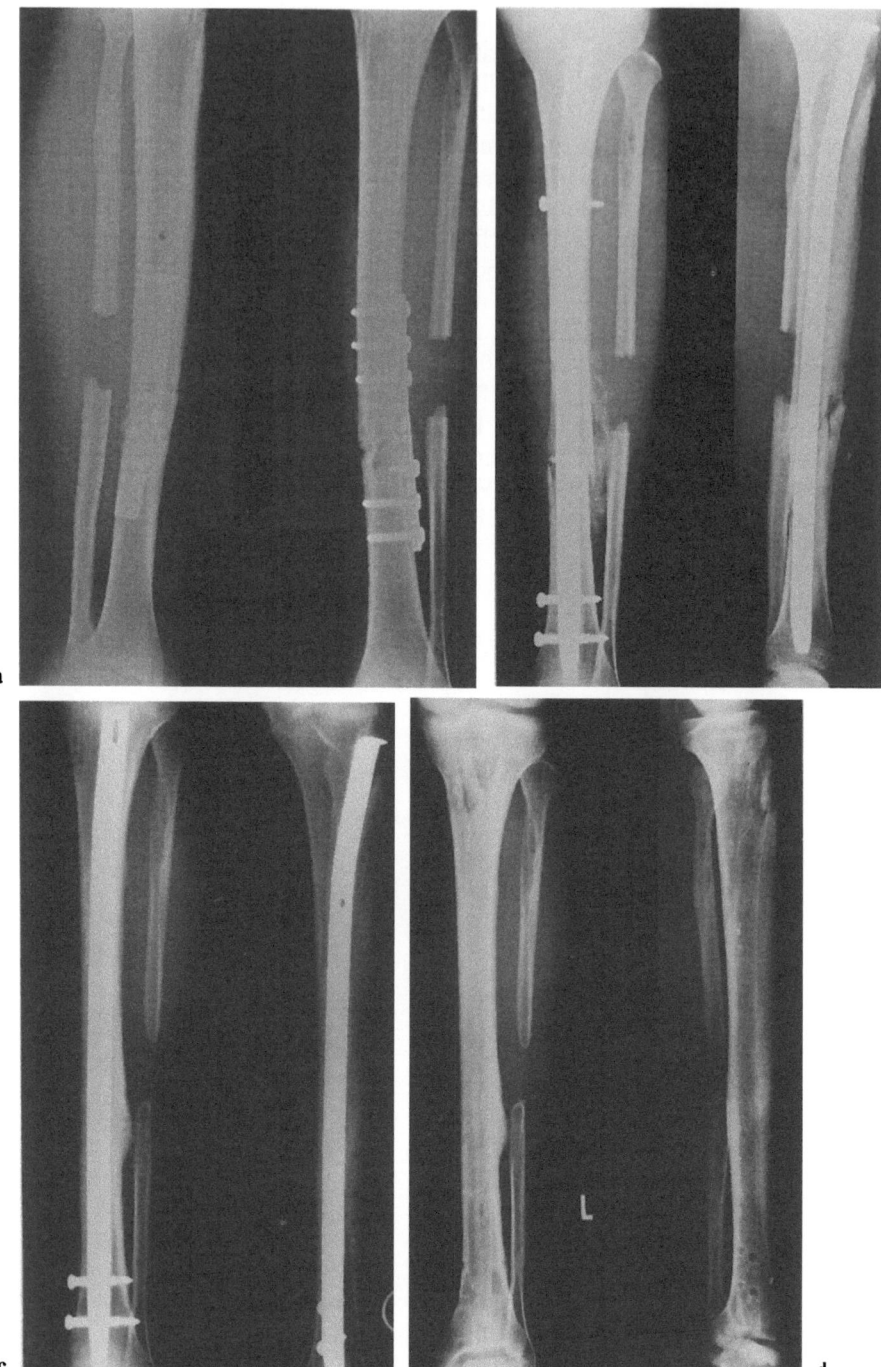

Abb. 2. a Atrophe Tibiaschaftpseudarthrose nach Plattenosteosynthese und extremer Fibularesektion. **b** Autologe Spongiosaplastik und statische Verriegelungsnagelung. **c** Vollständige knöcherne Konsolidierung. **d** Ausheilung in achsengerechter Stellung

Tabelle 3. Komplikationen

	Oberschenkel	Unterschenkel
Osteomyelitis	3 (2,7%)	2 (1,4%)
Wundheilungsstörungen	5 (4,5%)	6 (4,2%)
Nagelbruch	3 (2,7%)	2 (1,4%)
Pseudarthrose	2 (1,8%)	1 (0,7%)
Bolzenfehllage	3 (2,7%)	–
Rotationsfehler	1 (0,9%)	3 (2,1%)
Thrombose	5 (4,5%)	5 (3,5%)
Nervenschaden	1 (0,9%)	3 (2,1%)

Aufgrund der hohen Ausheilungsrate erscheint die Verriegelungsnagelung für aseptische Pseudarthrosen im Schaftbereich von Ober- und Unterschenkel als sicheres Verfahren (Abb. 1 und 2).

Der besondere Vorteil dieser Methode liegt in der frühen Belastbarkeit der zum Teil bereits mehrfach voroperierten Extremität und der Schonung der dadurch oft geschädigten Weichteile.

Literatur

Baranowski D (1988) Prinzipien der Verriegelungsnagelung an Femur und Tibia. Akt Traumatol 18:110–116

Börner M (1983) Reosteosynthese aseptischer Pseudarthrosen nach vorausgegangener Osteosynthese am Oberschenkel mit dem Verriegelungsnagel. Unfallheilkd 161:89–97

Brug E, Pennig D (1988) Standortbestimmung der Verriegelungsnagelung. Jahrbuch Chirurgie. Regensberg & Biermann, Münster, S 145–160

Peglow HJ, Börner M (1983) Aspetische Pseudarthrosen nach vorausgegangenen Osteosynthesen bei Unterschenkelfrakturen. Unfallheilkd 161:124–129

Schellmann WD, Mockwitz J, Klemm K (1978) Die aseptische Pseudarthrose des Femur und der Tibia. In: Vécsei V (Hrsg) Verriegelungsnagelung. Maudrich, Wien, S 117–125

Ziegelmüller R, Börner M (1986) Behandlung von aseptischen Pseudarthrosen durch die Verriegelungsnagelung. Unfallheilkd 182:443–444

Die fehlverheilte Femurfraktur –
Indikation und Technik der Korrekturosteotomie

F. J. Stephan, A. Krödel und H. J. Refior

Die Integrität physiologischer Achsenverhältnisse und ligamentärer sowie muskulärer Stabilisatoren gewährleistet an der unteren Extremität die gleichmäßige Kraftübertragung an den Gelenken bei statischer und dynamischer Belastung [11]. Abhängig von Ausmaß und Art einer ossären Achsenfehlstellung an der unteren Extremität, Dauer ihres Bestehens und den Kompensationsmöglichkeiten der statischen und dynamischen Stabilisatoren, ergibt sich eine Fehlbelastung angrenzender Gelenke. Lokale Überbeanspruchung führt zu Knorpelabbau und Zerstörung von Gelenkflächen [3, 5].

Posttraumatische Fehlstellungen des Schenkelhalses ergeben sich vorwiegend nach operativ versorgten pertrochantären Femurfrakturen [18]. Sie zeigen neben Bewegungseinschränkungen im Hüftgelenk die Insuffizienz der pelvitrochantären Muskulatur und Verkürzung bei der Varusstellung [2, 8, 15], ungenügende Zentrierung des Hüftkopfes, erhöhten intraartikulären Druck [3] und Verlängerung bei der Valgusstellung. Rotationsfehlstellungen des Femurs sind vorwiegend Folge konservativ oder operativ mit Marknagel versorgter Schaftfrakturen [17]. Sie führen durch ein funktionelles Ungleichgewicht der Muskulatur zur Störung der dynamischen Stabilisierung des angrenzenden Gelenkes. Auch die fehlverheilte Femurdislokation ad latus führt zu einem Muskelungleichgewicht und zusätzlich zur Verschiebung der Femurachse [6]. Suprakondyläre und Femurschaftfehlstellungen in der Frontalebene führen durch die Verschiebung der Belastungsachse aus der Kniegelenkmitte zur einseitigen Überbelastung des Gelenkes [5]. Da die Resultierende aller einwirkenden Kräfte auf das Kniegelenk nach medial verschoben ist und somit eine physiologisch erhöhte Varusbelastung besteht, bringt die Varusfehlstellung eine größere Belastung als die Valgusfehlstellung [11]. Je näher die Deformität dem Gelenk ist, um so größer ist ihre Auswirkung auf die Verschiebung der Druckverteilung. Ante- und Rekurvationsfehlstellungen, die z. T. muskulär kompensiert werden können, bedingen durch das unphysiologische Bewegungsausmaß einen erhöhten Gelenkverschleiß [9]. Zusätzlich wird die arthrotische Degeneration durch die sekundär auftretenden Bandinstabilitäten negativ beeinflußt [2, 3]. Beinlängendifferenzen, zumeist Verkürzungen der betrof-

---

Orthopädische Klinik und Poliklinik der Ludwig-Maximilians-Universität, Klinikum Großhadern, Marchioninistr. 15, W-8000 München 70, Bundesrepublik Deutschland

fenen Seite, treten zum großen Teil in Kombination mit anderen Fehlstellungen auf. Sie bedingen statisch skoliotische Fehlhaltungen an der Wirbelsäule mit Prädisposition zu degenerativen Veränderungen [6].

Diagnostik

Neben den Röntgenstandardprojektionen des Femurs sind, abhängig von der Deformität und der Osteotomiehöhe, zur präoperativen Planung spezielle Röntgenaufnahmen erforderlich. Diese sollten obligatorisch im Seitenvergleich mit der gesunden Extremität erfolgen [2]. Zur Festlegung des Antetorsionswinkels des Schenkelhalses führen wir die Röntgenaufnahme in der Technik nach Rippstein durch. Die frontalen Achsenabweichungen des Femurs werden durch die Beinganzaufnahmen beidseits erhoben. Dabei ist auf die strenge Frontalstellung des Kniegelenkes und den Ausgleich der Beinlängendifferenz zu achten. Als wesentliche Hilfslinien dienen die Traglinie, die Kniebasislinie, die Femurschaftachse und der Kniegelenkmittelpunkt. Die präoperative Anfertigung einer Zeichnung mit Korrekturwinkel, Osteotomie, Korrekturkeil, postoperativer Stellung einschließlich Implantat, ist in jedem Fall erforderlich [11, 16].

Indikation

Korrekturosteotomien bei posttraumatischen Fehlstellungen am Femur werden prophylaktisch als Frühkorrektur oder bei bereits bestehenden Arthrosen therapeutisch als Spätkorrektur durchgeführt [3, 19]. Die Indikation wird in Abhängigkeit von subjektiven Beschwerden, Alter, funktionellem Zustand des Betroffenen und der angrenzenden Gelenke, den Begleiterkrankungen an der betroffenen Extremität und allgemein, Art und Ausmaß der Fehlstellung, den lokalen Weichteil- und Knochenverhältnissen und kritisch auch nach kosmetischen Gesichtspunkten gestellt [2, 11]. Für Achsenfehlstellung von mehr als 10° in der Frontalebene sehen wir eine Indikation zur Korrektur. Bei der Varusfehlstellung sollte die Indikation eher weiter, bei der Valgusfehlstellung eher enger gestellt werden [3, 9, 19]. Fehlstellungen von mehr als 10–15° in der Sagittalebene sind korrekturbedürftig [6, 9], wobei die Streckhemmung im Kniegelenk bei Antekurvationsfehlstellung die Indikation entscheidend beeinflußt [19]. Rotationsfehlstellungen des Femurs sind ab 10–15° zu korrigieren [10], Beinlängendifferenzen bis zu 3–4 cm werden orthopädietechnisch versorgt, darüber hinausgehende Differenzen sollten operativ korrigiert werden [14]. Bei Seitverschiebungen bestimmen Art und Ausmaß sowie zusätzliche Fehlstellungen die Indikation. Die höhere Potenz zur Spontankorrektur im Wachstumsalter sowie die schlechtere Heilungstendenz beim alten osteoporotischen Knochen ergeben eine zurückhaltende Indikationsstellung bei Kindern und für das höhere Alter.

Technik

Die verwendeten Osteosyntheseverfahren bei Korrekturosteotomien am Femur folgen prinzipiell den Richtlinien der Frakturbehandlung der AO [12]; sie sollen interfragmentäre Kompression und Stabilität gewährleisten. Die Osteotomie wird am Scheitelpunkt der Deformität, d.h. im ehemaligen Frakturbereich, oder, falls dies die lokalen Verhältnisse nicht erlauben, an der für die Heilung günstigeren metaphysären Zone durchgeführt [9]. An der Hüfte werden vorwiegend intertrochantäre Korrekturosteotomien mit Kondylen- oder Winkelplatten durchgeführt [13, 17]. Subtrochantäre Derotationsosteotomien werden mit Kondylenplatte oder beim Kind mit DCP versorgt. Am Femurschaft erfolgt die Versorgung mit DCP, Marknagel, ggf. mit zusätzlicher Antirotationsplatte oder Verriegelungsnagel [1, 7, 10]. Verlängerungsosteotomien bis zu 6 cm werden im Schaftbereich durch kontinuierliche Distraktion mit dem Wagner-Apparat und anschließender Adaptationsplattenosteosynthese, Verkürzungsosteotomien der Gegenseite an der proximalen Femurmetaphyse durchgeführt [14]. Für die suprakondylären Korrekturosteotomien werden zur Stabilisierung von lateral vorwiegend Kondylenplatten, von medial vorwiegend Winkelplatten verwendet [4, 20]. Für Kinder wird die Kirschner-Drahtfixierung mit anschließender Gipsimmobilisation empfohlen [6, 9] (Abb. 1).

Die krankengymnastische Übungsbehandlung mit Mobilisation des Patienten unter Entlastung der betroffenen Extremität erfolgt bei übungsstabiler Osteosynthese ab dem 1. postoperativen Tag; die zunehmende Teilbelastung

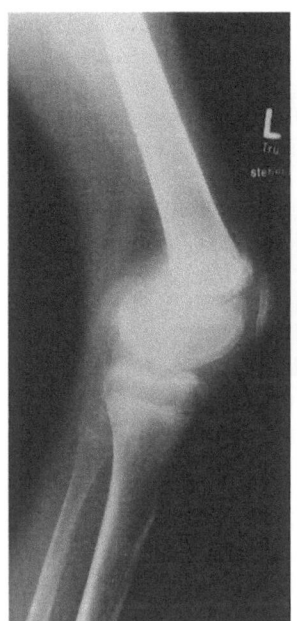
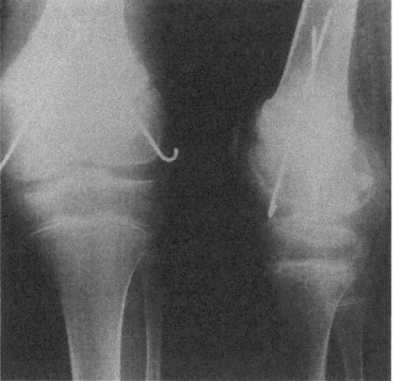

Abb. 1. a Antekurvationsfehlstellung nach Epiphysenverletzung am linken distalen Femur. b Ergebnis nach Korrekturosteotomie und Kirschner-Drahtfixierung

bis zur Vollbelastung ist abhängig vom operativen Verfahren und den postoperativen radiologischen Kontrollen. Das eingebrachte Material wird üblicherweise nach 1–1,5 Jahren entfernt.

Eigenes Krankengut und Behandlungsergebnisse

In den Jahren 1980 bis einschließlich Januar 1990 führten wir 37 Korrekturosteotomien an fehlverheilten Femurfrakturen bei 36 Patienten an unserer Klinik durch. 10 Patienten waren weiblich, 26 männlich, ihr Alter reichte von 7–72 Jahren. Als Primärverletzungen lagen 3 Schenkelhalsfrakturen, 5 pertrochantäre Femurfrakturen, 21 Femurschaftfrakturen, 5 suprakondyläre Femurfrakturen und 3 distale Epiphysenverletzungen vor. Bei unseren Patienten

Tabelle 1. Fehlstellungen bei 36 Patienten

	n		n
Verkürzung	30	Verlängerung	2
Außenrotation	19	Innenrotation	5
Varus	12	Valgus	9
Antekurvation	7	Rekurvation	2

handelte es sich zumeist um kombinierte Fehlstellungen (Tabelle 1). Indikationsstellung, präoperative Planung, operatives Vorgehen und Nachbehandlung erfolgten nach den ausgeführten Richtlinien. Für Eingriffe im Schaftbereich wird an unserer Klinik die Stabilisierung mit der DCP bevorzugt, deshalb kamen keine intramedullären Stabilisierungsverfahren zur Anwendung. Bei 3 kindlichen Patienten mit Fehlstellung nach Verletzung der distalen Epiphyse führten wir die suprakondyläre Korrekturosteotomie mit Kirschner-Drahtfixierung und anschließender Gipsimmobilisation durch.

Für alle Patienten ergaben sich postoperativ physiologische Achsen- und Torsionsverhältnisse. Besserung oder Ausgleich bestehender Beinlängendifferenzen wurde in 15 von 30 Fällen erreicht. Der präoperativ von 15 Patienten angegebene Belastungsschmerz konnte in 13 Fällen gebessert werden. Nach durchschnittlich 12–14 Wochen konnte die betroffene Extremität wieder voll belastet werden. Infekte oder Metallockerungen wurden nicht beobachtet.

Pseudarthrosen bildeten sich nach 3 suprakondylären Korrekturosteotomien aus. Eine 28jährige Patientin mit präoperativ schlechten Weichteilverhältnissen nach mehrmaligen Voroperationen, bei der zusätzlich ein plastischchirurgisches Vorgehen erforderlich war, und eine 72jährige Patientin lehnten die weitere operative Therapie der Pseudarthrose ab. Bei einem 29jährigen Patienten mit primär postoperativ unzureichender Compliance konnte die Pseudarthrose durch Reoperation, Gipsimmobilisation und Entlastung zur

Ausheilung gebracht werden. Ein nach suprakondylärer Korrekturosteotomie aufgetretenes, vermehrtes Streckdefizit im Kniegelenk besserte sich unter physikalischer Therapie. Ein neurologisches Defizit bei N.-ischiadicus-Läsion durch Überdehnung nach Verlängerungsosteotomie mit dem Wagner-Apparat und anschließender Adaptationsplattenosteosynthese war nach operativer Revision und konservativer Therapie deutlich rückläufig.

Die insgesamt guten Ergebnisse unseres Patientenkollektives zeigen, daß die Korrekturosteotomie der fehlverheilten Femurfraktur bei strenger Indikationsstellung das geeignete Verfahren zur Wiederherstellung physiologischer Achsenverhältnisse, zur Verhinderung der Ausbildung einer Arthrose oder, bei bereits bestehenden arthrotischen Veränderungen, zur Verminderung ihrer Progredienz und Schmerzsymptomatik darstellt.

Zusammenfassung

Achsenfehlstellungen des Femurs stören die Integrität knöcherner, muskulärer und ligamentärer Stabilisatoren der angrenzenden Gelenke und führen über lokale Überbeanspruchung zu degenerativen Veränderungen. Die insgesamt guten Ergebnisse der 37 Korrekturosteotomien, die wir an 36 Patienten mit fehlverheilten Femurfrakturen in den Jahren 1980 bis Januar 1990 an unserer Klinik durchführten, zeigen, daß das Verfahren zur Wiederherstellung physiologischer Achsenverhältnisse und damit zur Verhinderung der Ausbildung einer Arthrose angrenzender Gelenke, oder, bei bereits bestehenden arthrotischen Veränderungen, zur Verminderung ihrer Progredienz und Schmerzsymptomatik geeignet ist.

Literatur

1. Gotzen L, Tscherne H, Illgner A (1984) Korrekturosteotomien am Femurschaft. In: Hierholzer G, Müller KH (Hrsg) Korrekturosteotomien nach Traumen an der unteren Extremität. Springer, Berlin Heidelberg New York Tokyo, S 123
2. Hierholzer G, Hax PM (1984) Indikation zur Korrekturosteotomie bei Fehlstellungen nach Frakturen. In: Hierholzer G, Müller KH (Hrsg) Korrekturosteotomien nach Traumen an der unteren Extremität. Springer, Berlin Heidelberg New York Tokyo, S 9
3. Hörster G (1984) Zusammenfassung: Grundlagen der operativen Korrektur posttraumatischer Fehlstellungen der unteren Extremität. In: Hierholzer G, Müller KH (Hrsg) Korrekturosteotomien nach Traumen an der unteren Extremität. Springer, Berlin Heidelberg New York Tokyo, S 63
4. Holz U (1984) Formen und Technik der supracondylären Femurosteotomie. In: Hierholzer G, Müller KH (Hrsg) Korrekturosteotomien nach Traumen an der unteren Extremität. Springer, Berlin Heidelberg New York Tokyo, S 245
5. Kettelkamp DB, Hillberry BM, Murrish DE, Heck DA (1988) Degenerative arthritis of the knee secondary to fracture malunion. Clin Orthop 234:159
6. Krödel A (1985) Korrektur posttraumatischer Fehlstellungen am Femur. Unfallchirurg 88:432

7. Mockwitz J, Küper R (1983) Korrektur von Längendifferenzen, Achsen- und Rotationsfehlstellungen mit dem Verriegelungsnagel. Hefte Unfallheilkd 161:79
8. Morscher E (1984) Pathophysiologie posttraumatischer Fehlstellungen an der unteren Extremität. In: Hierholzer G, Müller KH (Hrsg) Korrekturosteotomien nach Traumen an der unteren Extremität. Springer, Berlin Heidelberg New York Tokyo, S 3
9. Müller KH, Biebrach M (1977) Korrekturosteotomien und ihre Ergebnisse bei kniegelenknahen posttraumatischen Fehlstellungen. Unfallheilkunde 80:259
10. Müller KH, Storsche H, Scheuer I (1984) Plate osteosynthesis in posttraumatic deformities of the femoral shaft. Arch Orthop Trauma Surg 103:303
11. Müller KH, Müller-Färber I (1984) Indikation, Lokalisation und Planung kniegelenknaher Osteotomien nach Traumen. In: Hierholzer G, Müller KH (Hrsg) Korrekturosteotomien nach Traumen an der unteren Extremität. Springer, Berlin Heidelberg New York Tokyo, S 213
12. Müller ME, Allgöwer M, Schneider R, Willenegger M (1977) Manual der Osteosynthese, AO Technik. Springer, Berlin Heidelberg New York
13. Müller ME (1984) Indikation, Lokalisation und zeichnerische Planung hüftgelenknaher Femorosteotomien bei posttraumatischen Zuständen. In: Hierholzer G, Müller KH (Hrsg) Korrekturosteotomien nach Traumen an der unteren Extremität. Springer, Berlin Heidelberg New York Tokyo, S 69
14. Müller-Färber I (1984) Zusammenfassung: Korrekturosteotomien nach Traumen im Bereich der Diaphysen. In: Hierholzer G, Müller KH (Hrsg) Korrekturosteotomien nach Traumen an der unteren Extremität. Springer, Berlin Heidelberg New York Tokyo, S 209
15. Muhr G (1984) Formen und Technik der hüftgelenknahen Femorosteotomie. In: Hierholzer G, Müller KH (Hrsg) Korrekturosteotomien nach Traumen an der unteren Extremität. Springer, Berlin Heidelberg New York Tokyo, S 77
16. Oest O (1984) Spezielle Diagnostik, Planung und Wahl der Korrekturlokalisation. In: Hierholzer G, Müller KH (Hrsg) Korrekturosteotomien nach Traumen an der unteren Extremität. Springer, Berlin Heidelberg New York Tokyo, S 33
17. Pfister U, Wentzensen A (1984) Hüftgelenknahe posttraumatische Umstellungsosteotomien. In: Hierholzer G, Müller KH (Hrsg) Korrekturosteotomien nach Traumen an der unteren Extremität. Springer, Berlin Heidelberg New York Tokyo, S 117
18. Ritter G, Weigand H, Ahlers I (1984) Ergebnisse bei Korrekturosteotomien nach Traumen im Bereich des Hüftgelenkes. Ursachen und Behandlung posttraumatischer Fehlstellungen. In: Hierholzer G, Müller KH (Hrsg) Korrekturosteotomien nach Traumen an der unteren Extremität. Springer, Berlin Heidelberg New York Tokyo, S 107
19. Wagner H (1976) Indikation und Technik der Korrekturosteotomien bei der posttraumatischen Kniegelenksarthrose. Unfallheilkd 128:155
20. Wagner H (1977) Prinzipien der Korrekturosteotomie am Bein. Orthopäde 6:145

Indikation und Zeitpunkt für Korrektureingriffe bei dia- und suprakondylären Oberschenkelfrakturen

M. Runkel, K. Wenda und J. Blum

Distale Femurfrakturen sind oft Folge von großer Gewalteinwirkung durch Verkehrsunfälle. Dadurch findet sich ein überdurchschnittlich hoher Anteil an offenen und komplizierten Bruchformen mit schwerer Weichteilzerstörung (Tabelle 1).

Bei der Erstversorgung wird eine übungsstabile Osteosynthese durch Kondylenplatte oder Kondylenabstützplatte mit Wiederherstellung der Form und Funktion des Beines angestrebt (Schmit-Neuerburg et al. 1989; Trentz et al. 1977; Rüter u. Burri 1975). Wegen der ausgedehnten Trümmerzonen gelingt dies jedoch nicht immer, so daß in einigen Fällen Korrekturoperationen zur Beseitigung von Fehllagen des Implantates, zur Wiederherstellung der ursprünglichen Knochenform des Femurs oder Funktion des Kniegelenkes erforderlich sind (Haas et al. 1986).

Hierbei hat sich in unserer Klinik die Anwendung einer modifizierten Kondylenplatte bewährt. Präoperativ wird eine 95°-Kondylenplatte entsprechend dem röntgenologisch gemessenen Achsenfehler aufgebogen und dann gegen die primär implantierte Platte ausgetauscht, wobei das ursprüngliche Klingenlager für die neue Platte wieder benutzt werden kann.

Tabelle 1. Indikation für Korrektureingriffe bei dia- und suprakondylären Femurfrakturen

---
Fehllage der Implantate
Unzureichende Knochenheilung, knöcherne Defekte
Achsenfehlstellung
Funktionseinschränkung des Kniegelenkes

Fehllagen der Implantate

Findet sich bei der postoperativen Röntgenkontrolle eine erhebliche Fehllage der Implantate, sollte möglichst bald eine Reosteosynthese durchgeführt werden, damit ein regelrechter Heilungsverlauf nicht durch operationstechnische

---

Klinik und Poliklinik für Unfallchirurgie, Universitätsklinikum Mainz, Langenbeckstr. 1, W-6500 Mainz, Bundesrepublik Deutschland

Fehler verhindert wird. Dies kann in der Regel durch ein anders dimensioniertes gleichartiges Metall oder durch Wechsel auf ein anderes Osteosynthesemittel geschehen.

Verzögerte Frakturheilung, knöcherne Defekte

Reoperationen bei mangelnder oder ausbleibender Frakturheilung sind wegen ungenügender medialer Abstützung bei ausgedehnten Trümmerzonen nicht selten erforderlich (Bühren et al. 1987). Auch wenn primär eine ausgiebige Spongiosaplastik zur Auffüllung von Defektzonen im suprakondylären Bereich erfolgte, ist öfters ein Zweiteingriff zur erneuten Knochentransplantation für die Sicherung der weiteren Heilung notwendig. Die Indikation hierzu sollte von röntgenologischen Verlaufskontrollen abhängig gemacht und großzügig gestellt werden (Abb. 1–3). Andernfalls kann es zur Ausbildung einer Pseudarthrose oder sekundären Fehlstellung durch Verbiegung oder Bruch des Implantates kommen. Eine weitere Indikation zur Verpflanzung von kortikospongiösen Spänen und Spongiosa sehen wir in der Auffüllung verbliebener knöcherner Defektzonen zum Zeitpunkt der Metallentfernung (Abb. 4 und 5). Nach Entfernen des Osteosynthesematerials besteht bei größeren Defekten sonst möglicherweise die Gefahr einer Refraktur.

Achsenfehlstellungen

Postoperative bzw. posttraumatische Achsenfehlstellungen der unteren Extremität verändern nicht nur die anatomische Form, sondern auch die Funktion der Extremität. Beachtenswerte Folgen von Achsenfehlstellungen sind in Tabelle 2 dargestellt.

Für die Indikationsstellung zur Korrekturosteotomie ist nicht allein ein pathologischer Faktor ausschlaggebend, sondern die sorgfältige Abwägung aller oben genannten Faktoren in der Summe ihrer Auswirkungen. Daneben müssen Alter, Aktivität und weitere Verletzungsfolgen des Patienten berücksichtigt werden. Die Art der Achsenfehlstellung hat Auswirkung auf die biome-

Tabelle 2. Folgen von Achsenfehlstellungen

1. Fehlbelastung des Gelenkes (erhöhte Druckbeanspruchung des Knorpels, der Menisken und der benachbarten Gelenke)
2. Überdehnung des Kapsel-Bandapparates
3. Überbeanspruchung der Muskulatur
4. Störung des Gangbildes
5. Subjektive Beschwerden
6. Kosmetische Beeinträchtigung

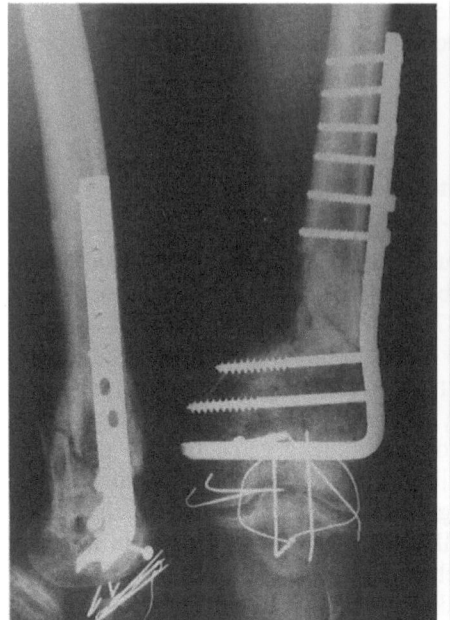
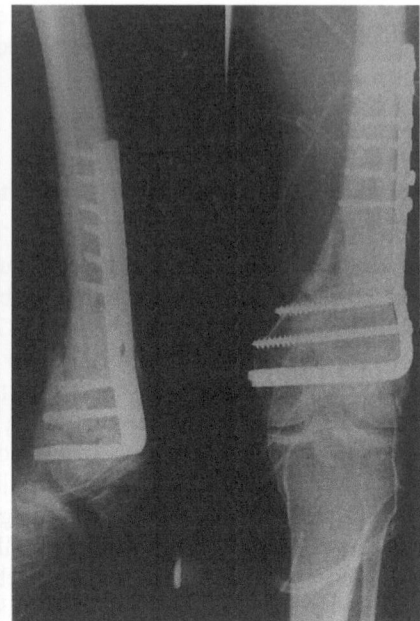
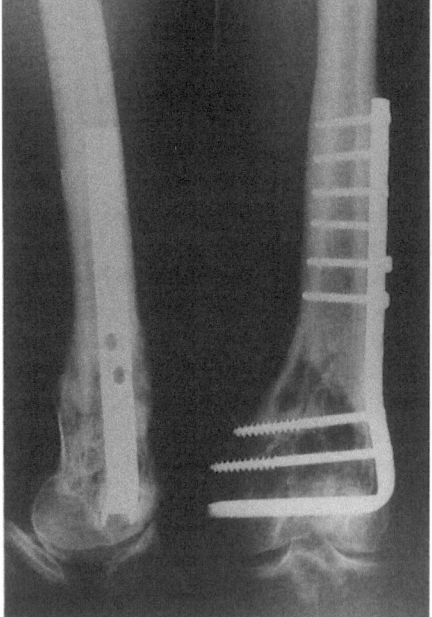

Abb. 1. 6 Monate nach Erstversorgung ungenügende mediale Abstützung bei knöchernem Defekt nach supra- und diakondylärer Oberschenkelfraktur

Abb. 2. Postoperative Röntgenkontrolle nach Auffüllung des medialen Defektes mit kortikospongiösem Span und Spongiosa

Abb. 3. Verlaufskontrolle 11 Monate nach Auffüllung des medialen Defektes. Belastungsstabile Ausheilung mit konsolidiertem suprakondylärem Frakturbereich

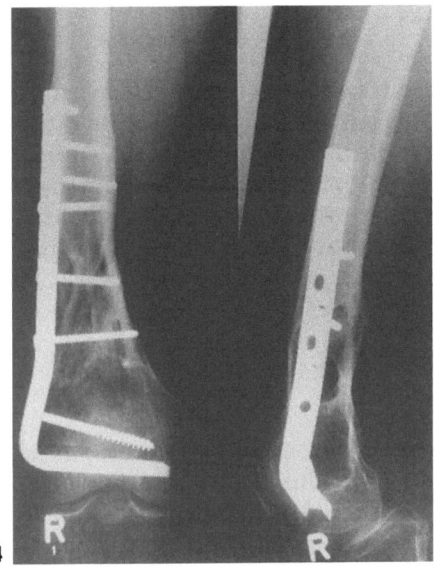 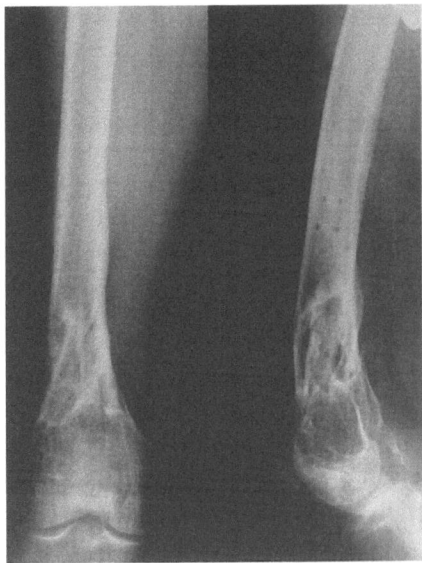

Abb. 4. Zustand vor Metallentfernung bei suprakondylärer Oberschenkelfraktur vor 3 Jahren. Verbliebener großer Knochendefekt in der ehemaligen Trümmerzone. Indikation zur Spongiosaplastik bei Metallentfernung

Abb. 5. Verlaufskontrolle 3 Monate nach Auffüllung der Defektzone mit kortikospongiösem Span und Spongiosa

Tabelle 3. Indikation zur Achsenkorrektur

Fehlstellung	Grad
Varus	Ab 5
Valgus	Ab 5–10
Antekurvation	Ab 15
Retrokurvation	Ab 15
Rotation (Innen- und Außenrotation)	Ab 15–20

chanische und funktionelle Störung. Fehlstellungen in der Frontalebene bedürfen größerer Aufmerksamkeit als sagittale Achsen- bzw. Rotationsfehler (Hierholzer u. Hax 1984; Hörster 1984). Die Indikationen zur Korrektur von Achsenfehlern in unser Klinik sind in Tabelle 3 dargestellt.

Funktionsstörungen des Kniegelenkes

Der Vollständigkeit halber muß die therapieresistente Kniegelenkssteife nach distaler Oberschenkelfraktur als weitere Indikation für notwendige Korrektureingriffe erwähnt werden (Muhr 1975). Die operative Adhäsiolyse des Kniegelenkes oder Quadrizepssehnenplastik ist bei fortbestehendem hochgradigem Beugedefizit heute erfreulicherweise nur noch selten notwendig, da die frühfunktionelle Nachbehandlung mit Anwendung der Motorschiene fast immer ein befriedigendes Bewegungsausmaß erzielt.

Zeitpunkt für Korrektureingriffe

Grundsätzlich ist der Zeitpunkt für eine Korrekturoperation für jeden Patienten individuell festzulegen, da viele Faktoren im Einzelfall zu berücksichtigen sind. Bei erforderlicher Spongiosaplastik ist diese ggf. zunächst beim Primäreingriff durchzuführen. Bei schlechten Kreislaufverhältnissen von Polytraumatisierten mit notwendiger Abkürzung der Operationsdauer oder hochgradiger Infektgefährdung bei drittgradig offenen Frakturen kann eine primär indizierte Spongiosaplastik zunächst unterbleiben. Nach Erholung der Weichteile und infektfreiem postoperativem Verlauf ist in Abhängigkeit vom röntgenologischen Verlauf nach 4–8 Wochen der gegebene Zeitpunkt für weitere operative Maßnahmen. In dieser Phase der Knochenheilung besteht eine hohe Stoffwechselaktivität und Durchblutung mit guten Einheilungsbedingungen für das transplantierte Knochengewebe. Für korrekturbedürftige Fehlstellungen ist aufgrund unserer guten Erfahrungen ebenfalls nach ca. 4–8 Wochen der geeignete Zeitpunkt gegeben. Bei erforderlichem Wechsel des Implantates ist bereits eine gewisse Bindung im Frakturbereich vorhanden, die vor größerer intraoperativer Dislokation schützt und einen Halt für das neue Implantat bietet. Frühsekundär kann somit in einer Sitzung eine notwendige Stellungskorrektur und Knochenaufbauplastik durchgeführt werden (Abb. 6 und 7). Implantatfehllagen verlangen eine umgehende operative Revision, falls der Allgemeinzustand des Verletzten dies erlaubt.

Postoperative Kniegelenkssteifen sollten dagegen erst nach mehrmonatiger krankengymnastischer Übungsbehandlung operativ angegangen werden.

Weitere Knochentransplantationen sind zeitlich in Abhängigkeit von der knöchernen Heilung indiziert, Pseudarthrosen verlangen naturgemäß eine umgehende operative Revision.

Läßt sich frühzeitig eine Fehlstellung nicht beseitigen, empfiehlt sich die Durchführung einer Korrekturosteotomie nach Ausheilung der Fraktur. Ergänzt wird die Osteotomie durch Verpflanzung von kortikospongiösen Spänen und Spongiosa zum Erhalt der Beinlänge oder zur Auffüllung von verbliebenen Defektzonen. Zum Zeitpunkt der Metallentfernung kann bei achsengerecht verheilten Frakturen eine Knochentransplantation zur Defektauffüllung erforderlich sein, wenn eine Refraktur zu befürchten ist.

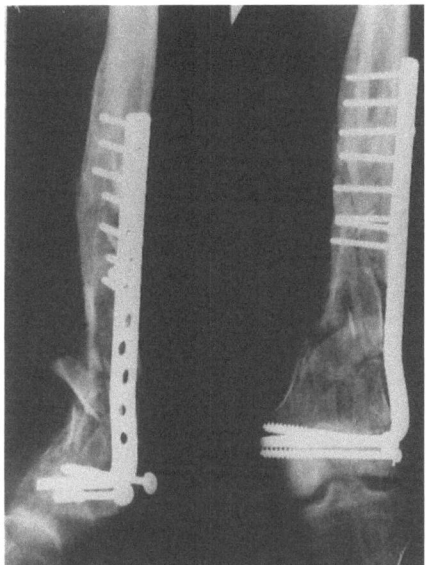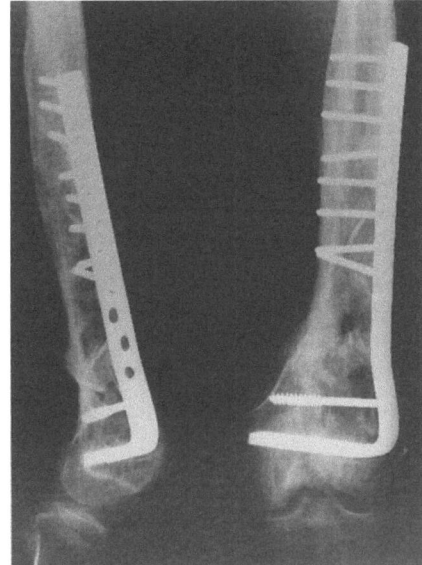

Abb. 6. 25jähriger Patient mit supra- und diakondylärer Oberschenkelfraktur. Postoperativ Valgusfehlstellung von 12°. Mediale Knochendefekte und Trümmer mit ungenügender Abstützung

Abb. 7. Röntgenkontrolle 7 Monate nach frühsekundärer Umstellung mit vorgebogener Kondylenplatte (83°) und Spongiosaplastik in der 8. postoperativen Woche

Zusammenfassung

Schwerste offene und Trümmerfrakturen im dia- und suprakondylären Femurbereich sind trotz größter Bemühungen bei der primären Operation mit einer bedeutsamen Rate von Achsenfehlstellungen und knöchernen Defektzonen behaftet. Unter den Achsenfehlstellungen besitzen Fehlstellungen in der Frontalebene die größte klinische Bedeutung. Als Indikation zur Korrektur gilt eine Varusfehlstellung von mehr als 5° und eine Valgusfehlstellung von 5–10°. Knochentransplantationen sind sehr häufig erforderlich, sie können, wenn möglich, primär oder frühsekundär nach ca. 6 Wochen, bzw. im weiteren Verlauf, durchgeführt werden. Auch zum Zeitpunkt der Metallentfernung kann in Einzelfällen nochmals eine Defektauffüllung mit Spongiosa indiziert sein. Als geeigneter Zeitpunkt für Korrekturosteotomien wird die frühe postoperative Phase (ca. 6 Wochen postoperativ) oder die abgeschlossene Konsolidierung der Fraktur angesehen.

Literatur

1. Bühren V, Seiler H, Flory PJ, Kayser M (1987) Ergebnisse nach operativer Behandlung von distalen Femurfrakturen. Unfallchirurgie 13:152
2. Haas N, Tscherne H, Krettek C (1986) Distale Femurfrakturen – Operationstaktisches Vorgehen und Nachuntersuchungsergebnisse. Hefte Unfallheilkd 182:86
3. Hierholzer G, Hax PM (1984) Indikation zur Korrekturosteotomie bei Fehlstellungen nach Frakturen. In: Hierholzer G, Müller KH (Hrsg) Korrekturosteotomien nach Traumen an der unteren Extremität. Springer, Berlin Heidelberg New York Tokyo, S 9
4. Hörster G (1984) Zusammenfassung: Grundlagen der operativen Korrektur posttraumatischer Fehlstellungen der unteren Extremitäten. In: Hierholzer G, Müller KH (Hrsg) Korrekturosteotomien nach Traumen an der unteren Extremität. Springer, Berlin Heidelberg New York Tokyo, S 63
5. Muhr G (1975) Therapie und Nachbehandlung distaler Femurfrakturen. Unfallheilkd 120:9
6. Rüter A, Burri C (1975) Diskussion und Empfehlungen. Unfallheilkd 120:39
7. Schmit-Neuerburg KP, Hanke J, Assenmacher S (1989) Osteosynthese der distalen Femurfraktur. Chirurg 60:711
8. Trentz O, Tscherne H, Oestern H-J (1977) Operationstechnik und Ergebnisse bei distalen Femurfrakturen. Unfallheilkd 80:441

Störungen der Frakturheilung nach Stabilisierung mit dem Marknagel

S. Weller

G. Küntscher, der in diesem Jahr seinen 90. Geburtstag gefeiert hätte und vor jetzt genau 50 Jahren hier in Berlin in einer sehr denkwürdigen Sitzung der Deutschen Gesellschaft für Chirurgie die Marknagelung langer Röhrenknochen erstmals vorgestellt hat, befaßte sich trotz z. T. erbitterter Anfeindungen und Ablehnung seiner Osteosynthesemethode, sein ganzes Leben lang mit der Marknagelung. In seiner 1962 erschienenen Monographie *Praxis der Marknagelung* ist eine Vielzahl von Problemen mit Störungen der Knochenbruchheilung nach Marknagelung enthalten. Küntscher hat frühzeitig erkannt, daß der kraftschlüssige Verbund zwischen Implantat (Nagel) und Knochen für eine ungestörte Knochenbruchheilung wesentliche Voraussetzung ist. Dies führte dann später zu den bekannten Marknagelindikationen bei Verletzungen langer Röhrenknochen.

Vorzüge der Marknagelung

1. Funktions- und belastungsstabile Osteosynthese von Schaftfrakturen
2. Gedecktes Operationsverfahren
    - keine zusätzliche Weichteilschädigung
    - Stimulierung der Frakturheilung durch autologe Spongiosaplastik (Bohrmehl)
    - geringer Blutverlust
3. Möglichkeit der Erweiterung der Indikation durch zusätzliche Hilfen (Verriegelung etc.)

Neben der notwendigen Stabilität der Osteosynthese kommt bekanntlich der Biologie, d. h. der guten Blutversorgung des Knochens als lebendem Gewebe, eine wichtige Bedeutung zu. Da die Sicherstellung einer ausreichenden Stabilität, d. h. eines guten Kontaktes zwischen Knochen und Implantat, nur bei ganz bestimmten Frakturformen und Lokalisationen erreicht werden kann, hat Küntscher schon sehr bald nach weiteren Möglichkeiten für eine Verbesserung

---

Berufsgenossenschaftliche Unfallklinik, Schnarrenbergstr. 95, W-7400 Tübingen, Bundesrepublik Deutschland

der Technik und damit nach der Erweiterung des Indikationsbereiches für den Marknagel gesucht.

Zwei wesentliche Komplikationen im Sinne der Heilungsstörung traten bereits in den Anfangsjahren auf. Dies war einerseits der zu dünne und zu kurze Nagel und andererseits das Festlaufen und Verklemmen des Nagels beim Versuch, einen möglichst dicken Nagel durch die engste Stelle der Markhöhle zu führen.

Beide Probleme ließen sich mit der von Küntscher 1953 eingeführten Aufbohrung der Markhöhle lösen, dazu wurde noch eine wesentliche Erweiterung der Indikationsbereiche erreicht. Allerdings war diese zusätzliche operationstechnische Maßnahme nicht nur mit einer mehr oder weniger folgenschweren Beeinträchtigung der Durchblutung des Knochens verbunden, sondern der Anpassungsmöglichkeit des Knochens an eine gewisse Implantatgröße waren durch die anatomische Form des jeweiligen Knochens Grenzen gesetzt.

In bezug auf die lokale Indikation hat sich aufgrund einer Häufung von technischen Schwierigkeiten und Heilungsstörungen die breite Anwendung der Marknagelung an Ober- und Unterarm und am wachsenden Skelett, d. h. bei noch offenen Wachstumsfugen, als nicht allgemein empfehlenswert erwiesen.

Heute gelten als *Hauptanwendungsbereiche für eine Marknagelosteosynthese* die Schaftbrüche an Ober- und Unterschenkel. Hier wiederum unterscheidet man zwischen einer *guten* und einer *erweiterten Indikation*. Mit Rücksicht auf technische und biologische Komplikationen und daraus resultierenden Heilungsstörungen bei der erweiterten Indikation ist in diesen Fällen eine zusätzliche stabilisierende Maßnahme in Ergänzung zur konventionellen Nagelung notwendig (Cerclagen, Platte, Ausklinktechniken, heute Verriegelung).

Der bekannte Nachteil der Aufbohrung der Markhöhle mit zusätzlicher temporärer Beeinträchtigung der Durchblutung muß berücksichtigt werden, und zwar nicht zuletzt auch beim Einsatz des Marknagels im Rahmen der Behandlung offener und infektionsgefährdeter Frakturen (z. B. segmentale Frakturen).

Zwei wesentliche Erfahrungen verdienen bei der Anwendung des Marknagels Berücksichtigung: *Man kann nicht mit einer Operationsmethode alle Probleme der Frakturenbehandlung lösen wollen.* Auch der Anwendung der Verriegelungstechnik sind im Hinblick auf mögliche Komplikationen mit Heilungsstörungen Grenzen gesetzt. So gibt es für bestimmte Grenzindikationen der Marknagelung zweifellos wesentlich sicherere und leistungsfähigere Alternativverfahren, denen man zum Wohl des Patienten den Vorzug geben sollte.

Spezielle Fraktursituationen mit notwendigen und unvermeidbaren Zugeständnissen an die Stabilität verlangen im Rahmen der Begleit- und Nachbehandlung Berücksichtigung. Auch hier sind für eine ungestörte Knochenbruchheilung gewisse Gefahren im Sinne der ständigen Überforderung und Übermüdung des Marknagelimplantates mit der Folge von Ermüdungsbrüchen vorhanden. Schließlich stellt die Infektion nach Marknagelung als Ursache der Heilungsstörung spezielle Behandlungsprobleme. Diese lassen sich – wie bei der Knocheninfektion ganz allgemein – nur durch jeweils individuelle

Therapieentscheidungen lösen. Hierbei hat die jüngste Erfahrung gezeigt, daß das möglichst frühzeitige Entfernen des Marknagels und Umsteigen auf eine Fixateur-externe-Stabilisierung für den weiteren Ablauf der Heilung vorteilhaft ist. Nur ausnahmsweise wird die früher bevorzugte Dauerspülsaugdrainage angewandt.

Ursachen für Frakturheilungsstörungen bei der Marknagelung

- Ungeeignete Indikation
- Schlechte Technik
- Unvorhergesehene Komplikationen (z. B. Infektion)

Im Blick auf die Heilungsstörungen nach Einsatz des Marknagels lassen sich die *folgenden Merksätze* formulieren:
1. Neben einer korrekten Beurteilung und Indikationsstellung mit Berücksichtigung der für den Einzelfall zusätzlichen Hilfsmaßnahme für eine *ausreichende mechanische Stabilität*, sind *gute örtliche Durchblutungsverhältnisse* als biologisches Substrat notwendig.
2. Auch unter dem Eindruck einer beachtlichen Leistungsfähigkeit der Marknagelosteosynthese und guter Behandlungsergebnisse darf nicht übersehen werden, daß sich mit einer Osteosynthesemethode nicht alle Probleme der operativen Knochenbruchbehandlung lösen lassen. Die individuelle Therapieentscheidung mit Auswahl des jeweils besten Stabilisierungsverfahrens verdient uneingeschränkte Beachtung.
3. Die operationstechnische Durchführung der Marknagelung erfordert einschlägige Kenntnisse und Erfahrungen. Die einzelnen Schritte lassen sich am Knochenmodell üben.
4. Auch die postoperative Begleit- und Nachbehandlung muß dem Einzelfall angepaßt und die jeweils zulässige Belastung der Osteosynthese festgelegt und überwacht werden.
5. Bei entsprechenden klinischen Zeichen und Hinweisen für eine drohende Heilungsstörung muß frühzeitig eingegriffen werden.
6. Die Infektion zwingt zur alsbaldigen chirurgischen Intervention, ggf. mit Umsteigen auf eine andere Stabilisierungsmethode, bevor die Infektion sich in der Markhöhle ausbreitet und in ein chronisches Stadium übergeht.

Teil VI
Störungen der Frakturheilung: Unterschenkel

Fehlergebnisse nach Verriegelungsnagelung proximaler Schaftfrakturen der Tibia

W. Link, R. Wölfel und H. Beck

Frakturen des proximalen Schaftdrittels der Tibia sind viel seltener als die des mittleren oder distalen Drittels. In unserem Krankengut (bis Ende 1989 überblicken wir 247 Unterschenkelverriegelungsnagelungen) stellen sie weniger als 7% aller Tibiaschaftfrakturen dar. Auch in ihrem Entstehungsmechanismus unterscheiden sie sich von den übrigen Unterschenkelschaftfrakturen. Ihre Ursache ist meist ein direktes Trauma. Es entstehen dadurch typische Frakturformen: Querbrüche oder kurze Schrägfrakturen mit oder ohne Biegungskeil.

Bei ihrer Versorgung konkurrieren neben der konservativen Therapie die Plattenosteosynthese, der Fixateur externe und die Verriegelungsnagelung.

Wie auch bei den anderen Osteosyntheseverfahren beruhen Fehlergebnisse nach Verriegelungsnagelung proximaler Schaftfrakturen der Tibia überwiegend auf falscher bzw. übermäßig erweiterter Indikationsstellung oder auf fehlerhafter Operationstechnik.

Für die Indikation zum Verriegelungsnagel müssen einige Voraussetzungen gegeben sein:
– Keine Hautläsionen oder Weichteilkontusionen über dem Tibiakopf,
– keine Gelenkbeteiligung der Fraktur,
– intakte Einschlagstelle an der Tuberositas tibiae,
– Plazierung von 2 Verriegelungsschrauben möglich.

Hautläsionen oder Weichteilkontusionen über dem Tibiakopf entstehen bei direkter Gewalteinwirkung, z.B. durch einen Anprall des proximalen Unterschenkels oder durch einen Tritt oder Schlag. Liegen solche gefährdenden Hautläsionen vor, wird unter Extensionsbehandlung etwa 8 Tage abgewartet und die Nagelung verzögert durchgeführt, oder es wird dem Fixateur externe der Vorzug gegeben. Hautnekrosen über der Einschlagstelle oder über den Verriegelungsschrauben darf es weder primär noch sekundär geben, denn es droht die Infektion des Markraums. Im eigenen Krankengut hatten wir keinen solchen Fall. In Zweifelsfällen verwenden wir großzügig den Mono-Fixateur nach De Bastiani.

Chirurgische Universitätsklinik, Unfallchirurgische Abt., Maximiliansplatz 1, W-8520 Erlangen, Bundesrepublik Deutschland

Nach unserer Ansicht liegt eine schlechte Indikation für den Verriegelungsnagel bei proximalen Tibiafrakturen vor, wenn die Frakturlinien bis in das Kniegelenk hinein reichen. Einige Autoren berichten zwar über gute Ergebnisse mit komplementärer Osteosynthese, sie sind aber sicher die Ausnahme.

Der Tibiakopf und besonders die Einschlagstelle sollte intakt sein. Intraoperativ entstehen Probleme durch inkomplette Frakturen, die bis in den Tibiakopf hineinreichen und die sich auf den präoperativen Röntgenaufnahmen nicht dargestellt haben. Werden solche Fissuren intraoperativ erkannt, kann in Ausnahmefällen durch eine komplementäre Zugschraubenosteosynthese oder durch behutsames Einschlagen des Nagels mit nachfolgender Verriegelung eine Stabilisierung erzielt werden.

Die exakte Verankerung von 2 Verriegelungsschrauben im knienahen Fragment ist bei den proximalen Tibiaschaftfrakuten von entscheidender Bedeutung. Die proximale Tibia weist eine trichterförmige Markraumhöhle auf, in der der Nagel selbst keine ausreichende Verankerung findet. Es besteht keine Formschlüssigkeit zwischen Nagel und Kortikalis. Die Führung des Nagels beschränkt sich auf die Kortikalis der Einschlagstelle, den spongiösen Knochen des Tibiakopfes und distal evtl. noch an der dorsalen Kortikalis. Eine übungsstabile Verbindung zwischen Nagel und proximalem Tibiafragment wird erst durch die exakte doppelte Verriegelung erreicht. Auf das proximale Tibiafragment wirkt eine Reihe spontan dislozierender Kräfte. Die Ursache liegt in den anatomischen Besonderheiten. Die tibiale Gelenkfläche liegt zum einen deutlich hinter der Tibiaschaftachse, zum anderen ist sie noch um etwa 5° gegenüber der Schaftachse nach dorsal geneigt. Bei femurotibialer Belastung resultiert daraus eine starke Kippneigung des proximalen Fragments. Verstärkt wird diese Kippung durch die Zugwirkung des M. quadriceps über die Patellarsehne an der Tuberositas tibiae und durch die Zugwirkung der Wadenmuskulatur, speziell des M. soleus an der Hinterfläche. Nur eine effiziente doppelte Verriegelung kann diesen Kräften entgegenwirken. Das proximale Fragment muß also für die doppelte Verriegelung ausreichend lang sein.

Beim Grosse-Kempf-System erfolgt die proximale Verriegelung in frontaler und sagittaler Ebene. Sie sorgt für eine besonders gute Verankerung, birgt aber auch Gefahren in sich. Bei der sagittalen Bohrung kann das Gefäßnervenbündel in der Kniekehle verletzt werden, besonders wenn bei der Lagerung des Patienten der Querholm, der das Widerlager für den Oberschenkel darstellt, zu hoch in die Kniekehle hinein eingestellt wird.

Die sagittale Bohrung und Verriegelung weist noch eine weitere Tücke auf: Der Bohrer trifft gerade an der Stelle die Gegenkortikalis, an der diese nach dorsal abzweigt und in den hinteren Tibiakopfabhang übergeht. Es entsteht so ein schräges Bohrloch, in dem sich das Längenmeßgerät für die Schrauben nur am unteren Rand gut einhaken läßt. Beim Meßvorgang wird daher nur die Distanz zum naheliegenden, unteren Bohrlochrand der Gegenkortikalis gemessen. Diesem Meßwert sind immer noch 0,5 cm Schraubenlänge hinzuzufügen. Zu kurz bemessene Schrauben lockern aus und führen zu Störungen der Frakturheilung (Abb. 1 und 2).

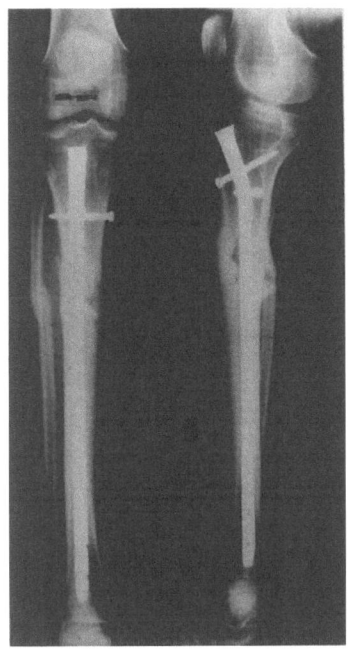 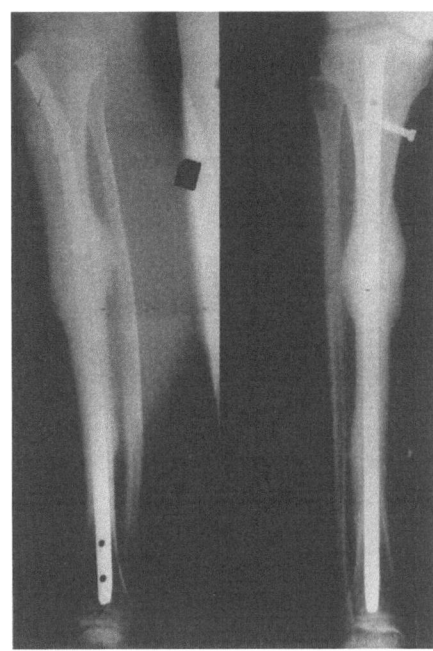

Abb. 1. Die sagittale Verriegelungsschraube ist dorsal nicht in der Kortikalis verankert, was zu einem erheblichen Stabilitätsverlust führt. Der Tibiakopf ist um die Querschraube als Drehachse nach hinten verkippt. Die Frakturheilung verlief verzögert

Abb. 2. In diesem Fall wurde die zweifache Verriegelung des proximalen Fragments versäumt. Die Folge war ein Ermüdungsbruch des Implantats. Die Fraktur heilte danach trotzdem aus

Die proximale Tibiaschaftfraktur weist anatomische und pathomechanische Besonderheiten auf, die die Gefahr von Fehlergebnissen erhöhen. Für diese Frakturen ist die Verriegelungsnagelung ein besonders anspruchsvolles Verfahren, das eine saubere technische Durchführung verlangt.

Verfahrenswechsel nach primärer Anwendung des Fixateur externe bei Unterschenkelschaftfrakturen – Prophylaxe drohender knöcherner Fehlheilungen?

P. Hochstein, H. Winkler und A. Wentzensen

In der Primärbehandlung diaphysärer Unterschenkelfrakturen mit erheblicher Weichteilschädigung stellt der Fixateur externe unbestritten das Verfahren der Wahl dar. Nach Sanierung der Weichteilprobleme ergeben sich im weiteren Verlauf Besonderheiten der Frakturheilung. Persistierende frakturbedingte Fehlstellungen, absehbare verzögerte Frakturheilungen oder manifeste Pseudarthrosen erfordern die Einbeziehung des Verfahrenswechsels in das Therapiekonzept solcher Frakturen.

Indikation und Methodik

Von Januar 1988 bis Juni 1989 wurden in der Berufsgenossenschaftlichen Unfallklinik Ludwigshafen 95 diaphysäre Unterschenkelfrakturen operativ versorgt. Als Primärverfahren kamen 30 Marknagelungen, 19 Plattenosteosynthesen sowie 46 Primärversorgungen mit dem Fixateur externe zur Anwendung. Die Fixateurmontagen erfolgten 14mal v-förmig, 32mal unilateral. In 2 Fällen erfolgte zusätzlich zur Stabilisierung mit Fixateur externe eine Zugschraubenosteosynthese der Schrägfraktur der Tibia bei offener Fraktur mit vorgegebenem Zugangsweg.

Entsprechend den Arbeiten von Lugger und Vidal erfolgt eine Stabilisierung der begleitenden Fibulafrakturen in der distalen Unterschenkelhälfte. Bei 35 Unterschenkelfrakturen, bei denen die Stabilisierung der Fibula entsprechend dieser Indikation angestrebt wurde, war 29mal eine Plattenosteosynthese aufgrund der Weichteilverhältnisse möglich.

Die Indikation zur Primäranwendung des Fixateur externe war 44mal der Weichteilschaden, 2mal ergab sich die Indikation aus der verspäteten Zuweisung der Verletzten.

Das Hauptkontingent der Frakturen zogen sich die Verletzten im Straßenverkehr zu, der Anteil der Zweiradfahrer und Fußgänger betrug ca. $\frac{2}{3}$. 36mal

---

Berufsgenossenschaftliche Unfallklinik, Ludwig-Guttmann-Str. 13, W-6700 Ludwigshafen, Bundesrepublik Deutschland

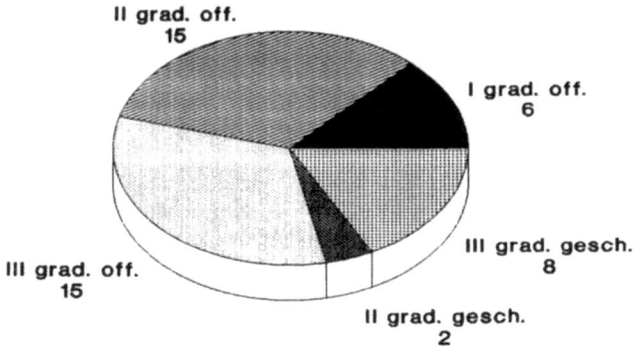

Abb. 1. Klassifikation des Weichteilschadens nach Allgöwer und Tscherne

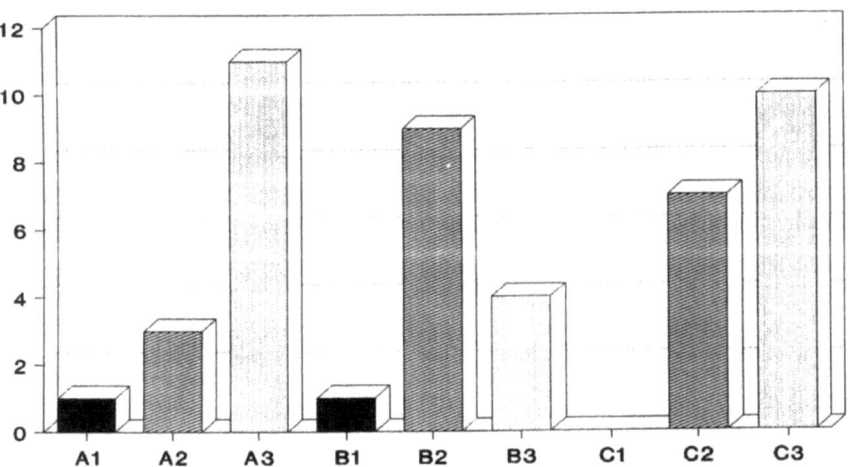

Abb. 2. Klassifikation der Unterschenkelfrakturen nach radiologischen Kriterien (AO) (n = 46)

wurden offene Frakturen, 10mal geschlossene Frakturen mit einem Weichteilschaden versorgt.

In Abb. 1 ist die Verteilung nach Allgöwer und Tscherne dargestellt. Die Unterteilung nach radiologischen Kriterien erfolgte gemäß der AO-Klassifikation der Frakturen. Abbildung 2 zeigt einen hohen Anteil an Frakturen des C-Typs, ein nicht unerheblicher Anteil gehört jedoch auch zu den radiologisch einfachen Bruchformen.

Weichteilversorgung

Bei offenen Frakturen erfolgte ein entsprechendes ausreichend radikales Débridement der Komplikationswunden. Obligat erfolgte eine offene Wundbehandlung unter Verwendung von Kunsthaut (Epigard). Bei ausreichender Weichteildeckung des Knochens erfolgte nach durchschnittlich 5 Tagen die Weichteildeckung mit Meshgraft. In 21 Fällen erfolgte dies einmalig, 3mal war eine zweifache Meshgraftplastik erforderlich. In 6 Fällen wurde eine Haut-Muskellappen-Plastik erforderlich. In 4 Fällen wurde dabei durch die plastisch chirurgische Abteilung des Hauses ein mikrovaskulär angeschlossener Hautmuskellappen transplantiert.

Verfahrenswechsel

Verfahrenswechsel wurden in allen Fällen durchgeführt. Die Indikation zur konservativen Weiterbehandlung wurde dabei 11mal gestellt, 32mal erfolgte eine interne Stabilisierung. Dabei wurden 28 Marknagelungen und jeweils 2 Plattenosteosynthesen bzw. Spongiosaplastiken nach dem Prinzip Fibula pro Tibia durchgeführt (Abb. 3).

In 2 Fällen scheiterte ein Erhaltungsversuch der Extremität, nach 7 bzw. 46 Tagen mußte eine Amputation durchgeführt werden. Einmal kam es bei einem 81jährigen Patienten 3 Tage nach der Primärversorgung bei gleichzeitiger Milzruptur, Thoraxtrauma und 20%iger Verbrennung zum Exitus letalis.

Die Verfahrenswechsel zur Marknagelung bzw. Plattenosteosynthese erfolgte jeweils zweizeitig. Zur Abheilung der Eintrittsstellen des Fixateurs erfolgte eine temporäre Immobilisation des betroffenen Beines im Oberschenkelgips für durchschnittlich 10 Tage. Die intraoperative Abstrichentnahme aus Plattenlager bzw. Markraum ergab bei 30 operativen Verfahrenswechseln 18 negative und 12 positive Keimnachweise. Jeweils 6mal wurden Staphylococcus

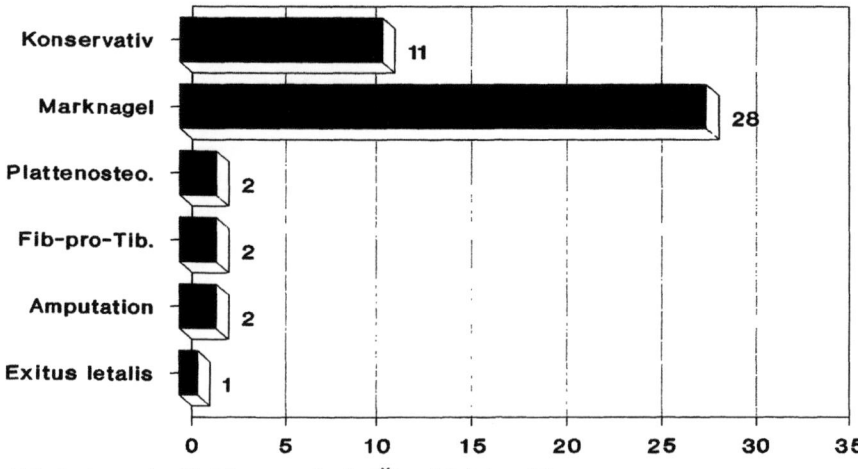

Abb. 3. Arten des Verfahrenswechsels (Übersicht) (n=46)

epidermis sowie Staphylococcus aureus nachgewiesen. Bei positivem Keimnachweis erfolgte jeweils eine 5tägige Antibiothikatherapie, bei weiterem Keimnachweis aus der Dauerdrainage wurde diese bis zur knöchernen Konsolidierung belassen.

Behandlungsverlauf

Die operative Primärbehandlung erfolgte in allen Fällen als Notfallbehandlung. Die durchschnittliche Zeit zwischen Unfall und Einlieferung betrug 90 min, der Zeitraum zwischen Einlieferung und Beginn der operativen Versorgung lag ebenfalls bei etwa 90 min. 75% aller Versorgungen erfolgten im Bereitschaftsdienst, d. h. außerhalb der betriebsüblichen Arbeitszeit. Die Versorgungsdauer bis zur Anlage des Verbandes bzw. des Lagerungsgipses betrug 89 min im Durchschnitt.

Die Entscheidung zu einem notwendigen Verfahrenswechsel ergab sich nach der Sanierung der Weichteile aufgrund des radiologischen Verlaufs. Die primäre Osteosynthese mit Fixateur externe erfolgte dabei in jedem Fall unter dem Gesichtspunkt, möglichst eine Ausheilung im Fixateur zu erreichen. Die Indikation zur Entfernung des Fixateurs und Weiterbehandlung im Gips ergab sich, wenn bei achsengerechtem Bruchstand und weitgehender knöcherner Konsolidierung ansonsten ein Fixateurwechsel wegen drohenden Pininfekts erforderlich geworden wäre. Die durchschnittliche Liegezeit des Gipses nach Fixateur externe betrug 36 Tage. Die Stabilisierung mit Plattenosteosynthese erfolgte in beiden Fällen bei Jugendlichen mit noch nicht verschlossenen Wachstumsfugen, die Spongiosaplastik nach dem Prinzip Fibula pro Tibia erfolgten jeweils in einer chronischen Infektsituation, die andere interne Stabilisierungsverfahren unmöglich machte.

Im Verlauf wurde bei 46 Unterschenkelfrakturen 9mal eine Infektion im Bruchbereich festgestellt (20%). In allen Fällen handelte es sich um Frakturen mit zweit- und drittgradig offenem Weichteilschaden; hieraus ergibt sich ein Anteil an diesen Frakturen in Höhe von 30%. Infekte bei den Frakturen mit schwerem geschlossenem Weichteilschaden wurden nicht beobachtet, ebenso waren keine erstgradig offenen Frakturen beteiligt.

5 Infektfälle traten auf, bevor ein internes Verfahren als Verfahrenswechsel eingesetzt wurde. Zu diesen Fällen zählen die beiden Frakturen, bei denen primär eine Amputation durchgeführt werden mußte, sowie die beiden Frakturen, die letztendlich über eine transfibuläre Stabilisierung zur Ausheilung gebracht werden konnten. In einem Fall wurde die Infektion nach Sanierung des Weichteilschadens mit mikrovaskulär angeschlossenem Hautmuskellappen saniert, die Ausbehandlung erfolgte im Gips.

4 Infekte traten nach Verfahrenswechsel zum Marknagel auf. In 3 Fällen war nach positivem Keimabstrich die Dauerdrainage aus Versehen vom Verletzten entfernt worden. Einmal trat ein Infekt auf, nachdem die Drainage nach negativem Sekundärabstrich entfernt worden war. Die nachgewiesenen

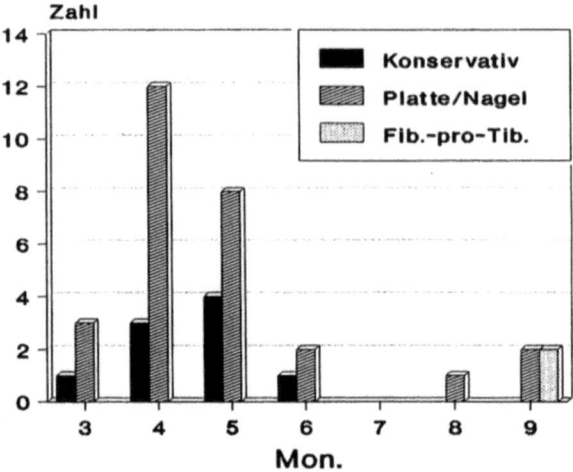

Abb. 4. Dauer der knöchernen Ausheilung

Erreger war in 3 Fällen Staphylococcus aureus, in einem Fall Staphylococcus epidermis.

Nach erneuter Plazierung der Dauerdrainage kam es in 3 Fällen zu einer problemlosen knöchernen Ausheilung ohne erneuten Infekt. Einmal führte die persistierende Infektpseudarthrose zur Unterschenkelamputation, da rekonstruktive Eingriffe wegen mangelnder Einsichtsfähigkeit und Mitarbeit des Verletzten nicht möglich waren.

Aseptische Pseudarthrosen traten unter dem Verfahrenswechsel 2mal auf. In beiden Fällen war bereits wegen verzögerter Knochenbruchheilung nach jeweils 3 Monaten eine Marknagelung erfolgt. Nach erneuter Aufbohrung und Marknagelung heilten beide Frakturen innerhalb von 8 Monaten aus. Eine Refraktur wurde einmal beobachtet. Nach knöcherner Durchbauung einer Tibiafraktur im proximalen Drittel hatte der Verletzte die verordneten Einsteckschienen eigenmächtig nicht mehr benutzt und war erneut zu Fall gekommen. Über die knöchernen Heilungszeiten gibt Abb. 4 Auskunft.

Nachuntersuchung

Die Nachuntersuchung 15 Monate nach dem Unfall erreichte insgesamt 43 Patienten (Abb. 5). Die Nachuntersuchungen zeigen in ⅔ aller Fälle sehr gute und gute Ergebnisse, d. h. eine nahezu uneingeschränkte Belastungsfähigkeit des Beines durchschnittlich 18 Monate nach dem Unfall. Gravierende Achsfehlstellungen wurden einmal festgestellt, es handelte sich um eine Rekurvation von 7°.

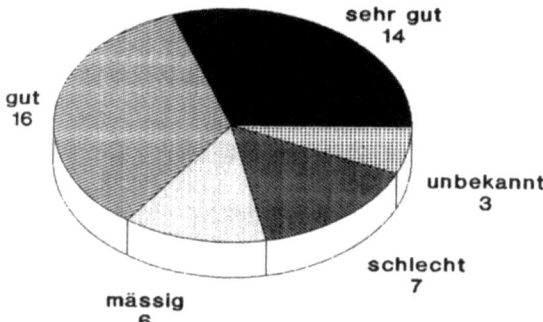

Abb. 5. Ergebnisse der Nachuntersuchung

Als sehr gut und gut wurden Ergebnisse bezeichnet, wenn funktionell bedeutungslose Bewegungseinschränkungen sowie allenfalls eine geringe Schwellneigung vorlagen. Achsfehlstellungen bis 3° im Seitenvergleich wurden als gut angesehen. Die mäßigeren Ergebnisse erklären sich durch größere Fehlstellungen sowie im wesentlichen durch funktionell bedeutsame Bewegungseinschränkungen der angrenzenden Gelenke. 4mal waren Bewegungseinschränkungen allerdings durch Begleitverletzungen am Fußgelenk bzw. im Kniegelenk hervorgerufen, einmal lag eine Peronäuslähmung nach primärer Nervenschädigung vor.

Die schlechten Ergebnisse umfassen neben dem Exitus letalis unter der Behandlung die Frakturen, die letztendlich zu einer Amputation führten, sowie die Infektfälle, bei denen eine Infektsanierung mehr als einen Eingriff erforderte.

Diskussion

Die Zusammenstellung der Behandlungsdaten einschließlich der Nachuntersuchungsergebnisse nach Anwendung des Fixateur externe bei diaphysären Unterschenkelfrakturen mit erheblichem Weichteilschaden zeigt, daß hierdurch die Rate der Weichteilkomplikationen zu senken ist, diese jedoch nicht ausgeschaltet werden kann. Selbst bei Einsatz aller Möglichkeiten der Mikrovaskulärchirurgie und der Replantationstechniken werden sich Amputationen letztendlich nicht vermeiden lassen.

Ermöglicht der Fixateur externe in der Primärphase erst die Sanierung der Weichteile, so ist die ossäre Heilung häufig verzögert oder tritt nicht im gewünschten Maße ein. Klinische Erfahrungen mit Monofixateur oder ventralem Kammerfixateur zeigen, daß die Stabilität der Ruhigstellung insbesondere in Verbindung mit der Fibulaosteosynthese ausreichend ist. Trotzdem tritt die Heilung über Kallusbildung häufig bei Brüchen mit gravierendem Weichteilschaden nicht ein. Ungenügende Durchblutung im Frakturbereich durch die Weichteilschädigung sind ebenso hierfür verantwortlich wie die erforderliche

längere Entlastung des Beines mit resultierender mangelnder Frakturkompression. In diesen Fällen leistet der Verfahrenswechsel zu internen Stabilisierungen, insbesondere zum Marknagel, gute Dienste. Als wesentliche Vorteile sind hervorzuheben:
- eine niedrige Rate an Achsfehlstellungen,
- Minimierung verzögerter Bruchheilungen,
- geringe Pseudarthrosenrate,
- Verringerung der Reeingriffsrate (Spongiosaplastik u. a.).

Die Problematik des Verfahrenswechsels ergibt sich aus der Gefahr der Kontamination des Markraumes durch die Schanz-Schrauben des Fixateur externe. Nur die konsequente Beachtung des Prinzips der kontrollierten Fistel bei positivem Keimabstrich kann einen Infekt vermeiden. In diesem Bereich ist insbesondere die Patientenführung problematisch.

Literatur

Allgöwer M (1971) Weichteilprobleme und Infektrisiko der Osteosynthese. Langenbecks Arch Klin Chir 329:1127–1136
Claes L, Burri C, Gerngroß H (1981) Vergleichende Stabilitätsuntersuchung an symmetrischen und einseitigen ventromedialen Fixateur externe Osteosynthesen an der Tibia. Unfallchirurgie 7:194
Gotzen L, Haas N, Hütter J, Köller W (1978) Die Bedeutung der Fibula für die Stabilität der Plattenosteosynthese an der Tibia. Unfallheilkunde 81:409
Johner R (1982) Die Unterschenkelschaftfraktur. Helv Chir Acta 49:237–240
Johner R, Wruhs O (1983) Classification of tibial shaft fractures and correlation with results after regid internal fixation. Clin Orthop Relat Res 178:7–25
Lugger L-J (1981) Der Wadenbeinbruch. Unfallheilkunde 147
Müller KH, Rahn DA (1983) Knochenheilung nach stabiler externer Osteosynthese. Unfallheilkunde 86:341–348
Tscherne HP (1982) Die Klassifizierung des Weichteilschadens bei offenen und geschlossenen Frakturen. Unfallheilkunde 85:111–115

Störung der Frakturheilung durch zusätzliche Schraubenosteosynthese beim Fixateur externe am Unterschenkelschaft?

C. Krettek, N. Haas und H. Tscherne

Einleitung

Die Weiterentwicklung des Fixateur externe zur Behandlung von Unterschenkelschaftfrakturen wurde bis vor einigen Jahren überwiegend mit dem Ziel vermehrter Stabilität betrieben. Durch Veränderungen der Fixateuranordnung (ventrale Montage, geringer Abstand zwischen Tibia und Trägerstange) und der Fixateurkonstruktion (verstärkte Schanz-Schrauben, Trägekörper und Verbindungselemente) konnte die Stabilität der Fixateurosteosynthesen gesteigert werden (Behrens et al. 1983; Hofmann 1983; Mooney u. Claudi 1982). Eine weitere erhebliche Stabilitätszunahme konnte durch den Einsatz einer zusätzlichen Schraubenosteosynthese im Frakturbereich erreicht werden (Burri et al. 1981; Claes et al. 1979; Etter et al. 1982).

Ziel der vorliegenden Untersuchung war es, den Einfluß der zusätzlichen Verschraubung bei Osteosynthesen mit dem Fixateur externe auf den Heilungsverlauf offener Unterschenkelschaftfrakturen zu untersuchen.

Material und Methode

Von 1982–1986 wurden 129 Patienten mit 132 offenen Unterschenkelschaftfrakturen mit einem unilateralen Klammerfixateur (Monofixateur) (Gotzen et al. 1984) in der Unfallchirurgischen Klinik der Medizinischen Hochschule Hannover behandelt. In 74 Fällen wurde eine zusätzliche Osteosynthese (ZOS) mit 3,5-mm-AO-Kleinfragmentkortikalisschrauben durchgeführt. In 58 Fällen wurde die Fraktur nur mit dem Fixateur externe ohne zusätzliche Osteosynthese (Kontrolle) stabilisiert. Diese 132 Fälle wurden in einer retrospektiven Studie analysiert, wobei folgende Einschlußkriterien galten: frische, traumatische, offene isolierte Tibia- oder komplette Unterschenkelschaftfrakturen des Erwachsenen, bis 3 Wochen nach dem Trauma, die mit dem unilateralen

---

Unfallchirurgische Klinik, Medizinische Hochschule Hannover, Konstanty-Gutschow-Str. 8, W-3000 Hannover 61, Bundesrepublik Deutschland

Rahmanzadeh/Meißner (Hrsg.) Störungen der Frakturheilung
9. Steglitzer Unfalltagung
© Springer-Verlag Berlin Heidelberg 1991

Fixateur externe versorgt wurden. Von der Studie ausgeschlossen wurden die Fälle, in denen eine operative Vorbehandlung vorlag, Fälle, die mit mehr als 3wöchiger Verzögerung in unsere Behandlung kamen, ferner pathologische und kindliche Frakturen.

Beide Behandlungsgruppen waren in der Altersstruktur im nachuntersuchten Kollektiv (s. u.) vergleichbar. Das Durchschnittsalter betrug 36,0 Jahre in der ZOS-Gruppe (16–80 Jahre) und 38,5 Jahre in der Kontrollgruppe (16–92 Jahre). In beiden Behandlungsgruppen war etwa die Hälfte der Patienten jünger als 30 Jahre. Das Verhältnis von männlichem zu weiblichem Geschlecht betrug in beiden Behandlungsgruppen etwa 3:1 (Tabelle 1). Die ZOS-Gruppe zeigte geringfügig häufiger schwere Weichteilschäden, die entsprechend der Tscherne-Klassifikation eingestuft wurden (I° offen: geringe Weichteilkontusion und wenig bakterielle Kontamination, einfache Frakturformen; II° offen: umschriebene Haut- und Weichteilkontusion, mäßige Keimkontamination, alle Frakturtypen; III° offen: ausgedehnter Weichteilschaden, oft Gefäß- und Nervenverletzung, starke Keimkontamination, alle Frakturtypen; IV° offen: totale und subtotale Amputation) (Tscherne u. Gotzen 1984) (Tabelle 2).

In 3,6% der Fälle aus der ZOS-Gruppe und in 6,8% aus der Kontrollgruppe waren gefäßrekonstruktive Maßnahmen erforderlich. 2 Fälle drittgradig offener Frakturen mit Gefäßbeteiligung aus der ZOS-Gruppe wurden nach einem Erhaltungsversuch nach 1 bzw. 2 Tagen im Unterschenkel amputiert und sind nicht im nachuntersuchten Kollektiv.

Die Klassifikation der Frakturen erfolgte nach morphologischen Gesichtspunkten entsprechend der AO-Klassifikation (Haas et al. 1984; Müller et al. 1987). Die Frakturaufschlüsselung zeigte ein Überwiegen der schweren Frakturformen der Gruppen B und C, die nahezu 75% der Fälle darstellten (Tabelle 3).

Tabelle 1. Altersverteilung

	Mit Zusatzosteosynthese (ZOS) (n=55)		Kontrollgruppe (n=44)	
16–30 Jahre	27	49,0%	23	52,2%
31–40 Jahre	9	16,4%	5	11,4%
41–50 Jahre	6	10,9%	3	6,8%
51–60 Jahre	5	9,1%	4	9,1%
61–70 Jahre	4	7,3%	1	2,3%
>70 Jahre	4	7,3%	8	18,2%
Durchschnitt	36,0 Jahre		38,5 Jahre	
Min./Max.	16–80 Jahre		16–92 Jahre	
Weiblich	11	20,0%	9	20,5%
Männlich	44	80,0%	35	79,5%

Tabelle 2. Weichteilschaden. (Nach Tscherne u. Gotzen 1984)

	Mit Zusatzosteosynthese (ZOS) (n=55)		Kontrollgruppe (n=44)	
Offen I°	2	3,6%	10	22,7%
Offen II°	28	50,9%	18	40,9%
Offen III°	25	45,5%	16	36,4%

Tabelle 3. Frakturklassifikation. (Nach Müller et al. 1988)

	Mit Zusatz-osteosynthese (ZOS) (n=55)	Kontrollgruppe (n=44)
A1	3 5,5%	5 11,4%
A2	5 9,1%	3 6,8%
A3	2 3,6%	4 9,1%
Gesamt	10 18,2%	12 27,3%
B1	1 1,8%	0 0,0%
B2	8 14,5%	6 13,6%
B3	5 9,1%	7 15,9%
Gesamt	14 25,4%	13 29,5%
C1	5 9,1%	2 4,6%
C2	7 12,7%	6 13,6%
C3	19 34,6%	11 25,0%
Gesamt	31 56,4%	19 43,2%

Tabelle 4. Frakturlokalisation

	Mit Zusatz-osteosynthese (ZOS) (n=55)	Kontrollgruppe (n=44)
Proximale Metaphyse	1 1,8%	3 6,8%
Proximale Diaphyse	10 18,2%	10 22,7%
Mittlerer Schaft	15 27,3%	14 31,8%
Distale Diaphyse	23 41,8%	15 34,1%
Distale Metaphyse	6 10,9%	2 4,6%

Tabelle 5. Begleitverletzungen

	Mit Zusatzosteosynthese (ZOS) (n=55)	Kontrollgruppe (n=44)
Gleiches Bein	28 50,9%	16 36,4%
Beide Unterschenkel	2 3,6%	1 2,3%
Polytrauma	30 54,5%	19 43,2%
Schädel-Hirn-Trauma II°/III°	9 16,4%	8 18,2%
Isolierte Unterschenkelfraktur	10 18,2%	16 36,4%

Die Frakturen aus beiden Behandlungsgruppen waren vergleichbar auf die unterschiedlichen Segmente des Tibiaschaftes verteilt mit einem überwiegenden Auftreten der Frakturen im Diaphysenbereich (Tabelle 4).

Die meisten Frakturen wurden durch Rasanztraumen im Rahmen von Verkehrsunfällen mit PKW oder Motorrad verursacht (ZOS: 66,2%, Kontrollgruppe 63,8%). Die Schwere der Traumatisierung zeigte sich auch bei der Analyse der Begleitverletzungen mit einem hohen Anteil an polytraumatisierten Patienten in beiden Behandlungsgruppen (ZOS: 54,5%, Kontrollgruppe: 43,2%). In 50,9% (ZOS) und 36,4% (Kontrollgruppe) lagen weitere Frakturen am gleichen Bein vor. In 16,4% (ZOS) und 18,2% (Kontrollgruppe) hatten die Patienten ein Schädel-Hirn-Trauma Grad II oder III erlitten. Lediglich bei 18,2% (ZOS) und 36,4% (Kontrollgruppe) der Fälle handelte es sich um eine isolierte Verletzung (Tabelle 5).

Die Aufschlüsselung der Begleitverletzungen nach dem Hannover-Polytraumaschlüssel (PTS) (Tscherne et al. 1987) zeigt noch differenzierter die Schwere der Verletzungen in beiden Behandlungsgruppen. Im Nachunter-

Tabelle 6. Verletzungsschwere. Hannover-Polytraumaschlüssel (PTS) (Tscherne et al. 1987)

	Mit Zusatzosteosynthese (ZOS) (n = 55)	Kontrollgruppe (n = 44)
I (0–11)	13 23,6%	14 31,8%
II (12–30)	28 50,9%	23 52,3%
III (31–49)	10 18,2%	5 11,4%
IV (>50)	4 7,3%	2 4,5%
Mittelwert PTS	22,5	20,2

suchungskollektiv der ZOS-Gruppe betrug der mittlere PTS 22,5 Punkte, in der Kontrollgruppe 20,2 Punkte (Tabelle 6).

Es sind 26 (19,7%) polytraumatisierte Patienten an den Folgen ihrer Verletzungen verstorben. Von den überlebenden 106 Patienten wurden insgesamt 97 mit 99 Frakturen (ZOS: 55, Kontrollgruppe: 44) nachuntersucht, was einer Nachuntersuchungsrate von 93,4% (ZOS: 90,2%, Kontrollgruppe: 97,8%) entsprach. Die Nachuntersuchung der verbleibenden 99 Fälle umfaßte die Analyse der Krankenakten, eine standardisierte klinische Untersuchung und eine Röntgenuntersuchung des Unterschenkels in 2 Ebenen. Die Nachuntersuchung erfolgte nach einem durchschnittlichen Intervall von 37 Monaten nach operativer Versorgung (19–64 Monate).

Ergebnisse

In der überwiegenden Anzahl der Fälle erfolgte die Zusatzosteosynthese mit 1 (29,1%), 2 (34,5%) oder 3 (23,6%) Zugschrauben. 4 oder mehr Zugschrauben wurden lediglich in Ausnahmen bei insgesamt 7 weiteren Fällen (12,8%) eingebracht.

In nahezu ⅔ der Fälle (61,8%) wurde die Fraktur zunächst mit Zugschrauben stabilisiert, wobei sämtliche Frakturspalten von Schrauben überbrückt wurden [einfache Schrägfraktur, von Zugschraube(n) überbrückt: Verschraubungstyp A (Abb. 1a); Fraktur mit weiterem(n) Fragment(en), alle Frakturspalten von Zugschrauben überbrückt: Verschraubungstyp B (Abb. 1b)], während in den übrigen Fällen (38,2%) durch Fragmentverschraubung vor Fixateuranlage aus komplexen Frakturen einfache Fragmentmuster erzeugt wurden (Verschraubungstyp C, Abb. 1c).

Bei der Gesamtanalyse fanden sich in der Gruppe mit Zusatzosteosynthese keine Vorteile bezüglich Vollbelastung (17,1 vs. 15,6 Wochen), Ausheilungsdauer (18,7 vs. 18,0 Wochen) und der Rate an aseptischen Heilungsstörungen (Ausheilungszeit über 32 Wochen) mit 10,9% vs. 11,4%. Ebenfalls keine Unterschiede zwischen beiden Behandlungsgruppen fanden sich beim Vergleich der Rate schwerer, ossärer Infekte (ZOS: 5,4%, Kontrollgruppe: 4,5%). Auch hinsichtlich der Achsen- und Drehfehler, der Schanz-Schraubenlockerungen

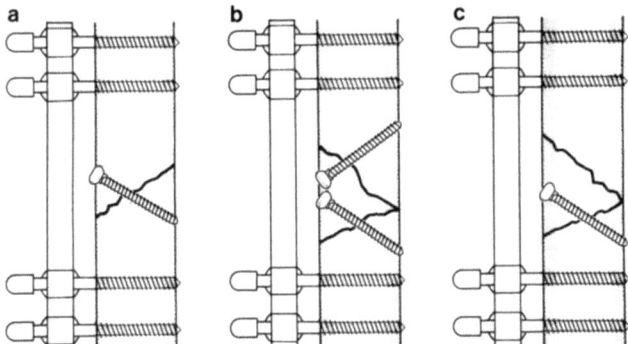

Abb. 1. Verschiedene Formen der Zusatzschraubenosteosynthese: Frakturfläche(n) mit Zugschrauben derart stabilisiert, daß sämtliche Frakturflächen von Schrauben überbrückt wurden (**a, b**). Durch Fragmentverschraubung vor Fixateuranlage wurden aus komplexen Frakturen einfache Frakturmuster erzeugt (**c**)

Tabelle 7. Nachbehandlung und Komplikationen

	Mit Zusatzosteosynthese (ZOS) (n = 55)	Kontrollgruppe (n = 44)
Vollbelastung	17,1 Wochen	15,6 Wochen
Ausheilungszeit	18,7 Wochen	18,0 Wochen
Aseptische Heilungsstörung	6 (10,9%)	5 (11,4%)
Osteitis	3 (5,4%)	2 (4,5%)
Reeingriffe	45 (81,8%)	30 (68,2%)
Refrakturen	6 (10,9%)	2 (4,5%)
Refrakturen nach Bagatelltrauma	5 (9,1%)	1 (2,3%)
Spongiosatransplantation *	36 (65,5%)	13 (29,5%)

* $0,005 > p > 0,001$, χ^2-Test

bzw. -infektionen ergaben sich zwischen beiden Behandlungsgruppen keine Unterschiede (Tabelle 7).

Unterschiede zwischen beiden Behandlungsgruppen zeigten sich jedoch bei der Analyse der bis zur knöchernen Heilung erforderlichen Spongiosatransplantationen (ZOS: 65,5%, Kontrollgruppe: 29,5%). Dieser Unterschied war statistisch hoch signifikant ($p < 0.005$, χ^2-Test). Der wesentlichste Unterschied im Vergleich der beiden Behandlungsgruppen war die in der ZOS-Gruppe mit 10,9% gegenüber 4,5% (Kontrollgruppe) mehr als doppelt so hohe Rate an Refrakturen nach Entfernung des Fixateurs (Tabelle 7).

Bei der Analyse der 8 aufgetretenen Refrakturen zeigte sich, daß mit 2 Ausnahmen alle in der ZOS-Gruppe aufgetreten waren. Nur in je einem Fall aus beiden Behandlungsgruppen lag ein adäquates Trauma vor, in allen anderen Fällen war es ohne Trauma oder bei Bagatelltraumen zur Refraktur gekommen, in der Hälfte der Fälle in der 1. Woche nach Fixateurabnahme

Tabelle 8. Analyse der Refrakturen

No.	Alter [Jahre]	Weichteilschaden [°][a]	Frakturtyp[b]	Behandlungsgruppe	Verschraubungsmuster	Fixateuranlagedauer [Wochen]	Intervall: Fixateurabnahme- Refraktur [Wochen]	Adäquates Trauma
1	16	II	B2	Kontrolle		18	1	Nein
2	25	II	A1	Kontrolle		10	3	Ja
3	49	III	B2	ZOS	B	30	45	Ja
4	27	II	C3	ZOS	C	12	1	Nein
5	46	II	C3	ZOS	B	19	1	Nein
6	21	III	C3	ZOS	B	24	5	Nein
7	18	III	B3	ZOS	B	25	10	Nein
8	22	II	C1	ZOS	C	10	1	Nein

[a] Nach Tscherne u. Gotzen 1984.
[b] Nach Müller et al. 1988.

(Tabelle 8). Von 6 Refrakturen nach Bagatelltraumen traten 5 in der ZOS-Gruppe auf, was einer fast 4fach höheren Rate an Refrakturen in diesem Subkollektiv entspricht (ZOS: 5/55 oder 9,1%, Kontrollgruppe: 1/44 oder 2,3%) (Tabelle 8).

Eine von 5 Refrakturen aus der ZOS-Gruppe nach Bagatelltraumen und die einzige Refraktur aus der Kontrollgruppe nach Bagatelltraumen traten nach einer ungewöhnlich kurzen Fixateuranlagezeit von 10 und 12 Wochen auf (Tabelle 8). Diese beiden Frakturen waren zweitgradig offen gewesen, wobei nach einer früheren Untersuchung für diesen Weichteilschaden mit einer mittleren Ausheilungszeit von 17,2 Wochen zu rechnen gewesen wäre (Krettek et al. 1989). Die Analyse im Hinblick auf die unterschiedlichen Verschraubungsmuster (Abb. 1) ergab keine Häufung von Nachteilen oder Komplikationen bei einer der 3 Verschraubungsmuster.

Diskussion

Die zusätzliche Verschraubung der Frakturzone bei Fixateur-externe-Osteosynthesen wurde zur Stabilitätserhöhung vielfach propagiert (Burri u. Claes 1981; Spiegel u. Vanderschilden 1983), nachdem biomechanische Untersuchungen einen signifikanten Stabilitätszuwachs gezeigt hatten (Claes et al. 1979; Etter et al. 1982). Die ersten klinischen Erfahrungen schienen den positiven Effekt der erhöhten Stabilität auf den Behandlungsverlauf zu bestätigen. Scharf zeigte in einer retrospektiven Analyse an 27 offenen Frakturen, daß in der Gruppe der Zusatzosteosynthesen (n=10) die Zahl der Folgeeingriffe, insbesondere der Spongiosaplastiken, verringert, der Anteil der Osteitisfälle und Schanz-Schraubeninfekte reduziert und Konsolidierungszeit sowie Fixateuranlagedauer verkürzt waren, so daß die Anwendung der als „Minimalosteosynthese" bezeichneten Zusatzosteosynthese bei der Behandlung von Unterschenkelschaftfrakturen als vorteilhaft propagiert wurde (Scharf et al. 1984). Schöttle et al. propagierten 1981 anhand einer retrospektiven Untersuchung an 154 offenen Unterschenkelfrakturen bei den zweit- und drittgradig offenen Frakturen die „Kombinationsosteosynthese" von Fixateur externe und Zugschrauben, ohne daß die Vorteile dieses Vorgehens anhand einer differenzierten Komplikationsanalyse (15% Reosteosynthesen, 22% aseptische Heilungsstörungen) belegt wurden (Schöttle et al. 1981).

Die zusätzliche Osteosynthese mit Kleinfragmentzugschrauben hat in der Frühphase der Versorgung gewisse Vorteile, wie z. B. erleichterte Reposition und hohe Primärstabilität.

Die verbesserte Stabilität hatte jedoch in unserem Krankengut keinen positiven Einfluß auf Zeitpunkt der Vollbelastung und Ausheilung, Osteitisrate, Achsenfehler, Schanz-Schraubenlockerungen und -infekte gezeigt.

Insbesondere in der Spätphase der Behandlung ließen sich sogar negative Effekte der hohen Rigidität der Osteosynthese nachweisen in Form einer verdoppelten Rate an Spongiosaplastiken und Refrakturen. Die hohe Refrakturrate steht in weitgehender Übereinstimmung mit den Ergebnissen von Steinfield et al. (1988). In dieser Untersuchung kam es in 17,6% zu Refrakturen bei Unterschenkelfrakturen, die mit Fixateur externe und Zugschrauben versorgt waren.

Stürmer fand bei histologischen Untersuchungen zur Frakturheilung bei Fixateur-externe-Osteosynthesen in der Kombination mit einer Zugschraubenosteosynthese, daß es hierbei zu einer sog. „Brückenheilung" kam. Der Frakturspalt war dabei im Sinne der primären Knochenheilung durch schmale Faserknochenareale und Bereiche von lamellärem Knochen überbrückt. Diese Überbrückung war sehr unvollständig und fand nur an ganz wenigen Stellen statt, periostaler Kallus fehlte völlig (Stürmer 1987). Diese histologischen Befunde können sowohl die häufigere Notwendigkeit von Spongiosaplastiken, wie auch die vermehrte Refrakturgefährdung in der ZOS-Gruppe erklären.

Schlußfolgerung

Die Ergebnisse unserer Studie konnten keine Vorteile durch die Durchführung einer Verschraubung der Fraktur zusätzlich zum Fixateur externe nachweisen. Wegen des höheren Bedarfs an Spongiosatransplantationen und des verdoppelten Refrakturrisikos sollte auf die zusätzliche Osteosynthese mit Zugschrauben verzichtet werden. In den Fällen, in denen sie unumgänglich erscheint, muß die Protektionsphase verlängert werden.

Literatur

Behrens F, Johnson WD, Koch TW, Kovacevic N (1983) Bending stiffness of unilateral and bilateral fixator frames. Clin Orthop 178:103

Burri C, Claes L (1981) Indikation und Formen des Fixateur externe am Unterschenkel. Unfallheilkunde 84:177

Claes L, Burri C, Heckmann G, Rüter A (1979) Biomechanische Untersuchungen zur Stabilität von Tibiaosteosynthesen mit dem Fixateur externe und einer Minimalosteosynthese. Aktuel Traumatol 9:185

Etter C, Burri C, Kinzl L, Raible M (1982) Belastungsstabilität in Abhängigkeit von Osteosyntheseverfahren, Verlauf und Komplikationen bei offenen Unterschenkelfrakturen mit schwerem Weichteilschaden. Aktuel Traumatol 2:78

Gotzen L, Haas N, Schlenzka R (1984) Der Einsatz des Monofixateurs bei geschlossenen Unterschenkelfrakturen. Orthopäde 13:287

Haas N, Gotzen L, Otte D (1984) Unterschenkelschaftfrakturen. Anatomische, biomechanische und pathophysiologische Aspekte. Orthopäde 13:250

Hofmann D (1983) Stellungnahme zum Beitrag „Betrachtungen zur notwendigen Stabilität und zur Biomechanik der Frakturheilung bei Fixateur-externe-Osteosynthesen" von G. Ritter, H. Weigand und J. Ahlers. Unfallchirurgie 9:96

Krettek C, Haas N, Tscherne H (1989) Behandlungsergebnisse von 202 frischen Unterschenkelschaftfrakturen, versorgt mit einem unilateralen Fixateur externe (Monofixateur). Unfallchirurg 92:440

Mooney V, Claudi B (1982) How stable should external fixation be? In: Uhthoff H (ed) Current concepts of external fixation of fractures. Springer, Berlin Heidelberg New York, p 21

Müller ME, Nazarian S, Koch P (1988) AO Klassifikation der Frakturen. Springer, Berlin Heidelberg New York Tokyo, S 1

Scharf W, Orthner E, Wagner M (1984) Behandlungsrichtlinien und Ergebnisse schwerst offener Unterschenkelbrüche. Unfallchirurgie 10:192

Schöttle H, Schöntag H, Langendorff HU, Dallek M (1981) Ergebnisse der operativen Stabilisierung bei 307 offenen Frakturen. Unfallchirurgie 7:256

Spiegel PG, Vanderschilden JL (1983) Minimal internal and external fixation in the treatment of open tibial fractures. Clin Orthop 178:96

Steinfield PH, Cobelli NJ, Sadler AH, Szporn MN (1988) Open tibial fractures treated by anterior half-pin frame fixation. Clin Orthop 228:208

Stürmer KM (1987) Histomorphologie der Frakturheilung im Vergleich der Fixationsverfahren am Tibiaschaft. In: Schmit-Neuerburg KP, Stürmer KM (Hrsg) Die Tibiaschaftfraktur des Erwachsenen. Springer, Berlin Heidelberg New York Tokyo, S 23

Tscherne H, Gotzen L (Hrsg) (1984) Fractures with soft tissue injuries. Springer, Berlin Heidelberg New York Tokyo, S 1

Tscherne H, Regel G, Sturm JA, Friedl HP (1987) Schweregrad und Prioritäten bei Mehrfachverletzungen. Chirurg 58:631

Hemikallotasis zur Korrektur posttraumatischer Tibiadeformitäten

W. Klein, D. Baranowski und E. Brug

Für die Varusdeformität der Tibia stellen bisher die Pendelosteotomie nach Lange [6] sowie die keilförmige Osteotomie mit Knocheninterposition und Verplattung etablierte Methoden dar. Die erste Methode impliziert eine längere postoperative Ruhigstellung unter Einschluß des Kniegelenkes. Bei Durchführung einer Spongiosaplastik ist durch die Knochenentnahme faktisch eine zweite Operation nötig, die in einem erheblichen Prozentsatz zu langdauernden Beschwerden führt [4].

Die Methode der Kallusdistraktion wurde erstmals von Putti 1921 [8] publiziert und von Bier 1923 [3] in den deutschen Sprachraum eingeführt. Im osteuropäischen Raum praktizierte Ilizarov das „Knochenziehen" an einem großen Patientenkollektiv, und nach seiner Veröffentlichung 1969 [5] wurde die in Westeuropa vergessene Methode erneut propagiert. De Bastiani et al. [1] berichteten 1987 über eine große Serie von Extremitätenverlängerung durch „Kallotasis", die er mit dem von ihm entwickelten dynamisierbaren Monofixateur durchführte. Er war es auch, der dieses Verfahren als „Hemikallotasis" durch exzentrische Distraktion zur Achsenkorrektur langer Röhrenknochen modifizierte [2].

Die Indikationen für dieses Verfahren an der Tibia sind die Varusdeformation und das Genu recurvatum. Bei der Operation wird zunächst der unilaterale Fixateur angelegt, wobei die Pinpositionierung proximal exakt parallel zur Gelenkfläche und distal exakt perpendikulär zur Schaftachse erfolgen muß. Die Fixateurmontage erfolgt von medial unter Zuhilfenahme einer Schablone. Im Kippgelenk befindet sich eine Bohrung, über die durch einen Kirschner-Draht genau die Höhe der Kortikotomie festgelegt werden kann. Diese wird über eine ca. 5 cm lange Inzision mittels multipler Bohrlöcher und anschließender Meißeldurchtrennung durchgeführt. Idealerweise erfolgt eine inkomplette Kortikotomie unter Belassung der Margo interosseus der Tibia.

Die Distraktion beginnt 10–14 Tage postoperativ, die Geschwindigkeit beträg 4mal 0,25 mm/Tag. Der keilförmige Distraktionsspalt füllt sich mit Kallus. Durch standardisierte Röntgenaufnahmen kann der notwendige Korrekturgrad genau festgelegt und die Distraktionsphase entsprechend beendet

---

Klinik für Unfall- und Wiederherstellungschirurgie der WWU Münster, Jungeblodtplatz 1, W-4400 Münster, Bundesrepublik Deutschland

Rahmanzadeh/Meißner (Hrsg.) Störungen der Frakturheilung
9. Steglitzer Unfalltagung
© Springer-Verlag Berlin Heidelberg 1991

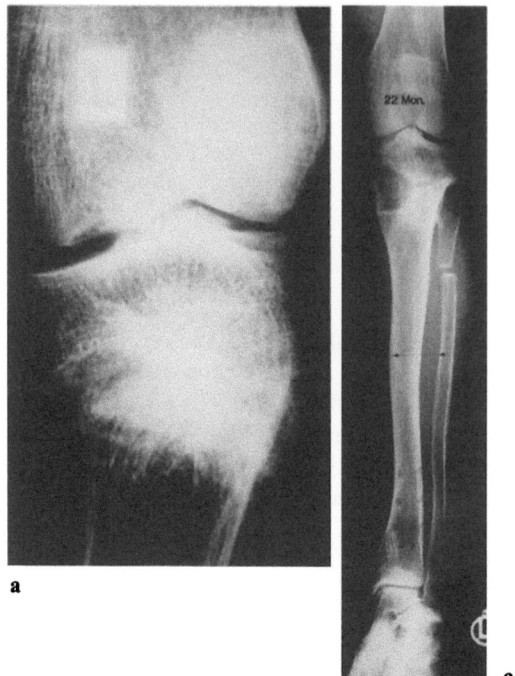
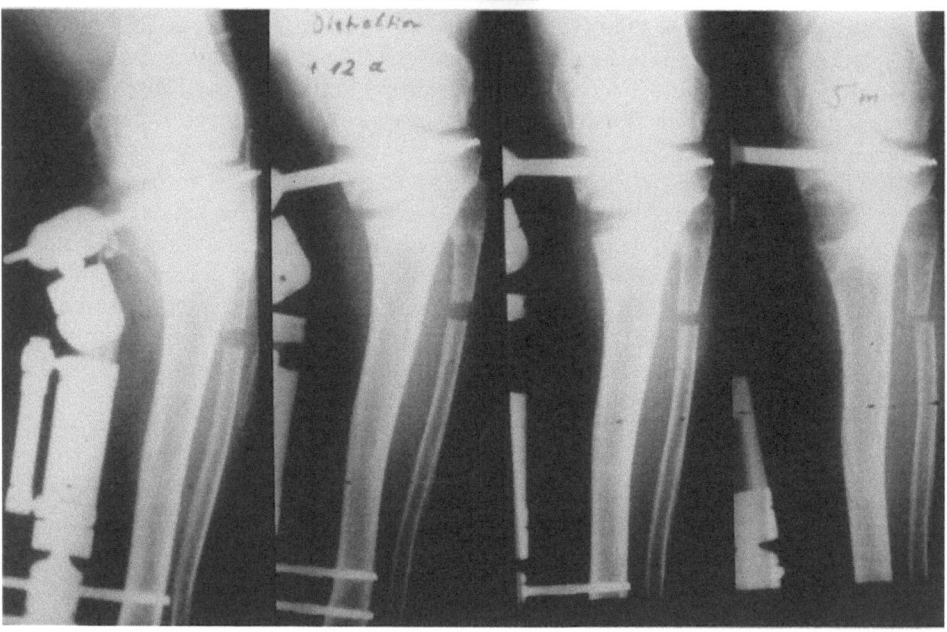

Abb. 1. a 60jähriger Patient, Zustand nach proximaler Tibiafraktur bei rachitischem O-Bein. b Graduelle Aufdehnung über 65 Tage, weiterer Verlauf bis 5 Monate postoperativ. c Follow-up nach 22 Monaten

Tabelle 1. Patientendaten

Patient	Alter	Varus	Fibulaosteotomie	Distraktion (Tage)	Behandlungsdauer (Monate)	Funktion
01	24	12	Nein	35	4,5	Frei
02	47	14	Nein	30	4,5	Fl $-30°$
03	22	17	Ja	26	4,0	Frei
04	49	17	Ja	22	4,5	Frei
05	27	10	Nein	29	4,0	Fl $-30°$
06	60	22	Ja	65	7,0	Frei
07	21	14	Nein	30	3,5	Frei

werden. Es schließt sich nach beginnender Konsolidierung die Dynamisierung des Fixateurs an, durchschnittlich 3–4 Wochen nach Ende der Distraktion. Sie führt zu weiterer Kallusverfestigung. Die Entfernung des Gerätes erfolgt ambulant ohne Anästhesie.

Wir haben dieses Verfahren bei der Varusdeformität 7mal angewandt, zusätzlich einmal in einem Fall von Genu recurvatum. Die wichtigen Daten der einzelnen Patienten sind in Tabelle 1 aufgelistet. Die Varusfehlstellung betrug zwischen 10 und 22°. Bei stärkeren Fehlstellungen wurde gleichzeitig eine Fibularesektionsosteotomie durchgeführt. Wir halten dies zur Vermeidung von sekundären Sprunggelenksproblemen durch die Kaudalverschiebung der Fibula bei Deformitäten über 15° für essentiell.

Die geplante Korrektur wurde in allen Fällen erreicht, im Mittel nach 28 Tagen. Ein sekundäres Zusammensintern des Kallus sahen wir in keinem Fall. Die Behandlungsdauer betrug zwischen 3,5 und 7 Monaten, Arbeitsfähigkeit war im Mittel nach 4,5 Monaten erreicht. Ein Patient entwickelte an 2 von 4 Eintrittsstellen eine schmierige Sekretion als Zeichen eines beginnenden Infektes, der nach verbesserter Pinpflege komplikationslos abheilte. Die Kniegelenkbeweglichkeit war in 2 Fällen mit 10 bzw. 30° Beugedefizit endgradig eingeschränkt, in den anderen Fällen frei.

In identischer Weise haben wir ein posttraumatisches Genu recurvatum korrigiert, hierüber haben wir an anderer Stelle berichtet [7].

Die Methode hat sich in dieser limitierten Serie bei uns bewährt und bietet folgende Vorteile gegenüber den etablierten Verfahren:
- kleiner Zugang,
- atraumatische Operation,
- keine Spongiosaplastik erforderlich,
- frühe Mobilisierung unter Teilbelastung möglich,
- Korrekturwinkel kann durch standardisierte Röntgenaufnahmen exakt erreicht werden.

Literatur

1. De Bastiani G, Aldegheri R, Renzi-Brivio L, Trivella G (1989) Limb lengthening by callus distraction (Callotasis). J Pediatr Orthop 7:129
2. De Bastiani G, Lavini F, Trivella G, Renzi-Brivio L (1988) Epiphyseal distraction: Chondrodiatasis and hemichondrodiatasis. In: Uhthoff HK, Wiley JJ (eds) Behaviour of the growth plate. Raven, New York
3. Bier A (1923) Über Knochenregeneration, über Pseudarthrosen und über Knochentransplantate. Arch Klin Chir 127:1
4. Grob D (1986) Probleme an der Entnahmestelle bei autologer Knochentransplantation. Unfallchirurg 89:339
5. Ilizarov GA, Soibelman A (1969) Klinische und experimentelle Daten der unblutigen Verlängerung der unteren Extremitäten (Russisch). Exp Khir Anest 14:27
6. Lange M (1951) Orthopädisch-chirurgische Operationslehre. Bergmann, München
7. Pennig D, Baranowski D (1989) Genu recurvatum due to partial growth arrest of the proximal tibial physis: Correction by callus distraction. Arch Orthop Trauma Surg 108:119
8. Putti V (1921) The operative lengthening of the femur. JAMA 77:934

Möglichkeiten der Minimierung posttraumatischer Ostitiden bei offenen Frakturen

N. P. Südkamp, N. Haas und H. Tscherne

Einleitung

Auch im Jahre 1990 sind noch viele Autoren der Meinung, daß das Auftreten einer posttraumatischen Ostitis abhängig ist von der primären Kontamination und damit weitgehend als schicksalhaft angesehen werden muß (Robinson et al. 1989; Merrit 1988; Benson et al. 1983).

Diese Autoren sind der Meinung, daß der Schweregrad der offenen Fraktur als Gradmesser der Kontamination mit der Häufigkeit des Auftretens einer ossären Infektion im Zusammenhang steht.

Die ossäre Infektionsrate in verschiedenen Publikationen schwankt zwischen 4,2 und 19% (Robinson et al. 1989; Rommens 1986; Patzakis u. Wilkins 1989; Merrit 1988; Dellinger et al. 1988). In der Diagnostik wird den Wundabstrichen zu verschiedenen Zeitpunkten und in der Therapie der Antibiose nach Resistenzprüfung eine erhebliche Bedeutung beigemessen. Allerdings wird zunehmend die Bedeutung des gründlichen Débridements zur Beseitigung unfallbedingter Verschmutzungen als zusätzliche infektvermindernde Maßnahme erwähnt.

Es bleibt dennoch eine Vielzahl unbeantworteter Fragen offen:
- Was ist schicksalhaft bei offenen Frakturen?
- Gibt es Zusammenhänge zwischen dem Auftreten eines ossären Infektes und dem Verletzungsausmaß?
- Welche therapeutischen Maßnahmen sind sinnvoll?
- Lassen sich ossäre Infekte überhaupt vermeiden und mit welchen Infektraten ist zu rechnen?

Analyse offener Frakturen der Jahre 1981–1987

Um die Gründe für das Auftreten ossärer Infekte näher zu untersuchen, haben wir aus den Jahren 1981–1987 sämtliche relevanten Daten über diese Verlet-

---

Unfallchirurgische Klinik, Medizinische Hochschule Hannover, Konstanty-Gutschow-Str. 8, W-3000 Hannover 61, Bundesrepublik Deutschland

zungen und ihre Behandlung sowie das Behandlungsergebnis systematisch gespeichert und analysiert.

Krankengut

Die Abb. 1 zeigt die prozentuale Verteilung von 781 offenen Frakturen sowie die Verteilung von 361 offenen Unterschenkelfrakturen bezüglich des Schweregrades, eingeteilt nach der Klassifikation offener und geschlossener Frakturen (Tscherne u. Oestern 1982).

Dabei sind bei den Unterschenkelfrakturen erwartungsgemäß mehr dritt- und viertgradig offene Verletzungen als im Gesamtkollektiv vertreten, die erst- und zweitgradig offenen Verletzungen des Unterschenkels weisen geringere Häufigkeiten auf.

Der Anteil der verschiedenen betroffenen Extremitätenabschnitte aller untersuchten offenen Frakturen ist in Abb. 2 angegeben. Die häufigste Lokalisation ist der Unterschenkel, an zweiter Stelle rangiert der Oberschenkel gefolgt von Unter- und Oberarm sowie oberem Sprunggelenk und Fuß.

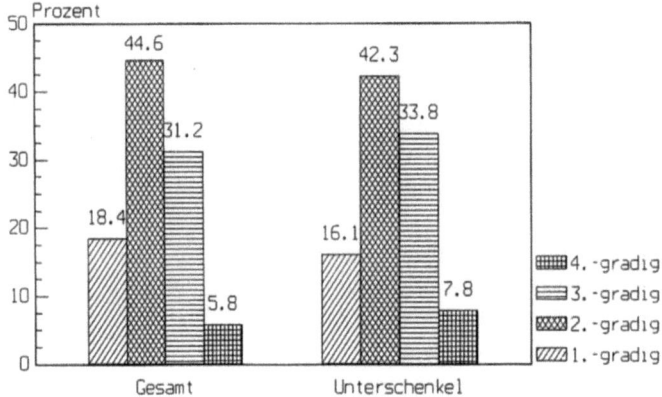

Abb. 1. Prozentuale Verteilung von offenen Frakturen (n = 781)

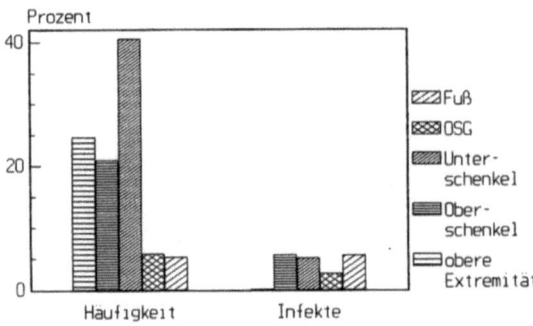

Abb. 2. Anteil der betroffenen Extremitäten

Infekthäufigkeit

In Abhängigkeit von der Erstversorgung: Bekanntermaßen müssen bereits am Unfallort durch entsprechende Erstmaßnahmen weitere Schädigungen der bestehenden Weichteilverletzung vermieden werden. Wichtigstes Prinzip ist zunächst die Dekompression der ischämischen und gequetschten Weichteile durch Frakturreposition (Abb. 3). Durch Anlegen eines sterilen Verbandes und Ruhigstellung der Extremität in einer pneumatischen Schiene wird die Ausbreitung des Frakturhämatoms und des posttraumatischen Ödems verringert. Ein zu starker Druck in der pneumatischen Schiene ist sorgfältig zu vermeiden, da hierdurch die Ausbildung eines Kompartmentsyndroms gefördert werden kann.

Obwohl diese Maßnahmen unumstritten sind, werden sie oft unterlassen oder aber fachlich nicht korrekt ausgeführt. Tabelle 1 unterstreicht diese Tatsache sehr eindrucksvoll durch steigende Infektraten bei offenen Frakturen in Abhängigkeit vom Rettungsmittel. Dabei ist besonders bei der Verlegung aus einem anderen Krankenhaus der Zeitfaktor einerseits, sowie ein mehrfaches Eröffnen des Wundverbandes zur Wundinspektion ursächlich naheliegend.

Tabelle 1. Infektionsrate bei offenen Frakturen in Abhängigkeit vom Rettungsmittel

Rettungsmittel	Infekte [%]
Rettungshubschrauber (n = 86)	3,5
Notarztwagen (n = 22)	9,1
Rettungswagen (n = 41)	12,2
Verlegung aus anderen Krankenhäusern innerhalb von 10 Stunden (n = 45)	22,2

In Abhängigkeit vom Hautzustand: Offene Frakturen sind nicht nur durch eine Hautwunde gekennzeichnet, es können auch Hautdefekte, mehr oder minder ausgedehnte Kontusionen oder Décollements der Haut bestehen.

Die Abb. 4 zeigt die ossäre Infektionsrate entsprechend der primären Hautverhältnisse. Minimale Infektraten zeigten sich bei geringeren Décollements oder Wunden, die kleiner als 5 cm sind. Erhebliche Infektraten bestanden bei ausgedehnter Kontusion (9,8%), bei einem Décollement über 15 cm Größe (15,4%) sowie bei Hautdefekten (7,5%). Die Unterschiede zwischen diesen Gruppen sind statistisch hochsignifikant.

In Abhängigkeit von Kontamination und bakteriologischem Keimnachweis: Eine zuverlässige Größe zur Abschätzung des Infektionsrisikos ist die subjektive Einschätzung der Verschmutzung der offenen Fraktur durch den Operateur. Bei einer Unterteilung dieser Größe in die Kategorien: keine, leicht, mittel und stark findet sich ein erheblicher Anstieg der Infektrate in der Gruppe: stark verschmutzt; die übrigen Gruppen zeigen ähnliche Häufigkeiten an ossären Infekten und unterscheiden sich statistisch nicht (Abb. 5).

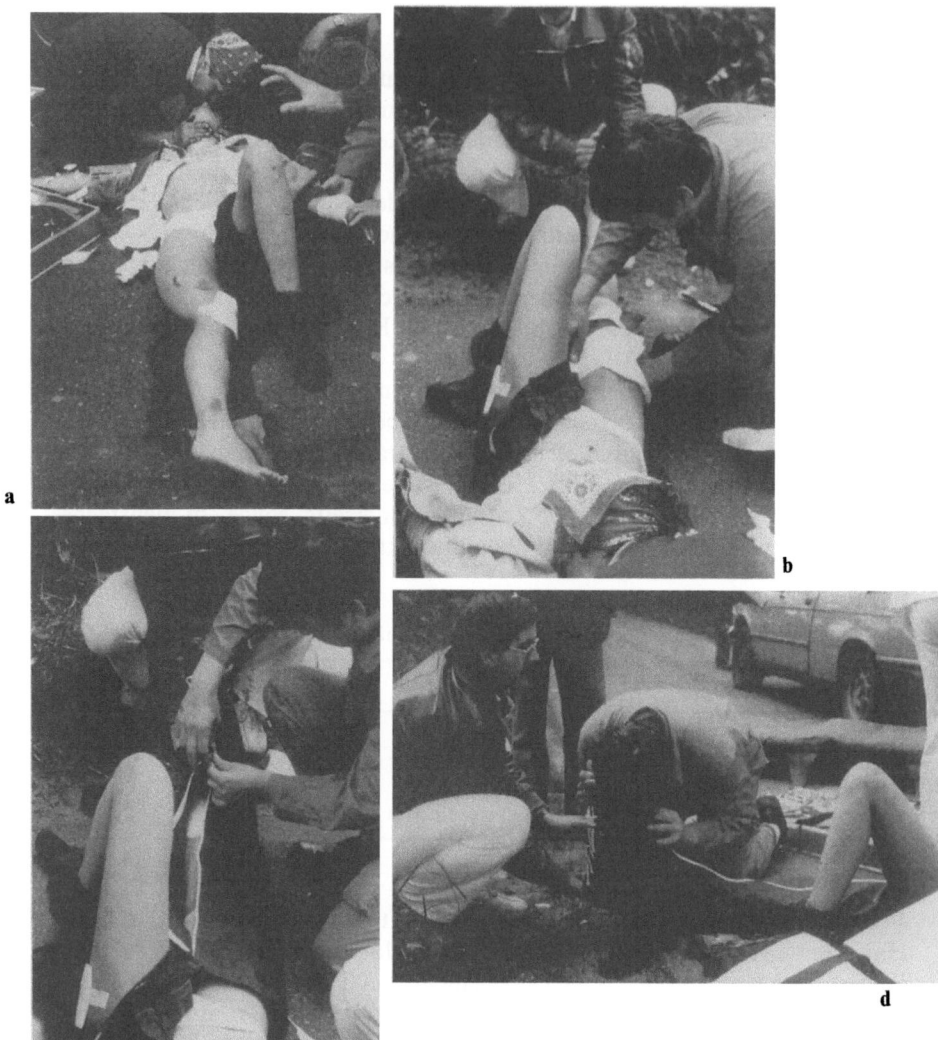

Abb. 3a–d. Frakturreposition, Anlegen eines sterilen Verbandes und einer pneumatischen Schiene bei offenen Frakturen

Der bakteriologische Keimnachweis des primären Wundabstriches ergibt ebenfalls eine gute prognostische Größe. Bei positivem Keimnachweis steigt die Infektrate bei mehr als einem aeroben Keim bzw. bei einer aeroben-anaeroben Mischflora erheblich an (Abb. 6).

In Abhängigkeit von der Fraktur: Der Fraktur kommt bei der Entstehung einer posttraumatischen Ostitis eine besondere Bedeutung zu. Sie ist der Faktor, der

Möglichkeiten der Minimierung posttraumatischer Ostitiden 247

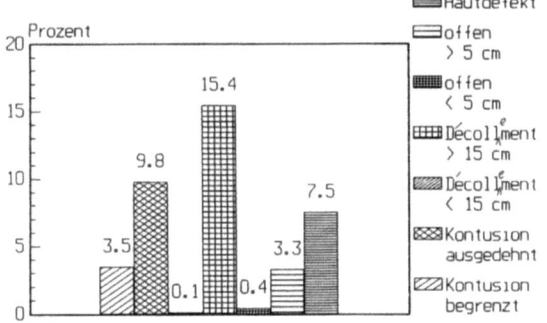

Abb. 4. Infektionsrate bei offenen Frakturen in Abhängigkeit vom Hautzustand

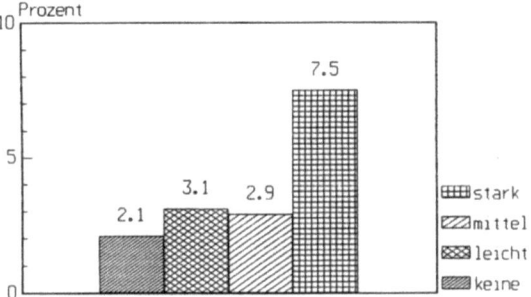

Abb. 5. Infektionsrate bei offenen Frakturen in Abhängigkeit von der Kontamination

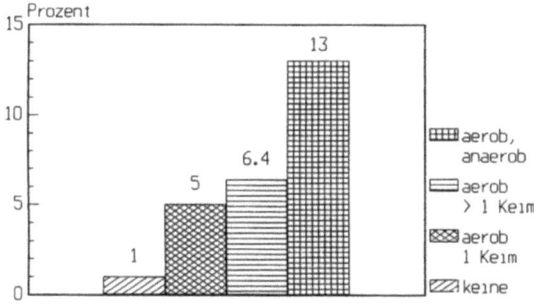

Abb. 6. Infektionsrate bei offenen Frakturen in Abhängigkeit vom Keimnachweis

in unserer Diskriminanzanalyse ossärer Infekte den größten Einfluß ausübt. Abbildung 7 zeigt die Häufigkeit der Frakturarten im Krankengut sowie die Inzidenz ossärer Infekte für die einzelnen Frakturentypen; Abb. 8 veranschaulicht die Abweichung von der durchschnittlichen Infektrate aller untersuchten offenen Frakturen. Der erlittene Defekt im Rahmen einer offenen Fraktur hat eine mehr als 3mal höhere Infekthäufigkeit zur Folge.

Dieser Zusammenhang wird bei der Erläuterung verschiedener Größen der „Hannover Fracture Scale" untermauert.

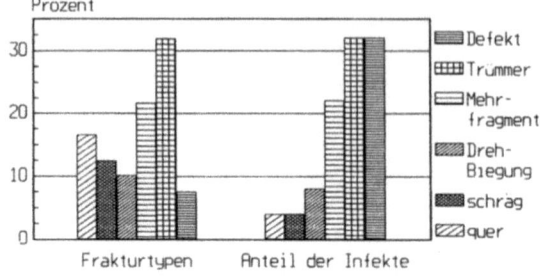

Abb. 7. Häufigkeit der Frakturen und die Inzidenz ossärer Infekte bei offenen Frakturen

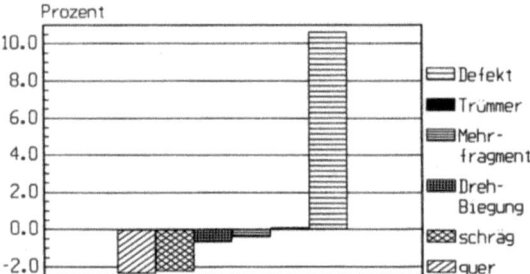

Abb. 8. Abweichung von der durchschnittlichen Infekthäufigkeit bei offenen Frakturen

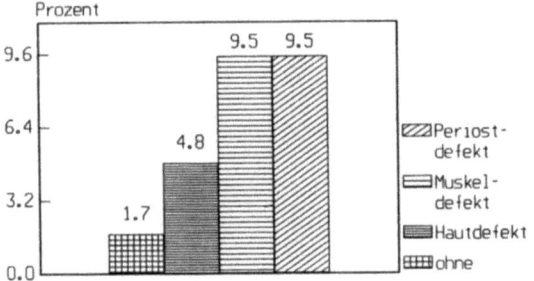

Abb. 9. Infektionsrate bei offenen Frakturen in Abhängigkeit vom verbleibenden Weichteildefekt

In Abhängigkeit vom verbleibenden Weichteildefekt: Nach einem radikalen Débridement verbleiben häufig Defekte der unterschiedlichen Weichteile. Die Unterteilung in Hautdefekte, Muskel- oder Periostdefekte berücksichtigt die Defekte in dieser Reihenfolge als jeweils schwerwiegenderen Defekt; d. h. besteht gleichzeitig ein Haut- und Muskeldefekt, so wurde nur der Muskeldefekt als gravierend bewertet.

Aus Abb. 9 geht klar hervor, daß ein tiefer Weichteildefekt mit einer deutlicheren, statistisch signifikant höheren Infektrate einhergeht als ein oberflächlicher Defekt. Dabei zeigen Muskel- und Periostdefekte gleiche Infekthäufigkeiten.

In Abhängigkeit von der Osteosynthese: Die Abb. 10 veranschaulicht die Häufigkeit von Osteosynthese- bzw. Behandlungsverfahren bei offenen Unter-

Möglichkeiten der Minimierung posttraumatischer Ostitiden

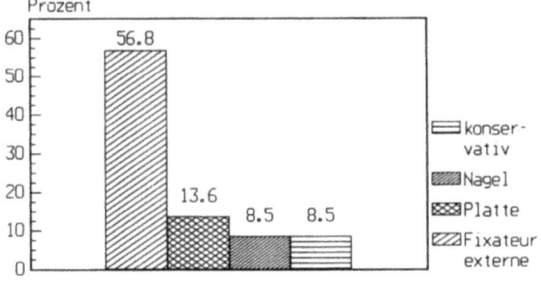

Abb. 10. Häufigkeit von Osteosyntheseverfahren bei offenen Unterschenkelschaftfrakturen

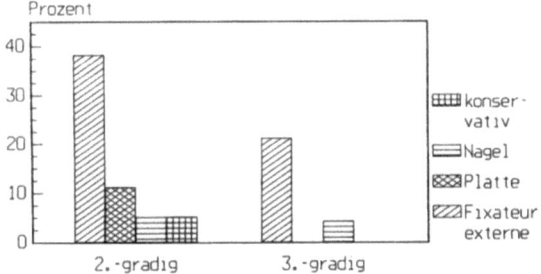

Abb. 11. Häufigkeit von Osteosyntheseverfahren bei offenen Unterschenkelschaftfrakturen

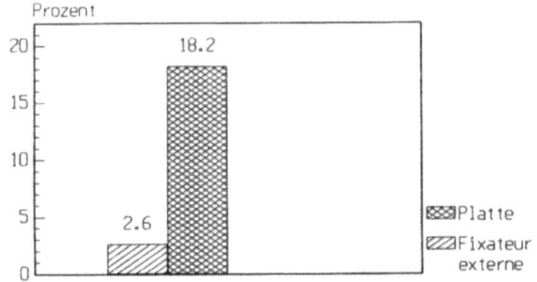

Abb. 12. Infekthäufigkeit in Abhängigkeit von der Osteosynthese bei zweitgradig offenen Unterschenkelschaftfrakturen

schenkelfrakturen. In den Jahren 1981–1987 hatte der Fixateur externe eine klare Präferenz gegenüber allen anderen Verfahren. In Abb. 11 sind die Behandlungsverfahren noch einmal für zweit- und drittgradig offene Unterschenkelfrakturen aufgeführt.

Betrachtet man demgegenüber die Infektrate bei den zweitgradig offenen Unterschenkelfrakturen in Abhängigkeit von der Osteosynthese, so zeigt die Abb. 12, daß bei Plattenosteosynthesen 18,2% ossäre Infekte auftraten, während die Frakturen, die mit einem Fixateur externe stabilisiert wurden, lediglich 2,6% Infekte entwickelten. Dies ist insbesondere beachtenswert, da die offensichtlich schwereren Weichteilschäden in der Regel mit einem Fixateur externe behandelt wurden. Praktisch identische Ergebnisse werden von der University of Washington in Seattle berichtet (Bach u. Hansen 1989).

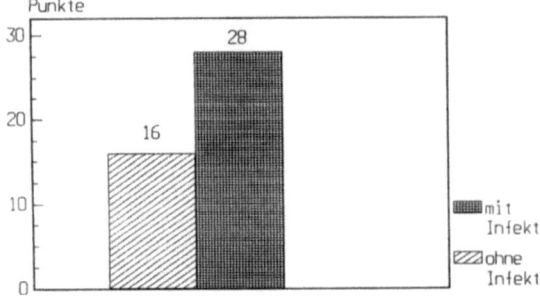

Abb. 13. Durchschnittliche Punktzahl in der Hannover Fracture Scale

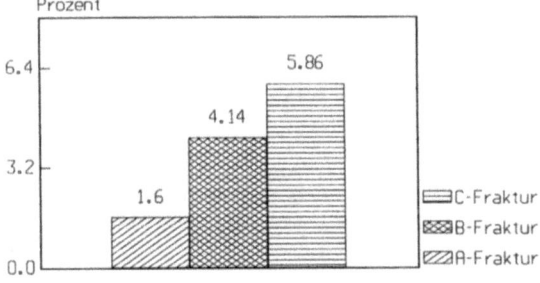

Abb. 14. Infektionsrate bei offenen Frakturen in Abhängigkeit vom Frakturtyp (AO-Klassifikation)

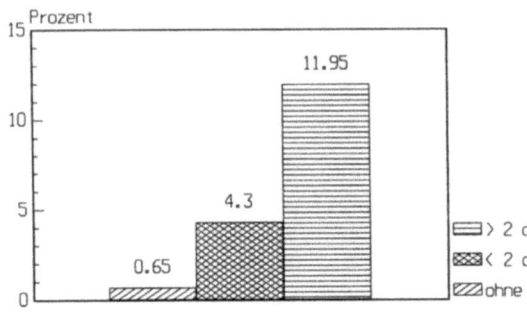

Abb. 15. Infektionsrate bei offenen Frakturen in Abhängigkeit vom Knochenverlust

In Abhängigkeit von Kenngrößen der „Hannover Fracture Scale": Die Hannover Fracture Scale (Tscherne 1987; Südkamp et al. 1989; Haas et al. 1990) weist sowohl als Gesamtscore als auch in einzelnen Teilgrößen eine hohe prognostische Wertigkeit für die Inzidenz eines ossären Infektes auf.

Die Mittelwerte der Gesamtpunktzahl der Hannover Fracture Scale unterscheiden sich signifikant bei einem Auftreten bzw. Ausbleiben eines knöchernen Infektes (Abb. 13).

Auch in verschiedenen Untergruppen der Fracture Scale bestehen signifikante Unterschiede bei Frakturen mit und ohne ossäre Infekte. Die Häufigkeit ossärer Infekte in Abhängigkeit von der AO-Klassifikation der Fraktur ist in

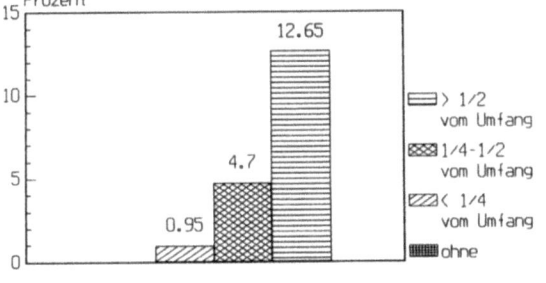

Abb. 16. Infektionsrate bei offenen Frakturen in Abhängigkeit vom tiefen Weichteilschaden

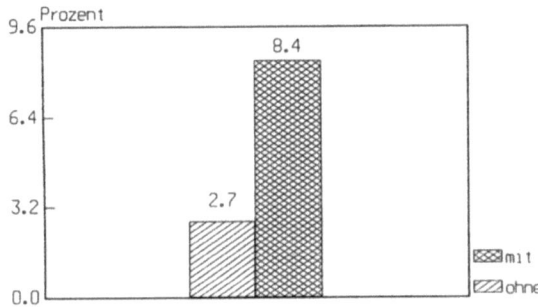

Abb. 17. Infektionsrate bei offenen Frakturen in Abhängigkeit von Gefäßverletzungen

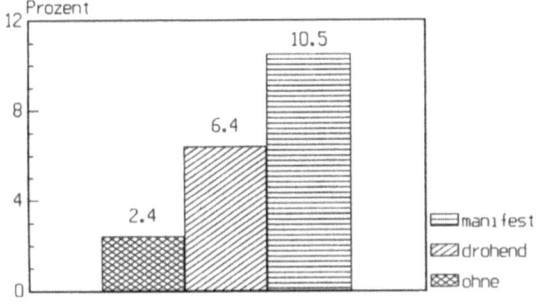

Abb. 18. Infektionsrate bei offenen Frakturen in Abhängigkeit vom Kompartmentsyndrom

Abb. 14 dargestellt, die Abhängigkeit vom verbleibenden Knochendefekt in Abb. 15 und die des verbleibenden „tiefen" Weichteildefektes – Muskulatur, Sehnen, Gelenkkapsel und Periost – zeigt Abb. 16.

Diese Zahlen bestätigen die oben erwähnten Ergebnisse.

In Abhängigkeit von Gefäßverletzungen und Kompartmentsyndrom: Die begleitende Gefäßverletzung (Abb. 17) weist eine mehr als 3mal größere Infekthäufigkeit auf, das manifeste Kompartmentsyndrom (Abb. 18) sogar ein mehr als 4mal höheres Risiko. Bei 40% aller Infekte bestand eine Gefäßverletzung, bei 48% aller Infekte ein drohendes oder manifestes Kompartmentsyndrom.

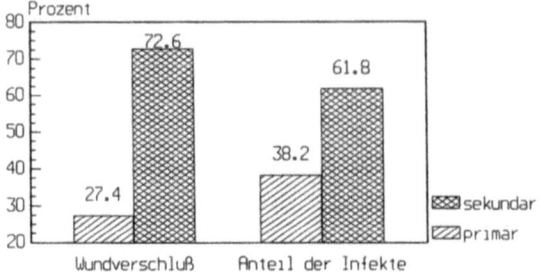

Abb. 19. Häufigkeit des Wundverschlusses und die Inzidenz von ossären Infekten bei offenen Frakturen

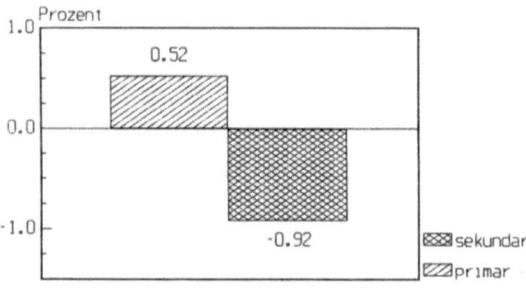

Abb. 20. Abweichung von der durchschnittlichen Infekthäufigkeit bei offenen Frakturen

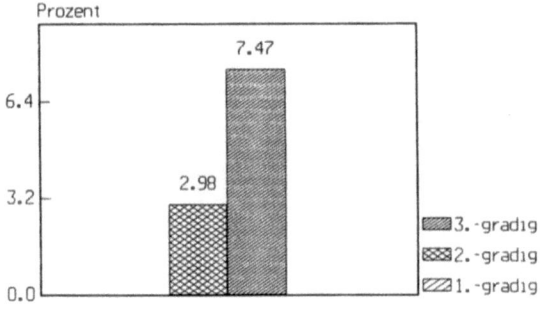

Abb. 21. Infektrate offener Frakturen in Abhängigkeit vom Schweregrad

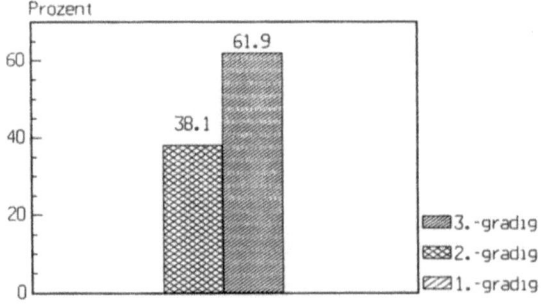

Abb. 22. Verteilung der Infekte auf die Schweregradgruppen

In Abhängigkeit vom Wundverschluß: Auch die Art des Wundverschlusses hat einen Einfluß auf die Infektinzidenz. Der Wundverschluß kann prinzipiell primär oder sekundär erfolgen, primär ist er nur bei absolut vitalen Verhältnissen und völliger Spannungsfreiheit der Wundränder erlaubt. Diese Voraussetzungen werden sicherlich häufiger nicht korrekt eingeschätzt, wie die Analyse des Krankengutes zeigt. Abbildung 19 gibt die Häufigkeit des primären und sekundären Wundverschlusses wieder, ebenso wie die Anteile dieser Verfahren an den ossären Infekten. Zur Verdeutlichung zeigt Abb. 20 die Abweichung des jeweiligen Wundverschlusses von der durchschnittlichen Infekthäufigkeit im Gesamtkollektiv.

In Abhängigkeit allgemeiner Größen: Es ist festzuhalten, daß im Beobachtungszeitraum kein einziger ossärer Infekt an der oberen Extremität aufgetreten ist; offensichtlich ist die Weichteildeckung und die Durchblutung des Gewebes günstiger als an der unteren Extremität.

Abbildungen 21 und 22 geben die Infekthäufigkeit und den Anteil der Infekte an den Schweregradgruppen des Gesamtkollektivs wieder.

Schlußfolgerungen

In einer Analyse offener Frakturen der Jahre 1981–1987 konnte eine Infekthäufigkeit von 3,2% festgestellt werden (Haas et al. 1990). Diese niedrige Infektrate ist auf ein klares Behandlungskonzept offener Frakturen (Tscherne 1983; Tscherne 1987) zurückzuführen. Der ossäre Infekt ist nicht als schicksalhaft hinzunehmen.

Dennoch zeigt die Analyse eine Reihe von Einflußgrößen auf, denen in Zukunft eine größere Beachtung geschenkt werden muß, um eine weitere Reduktion ossärer Infekte zu erzielen.

Folgende Punkte sollten in die Behandlungsstrategie offener Frakturen einfließen:
1. Beginn der Behandlung am Unfallort durch Reposition, Ruhigstellung und Anlage eines sterilen Verbandes.
2. Exakte Erfassung des begleitenden Weichteilschadens.
3. Ausgedehntes Débridement bei Erstversorgung, Beseitigung sichtbarer Verschmutzungen durch Einsatz einer „Jetlavage", bei „unsicheren" Weichteilen geplantes Redébridement (second look) nach spätestens 2 Tagen.
4. Situationsgerechte Osteosynthese: Erzielen einer maximalen Stabilität unter Berücksichtigung der Knochenvaskularität und Anwendung eines weichteilschonenden Verfahrens.
5. Möglichst kein primärer Wundverschluß, großzügige Indikation für eine plastische Rekonstruktion der geschädigten Weichteile frühsekundär nach 2–5 Tagen.

6. Gezielte antibiotische Behandlung nach Resistenzprüfung, prolongierte Antibiotikagabe bis zum definitiven Wundverschluß in Hochrisikogruppen.
7. Beseitigung eines bestehenden Knochendefektes durch eine primäre Verkürzung oder eine frühe Spongiosatransplantation.

Die Kenntnis der Einflußgrößen für eine erhöhte ossäre Infektinzidenz und die Berücksichtigung der genannten Punkte im Rahmen einer umfassenden Behandlungsstrategie minimieren ossäre Infekte und führen zur funktionellen Restitutio dieser schweren Verletzungen.

Literatur

Bach A, Hansen S (1989) Plate versus external fixation in severe open tibial shaft fractures. Clin Orthop 241:89–94

Benson DR, Riggins RS, Lawrence RM (1983) Treatment of open fractures: a prospective study. J Trauma 23:25–30

Dellinger EP, Miller SD, Wertz MJ, Grympa M (1988) Risk of infection after open fracture of the arm or leg. Arch Surg 123:1320–1327

Haas NP, Südkamp NP, Tscherne H (1990) Infektionshäufigkeit, Ursachen und Prophylaxe der Osteitis in der Unfallchirurgie. In: Burri C, Neugebauer R (Hrsg) Infektion von Knochen und Gelenken, 2. erw. Aufl. Huber, Bern Stuttgart Toronto

Merrit K (1988) Factors increasing the risk of infection in patients with open fractures. J Trauma 28:823–827

Patzakis MJ, Wilkins J (1989) Factors influencing infection rate in open fracture wounds. Clin Orthop 243:36–40

Robinson D, On E, Hadas N, Halperin N, Hofman S, Boldur I (1989) Microbiologic flora contaminating open fractures: its significance in the choice of primary antibiotic agents and the likelihood of deep wound infection. J Orthop Trauma 3:283–286

Rommens R, Broos P, Gruwez JA (1986) Operative results in 124 open fractures of the tibial shaft. Unfallchirurg 89:127–131

Südkamp NP, Haas NP, Flory P, Tscherne H, Berger A (1989) Kriterien der Amputation, Rekonstruktion und Replantation von Extremitäten bei Mehrfachverletzten. Chirurg 60:774–781

Tscherne H (1983) Management offener Frakturen. Hefte Unfallheilkd 162:10

Tscherne H (1987) Fractures with soft tissue injuries. In: Sicot 87 Abstracts, Abstr 1. Demeter, Gräfelfing

Tscherne H, Oestern HJ (1982) Die Klassifizierung des Weichteilschadens bei offenen und geschlossenen Frakturen. Unfallheilkund 85:111

Tscherne H, Südkamp NP (1987) Grundsätze der Behandlung von Frakturen mit Weichteilschaden. In: Schmit-Neuerburg K-P, Stürmer K-M (Hrsg) Die Tibiaschaftfraktur des Erwachsenen. Springer, Berlin Heidelberg New York Tokyo

Die Spongiosaplastik bei Infektpseudarthrosen der Tibia

H. Winkler, A. Wentzensen und M.N. Magin

Die am meisten gefürchtete Komplikation in der Behandlung der Unterschenkelfraktur stellt die Ostitis dar. Die zum Infekt führende Schädigung des Weichteilmantels und der Knochen hat in der Regel ihre Ursache in einer Devastierung des Knochens durch das Trauma selbst oder eine Osteosynthese. Das radikale knöcherne Débridement, welches devitalisierten Knochen und Weichteile sowie alloplastische Implantate und Knochenzement beseitigen muß, führt zu mehr oder weniger ausgedehnten Defekten, welche spontan knöchern nicht überbrückt werden können [3, 4].

Infektbedingt fehlende osteogenetische Potenz, verbleibende Instabilität und Defekte nach Sequestrektomien sind die Ursachen für die ausbleibende knöcherne Heilung [7, 23]. Ziel einer erfolgreichen Therapie muß daher sein, einerseits die mechanische und andererseits die biologische Situation am Knochen zu verbessern.

Für den Einbau von transplantiertem Knochen wie auch für die Abheilung des Infektes am Knochen ist die mechanische Ruhe absolute Voraussetzung. Zur Stabilisierung können grundsätzlich alle Osteosyntheseverfahren zum Einsatz kommen, welche eine ausreichende biomechanische Stabilität bieten.

Im überwiegenden Teil der Fälle stellt der Fixateur externe das Osteosynthesemittel der Wahl dar [5, 7, 12, 13, 23], aber auch interne Verfahren können zur Anwendung kommen. Instabile Osteosynthesematerialien wie Kirschner-Drähte oder Cerclagen bieten keine ausreichende Stabilität.

Die osteogenetische Potenz autologer Spongiosa in der Behandlung von Defekt- bzw. Infektpseudarthrosen ist heute unumstritten. Fremdspongiosa kann die gestellten Anforderungen nicht erfüllen [2–4, 6, 18, 20]. Eine weitere Voraussetzung für die erfolgreiche Anwendung einer autologen Spongiosaplastik sind gut vaskularisierte Weichteile, um einen Einbau des angelagerten Knochens möglich zu machen. Die Weichteilsituation muß daher, wenn erforderlich durch Muskeltransplantation – ortsständig oder frei –, verbessert werden [8, 10, 11, 24].

Berufsgenossenschaftliche Unfallklinik, Ludwig-Guttmann-Str. 13, W-6700 Ludwigshafen, Bundesrepublik Deutschland

Eine ganz wesentliche Voraussetzung ist nach unserer Erfahrung jedoch in der Infektsituation das Einlegen einer Dauerdrainage, welche als kontrollierte Fistel bis zur knöchernen Durchbauung belassen wird.

Da die Problembereiche am Unterschenkel in der Regel die ventromedialen Abschnitte der Tibia sind, benützen wir zur Stabilisierung unter Einbeziehung der biodynamischen Funktion der Fibula [1, 9, 14, 15, 19] eine Operationstechnik, die in Anlehnung an die Hahn-Brandes-Plastik als Fibula-pro-Tibia-Operation eine laterale Synostosierung zwischen Tibia und Fibula ermöglicht [1, 16, 17, 21, 22]. Der Vorteil bei diesem Verfahren liegt einerseits darin, daß durch die Einbeziehung der Fibula, welche durch eine Transfixation mit der Tibia verbunden wird, ein Stabilitätsgewinn eintritt, und andererseits der lateral meist noch gut erhaltene Weichteilmantel eine ausreichende Vaskularisation der angelagerten Spongiosa ermöglicht.

Ergebnisse

In den Jahren 1988 und 1989 wurden an der Berufsgenossenschaftlichen Unfallklinik Ludwigshafen 27 Patienten mit Defekt- bzw. Infektpseudarthrosen durch Spongiosaanlagerung von lateral her behandelt. Es handelte sich um 6 Frauen und 21 Männer in einem Durchschnittsalter von 35 bzw. 48 Jahren. Bei etwa ⅔ der Patienten war die distale Tibia betroffen.

Der überwiegende Teil der Patienten kam innerhalb des ersten halben Jahres nach dem Unfall zur Fusion, 4 Patienten erst nach mehr als 1 Jahr.

Durchschnittlich waren 4 Operationen vorausgegangen, hauptsächlich plastische Eingriffe, aber auch die ganze Palette der Primärversorgung und der septischen Folgeeingriffe.

In der Regel war nach der Operation nur noch die Metallentfernung erforderlich. In 2 Fällen mußte eine Revision wegen infektbedingten Verhaltes durchgeführt werden; in beiden Fällen war die eingelegte Dauerdrainage vorzeitig entfernt worden.

Zu überbrücken war in 11 Fällen eine Infektpseudarthrose kleiner als 1 cm, in 18 Fällen fand sich eine Defektstrecke von durchschnittlich 4,5 cm, maximal ein 8 cm großer Tibiadefekt (Abb. 1).

Zur Verbesserung der Weichteile waren 12 Muskellappenplastiken mit freiem mikrovaskulärem Anschluß durchgeführt worden.

Zur Stabilisierung wurde 8mal der Fixateur externe, 2mal der Marknagel und in einem Fall eine Plattenosteosynthese der Tibia vorgenommen: In den übrigen Fällen war für die weitere Stabilisierung der Gipsverband ausreichend.

25 Fälle konnten erfolgreich abgeschlossen werden, in 2 Fällen ist die Operation fehlgeschlagen. Postoperative Fehlstellungen waren in 5 Fällen bei schweren distalen, metaphysären Frakturen zu beobachten. Sie wurden durch Korrekturosteotomie, einstellende Sprunggelenkarthrodese oder orthopädisches Schuhwerk versorgt.

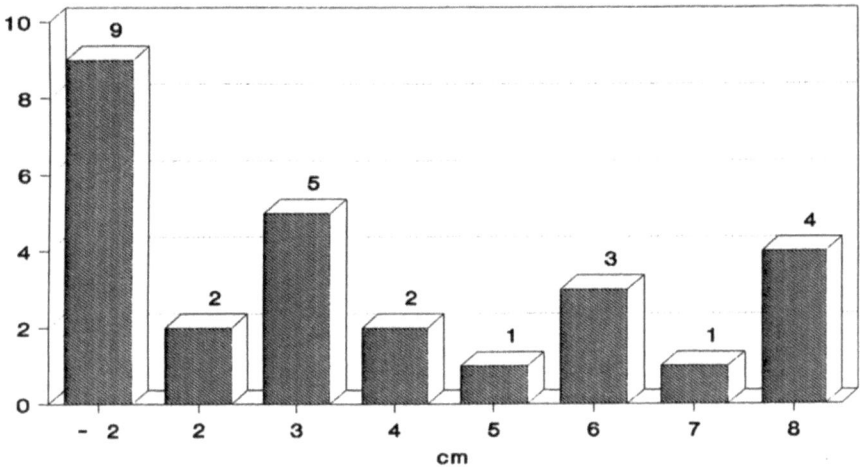

Abb. 1. Infektpseudarthrosen (n = 21) 1988–89, Defektstrecke

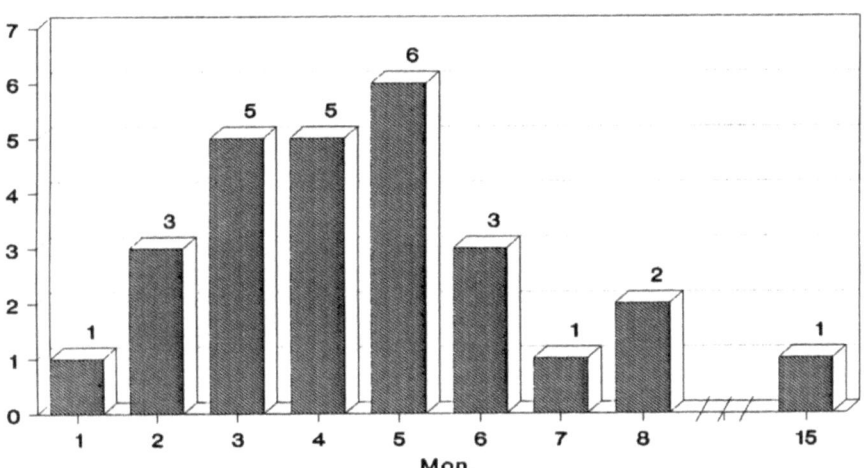

Abb. 2. Infektpseudarthrosen (n = 27) 1988–89, Vollbelastung

So konnten alle Patienten im Durchschnitt nach 4–5 Monaten zur vollen Belastung kommen (Abb. 2). Bereits unmittelbar nach Anlagerung der Spongiosa erfolgte in Abhängigkeit von der osteosynthetischen Stabilisierung der Tibia bereits nach 10–14 Tagen die Teilbelastung. Nach knöcherner Konsolidierung und Durchbauung wurde für etwa weitere 6 Monate eine sog. Einsteckschiene als ergänzende Stabilisierungshilfe verordnet.

Zusammenfassung

Für die erfolgreiche Spongiosaplastik bei Infektpseudarthrosen der Tibia hat sich uns die laterale Anlagerung der Spongiosa in das Spatium interosseum bewährt. Hierdurch kann die Fibula in die Stabilisierung einbezogen und die Spongiosa mit den lateral meist noch intakten Weichteilen bedeckt werden.

Grundvoraussetzung für den Erfolg sind mechanische Stabilität, ausreichende Vaskularisation des Weichteilmantels und permante kontrollierte Drainage bis zur knöchernen Durchbauung.

Literatur

1. Blaut W, Törne O von (1978) Die Fibula-pro-Tibia-Fusion (Hahn-Brandes-Plastik) in der Behandlung von Knochendefekten der Tibia. Z Orthop 116:20–26
2. Börner M (1985) Experimentelle Grundlagen und klinische Erfahrungen bei der Anwendung allogener Spongiosa. Aktuel Traumatol 15:210–218
3. Burri C (1979) Posttraumatische Osteitis, 2. Aufl. Huber, Bern Stuttgart Wien
4. Burri C, Neugebauer R (1989) Infektionen von Knochen und Gelenken. Huber, Bern Stuttgart Toronto (Aktuelle Probleme in Chirurgie und Orthopädie, Heft 34)
5. Claes L, Burri C, Heckmann G, Rüter A (1979) Biomechanische Untersuchungen zur Stabilität von Tibiaosteosynthesen mit dem Fixateur externe und einer Minimalosteosynthese. Aktuel Traumatol 9:185–189
6. Dederich R, Wolf L, Möller F (1988) Homologe Knochentransplantation. Unfallchirurg 88:299–302
7. Friedrich B (1975) Posttraumatische Osteomyelitis. Unfallheilkd 122
8. Ger R (1977) Muscle transposition for treatment and prevention of chronic post traumatic osteomyelitis of the tibia. J Bone Joint Surg [Am] 50:784–791
9. Gotzen L, Haas N, Hütter J, Köller W (1978) Die Bedeutung der Fibula für die Stabilität der Plattenosteosynthese an der Tibia. Unfallheilkunde 81:409–416
10. Habermeyer P, Schweiberer L (1983) Die Weichteilplastik zur Sanierung infizierter Defekte der unteren Extremität. Orthopäde 12:2305–2317
11. Kiene S, Lenz P, Brinckmann W (1978) Weichteilplastiken im operativen Behandlungsprogramm der Osteomyelitis. Zentralbl Chir 103:854–865
12. Kleining R, Hierholzer G (1976) Biomechanische Untersuchungen zur Osteosynthese mit dem Fixateur externe. Aktuel Traumatol 6:71–76
13. Klemm K, Vecsei V (1980) Der Fixateur externe in der Behandlung infizierter Pseudarthrosen. Hefte Unfallheilkd 148:530
14. Kutscha-Lissberg E, Opitz A, Wagner M (1982) Die Rolle der Fibula in der Behandlung infizierter Defektpseudarthrosen. Hefte Unfallheilkd 157:251–254
15. Lambert KL (1971) The weight-bearing function of the fibula. J Bone Joint Surg [Am] 53:507–513
16. Meeder PJ, Weise K (1982) Die Fibula-pro-Tibia-Operation, eine alternative Methode zur Sanierung infizierter Defektpseudarthrosen der Tibia? Hefte Unfallheilkd 157:255–259
17. Meeder PJ, Weller S, Hermichen H, Müller J, Thiemann B (1985) Die Fibula-pro-Tibia-Operation – Technik und Ergebnisse –. In: Rahmanzadeh R, Breyer H-G (Hrsg) 4. Steglitzer Unfall-Tagung Juni 1985. Springer, Berlin Heidelberg New York Tokyo
18. Popkirov S (1978) Die Knochentransplantation bei der Behandlung der hämatogenen und der posttraumatischen Osteomyelitis. Zentralbl Chir 103:842–853

19. Sarvary A, Berenty G (1984) Die Rolle der Fibula in der Statik des Unterschenkels. Unfallchirurgie 10:145–148
20. Schmidt HGK, Neikes M, Zimmer W (1988) Aufbau von tangentialen und zirkulären infizierten Knochendefekten. Aktuel Traumatol 17:257–267
21. Thiemann B (1987) Die Fibula-pro-Tibia-Operation. Inaugural-Disseration, Med. Fak. Universität Tübingen
22. Weise K, Hermichen H, Weller S (1985) Über die Bedeutung der Fibula bei Unterschenkelfrakturen und -pseudarthrosen. Aktuel Traumatol 15:195–204
23. Weller S (1982) Der Fixateur externe im Dienst der Prophylaxe und Therapie von Infektionen. Aktuel Traumatol 12:43–47
24. Zeidler G (1982) Sanierung einer posttraumatischen osteitischen Höhle mit gestieltem M. sartorius. Zentralbl Chir 107:42–45

Behandlungskonzept bei Infekt-Defekt-Pseudarthrosen am Unterschenkel

J. Rödig, Ch. Voigt, A. Meißner und R. Rahmanzadeh

Einleitung

Die Behandlungsergebnisse nach offenen Unterschenkelfrakturen Grad II und III nach Oestern u. Tscherne (1983) haben sich dank fortgeschrittener Operationstechnik und intensiviertem perioperativem Management in den letzten Jahren verbessert. Aufgrund der anatomischen Gegebenheiten, wie z. B. dem fehlenden Muskelmantel über der medialen Tibia, treten im Behandlungsverlauf immer noch häufig Ostitiden und Infekt-Defekt-Pseudarthrosen auf, die mehrfache Rezidiveingriffe erfordern. Zur Vermeidung der psychisch belastenden Rezidiveingriffe, die auch volkswirtschaftlich gesehen hohe Kosten nach sich ziehen können, ist ein schlüssiges Behandlungskonzept notwendig. Nach einer Studie von Schneider (1982) beträgt die durchschnittliche Arbeitsunfähigkeit bei infizierten Unterschenkelfrakturen 272 Tage. Besonders wichtig erscheint die Aufklärung des Patienten anhand eines klaren Behandlungskonzeptes, da durch eine gute Compliance ein schnellerer Behandlungserfolg erreichbar ist. In unserer Klinik werden Infekt-Defekt-Pseudarthrosen am Unterschenkel nach einem zweizeitigen Behandlungskonzept therapiert.

Das Ziel der ersten operativen Phase ist die Sanierung des Infektherdes sowie die Weichteildeckung zur Schaffung eines gut durchbluteten Transplantatlagers. Dabei hat die frühzeitige chirurgische Revision mit radikalem Débridement der Weichteile, Entfernung der Sequester (Echtermeyer et al. 1982) und Anfrischung der schlecht durchbluteten Knochenanteile eine entscheidende Funktion. Zur vollständigen Entfernung von nekrotischem Material und avitalen kleinen Knochenstücken dient unterstützend die mechanische Spülung. Alloplastisches Material wie Marknagel und Platte müssen entfernt und eine sichere Ruhigstellung mit dem Fixateur externe erreicht werden.

Im Anschluß daran erfolgt die primäre Weichteildeckung mit gestielten Lappen oder mikrovaskulär angeschlossenen myokutanen, fasziokutanen oder rein muskulären Lappenplastiken (Berger et al. 1982; Gordon u. Schinn 1988; Haas 1987; Neugebauer et al. 1987). Abhängig von der Lokalisation und

---

Abt. für Unfall- und Wiederherstellungschirurgie, Universitätsklinikum Steglitz der Freien Universität Berlin, Hindenburgdamm 30, W-1000 Berlin 45, Bundesrepublik Deutschland

der zu deckenden Defektgröße entscheiden wir uns am proximalen Unterschenkel bevorzugt für Gastrocnemius-Soleusplastiken oder im distalen Unterschenkelbereich für den freitransplantierten M.-latissimus-dorsi-Lappen (Röhner et al. 1988). Die früher häufig angewandten Crossleglappen kommen aufgrund der bekannten Komplikationen nicht mehr zur Anwendung.

Durch die Entfernung der avitalen Knochensubstanz entsteht ein Defekt, der bei geringen Infektzeichen primär durch autologe Spongiosaplastik aufgefüllt werden kann. Gelegentlich wird der Defekt vorübergehend vom Weichteiltransplantat ausgeglichen. Sind die Infektzeichen ausgeprägt, erfolgt die Verkleinerung der Hohlräume mittels gentamycinhaltiger PMMA-Kugelketten, die sowohl als Platzhalter als auch als lokale Antibiotikaträger dienen. Intraoperativ beginnt die systemische Antibiotikatherapie, nachdem zuvor ein Knochenstück zur Austestung des Erregerspektrums entnommen wurde.

Treten postoperativ keine erneuten Infektzeichen auf, erfolgt nach 3–5 Wochen der zweite operative Eingriff. Ziel dieses Eingriffs ist der sekundäre Aufbau zur knöchernen Defektüberbrückung mittels autologer Spongiosabzw. Kortikospongiosaplastik. Bei größeren Defektstrecken werden die kortikospongiösen Späne durch Schraubenosteosynthese fixiert. In seltenen Fällen setzen wir auch die Fibula-pro-Tibia-Technik (Kutscha-Lissberg et al. 1982; Neugebauer et al. 1987), wenn möglich nach der Methode von Hahn (1884), ein. Zur Stabilisierung belassen wir den Fixateur externe oder wechseln vom Fixateur externe auf die Plattenosteosynthese.

Ergebnisse

Von 1975–1989 wurden in der Abteilung für Unfall- und Wiederherstellungschirurgie des Klinikums Steglitz insgesamt 106, davon 35 atrophe, 20 hypertrophe und 51 Infekt-Defekt-Pseudarthrosen am Unterschenkel behandelt. Die Gruppe der 51 Patienten mit Infekt-Defekt-Pseudarthrosen setzte sich aus 41 männlichen und 10 weiblichen Patienten zusammen, von denen der jüngste Patient 16 und der älteste Patient 82 Jahre (im Durchschnitt 36 Jahre) alt waren. Die häufigsten Unfallursachen sind Tabelle 1 zu entnehmen.

Das überdurchschnittlich häufige Auftreten von schußverletzten Patienten ist auf unser spezielles Krankengut aus dem iranisch-irakischen Krieg zurückzuführen. Mehr als 70% der Patienten hatten offene Frakturen zweiten und dritten Grades nach Tscherne (s. Tabelle 2).

Jeweils 19 Patienten wurden primär mit einer Plattenosteosynthese oder einem Fixateur externe versorgt. Bei 4 Patienten wurde die Fraktur primär durch Marknagelung stabilisiert. 7 Patienten waren zunächst konservativ behandelt worden. Nur ⅓ der Patienten wurde bei uns primär behandelt, während die übrigen bereits in auswärtigen Kliniken mehrmals voroperiert worden waren (Tabelle 3).

Alle Patienten wurden bei uns zweizeitig operiert. Die Nachuntersuchung erfolgte nach durchschnittlich 5,8 Jahren, der kürzeste Nachuntersuchungs-

Tabelle 1. Unfallursachen

	n
Verkehrsunfälle	26
Fußgänger	12
Radfahrer	2
Motorradfahrer	9
PKW-Fahrer	3
Schußverletzung	7
Sturz	4
Sport	4
Arbeitsunfall	3
Unbekannt	7
Gesamt	51

Tabelle 2. Einteilung der Frakturen nach dem Verletzungsgrad

	Nach Tscherne u. Oestern
Offene Fraktur I. Grades	4
Offene Fraktur II. Grades	20
Offene Fraktur III. Grades	15
Primär geschlossene Fraktur	4
Unbekannt	7

Tabelle 3. Voroperationen

Anzahl	Patienten	Anzahl	Patienten
–	17	4	2
1	10	5	2
2	4	Mehr als 5	7
3	1	Unbekannt	8

zeitraum betrug 1 Jahr, der längste 14 Jahre. Anfänglich wurde die Weichteilsanierung mit primärer Verkürzung der Extremität vorgenommen, nach stabilen Verhältnissen wurde dann sekundär mit dem Wagner-Apparat verlängert und der Knochen saniert.

Nach Etablierung des freien mikrovaskulären Gewebetransfers wird die Weichteilsanierung vorzugsweise durch den M. latissimus dorsi, aber auch durch lokale Muskellappen durchgeführt. Insgesamt resultierten 27 Beinverkürzungen, von denen jedoch nur 7 Patienten eine Verkürzung von 1–2 cm und 5 Patienten eine Verkürzung über 2 cm aufwiesen. Als Knochenersatzmaterial diente meistens autologe Spongiosa, während 5mal mit gutem Erfolg eine Fibula-pro-Tibia-Operation vorgenommen wurde.

Bei 42 Patienten war die Infekt-Defekt-Pseudarthrose knöchern konsolidiert, 5 Patienten zeigten Infektrezidive bei stabilen knöchernen Verhältnissen. 4mal mußten wir bei massivster Weichteilschädigung eine Unterschenkelamputation vornehmen, wobei 2 Patienten unfallunabhängig zusätzlich an einer arteriellen Verschlußkrankheit II b–III nach Fontaine litten.

Fallbeispiele

Der 22jährige Patient erlitt bei einer Quetschverletzung eine drittgradig offene Unterschenkelfraktur (Abb. 1). Die Primärversorgung erfolgte mit dem Fixateur externe sowie der

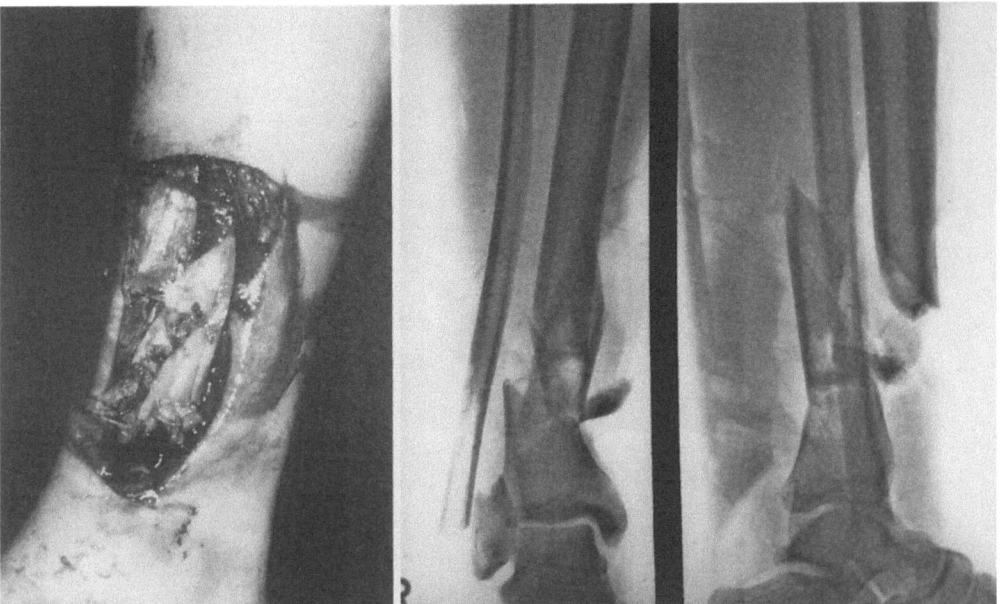

Abb. 1a, b. Drittgradig offene Unterschenkelfraktur nach Quetschverletzung. **a** Weichteilmantel, **b** Röntgenaufnahme am Unfalltag

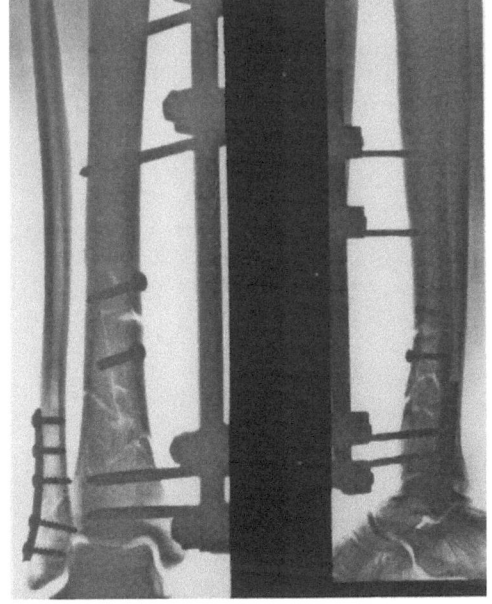

Abb. 2. Primärversorgung mit Fixateur externe und zusätzlicher Minimalosteosynthese

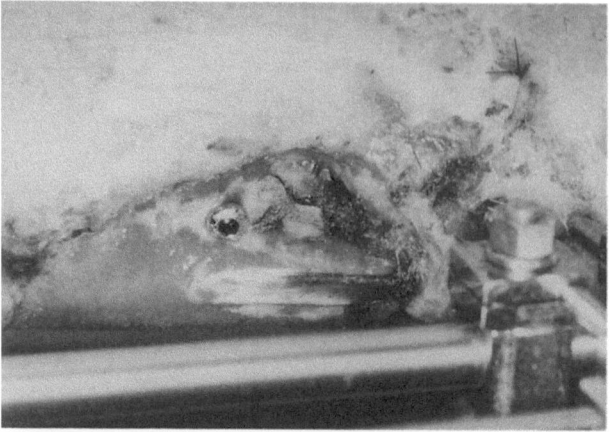

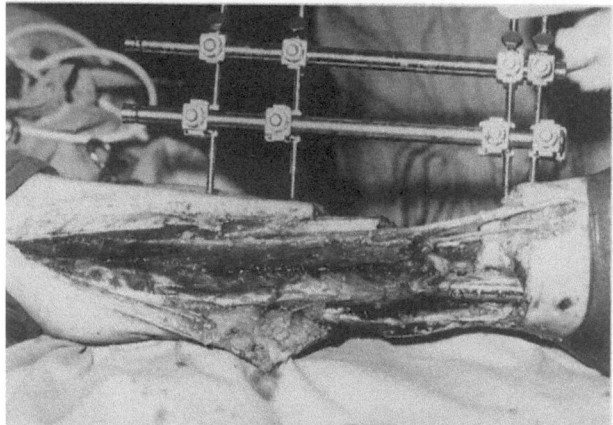

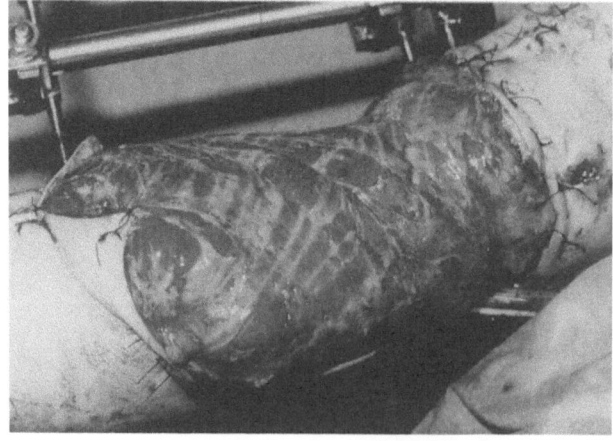

Abb. 3. Gewebenekrosen mit denudierter Tibiakante
Abb. 4. Zustand nach Nekrektomie und Faszienspaltung
Abb. 5. Zustand nach M.-latissimus-dorsi-Plastik, Röntgenbildverlauf

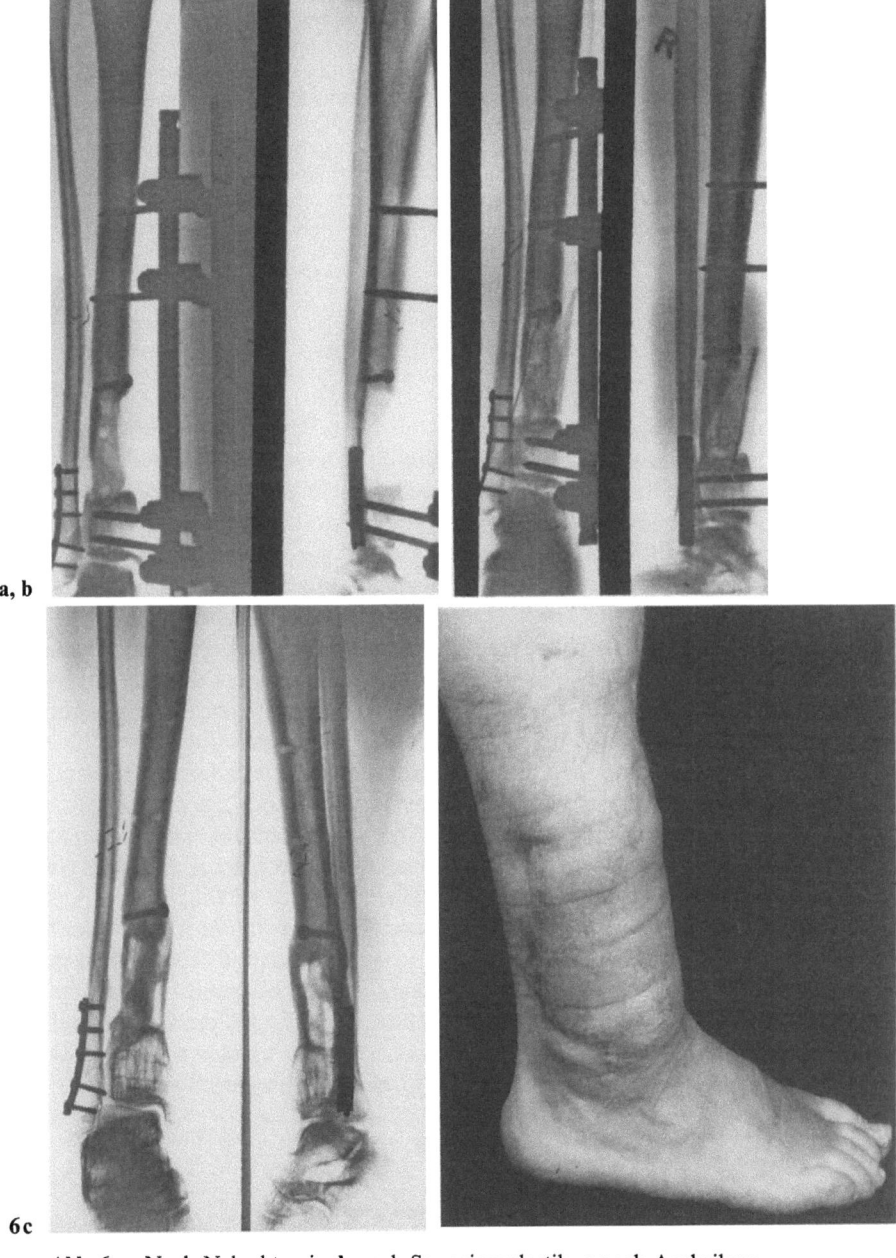

Abb. 6. **a** Nach Nekrektomie, **b** nach Spongiosaplastik, **c** nach Ausheilung

Abb. 7. Weichteilbefund 15 Monate nach dem Unfall

Minimalosteosynthese (Abb. 2). Während der stationären Behandlung kam es nach primärem Débridement zu weiteren Gewebenekrosen, und es zeigte sich eine denudierte avitale Tibia (Abb. 3). Während der Nekrektomie von avitalen Knochen- und Weichteilgewebe stellten wir fest, daß ein Muskel aus der Tibialis-anterior-Lage nekrotisch war und mittels Fasziotomie nekrektomiert werden mußte (Abb. 4). Der knöcherne Defekt wurde zunächst nicht primär aufgefüllt. Die primäre Weichteildeckung wurde mit einem freien Transplantat eines mikrovaskulär angeschlossenen M.-latissimus-dorsi-Lappen durchgeführt (Abb. 5). Einen Monat nach Sanierung der Weichteilverhältnisse erfolgte die Einlage von autologer Kortikospongiosa, die mit Schraubenosteosynthese fixiert wurde (Abb. 6). In Abb. 7 wird das knöcherne Ausheilungsergebnis sowie der Weichteilbefund 15 Monate nach dem Unfall dargestellt.

Diskussion

Das Behandlungskonzept zur Sanierung von Infekt-Defekt-Pseudarthrosen hat sich in unserer Klinik mit der Anwendung mikrovaskulär angeschlossener Transplantate verändert. Während wir noch vor einigen Jahren bei größeren knöchernen Defekten eine passagere Verkürzung zur Sanierung der Weichteilverhältnisse durchführten, die dann nach Ausheilung des Defektes über einen Wagner-Apparat wieder ausgeglichen wurde, können wir heute auf dieses komplikationsträchtige Verfahren verzichten. Bei Infekt-Defekt-Pseudarthrosen ist ein frühzeitiges ausreichendes Débridement von infiziertem und nekrotischem Knochen- und Weichteilgewebe entscheidend. Nach äußerer Stabilisierung mit dem Fixateur externe muß aber in derselben Sitzung die Deckung mit vitalem Weichteilgewebe unter Verwendung von ortsständigen oder freien Lappen erfolgen. Nur der sanierte Weichteilmantel gewährleistet eine suffiziente Vaskularisation und somit die Voraussetzung für das Einwachsen der in zweiter Sitzung eingebrachten autologen Spongiosa bzw. Kortikospongiosa. Eine offene Spongiosaplastik, wie von manchen Autoren noch propagiert, ist unseres Erachtens nicht mehr vertretbar (Brandmair et al. 1982).

Die Tatsache, daß die knöcherne Sanierung in einem vitalen Weichteilmantel fast immer komplikationslos verläuft, verlangt in Zukunft sicherlich den vermehrten Einsatz von freien Muskellappenplastiken bei zweit- und drittgradig offenen Frakturen, und zwar bereits frühsekundär nach dem Unfallereignis (innerhalb der 1. Woche) und nicht erst nach Entwicklung einer Infekt-Defekt-Pseudarthrose (Schmidt u. Partecke 1984; Schweiberer et al. 1985).

Literatur

Berger A, Meissl G, Piza H, Walzer R (1982) Möglichkeiten der Deckung von Weichteildefekten bei infizierten Knochenverletzungen. Unfallheilkunde 157:239–245
Brandmair W, Stübinger B, Magin I (1982a) Die Bedeutung des Transplantatlagers für den Erfolg der offenen Spongiosaplastik. Hefte Unfallheilkd 157:249–250
Brandmair W, Stübinger B, Duspiva W (1982b) Die Bedeutung der offenen Spongiosaplastik bei der Behandlung von infizierten Unterschenkelfrakturen. Orthop 588

Echtermeyer V, Muhr I, Gotzen L (1982) Operationstaktik bei langstreckigen Infekt-Defekt Pseudarthrosen der Tibia. Orthop 588

Gordon L, Schinn EJ (1988) Treatment of infected non-unions and segmental defects of the tibia with staged microvascular muscle transplantation and bone grafting. J Bone Joint Surg [Am] 70:377–386

Haas HG (1987) Defektdeckung am Unterschenkel mit gestielten und freien Haut- und Muskelplastiken. Hefte Unfallheilkd 179:126–131

Knopp W, Muhr G (1988) Der weit offene Unterschenkelbruch – ein Weichteilproblem. Unfallchirurg 91:366–373

Knopp W, Neumann K, Muhr G (1988) Die offene Spongiosaplastik bei infizierten Unterschenkeldefektpseudarthrosen – ein noch gerechtfertigtes Behandlungsprinzip? Unfallchirurg 91:110–117

Kutscha-Lissberg I, Opitz A, Wagner M (1982) Die Rolle der Fibula in der Behandlung infizierter Defekt-Pseudarthrosen. Hefte Unfallheilkd 157:251–254

Meeder PJ, Weise K (1982) Die Fibula-pro-Tibia-Operation: Eine alternative Methode zur Sanierung infizierter Defekt-Pseudarthrosen der Tibia? Hefte Unfallheilkd 157:255–259

Neugebauer R, Burri C, Stober R, Ulrich C (1987) Defektdeckung am Unterschenkel durch mikrovaskuläre freie Lappen oder ortsständige Muskellappen. Hefte Unfallheilkd 179:131–141

Oestern H-J, Tscherne H (1983) Pathophysiologie und Klassifikation des Weichteilschadens. Hefte Unfallheilkd 162:1–10

Röhner H, Riediger D, Müller JE (1988) Die Bedeutung mikrochirurgisch revaskularisierter Weichgewebs- und Knochentransplantate bei plastisch rekonstruktiven Eingriffen im Extremitätenbereich. Aktuel Traumatol 18:215–218

Schmidt HGK, Partecke B-D (1984) Die Behandlung chronischer Knocheninfektionen mit ausgedehntem Haut/Weichteildefekt unter Verwendung frei übertragener Lappen mit mikrovaskulären Anastomosen. Hefte Unfallheilkd 87:416–424

Schneider H (1982) Dauer der Arbeitsunfähigkeit bei infizierter Fraktur der unteren Extremität. Hefte Unfallheilkd 157:398–399

Schweiberer L, Betz A, Habermeyer P, Hertl P, Wülker D (1985) Der Weichteil- und Knochendefekt des Unterschenkels, Behandlung mit gestieltem Muskeltransfer und mit mikrovaskulär angeschlossenem Myokutanlappen. Zentralbl Chir 200–213

Teil VII
Störungen der Frakturheilung: Fuß

Talusfrakturen im Sport unter Berücksichtigung der avaskulären Nekrose

K.-A. Riel und P. Bernett

Talusfrakturen sind seltene Verletzungen. Sie machen in der allgemeinen Traumatologie etwa 0,32% aller Frakturen aus, umfassen nur etwa 3,4% aller Fußfrakturen und werden meist durch Straßenverkehrsunfälle verursacht, so daß schließlich nur 13% der Talusfrakturen Sportverletzungen darstellen [10]. Auch große Zentren greifen auf Sammelstatistiken mit langen Beobachtungszeiträumen zurück, um ein auswertbares Zahlenmaterial von Talusfrakturen zu erhalten. Dabei ergeben sich besonders hohe Fallzahlen durch Einbeziehen der osteochondralen Abscherfraktur, der „flake fracture" [16]. Diese aber stellen Sonderformen dar. Sie bedürfen gesonderter diagnostischer und therapeutischer Maßnahmen [9, 15]. Entsprechend prognostischer Gesichtspunkte, die sich seit jeher auf die Entwicklung der avaskulären Talusnekrose beziehen, hat sich im deutschen Sprachraum die Einteilung nach Marti-Weber [12] durchgesetzt (Tabelle 1). Besonders nekrosegefährdet sind dislozierte und luxierte zentrale Frakturen sowie Mehrfragmentbrüche [2, 3, 6]. Im angelsächsischen Sprachraum ist die Einteilung nach Hawkins gebräuchlich, die zwar auch prognostische Kriterien der Talusnekrose berücksichtigt, aber im wesentlichen eine Einteilung der Talushalsfrakturen darstellt [7].

Tabelle 1. Talusfraktureinteilung nach Marti u. Weber. Es werden periphere und zentrale Frakturen unterschieden

Typ 1:	Periphere Fraktur
Typ 2:	Nicht dislozierte Korpus- und proximale Kollumfraktur
Typ 3:	Dislozierte zentrale Fraktur
Typ 4:	Mehrfragmentfraktur, Luxationsfraktur

Patienten

In den vergangenen 10 Jahren kamen 28 Patienten, 22 Männer und 6 Frauen im Durchschnittsalter von 29 Jahren, wegen Talusfraktur in unsere Behand-

---

Klinik und Poliklinik für Sportverletzungen, TU München, Klinikum rechts der Isar, Ismaninger Str. 22, W-8000 München 80, Bundesrepublik Deutschland

Tabelle 2. 28 Talusfrakturen (Sportunfälle). Meist waren sie durch Stürze beim Bergsteigen verursacht

Bergsteigen	18
Paragliding	3
Skifahren	3
Verkehrsunfall	4

Tabelle 3. Avaskuläre Talusnekrosen. Entsprechend der Einteilung nach Marti u. Weber finden sich häufig avaskuläre Talusnekrosen bei Frakturen mit Dislokation und Mehrfragmenten

Fraktur-typ	(n = 28)	Avaskuläre Talusnekrosen	
		–	Kuner et al. [9]
1	13	0	0
2	7	0	10–12%
3	5	2	25–50%
4	3	3	55%

lung. Entsprechend unserem Patientenkreis ereigneten sich diese Verletzungen überwiegend beim Sport (Tabelle 2).

Typ-1-Frakturen nach Marti-Weber überwogen. Die Diagnose ließ sich ausnahmslos in Standardröntgenaufnahmen des Rückfußes stellen. Zur klareren Abgrenzung der Frakturlinien und der Fragmente sowie zur Beurteilung der Gelenkflächenbeteiligung erfolgten zusätzlich konventionelle Tomographien, in den letzten 4 Jahren jedoch nur noch Computertomographien. Bei zentralen Talusfrakturen halfen Kernspintomographien, die Vitalität der Fragmente abzuschätzen (Abb. 1).

11 der 13 Frakturen von Typ 1 konnten konservativ im Unterschenkelgips behandelt werden, bei einem Patienten erfolgte die primäre Schraubenfixation eines dislozierten Processus lateralis. Wegen anhaltender Schmerzen und Schwellneigungen mußten bei einem Sportler 2 computertomographisch nachgewiesene, kleine Fragmente aus dem unteren Sprunggelenk sekundär entfernt werden. Zentrale unverschobene Talusfrakturen wurden in 5 Fällen konservativ im Unterschenkelgips für 6 Wochen ruhiggestellt und anschließend für weitere 6 Wochen im Allgöwer-Gehapparat entlastet. Bei 2 Patienten wurde die Fraktur mit einer Schraubenosteosynthese von ventral stabilisiert (Abb. 2). Bei dislozierten zentralen Talusfrakturen erfolgte die offene Reposition und Osteosynthese. Nach kurzfristiger Immobilisation im Unterschenkelgips begannen funktionelle Nachbehandlung und Entlastung im Allgöwer-Gehapparat für durchschnittlich 3 Monate. Eine offene Mehrfragmentfraktur des Talus erforderte eine primäre Arthrodese des oberen und unteren Sprunggelenkes (Abb. 3).

Ergebnisse

Alle Patienten mit Typ-1-Frakturen, einer erst nach Entfernung von 2 Fragmenten im unteren Sprunggelenk, waren völlig beschwerdefrei und uneingeschränkt sportfähig. Keiner der 7 Patienten mit zentraler, unverschobener

Talusfrakturen im Sport unter Berücksichtigung der avaskulären Nekrose

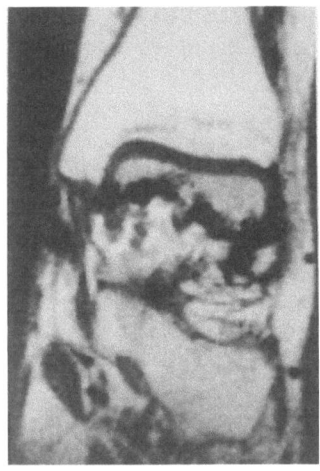
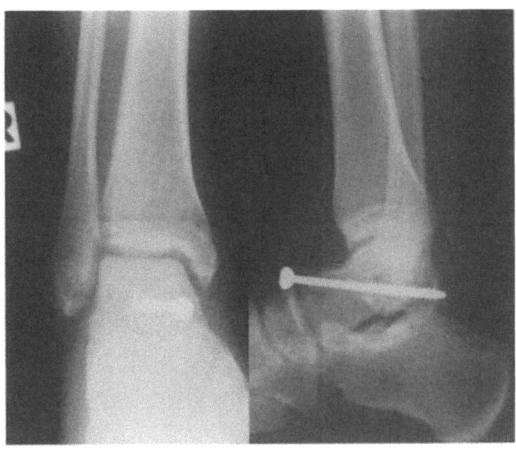

Abb. 1. Kernspintomographie einer zentralen Talusfraktur. Die Fragmente erscheinen avital. (Institut für Röntgendiagnostik der TU München, Klinikum rechts der Isar. Direktor: Prof. Dr. P. Gerhardt)

Abb. 2. Schraubenosteosynthese einer Talushalsfraktur. Die Osteosynthese ermöglicht frühfunktionelle Nachbehandlung

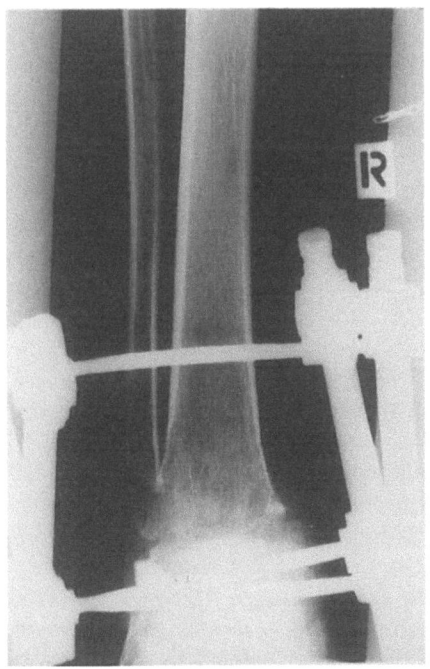
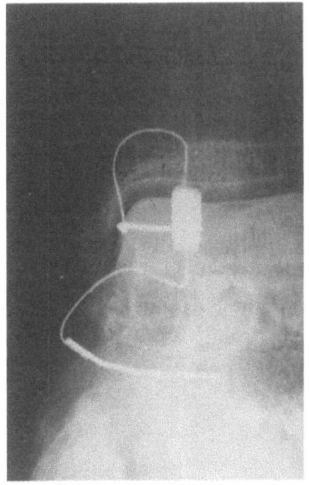

Abb. 4. Röntgenbild des oberen Sprunggelenkes. Bei avaskulärer Talusnekrose erfolgte Spongiosaplastik und Übertragerimplantation zur Magnetfeldtherapie

Abb. 3. Röntgenbild des Sprunggelenkes. Die offene Talustrümmerfraktur erforderte die primäre Arthrodese

Talusfraktur entwickelte eine avaskuläre Talusnekrose. Auch diese Patienten waren beschwerdefrei und sportfähig. Röntgenologisch zeigte sich eine beginnende Arthrose im oberen Sprunggelenk bei 2 Patienten. Unter 5 Patienten mit Talusfraktur vom Typ 3 kam es postoperativ bei 2 Patienten zu einer avaskulären Taluskörpernekrose (Tabelle 3). In 1 Fall wurde deshalb zur Revitalisierung eine subtalare Arthrodese durchgeführt. Bei einer 23jährigen Patientin konnte die Taluskörpernekrose durch Spongiosaauffüllung sowie Implantation eines Übertragers zur anschließenden Magnetfeldtherapie verkleinert und eine Arthrodese vermieden werden (Abb. 4). Sie ist in Alltagsbelastungen beschwerdefrei. Schließlich führten auch 2 Mehrfragmentbrüche zur avaskulären Talusnekrose. Bei einem Patienten wurde mit subtalarer Arthrodese und Spongiosaplastik eine ausreichende Revitalisierung erreicht. Beide Patienten tragen orthopädisches Schuhwerk und sind im Alltagsleben beschwerdefrei und auch fähig, zu wandern.

Diskussion

Die Oberfläche des Talus ist zu 3/5 hyalinknorpelige Gelenkfläche. Der Talus wird passiv zwischen Malleolengabel und Fußgerüst bewegt. Bei verschiedenen Gefäßvarianten und Anastomosen müssen die A. sinus tarsi und A. tarsea lateralis, die Kopf und Hals des Talus versorgen, sowie die A. canalis tarsi, die mediale Korpusanteile versorgt, und die Anastomose der A. sinus tarsi mit der A. canalis tarsi hervorgehoben werden. Entsprechend dieser besonderen Gefäßversorgung bestimmen Frakturlinie und Dislokation der Fragmente den knöchernen Heilverlauf und die Entwicklung einer avaskulären Talusnekrose [3, 9].

Druckbelastungen wirken bei Plantarflexion vornehmlich auf den dorsomedialen und bei Dorsalextension auf den anterolateralen Bereich der Talusrolle [14]. Im Talushals lassen sich anatomisch eine verminderte Trabekeldichte und bei Dorsalextension Druck- und Zugspannungen nachweisen, was möglicherweise die Häufigkeit von Talushalsfrakturen erklärt [11]. Einen sporttraumatologischen Unfallmechanismus in diesem Sinne stellt der Sturz im gutsitzenden Berg- oder Skistiefel mit steifer Sohle auf geneigtem Gelände dar, wobei es zur Talushalsfraktur durch Einstauchung der ventralen Tibiakante kommen kann.

Talusfrakturen werden in Standardröntgenaufnahmen des Rückfußes diagnostiziert. Tomo- und Computertomographie ermöglichen oft klarere Aussagen über Dislokation und Gelenkbeteiligung sowie Vorhandensein von freien Gelenkkörpern [8].

Periphere und unverschobene zentrale Talusfrakturen werden konservativ behandelt [2, 7]. Im Einzelfall sollten aber die Vorteile der Osteosynthese mit frühfunktioneller Nachbehandlung bedacht werden, zumal in diesen Fällen der Eingriff klein bleibt. 2 jungen Sportlern wurde so eine funktionelle Nachbehandlung mit sehr gutem Ausheilungsergebnis ermöglicht. Dislozierte und Mehrfragmentbrüche werden unter Sicht reponiert und stabilisiert [4, 5, 8, 10]. Entsprechend dem Frakturtyp und der knöchernen Heilung wird im Allgöwer-Gehapparat entlastet. Bis zu 3 Monaten Entlastung kann die Talushalsfraktur, bis zu 1 Jahr die avaskuläre Nekrose erfordern. Danach sind noch Revitalisierungen beobachtet worden [9, 16]. Bei Trümmerfrakturen des Corpus tali mit voraussehbarer Nekrose wird die primäre Arthrodese im oberen und unteren Sprunggelenk empfohlen [8]. Diese aber geht nicht nur mit erheblichen Gangbildveränderungen einher, sondern führt darüber hinaus vielfach nicht zur Schmerzfreiheit [13].

Arthrose, Pseudarthrose, avaskuläre Nekrose und die Sudeck-Erkrankung werden vielfach durch den Frakturtyp bestimmt [17]. Während früher zur Abschätzung des Talusnekroserisikos Angio-, Veno- und Szintigraphien durchgeführt wurden [2], kann heute die Vitalität der Talusfrakturfragmente mit der Kernspintomographie abgeschätzt werden. Sie gibt Hinweise auf therapeutische Konsequenzen wie weitere Entlastung im Allgöwer-Gehapparat, autologe Spongiosaplastik, Einsatz der Magnetfeldtherapie [1] oder die Arthrodese zur Revitalisierung.

Literatur

1. Ascherl R, Lechner F, Blümel G (1982) Behandlung gestörter Frakturheilung mit elektromagnetischen Wechselfeldern – experimentelle Grundlagen und klinische Anwendbarkeit. In: Hakenbroch NH, Refier HJ, Jäger M (Hrsg) Osteogenese und Knochenwachstum. 4. Münchner Symposium für experimentelle Orthop. Thieme, Stuttgart, S 77–81
2. Bernett P (1969) Talusfrakturen. Schwappach, Gauting (Fortschritte der Unfallchirurgie, S 103–107)
3. Blanc CH, Livio J (1981) Die aseptischen Nekrosen des Talus. Orthopäde 10:102–104
4. Geyer M, Grimm B (1990) Der seltene Fall: Talusluxationsfraktur beim Sportklettern. Prakt Sport-Traumatol 2:12–14
5. Grob D, Simpson LA, Weber BG, Bray T (1985) Operative treatment of displaced talus fractures. Clin Orthop Relat Res 199:88–96
6. Havemann D, Brade A (1979) Frakturformen, Behandlung und Ergebnisse der Talusfraktur. Z Orthop 177:5565–5566
7. Hawkins LG (1970) Fractures of the neck of the talus. J Bone Joint Surg [Am] 52:991–1001
8. Hendrich V (1989) Frakturen und Luxationen des Talus. Unfallchirurg 92:110–116
9. Kuhner EH, Müller Th, Lindenmaier HL (1978) Einteilung und Behandlung der Talusfrakturen. Hefte Unfallheilkd 131:197–211
10. Kuhner EH, Lindenmaier HL (1983) Zur Behandlung der Talusfrakturen. Kontrollstudie von 262 Behandlungsfällen. Unfallchirurgie 9:35–40
11. Lindenmaier HL, Reinbold K (1989) Warum bricht der Talus so häufig am Hals? – Eine experimentelle Studie. Hefte Unfallheilkd 207:331
12. Marti R (1978) Talus- und Calcaneusfrakturen. In: Weber BG, Brunner C, Freuler F (Hrsg) Die Frakturenbehandlung bei Kindern und Jugendlichen. Springer, Berlin Heidelberg New York
13. Mittlmeier Th, Fräßler M, Lob G (1990) Die Talusfraktur – Funktionsanalyse nach Therapie mit Hilfe der dynamischen Pedographie. 53. Jahrestagung der Deutschen Gesellschaft für Unfallheilkunde, Berlin 1989. Hefte Unfallheilkd 212:688–689

14. Paar O, Rieck B, Bernett P (1983) Experimentelle Untersuchungen über belastungsabhängige Druck- und Kontaktflächenverläufe an den Fußgelenken. Unfallheilkunde 86:531–534
15. Riel K-A, Hochholzer Th, Bernett P (1990) Talusfrakturen. Prakt Sport-Traumatol 2:10–12
16. Schuind F, Andrianne Y, Burny F, Donkerwolke M, Saric O, Guenther W (1985) Komplikationen nach Talustrauma. Aktuel Traumatol 15:82–88
17. Szyszkowitz R, Reschauer R, Seggl W (1985) Eighty-five talus fractures treated by ORIF with five to eight years of follow-up study of 69 patients. Clin Orthop Relat Res 199:97–107

Knöcherne Fehlstellung und Funktion nach intraartikulärer Kalkaneusfraktur

Th. Mittlmeier[1], M. Fässler[1], G. Lob[1], W. Mutschler[2] und G. Bauer[2]

Problemstellung

Herkömmlicherweise orientiert sich die Klassifikation von intraartikulären Kalkaneusfrakturen sowie die Entscheidung über das therapeutische Vorgehen an der Analyse der Fraktur mit Hilfe der Standardröntgentechnik, ggf. ergänzt durch Spezialaufnahmen (Miller 1983; Zwipp et al. 1989). Im letzten Jahrzehnt hat sich mit der zunehmenden Verbreitung offen-rekonstruktiver Maßnahmen nach Kalkaneusfraktur mit Gelenkbeteiligung die präoperative Computertomographie als wertvolles Werkzeug zur Diagnose der Einzelkomponenten dieser komplexen Verletzung erwiesen (Mutschler et al. 1988; Zwipp et al. 1989). Neben der axialen Computertomographie (Segal et al. 1985) ist die semikoronare Computertomographie des Fußes besonders nützlich für die Beurteilung des Subtalargelenkes (Lowrie et al. 1988; Zwipp et al. 1989).

Postoperativ ist es nach Metallentfernung mit Hilfe der Computertomographie zum einen möglich, das Ausmaß der Wiederherstellung der Kalkaneusgeometrie bzw. der Gelenkflächen zu bewerten, zum anderen jedoch auch Hinweise auf funktionelle Störungen abzuleiten (z. B. Impingementprobleme, Abstütz- und Anstoßphänomene der lateralen Malleolenspitze) sowie im Weichteilfenster Verlagerungen der Sehnenstraßen, z. B. der Peronealsehnen durch Protrusion der lateralen Kalkaneuswand, zu erkennen (vgl. Abb. 1). Deshalb wurde von Zwipp et al. (1989) das postoperative Computertomogramm in ein Nachuntersuchungsschema integriert, das zu 32,5% ausschließlich radiologische Kriterien bzw. das Computertomogramm berücksichtigt.

Die Vergleichbarkeit klinischer Ergebnisse nach Therapie von intraartikulären Kalkaneusfrakturen ist nicht zuletzt deshalb stark limitiert, da von den jeweiligen Autoren unterschiedlichste Scoringsysteme eingesetzt wurden, die eine subjektive Beurteilung der einzelnen Parameter beinhalten.

Mit Hilfe einer ganganalytischen Untersuchungstechnik, der dynamischen Pedographie, war an den Kliniken in Ulm und München an Patienten nach

---

[1] Abt. Unfallchirurgie, Chirurgische Klinik und Poliklinik der Universität, Klinikum Großhadern, Marchioninistr. 15, W-8000 München 70, Bundesrepublik Deutschland
[2] Abt. für Unfall-, Hand-, Plastische und Wiederherstellungschirurgie der Universität, Steinhövelstr. 9, W-7900 Ulm, Bundesrepublik Deutschland

---

Rahmanzadeh/Meißner (Hrsg.) Störungen der Frakturheilung
9. Steglitzer Unfalltagung
© Springer-Verlag Berlin Heidelberg 1991

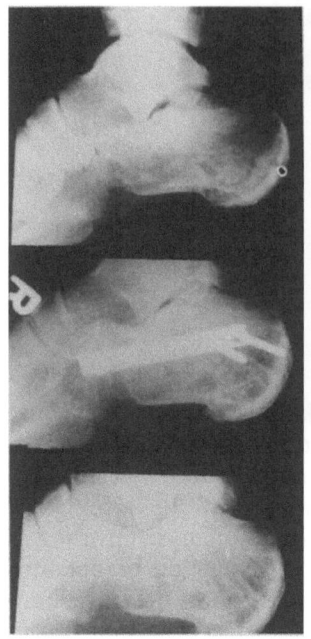
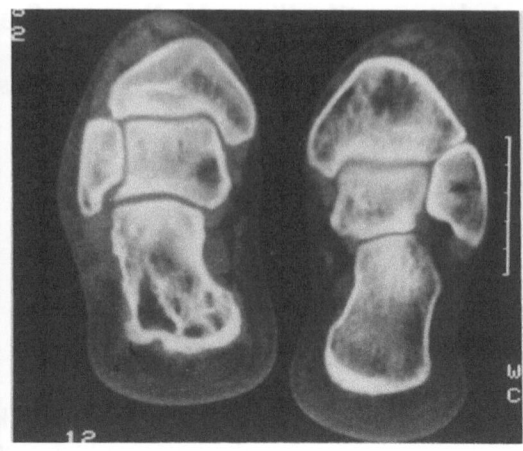

Abb. 1a, b. Rekonstruktion der äußeren Kalkaneusgeometrie nach offener Rekonstruktion und Metallentfernung

intraartikulärer Kalkaneusfraktur ein Leistungsindex erarbeitet worden, der eine objektive Beschreibung des funktionellen Behandlungsergebnisses ermöglicht und mit dem klinischen Resultat, beschrieben durch ein an Merle d'Aubigne angelehntes Bewertungsschema, eng korreliert (Mutschler et al. 1988; Mittlmeier et al. 1989).

Ziel dieser Studie war es, radiologische Kriterien bzw. davon abgeleitete Scores und funktionelles Ergebnis, charakterisiert durch die entsprechende ganganalytische Untersuchung, zu vergleichen, um
- den Entsprechungsgrad zwischen radiologischem Score und funktionellem Ergebnis zu überprüfen,
- jene morphologischen Parameter zu selektieren, die den größten Einfluß auf das funktionelle Ergebnis besitzen.

Material und Methodik

Zwischen Oktober 1984 und Dezember 1988 wurden in Ulm und München insgesamt 75 Patienten nach intraartikulärer Kalkaneusfraktur operativ versorgt. In der Regel kam die an Bèzes angelehnte Technik mit Platten- bzw. Schraubenosteosynthese von einem lateralen Zugang aus zur Anwendung. In Einzelfällen wurde zudem ein medialer Zugang angewandt, bzw. intraoperativ ein temporärer Fixateur externe angelegt, um die eingestauchten Fragmente zu lösen und die äußere Geometrie des Kalkaneus wiederherzustellen. Unter den

Verletzten waren 13 Frauen und 62 Männer. 66 Frakturen waren unilateral, in 9 Fällen waren beide Kalkanei verletzt. Das Durchschnittsalter zum Zeitpunkt des Traumas betrug 36,1 Jahre.

Für die vergleichende Studie von Morphologie und Funktion standen bis Dezember 1989 insgesamt 48 Patienten nach Metallentfernung zur Verfügung.

Anhand der Standardröntgenaufnahmen wurde das Ausmaß der radiologischen Arthrosezeichen im oberen Sprunggelenk, im hinteren Subtalargelenk sowie im Kalkaneokuboidgelenk beurteilt sowie der Tubergelenkwinkel vermessen. Anhand der genannten Kriterien wurde ein 12-Punkte-Score erstellt.

Anhand der axialen bzw. semikoronaren Computertomographie beider Kalkanei wurde die Gelenkrekonstruktion im hinteren Subtalargelenk bzw. Kalkaneokuboidgelenk beurteilt und das Ausmaß einer Stufenbildung in den genannten Gelenken bewertet. Ferner wurde eine Verbreiterung bzw. Verkürzung, eine Varus- oder Valgusfehlstellung des Kalkaneus ausgemessen; daraus resultierte ein 15-Punkte-Score.

Die klinische Bewertung erfolgte nach den Kriterien von Buch (1980), einem modifizierten Merle-d'Aubigne-Schema, das Schmerz und Gehleistung bzw. die Fähigkeit zum Zehen- und Fersengang sowie die Art des benötigten Schuhwerks (Einlagen, orthopädische Schuhe) erfaßt und einen 18-Punkte-Score ergibt (Mutschler et al. 1988).

Die dynamische Pedographie wurde an den genannten 48 Patienten nach Metallentfernung durchgeführt, wobei eine Plattform mit 2016 Drucksensoren (EMED-SF-System, novel GmbH, 8000 München 40) ergänzt durch eine zweidimensionale Videoanalyse zum Einsatz kam (Mittlmeier et al. 1989, 1990). Die dynamische Pedographie erlaubt eine Analyse der vertikalen Komponente der Bodenreaktionskraft beim Abrollen mit hoher zeitlicher und örtlicher Auflösung (2 Sensoren/cm^2, Analysefrequenz 20–70 Bilder/s, erfaßter Druck 1–127 Newton/cm^2). Der systemische Meßfehler aufgrund der Sensorcharakteristik bzw. des Meßaufbaus liegt unter 5%. Die Meßplattform ist niveaugleich in eine Gehbahn eingelassen, die der Proband bzw. Patient bei selbst gewählter Gehgeschwindigkeit und Schrittweite, die zudem miterfaßt werden, trifft (s. Abb. 2). Anhand von 5 Meßparametern bzw. abgeleiteten Größen kann ein empirischer Leistungsindex formuliert werden, der das Ausmaß der Asymmetrie durch intraindividuellen Vergleich zwischen gesundem und krankem Fuß beschreibt (Attinger 1987). Das Verfahren wurde u.a. an einem Kollektiv gesunder Probanden validiert (Mittlmeier et al. 1990).

Die statistische Auswertung wurde unter Einsatz der multiplen Korrelationsanalyse, des χ^2-Tests sowie des Wilcoxon-Paardifferenzentests vorgenommen.

Ergebnisse

Im Einklang mit vorangegangenen Untersuchungen (Mittlmeier et al. 1988) zeigten der Leistungsindex (pedographischer Score) und der klinische Score

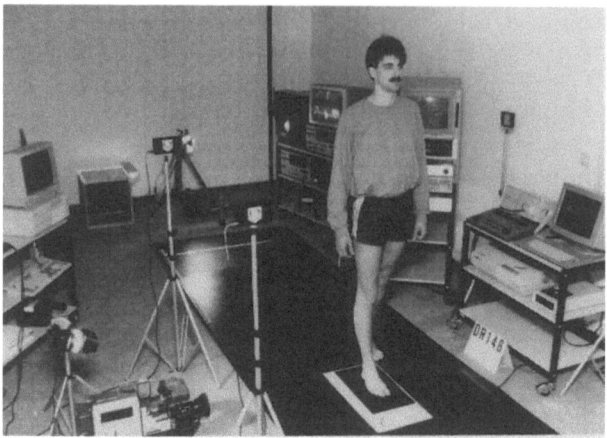

Abb. 2. Gehbahn mit integrierter Meßplattform

einen engen Zusammenhang (vgl. Tabelle 1). Bei 28 von 45 vollständig bewertbaren Patienten fand sich eine volle Übereinstimmung hinsichtlich des klinischen bzw. funktionellen Ergebnisses. Abweichungen zwischen beiden Scoresystemen resultieren im wesentlichen aufgrund der hohen Wertigkeit des Schmerzkriteriums im Merle-d'Aubigne-Schema.

Die anhand der Standardröntgenaufnahmen abgeleiteten Parameter zeigten eine nur geringe bis mäßiggradige Entsprechung mit dem funktionellen bzw. klinischen Ergebnis (Tabelle 2). Tendenziell fällt am ehesten eine Entsprechung zwischen dem Arthrosegrad im Kalkaneokuboidgelenk und dem pedographischen bzw. klinischen Score ins Auge ($r = 0{,}58/0{,}53$). Faßt man sämtliche analysierten Parameter zu einem Gesamtscore zusammen, liegt die Korrelation mit dem funktionellen bzw. klinischen Score nicht höher als $r = 0{,}65/0{,}61$.

Bei der Gegenüberstellung der mit Hilfe der Computertomographie gewonnenen Parameter mit dem pedographischen bzw. klinischen Score findet sich noch eine deutlich geringere Entsprechung (Tabelle 3).

Hier erreicht die multiple Korrelation der Einzelparameter mit dem pedographischen bzw. klinischen Score lediglich ein $r = 0{,}32/0{,}55$. Bei der Korrelation des Standardröntgenindex und des CT-Index findet sich ein Entsprechungsgrad von lediglich $r = 0{,}31$. Selbst wenn man die Information aus Standardröntgen- und CT-Index zusammenfaßt, erreicht der Korrelationsgrad mit der funktionellen Bewertung lediglich ein $r = 0{,}62$ ($p = 0{,}03$). Unternimmt man eine Klassifizierung von Einzelparametern, z. B. der Verbreiterung der Kalkaneusform im Seitenvergleich (Einteilung: keine Verbreiterung, Verbreiterung unter 20 und mehr als 20%), so findet sich eine Zunahme des klinischen wie pedographischen Scores mit zunehmender Verbreiterung im Sinne einer Funktionsverschlechterung (vgl. Abb. 3). Jene Patienten mit verbliebener Verbreiterung $>20\%$ zeigten ein signifikant schlechteres funktionelles Ergebnis verglichen mit der Gruppe I und II ($p < 0{,}01$). Ein signifikanter Einfluß einer Varus-

Tabelle 1. Pedographischer Score versus klinischer Score; Überprüfung der beiden Merkmale auf Abhängigkeit

Klinischer Score	Pedographischer Score			
	Sehr gut	Gut	Mäßig	Schlecht
Sehr gut	7	6	0	0
Gut	1	17	4	0
Mäßig	1	3	3	1
Schlecht	0	0	1	1

χ^2-Test (n = 45): χ (FG = 9) = 31,49. p = 0,0004

Tabelle 2. Korrelationsmatrix: Ergebnis Standardröntgentechnik versus pedographischer Score/klinischer Score. *A* OSG-Arthrose, *B* USG-Arthrose, *C* Kalcaneokuboidgelenkarthrose, *D* Böhler-Winkel, *E* radiologischer Score (aus A–D), *PS* pedographischer Score, *CS* klinischer Score. Multiple Korrelation: (A, B, C, D) vs. PS/CS = 0,65/0,61

	A	B	C	D	E	PS	CS
A		0,16	0,26	0,28	0,57	0,15	0,37
B			0,21	0,06	0,61	0,26	0,30
C				0,45	0,75	0,58	0,53
D					0,72	0,03	0,25

Tabelle 3. Korrelationsmatrix: Ergebnis CT versus pedographischer Score/klinischer Score. *A* Stufenbildung USG, *B* Stufenbildung Kalkaneokuboidgelenk, *C* Verbreiterung, *D* Verkürzung, *E* Varusfehlstellung, *F* Valgusfehlstellung, *G* CT-Score (aus A–F), *PS* pedographischer Score, *CS* klinischer Score. Multiple Korrelation: (A, B, C, D, E, F) vs. PS/CS = 0,32/0,55

	A	B	C	D	E	F	G	PS	CS
A		0,23	0,37	0,17	0,03	0,05	0,37	0,02	0,15
B			0,12	0,11	0,19	0,25	0,48	0,02	0,09
C				0,33	0,37	0,47	0,14	0,27	0,10
D					0,05	0,13	0,33	0,08	0,09
E						0,79	0,72	0,12	0,37
F							0,64	0,20	0,43

bzw. Valgusabweichung der Kalkaneusachse bzw. von geringer bis mäßiggradiger Stufenbildung im Subtalargelenk bzw. Kalkaneokuboidgelenk auf das funktionelle Ergebnis konnte nicht geführt werden. Tendenziell zeigt sich bei Nachweis einer ausgeprägten subtalaren Arthrose bzw. einer ausgeprägten Arthrose im Kalkaneokuboidgelenk im Standardröntgenbild eine Verschlechterung des pedographischen bzw. klinischen Scores; aufgrund der geringen Zahlenbesetzung dieser Gruppen kann jedoch ein statistischer Nachweis nicht geführt werden. Dasselbe trifft für das Kriterium der Verkürzung der äußeren Kalkaneusform zu.

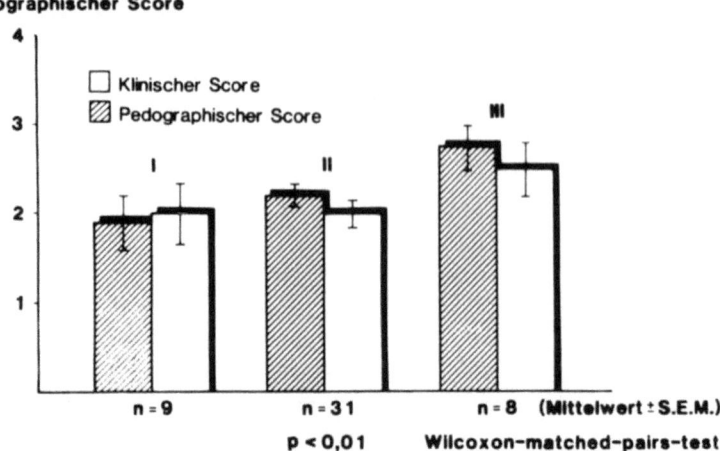

Abb. 3. Verbreiterung des Kalkaneus und Funktionsdefizit mit einer Verbreiterung > 20%. Im Seitenvergleich kommt es zu einem signifikanten Anstieg des pedographischen bzw. klinischen Scores entsprechend einer Funktionsverschlechterung (Gruppe I vs. Gruppe III)

Diskussion

Morphologische Parameter, wie sie anhand der Standardröntgenaufnahmen bzw. mit Hilfe der Computertomographie gewonnen werden können, sind sicherlich zur präoperativen Klassifikation bzw. zur exakten Bemessung des ossären Verletzungsausmaßes geeignet (Segal et al. 1985; Zwipp et al. 1989). Für einen Rückschluß auf das klinische Ergebnis bzw. die Gangfunktion nach Therapie sind sie jedoch, wie die vorliegende Analyse zeigt, von nur mäßigem prädiktivem Wert. Die Ursache mag darin liegen, daß die bedeutsamen Weichteilkomponenten der Verletzung (Imbalance der passiven wie aktiven Weichteilstrukturen durch Veränderung der Ausgangslänge, z. B. der Plantaraponeurose, bzw. Verlagerung von Muskelansätzen, Peronealsehnenimpingement, Irritation und Verlagerung der medialen und lateralen Sehnen bzw. frakturbedingte Funktionseinbußen der plantaren Muskulatur, z. B. nach Kompartmentsyndrom) nicht oder nur ungenügend erfaßt werden können.

Dennoch ist es möglich, durch Gegenüberstellung einzelner Parameter mit dem funktionellen Bewertungsmaßstab prognostisch bedeutsame Parameter zu erarbeiten, was wiederum für die Operationstaktik bedeutsam sein kann. So zeigt sich deutlich, daß die äußere Fersenbeingeometrie, und hier insbesondere die Verbreiterung des Kalkaneus, prognostisch offenbar wesentlich entscheidender ist als Verwerfungen in den betroffenen Gelenken, die im einzelnen auch nur bedingt primär rekonstruierbar sind.

Wie auch bereits von Zwipp et al. (1989) angeführt, hat der Tubergelenkwinkel nach Böhler nicht die vom Erstbeschreiber ihm zugeschriebene prognostische Bedeutung, sondern ist eher als ein Maß der Störung der äußeren Geometrie des Kalkaneus zu werten. Die in vorliegender Analyse erkennbare Bedeutung des Kalkaneokuboidgelenkes für das funktionelle Ergebnis wird auch durch Untersuchungen an einem Vergleichskollektiv nach konservativer Behandlung unterstrichen, wo insbesondere eine Störung auf Höhe der Chopart-Gelenklinie einem signifikant klinisch schlechteren Ergebnis entspricht (Mittlmeier et al. 1989).

Erwägt man, sekundär bei Spätzuständen nach intraartikulärer Kalkaneusfraktur operative Korrekturen vorzunehmen (vgl. Braly et al. 1985), so erlaubt die präoperative Röntgen- bzw. CT-Analyse eine Abschätzung, inwieweit z. B. durch Entfernung der lateralen Fersenbeinprotrusion eine funktionelle Verbesserung zu erwarten ist.

Literatur

Attinger D (1987) Subjektive Gangbeobachtung im Vergleich zu gemessener Asymmetrie. Swiss Med 9:58–61

Braly WG, Bishop JO, Tullos HS (1985) Lateral decompression for malunited os calcis fractures. Foot Ankle 6:90–96

Lowrie IG, Finlay DB, Brenkel IJ, Gregg PJ (1988) Computerised tomographic assessment of the subtalar joint in calcaneal fractures. J Bone Joint Surg [Br] 70:247–250

Miller WE (1983) Pain and impairment considerations following treatment of disruptive os calcis fractures. Clin Orthop 177:82–86

Mittlmeier Th, Lob G, Mutschler W, Bauer G (1989) Assessment of the subtalar joint function after fracture by analysis of the dynamic foot to ground pressure distribution. Trans Orthop Res Soc 14:248

Mittlmeier Th, Fäßler M, Lob G, Mutschler W, Bauer G (1990) Analysis of gait asymmetry in normals by dynamic pedography. 7th Meeting of the European Society of Biomechanics, July 8–11, 1990, Aarhus, Denmark

Mutschler W, Bauer G, Burri C, Heuchemer Th, Lob G, Mittlmeier Th (1988) Ergebnisse der operativen Therapie bei intraartikulären Calcaneusfrakturen. Hefte Unfallheilkd 200:450–451

Segal D, Marsh JL, Leiter B (1985) Clinical application of computerized axial tomography (CAT) scanning of calcaneal fractures. Clin Orthop 199:114–123

Zwipp H, Tscherne H, Wülker N, Grote R (1989) Der intraartikuläre Fersenbeinbruch. Klassifikation, Bewertung und Operationstaktik. Unfallchirurg 92:117–129

Teil VIII
Störungen der Frakturheilung: Wirbelsäule und Becken

Operationstechnisch bedingte Komplikationen nach Spondylodesen an der traumatisierten unteren Halswirbelsäule

M. Arand, Ch. Ulrich und W. Mutschler

Die operative Stabilisierung knöcherner wie diskoligamentärer Verletzungen der Halswirbelsäule (HWS) nimmt mittlerweile einen festen Platz in der Behandlung instabiler Bewegungssegmente ein.

Um statische Probleme als Operationsfolge zu vermeiden, haben sich operative Interventionen bei Spondylodesen auf die primäre Wiederherstellung der physiologischen Form und nach Möglichkeit der Funktion der HWS zu konzentrieren.

Das einzubringende Implantat garantiert dabei eine temporäre Stabilität, bis die knöcherne Fusionierung des geschädigten Segments eingetreten ist.

Unter dem Eindruck von anfänglich relativ häufigen operationstechnisch bedingten Früh- und Spätkomplikationen nach Spondylodesen haben wir die von uns durchgeführten Fusionen retrospektiv untersucht und analysiert.

Material und Methoden

An der Unfallchirurgischen Abteilung der Universität Ulm wurden während der vergangenen 10 Jahre 119 Patienten mit Verletzungen der unteren HWS operativ versorgt. In 72 Fällen erfolgte eine ventrale Spondylodese, 39mal wurde ein dorsales Verfahren gewählt, 8 Fixationen wurden primär als ventrodorsaler Kombinationseingriff durchgeführt.

Ausgewertet wurden die Krankenakten der Patienten und deren Heilverläufe anhand der radiologischen Verlaufsbeobachtungen.

Alle Patienten, bei denen operationstechnisch bedingte Komplikationen in Form von instabilen Montagen und primären bzw. sekundären Korrekturverlusten auftraten, wurden zu einer klinischen und radiologischen Nachuntersuchung einbestellt.

Abt. für Unfall-, Hand-, Plastische- und Wiederherstellungschirurgie der Universität Ulm, Steinhövelstr. 9, W-7900 Ulm, Bundesrepublik Deutschland

Ergebnisse

Operationstechnisch bedingte Spätkomplikationen traten in insgesamt 21 Fällen (18%) auf (Tabelle 1), bei 16 Patienten (22%) nach ventraler und bei 5 Patienten (13%) nach dorsaler Stabilisierung.

Die Fixation in kyphotischer Fehlstellung als Ursache der Spätkomplikation beobachteten wir bei 8 von ventral versorgten HWS-Verletzten (11%).

Eine biomechanisch nicht ausreichende Fixation mit sekundärem Korrekturverlust, Implantatversagen oder Pseudarthrosenbildung ereignete sich im Rahmen von 2 ventralen (3%) und 4 dorsalen (10%) Verfahren. Eine korrekte anatomische Reposition konnte bei 4 ventralen (6%) und bei 1 (3%) dorsalen Zugang nicht erzielt werden, in 2 Fällen wurde ein falsches Bewegungssegment von ventral (3%) stabilisiert.

Fixation in kyphotischer Fehlstellung

Die Fixation in kyphotischer Fehlstellung wurde bei 8 Patienten (7%) postoperativ beobachtet, dies entspricht 11% der von ventral Stabilisierten. Nach isolierter dorsaler Spondylodese wurden keine kyphotischen Fehlstellungen gesehen, die ventrale Säule war allerdings in allen Fällen intakt.

7 von 8 Fehlstellungen mit einem durchschnittlichen Kyphosewinkel von 12° entstanden intraoperativ und zeigten im Beobachtungszeitraum bis zur knöchernen Konsolidierung keine Veränderung mehr.

Bei einem Patienten kam es nach ventraler Stabilisierung und einer postoperativ befriedigenden Stellung vor der definitiven knöchernen Überbrückung zu einer sekundären Kyphosierung. Im Fall einer Flexions-Distraktions-Verletzung mit Keilwirbelbildung C4 (Abb. 1) wurde bei einer komplexen diskoligamentären Instabilität C3–C4 eine ventrale Spondylodese dieses Segments mit einem unterdimensionierten Span und einer nicht winkelstabilen H-Platte

Tabelle 1. Probleme als Operationsfolge bei 119 Spondylodesen der unteren HWS (Prozentzahlen entsprechen der zugangsspezifischen Häufigkeit)

Komplikationen nach Fixation der unteren HWS	n
Fixation in kyphotischer Fehlstellung 8mal nach ventraler Spondylodese (11%)	8
Biomechanisch ungenügende Fixation 2mal nach ventraler Spondylodese (3%) 4mal nach dorsaler Spondylodese (10%)	6
Unvollständige anatomische Reposition 4mal nach ventraler Spondylodese (6%) 1mal nach dorsaler Spondylodese (3%)	5
Stabilisierung des falschen Segments 2mal nach ventraler Spondylodese (3%)	2

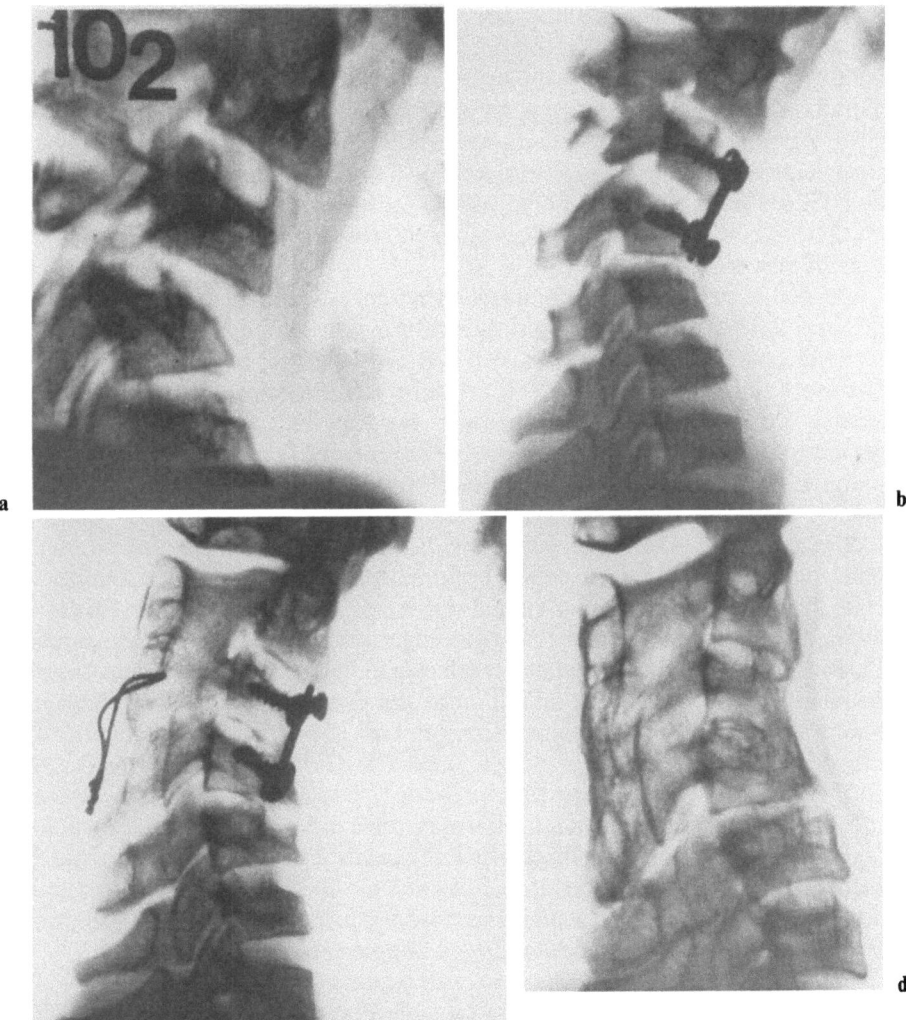

Abb. 1. a Flexions-Distraktions-Verletzung C_3-C_4 mit Keilwirbelbildung C_4. **b** Postoperativ sekundär progrediente Kyphosierung C_3-C_4 bei fehlender dorsaler Zuggurtung. **c** Dorsale Zuggurtung, Reduktion der Kyphose um ca. 5°. **d** Ausheilungsergebnis 8 Jahre postoperativ

durchgeführt. Ohne die äußere Fixierung einer Zervikalstütze kam es bei diesem Patienten sekundär innerhalb von 2 Wochen postoperativ zu einer Kyphosierung um 14°. Durch eine dorsale Spondylodese wurde die fehlende Zuggurtung durch den verletzten posterioren Bandapparat ersetzt. Bei der bereits bestehenden ventralen Fusion konnte die Fehlstellung nicht mehr völlig beseitigt werden, die knöcherne Ausheilung erfolgte daher in Kyphose.

Biomechanisch ungenügende Fixation

Bei 6 Patienten (5%) genügte die operative Fixation der verletzten HWS den biomechanischen Erfordernissen bis zur endgültigen knöchernen Ausheilung nicht. Aus einer biomechanisch ungenügenden Fixation ergab sich in 2 Fällen nach ventraler Spondylodese (entsprechend 3% aller ventralen Verfahren) und in 4 Fällen nach dorsaler Spondylodese (entsprechend 10% aller dorsalen Verfahren) eine sekundäre Kyphosierung und eine Pseudarthrose, bzw. kam es zum Implantatversagen.

Bei den biomechanisch nicht ausreichenden Fusionen nach *ventraler Spondylodese* handelte es sich um eine sekundäre Kyphosierung (s. oben, Abb. 1), sowie um einen Plattenausbruch, den sich ein deliranter Patient 6 Tage postoperativ nach einer ventralen C2–C3-Fusion einer Flexions-Distraktions-Verletzung (Luxationsfraktur) durch Sturz aus dem Bett zuzog. Zur erneuten Stabilisierung fand ein kombiniertes ventrodorsales Verfahren mit ventraler Respondylodese C2–C3 (H-Platte) Anwendung, zusätzlich erfolgte eine dorsale Zuggurtung C1–C3 mit Drahtcerclage.

Die instabilen Montagen nach *dorsaler Fusionstechnik* rekrutierten sich 2mal aus gelockerten Drahtcerclagen, einmal aus einem knöchernen Ausbruch einer Roy-Camille-Platte und einmal aus einer Pseudarthrose nach Fixation mit Hakenplatte ohne Implantation autologer Spongiosa. Die biomechanische Überforderung der Drahtcerclage ergab sich in beiden Fällen aus einer ausgedehnten ventrodorsalen Instabilität, unter der es trotz postoperativer äußerer Ruhigstellung zu einem Implantatversagen kam. Bei einem Patienten mit Flexions-Distraktions-Verletzung C4–C5 und C5–C6 und einer zusätzlich ventral bestehenden keilförmigen Kompression C5 wurde die dorsale bisegmentale Stabilisierung mit Draht durchgeführt, ohne daß gleichzeitig eine Spananlagerung erfolgte. Bei ausgebliebener knöcherner Fusion kam es dann durch die fehlende ventrale Abstützung bei Instabilität der dorsalen Bandstrukturen zum Drahtbruch. Deshalb war eine ventrodorsale Respondylodese mit ventraler Spananlagerung und dorsaler Zuggurtung erforderlich.

Bei einem Patienten mit Flexions-Distraktions-Torsionsverletzung C6–C7 brach eine einseitig angebrachte Roy-Camille-Platte knöchern aus, was auf die mangelnde Torsionsstabilität der monolateralen Platte zurückzuführen war. Eine erneute ventrodorsale Stabilisierung war erforderlich.

Bei einer Patientin mit einer Flexions-Distraktions-Torsionsverletzung (verhakte Hemiluxation links) C6–C7 trat eine „delayed union" des mit einer linksseitigen Hakenplatte ohne H-Spanimplantation stabilisierten Segmentes auf.

Unvollständige anatomische Reposition

Die Fixation in unvollständiger anatomischer Reposition wurde bei 5 Patienten (4%) beobachtet, in 4 Fällen (6%) nach ventralen Zugängen und in 1 Fall (3%) nach dorsalem Vorgehen. Die verbleibende Translation betrug bei

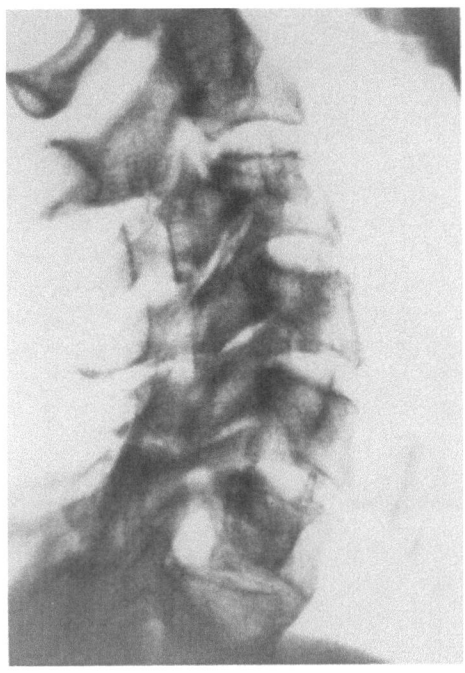

Abb. 2. Verhakte Flexions-Distraktions-Verletzung C_6-C_7, ventrale Fusion in situ, Ausheilungsergebnis 4 Jahre postoperativ

einem Patienten knapp über ¼ der Wirbelkörpertiefe (Abb. 2), bei den anderen unter ¼.

Fusion des falschen Bewegungssegments

Bei 2 Patienten (2%) wurde jeweils durch einen ventralen Zugang (3% aller ventralen Verfahren) ein falsches Bewegungssegment stabilisiert bzw. eine zusätzliche Instabilität übersehen.

Bei einem Patienten (Abb. 3) mit einer Flexions-Distraktions-Verletzung C6–C7 wurde eine ventrale interkorporelle Spondylodese C5–C6 durchgeführt. Die postoperative Röntgenkontrolle zeigt die verbleibende Luxationsstellung, der ursächlich eine mangelhafte Identifikation des verletzten Segments intraoperativ zugrunde lag. 15 Tage nach dem Ersteingriff erfolgte die ventrale Respondylodese C6–C7 mit Span und H-Plättchen.

In einem Fall einer Flexions-Distraktions-Verletzung C4–C5 mit Translation um 50% Wirbelkörpertiefe von C4 nach ventral wurde eine ventrale Plattenspondylodese des Segments durchgeführt. Im Rahmen einer postoperativen Kontrolle 3 Monate nach Versorgung zeigte sich im kaudalen Anschlußsegment eine komplette diskoligamentäre Instabilität, die durch eine ventrale Spondylodese C5–C6 behoben wurde.

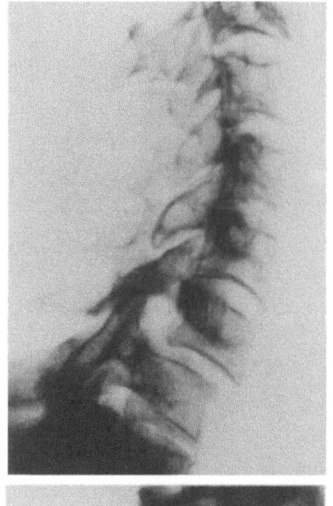
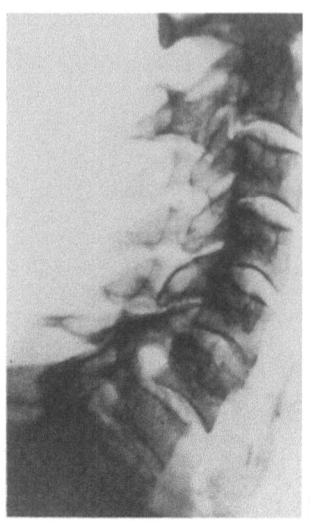
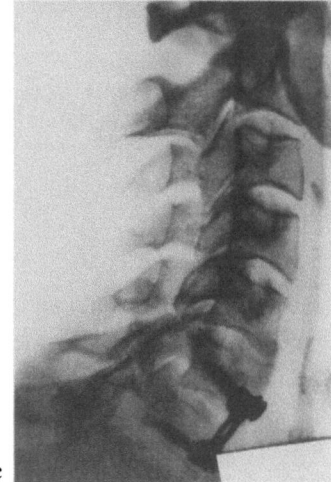

Abb. 3a–c. Fusion eines falschen Segments (C_5–C_6) durch fehlende intraoperative Identifikation des verletzten Segments. **a** Flexions-Distraktions-Verletzung C_6–C_7. **b** Ventrale interkorporelle Fusion C_5–C_6, persistierende Luxationsstellung C_6–C_7. **c** Korrektureingriff mit Reposition und Fixation des verletzten Segments C_6–C_7

Diskussion

Operationstechnisch bedingte Komplikationen nach Spondylodesen der traumatisierten HWS sind mit 18% in unserem Kollektiv relativ häufig aufgetreten.

Die aus der Literatur bekannten Komplikationen betreffen in 2% Pseudarthrosen (Illgner et al. 1989), in 1–2% Implantatversagen aufgrund fehlender knöcherner Durchbauung (Aebi et al. 1986; Illgner et al. 1989), in 1% die biomechanisch nicht ausreichende Fixation mit postoperativer Instabilität (Illgner et al. 1989), in 4% ein nicht befriedigendes Repositionsergebnis (Illgner et al. 1989) und in Einzelfällen die Fusionierung des falschen Bewegungssegments (Macnab 1972).

Probleme als Operationsfolge wie die ungenügende anatomische Reposition und Fixation in kyphotischer Fehlstellung hinterlassen langfristig signifikant vermehrt regressive Veränderungen in den der Fusion benachbart liegenden Segmenten (Arand u. Wörsdörfer 1989). Konsekutive Bewegungseinschränkungen und subjektive Beschwerden der Patienten unterstreichen die Bedeutung, Fehlstellungen bei der operativen Versorgung zu vermeiden.

Die Ursachen der überwiegenden Anzahl der von uns beobachteten Komplikationen, die in erster Linie in der Anfangszeit der HWS-Chirurgie auftraten, lagen in einer Abweichung von mittlerweile formulierten Standards in der operativen Versorgung von HWS-Verletzungen.

Die operative Fixation eines Bewegungssegments in *kyphotischer Fehlstellung* trat ausschließlich bei Verletzungen des ventralen Pfeilers mit Kompression eines Wirbelkörpers auf, der operativ nicht genügend aufgerichtet wurde. Die Ursachen liegen in einer zu geringen Lordosierung und Aufspreizung des zu fixierenden Segments, im Einbringen eines zu klein dimensionierten kortikospongiösen Spanes und im fehlenden kortikalen Kontakt des Spans mit der Wirbelkörpervorderkante, so daß ein Distanzverlust der nicht druckfesten Spongiosa trotz vorübergehender Plattensicherung erfolgen kann.

Die Behebung von *komplexen Instabilitäten* muß in einem kombinierten Verfahren erfolgen:
– Der Erstzugang wird durch die neurologische Begleitverletzung festgelegt.
– Bei Myelonbeteiligung ist primär eine ventrale, bei Wurzelkompromittierung eine dorsale Entlastung erforderlich.
– Bei fehlendem neurologischem Defizit ergibt sich der operative Zugang aus der Seite der radiologisch erkennbaren Hauptverletzung (Stauffer 1986).

Bei verhakten Hemiluxationen ist zunächst eine geschlossene Reposition durch Zugbehandlung anzustreben, anschließend erfolgt nach einer ventralen Diskektomie die definitive Fusionierung des Bewegungssegments. Geschlossen nicht-reponible Verletzungen erfordern eine offene dorsale Korrektur, da das ventrale Verfahren in diesen Fällen mit einer hohen Quote an verbleibenden Subluxationen behaftet ist.

Zu beachten bei der offenen Reposition von dorsal ist die Möglichkeit der Herniation von Diskusmaterial in den Spinalkanal mit der Gefahr der Myelonkompression (Bohlmann 1979). Dadurch intraoperativ auftretende Myelonkompressionen können nur vermieden werden, wenn präoperativ bzw. postoperativ eine Myelographie, ein CT oder ein NMR der verletzten Region eine solche Herniation ausschließt. Liegt Diskusmaterial intraspinal, kann nur über einen ventralen Zugang mit Hemikorporektomie eine Dekompression durchgeführt werden.

Dorsale Instrumentationen wie die Hakenplatte und die Platte nach Roy-Camille sollten aus Gründen der Torsionsstabilität immer auf beiden Seiten (rechts und links) erfolgen, das Hakenplättchen erfordert zur Wahrnehmung seiner biomechanischen Eigenschaften auf jeden Fall die Implantation eines knöchernen H-Spans (Magerl et al. 1987).

Die Überlegenheit einer knöchernen Überbrückung des verletzten Bewegungssegments über jedes verfügbare Implantat ist biomechanisch nachgewiesen (Whitehill et al. 1987). Deshalb ist in jedem Fall die Implantation autologen Knochens erforderlich. Stützt sich die Spondylodese alleine auf Metallimplantate, so resultiert hieraus entweder eine „delayed union", oder es kommt aufgrund hoher Wechselbelastungen zum Implantatversagen.

Die Stabilisierung des falschen Bewegungssegments im unteren Abschnitt der HWS ist auf die Überlagerung der Schultern auf der seitlichen Darstellung durch den Bildwandler bedingt und kann durch Schulterzug verhindert werden.

Die Weiterentwicklung der Implantate, biomechanische Erkenntnisse und die Standardisierung der operativen Verfahren ermöglichen es heute, die Rate an operationstechnisch bedingten Spätkomplikationen deutlich unter 10% zu senken.

Einen wichtigen Beitrag zur Vermeidung von Komplikationen leistet die wachsende Erfahrung des Chirurgen in der Versorgung von HWS-Verletzungen sowie die Kenntnis der hier geschilderten operationstechnischen Fehlermöglichkeiten.

Literatur

1. Aebi M, Mohler J, Zäch G, Morscher E (1986) Indication, surgical technique, and results of 100 surgically-treated fractures and fracture-dislocations of the cervical spine. Clin Orthop Relat Res 203:244–257
2. Arand M, Wörsdörfer O (1989) Results of long term follow-up of lower cervical spine fusions in 60 cases. In: Louis R, Weidner A (eds) Cervical spine II. Springer, Wien New York, pp 109–117
3. Bohlmann H (1979) Acute fractures and dislocations of the cervical spine. J Bone Joint Surg [Am] 61:119
4. Illgner A, Haas N, Blauth M, Tscherne H (1989) Die operative Behandlung von Verletzungen der Halswirbelsäule. Unfallchirurg 92:363–372
5. Magerl F, Grob D, Seemann P (1987) Stable dorsal fusion of the cervical spine (C2-Th1) using hook plates. In: Louis R, Weidner A (eds) Cervical spine I. Springer, Wien New York, pp 217–221
6. Stauffer E (1986) Management of spine fractures C3 to C7. Orthop Clin North Am 17/1:45–53
7. Whitehill R, Stowers S, Fechner R et al. (1987) Posterior cervical fusions using cerclage wires, methacrylate cement and autogenous bone graft. An experimental study of a canine model. Spine 12:12–22

Kombinierte dorsoventrale Korrektur von posttraumatischen Fehlstellungen und Instabilitäten der Rumpfwirbelsäule – Indikation, Technik und Ergebnisse des Double-approach

P. Kluger[1], H. J. Gerner[2] und W. Puhl[1]

Frische Verletzungen der Brust- und Lendenwirbelsäule operieren wir bei gegebener Indikation vom dorsalen Zugang mittels offener Reposition, Rekalibrierung des Spinalkanals und transpedikulärer Spongiosaplastik unter Verwendung des Fixateur interne. Je nach im Bewegungssegment kalkulierbarem Korrekturverlust wird sekundär vom ventralen Zugang die Ausräumung des Bandscheibenzwischenraumes und die interkorporelle Fusion angeschlossen.

Bei mehr als 2 Wochen zurückliegender Verletzung dagegen ist eine Stellungskorrektur vom ausschließlich dorsalen Zugang durch Kallusbildung und narbige Verwachsung meist nicht mehr möglich, und es ist die ventrale wie dorsale Osteotomie erforderlich; zur Rekalibrierung des Spinalkanales muß zumindest partiell vertebrektomiert werden.

Wir führen diesen Eingriff unter gleichzeitig dorsalem und ventralem Zugang als „double-approach" durch, wobei wir für die Reposition und die bleibende Stabilisierung den Fixateur interne verwenden. Dies hat folgende Vorteile:
1. Durch die Möglichkeit der instrumentellen Reposition der Fixateure mit ihren langen Hebelarmen und Hypomochlion bleibt der ventrale Zugang frei von Wirbelspreizern oder Distraktionsstäben.
2. Die winkelstabile Überbrückungsmontage des Fixateur interne benötigt zur Stabilisierung kein zusätzliches ventrales Implantat. Die ventrale Freilegungsstrecke der Wirbelsäule kann kürzer bleiben, da die der Fehlstellung benachbarten Wirbelkörper nicht zur Verankerung eines ventralen Implantates dargestellt werden müssen. Dies ist hochthorakal und tieflumbal, ganz besonders aber bei den häufigen Eingriffen im dorsolumbalen Übergang wichtig.
3. Der Verzicht auf ein ventrales Implantat vermeidet die mit den Risiken einer Gefäßarrosion oder eines Metallinfektes einhergehenden Probleme.

---

[1] Orthopädische Klinik im Rehabilitationskrankenhaus, Oberer Eselsberg 45, W-7900 Ulm, Bundesrepublik Deutschland
[2] Zentrum für Rückenmarkverletzte, Werner-Wicker-Schwerpunktklinik, W-3950 Bad Wildungen/West, Bundesrepublik Deutschland

Als Instrumentarium haben wir in 4 Fällen von posttraumatischen Fehlstellungen zwischen Ende 1983 und Ende 1984 den Fixateur interne der AO, seither den Wirbelsäulenfixateur verwendet. Der letztere bietet den Vorteil, daß unter der Reposition die neuralen Strukturen von dorsal her besser zu kontrollieren sind und daß die V-förmige Osteotomie nötigenfalls einfacher erweitert werden kann, weil der Situs nicht durch Längsträger verlegt wird.

Operationsablauf

Bei Fusionen Th 6 und darüber wird der Patient in Linksseitlage, ansonsten in Rechtsseitlage mit vorderer und hinterer Abstützung gelagert. Nach Entnahme von Spongiosa und ggf. kortikospongiösen Spänen vom hinteren Bekkenkamm subperiostale Darstellung der dorsalen Wirbelstrukturen im Fusionsbereich nach lateral bis über die Gelenkreihen hinaus. Plazieren der Verankerungsschrauben mit aufgesetzten Verlängerungsstäben unter Bildwandlerkontrolle (das exakte Plazieren der Schrauben in die Bogenwurzeln wird erleichtert, wenn die Seitlage zuvor exakt eingestellt, die Frontalebene im Fusionsbereich also genau vertikalisiert wird).
 Anschließend V-förmige Laminotomie über dem oder den fehlstehenden Bewegungssegment(en). Diese Osteotomie muß genügend breit ausgeführt werden, damit die für die Reposition notwendige Verkürzung dorsal möglich ist und die neuralen Strukturen nicht unter der Reposition imprimiert werden. Revision des Spinalkanales auf Verwachsungen und evtl. dorsal komprimierende Elemente. Aufsetzen der Repositionsgeräte, nachfolgend anterolateraler Zugang nach Bauer oder Hodgson. Eine Vertebrektomie erfordert die Unterbindung der entsprechenden Segmentalgefäße, die oftmals in den Bruchkallus verlagert sind. Wenn keine Vertebrektomie erforderlich ist, kann auf die Gefäßdarstellung verzichtet werden und es wird lediglich das betroffene Bewegungssegment, d. h. der (ehemalige) Bandscheibenraum, komplett osteotomiert und ausgeräumt, die benachbarten Grund- und Deckplatten angefrischt. Diese Osteotomie erfolgt unter kontinuierlichem Repositionsstreß mit dem dorsal gelegenem Fixateurinstrumentarium, so daß ventrale Strukturen wie auch das vordere Längsband sich anspannen und als Repositionshindernisse erkannt werden können. Nach dem kompletten ventralen Release erfolgt unter Bildwandlerkontrolle die Reposition. Dabei ist die permanente Kontrolle der neuralen Strukturen über den dorsalen Zugang möglich. In Korrekturstellung wird der durch die Reposition und die Osteotomie ventral entstandene Defekt mit gemahlener Spongiosa oder auch (zusätzlich) mit kortikospongiösem Span aufgefüllt. Dieser kann mit dem Ziel einer höheren initialen Festigkeit durch den dorsalen Fixateur unter Druck gesetzt werden. Vor dem ventralen und dem dorsalen Wundverschluß wird die Instrumentation dorsal abgeschlossen durch Montage der Längsträger und Abnahme des Repositionsinstrumentariums (Abb. 1).
 Den Eingriff haben wir im Dezember 1983 erstmals durchgeführt. Bei 44 Patienten in beiden Zentren liegen die Beobachtungszeiträume jetzt über 10

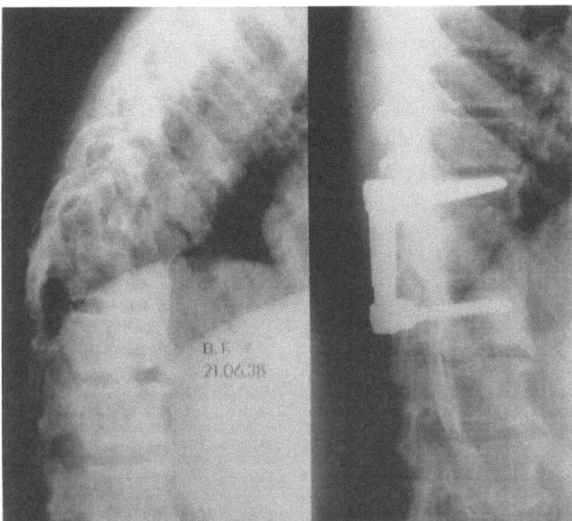

Abb. 1. B. F. männlich, geboren am 21. 06. 38; deutliche Fehlstellung sowie statisch-myalgische und auch Erschütterungsschmerzen. Dorsoventrale Korrektur und Fusion D9/D11 8 Jahre nach Unfall. Verzicht auf Metallentfernung

Tabelle 1. Dorsoventrale Fusion, kombinierter Zugang; posttraumatische Fälle (n = 44)

Erstbehandlung	n
Konservativ	23
Laminektomie allein	7
Harrington	6
Platten dorsal	4
Platten + USIS (Daniaux)	1
Platten ventral	1
Fixateur externe	1
Fixateur interne	1

Monate nach der Operation. Das Intervall zwischen Unfall und dem kombinierten dorsoventralen Eingriff lag durchschnittlich bei 4 Jahren und 2 Monaten (2–180 Monate). Die Aufschlüsselung der vorangegangenen Erstbehandlung bei unseren 44 Patienten (Tabelle 1) läßt keinen Schluß auf die Leistungsfähigkeit dieser Behandlungsverfahren zu. Die große Zahl der konservativ vorbehandelten Patienten erlitt den Unfall zu einer Zeit, als die operative Wirbelbruchbehandlung noch weit von ihrer heutigen Verbreitung entfernt war.

Der Zeitaufwand für den großen Eingriff lag bei durchschnittlich 5 h und 20 min (3 h 20 min – 11 h); der perioperative Blutverlust belief sich auf durchschnittlich 1620 ml (450–4200 ml). Dies erforderte in Bad Wildungen einen durchschnittlichen Spenderbluteinsatz von 1200 ml. Durch das anästhesiologisch entwickelte, umfassende Konzept der autologen Transfusion im Rehabilitationskrankenhaus Ulm (Mehrkens et al. 1990; Schleinzer et al. 1987) konnte hier die Gabe von Spenderblut völlig vermieden werden.

An Komplikationen erlebten wir 3 Thrombosen innerhalb der ersten 6 Wochen postoperativ und 2 Fälle von Implantatversagen bei den 44 Eingriffen (1 Schraube, 1 Längsträger). Trotz dieser Implantatbrüche heilten jedoch die Fusionen in diesen 2 Fällen ebenso wie in den 42 übrigen Fällen ohne meßbaren Korrekturverlust knöchern aus. Wir sahen in diesem Patientengut keinen Infekt und keine Pseudarthrose, insbesondere mußten wir in keinem einzigen Fall eine neurologische Verschlechterung beobachten.

Die präoperativen kyphotischen Fehlstellungen lagen bei durchschnittlich 36° Cobb, es konnte eine Korrektur von durchschnittlich 30,5° (84,7%) erzielt werden. Unvollständige Korrekturen sind nach unserem Eindruck zum einen der „learning curve" bei diesem großen Eingriff zuzuschreiben, andererseits sind stärkere Fehlstellungen im mittleren und oberen BWS-Bereich besonders schwierig zu beheben. Hierfür scheint uns v. a. die relative Starrheit des knöchernen Thorax maßgeblich.

Nachbehandlung

Wie bei der Stabilisierung von frischen Verletzungen geben wir bei Montagen unterhalb Th 8 grundsätzlich ein 2-Schalenkorsett, das außerhalb des Bettes für durchschnittlich 3 Monate getragen wird. In Einzelfällen (Patienten mit Anus praeter, extremer Adipositas) haben wir auf die zusätzliche externe Abstützung verzichtet, und auch in diesen Fällen war ein knöcherner Durchbau der Fusion ohne Korrekturverlust zu verzeichnen. Dennoch halten wir die Korsettversorgung in den stärker mechanisch belasteten Abschnitten der unteren Rumpfwirbelsäule grundsätzlich für sinnvoll, weil sie eine zusätzliche Sicherheit bietet und nach unserer Erfahrung auch muskuläre Beschwerden bei der Vollmobilisation vermeiden hilft. Wichtig ist diese externe Abstützung nach unserer Meinung v. a. bei querschnittgelähmten Patienten, weil diese im weiteren Rehabilitationsverlauf und in ihrer Selbsthilfe bei schlechterer muskulärer Führung die Wirbelsäulenbeweglichkeit sonst extrem nutzen müssen.

Die Entfernung der Implantate ist nicht grundsätzlich erforderlich, wurde aber in der Mehrzahl der Fälle wegen eines Fremdkörpergefühl oder auch Beschwerden z. B. beim Anlehnen an Stuhlkanten, von den Patienten gewünscht und frühestens 1 Jahr postoperativ durchgeführt.

32 unserer 44 Patienten hatten präoperativ ein neurologisches Defizit. Nur bei 6 Patienten konnte eine objektivierbare neurologische Erholung beobachtet werden, bei allen lag zum Operationszeitpunkt der Unfall weniger als 4 Monate zurück (Abb. 2).

Folgerichtig sehen wir bei lange bestehenden Querschnittlähmungen in der Hoffnung auf neurologische Erholung allein keine Indikation für das geschil-

	A	B	C	D	E
A	12				
B		7 ★★★	★		
C			3 ★★		
D				4 ★	
E					12

Abb. 2. Dorsoventrale Fusion, kombinierter Zugang (44 posttraumatische Fälle), Frankel-Schema (Follow up > 10 Mon)

derte Operationsverfahren. Das zuverlässig erreichbare Operationsziel liegt vielmehr in der Beseitigung von posttraumatischen Instabilitäten und in der Verbesserung von Fehlstellungen. Instabilitätsschmerzen werden als bewegungsabhängig, stechend-einschießend beschrieben; typisch ist der sog. Erschütterungsschmerz. Manchmal läßt sich auch in Röntgenfunktionsaufnahmen eine pathologische Beweglichkeit messen, MRI und Szintigramm können wichtige Hinweise geben. Fehlstellungsbedingte Schmerzen dagegen haben mehr belastungsabhängig und lageabhängig anschwellenden Charakter, werden meist als dumpf beschrieben und sind häufig zervikodorsal und tief lumbal lokalisiert, wo die Korrekturbelastung durch die Fehlstellung am höchsten ist. Trotzdem ist es bei Querschnittgelähmten nicht immer einfach, den durch die Operation beeinflußbaren Instabilitätsschmerz oder die in einer Fehlstellung begründeten statisch-myalgischen Beschwerden vom sog. Deafferentierungsschmerz des Querschnittgelähmten zu differenzieren. Das Aufsuchen von Triggerpunkten, Analgetikagabe, lokale Infiltrationen, zumeist bildwandlergestützt, und auch probatorische Ruhigstellungen können wertvolle Entscheidungshilfen geben. Die Abgrenzung des lähmungsbedingten Deafferentierungsschmerzes ist deswegen wichtig, weil die Operation an der Wirbelsäule nach unserer Erfahrung den in der Rückenmarkverletzung begründeten Lähmungsschmerz nicht beeinflußt.

Abschließend kann also gesagt werden, daß nicht nur die gleichzeitig dorsoventrale Aufrichtung und Stabilisierung von posttraumatischen Fehlstellungen und Instabilitäten der Brust- und Lendenwirbelsäule, sondern auch ganz besonders die Indikationsstellung dazu einiger Erfahrung bedarf.

Literatur

Bohlmann HH, Eismount FJ (1981) Surgical techniques of anterior decompression and fusion for spinal cord injuries. Clin Orthop 154:57

Dick W (1984) Innere Fixation von Brust- und Lendenwirbelfrakturen. Huber, Bern (Aktuelle Probleme in Chirurgie und Orthopädie, Bd 28, 2. überarb. erweit. Aufl)

Dick W, Kluger P, Magerl F, Wörsdörfer O, Zäch G (1985) A new device for internal fixation of thoracolumbar and lumbar spine fracture: the „Fixateur interne". Paraplegia 23:225–232

Kluger P (1989) Das Fixateurprinzip an der Rumpfwirbelsäule – sein Einsatz beim kombinierten ventralen und dorsalen Eingriff. In: Stuhler Th (Hrsg) Fixateur externe – Fixateur interne. Springer, Berlin Heidelberg New York Tokyo

Kluger P, Gerner H-J (1986) Das mechanische Prinzip des Fixateur externe zur dorsalen Stabilisierung der Brust- und Lendenwirbelsäule. Unfallchirurgie 12/2:68–79

Mehrkens HH, Geiger P, Schleinzer W, Weindler M, Wollinsky KH, Poland H (1990) 4 Jahre Erfahrung mit dem autologen Transfusionskonzept Ulm (ATU). Infusionstherapie 17 (Suppl 2):28–33

Schleinzer W, Mehrkens HH, Weindler M, Wollinsky K, Poland H (1987) Klinisches Konzept der autologen Transfusion: Hämodilution, maschinelle Autotransfusion, Plasmapherese, Eigenblutspende. Anästhesie Intensivmed 28:235–241

Technik und Ergebnisse der operativen Behandlung bei veralteten Instabilitäten und Fehlstellungen an der Brust- und Lendenwirbelsäule

O. Russe und U. Bötel

Posttraumatische Fehlstellungen an der Brust- und Lendenwirbelsäule verursachen chronisch therapieresistente Schmerzen lokal im Bereich des Bruchgebietes durch Instabilitäten in den angrenzenden Segmenten sowie fern der Fraktur durch die Überbeanspruchung der kleinen Gelenke im Rahmen der kompensatorischen Fehlhaltung im Bereich des lumbosakralen Überganges und der Halswirbelsäule.

Morphologisch lassen sich bei posttraumatisch vermehrter Kyphose im thorakolumbalen Bereich die Steilstellung der Brustwirbelsäule, die Retrolisthesis unterhalb des traumatisch veränderten Segmentes sowie die durch die Überlordosierung sklerosierten kranialen und kaudalen Begrenzungen der Dornfortsätze im Bereich der Lendenwirbelsäule finden. Eine Winkelangabe, bei welcher chronische Beschwerden als Spätfolge zu erwarten sind, ist nicht möglich, da die individuelle Kompensationsfähigkeit der Fehlstellung bei den Patienten unterschiedlich ist. Ungünstig beeinflußt wird die Kompensationsfähigkeit durch Vorerkrankungen der Wirbelsäule (Morbus Scheuermann, Spondylolyse, Spondylolisthesis) oder bereits vorhandene posttraumatische Fehlstellungen in angrenzenden Wirbelabschnitten.

Retrospektiv wurden bei unseren Patienten, die wegen einer posttraumatischen Fehlstellung im thorakolumbalen Übergang operativ aufgerichtet wurden, ein Kyphosewinkel von durchschnittlich 24° gefunden. Bei den Patienten, bei denen die kyphotische Fehlstellung im Bereich der Lendenwirbelsäule vorlag, betrug diese präoperativ durchschnittlich nur 17°.

Trojan (1972) fand in einer Nachuntersuchung von 200 Patienten mit Brust- und Lendenwirbelsäulenbrüchen ohne Lähmung ein schlechtes Ergebnis durchwegs bei jenen Verletzten, bei denen der Winkelbruch mit starker Gibbusbildung von 15–20° und mehr zur Ausheilung gekommen war.

Chirurgische Klinik und Poliklinik der Berufsgenossenschaftlichen Krankenanstalten „Bergmannsheil", Gilsingstr. 14, W-4630 Bochum 1, Bundesrepublik Deutschland

Eigenes Krankengut

Am Bergmannsheil Bochum wurden im Zeitraum von 1983–1989 bei insgesamt 1021 Wirbelsäulenoperationen 57mal posttraumatische Fehlstellungen im Bereich der Brust- und Lendenwirbelsäule operativ korrigiert.

Die korrigierten Fehlstellungen lagen 2mal im Bereich der Brustwirbelsäule, 27mal im Bereich des thorakolumbalen Überganges. In diesen Bereichen betrug der präoperative Kyphosewinkel maximal 35, minimal 10°, durchschnittlich 24°.

Im Lumbalbereich betrug der präoperative Kyphosewinkel bei 17 Patienten maximal 34, minimal 9°, durchschnittlich 17°.

Thorakal

2mal wurde eine Fehlstellung im Bereich der Brustwirbelsäule (Th 8/9 und Th 10/11) operativ korrigiert. Es wurde ein kombiniertes dorsoventrales Vorgehen mit primärer dorsaler Mobilisation und anschließender ventraler Aufrichtung mit Einbringung eines Beckenkammspanes und Stabilisation mit einer ventrolateralen Platte durch eine posterolaterale rechtsseitige Thorakotomie verwendet.

Thorakolumbal

Im thorakolumbalen Übergang wurde 32mal der dorsoventrale Zugang gewählt, 1mal wurde bei primärer diskoligamentärer Instabilität die Aufrichtung ausschließlich von dorsal durchgeführt mit Fixation durch einen Fixateur interne (Kluger). 1mal erfolgte lediglich eine ventrale Aufrichtung mit Span.

Beim dorsoventralen Vorgehen wird zuerst in Bauchlage die Ausräumung der Narben im Bereich der Laminektomie mit Revision des Spinalkanales durchgeführt. Danach folgt die Instrumentierung der die Spondylodesestrecke angrenzenden Pedikel, wobei in der Mehrzahl der Fälle die dorsale Überspannung mit Weiß-Federn durchgeführt wurde, da die dynamische dorsale Überspannung nach Verschluß der dorsalen Wunde eine gute Zuggurtungswirkung ergab, ohne daß nach der ventralen Aufrichtung noch einmal von dorsal instrumentiert werden mußte.

1mal wurde allerdings bei einem dreizeitigen Verfahren ein Fixateur interne nach Kluger verwendet, 2mal das VDS-System und 1mal wurde als dorsales zuggurtendes Implantat bei einer Metallallergie beidseits je eine Titanplatte gewählt.

Nach Umlagerung der Patienten in Rückenlage mit Lagerung der Fehlstellung über den bis zu 90° geknickten Operationstisch kommt es so zu einer teilweisen Reposition der Fehlstellung.

Im Bereich des thorakolumbalen Überganges verwenden wir als ventralen Zugang die Thorakophrenikolumbotomie nach Hodgson, wobei nach Abdrän-

Technik und Ergebnisse der operativen Behandlung bei veralteten Instabilitäten 303

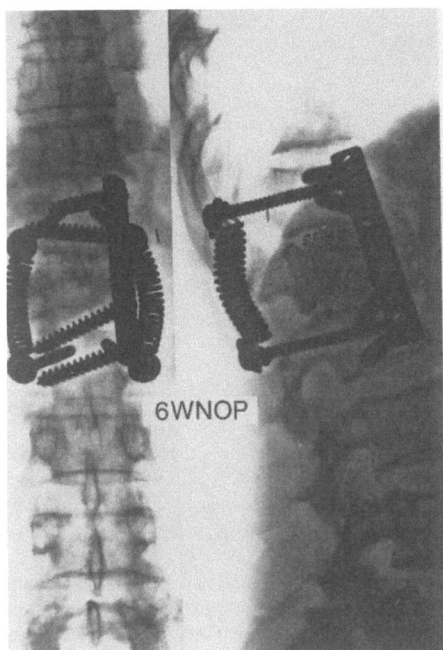

Abb. 1. 51jähriger Patient, 2 Jahre nach LWK-1-Fraktur. Dorsoventrale Aufrichtung. Bei dorsalem Release Überspannung der Spondylodesestrecke Th12-L2 mit transpedikulären Schrauben und Weiß-Federn. Ventrale Gegenstabilisation mit 2 kortikospongiösen Beckenkammspänen und anterolateraler Platte

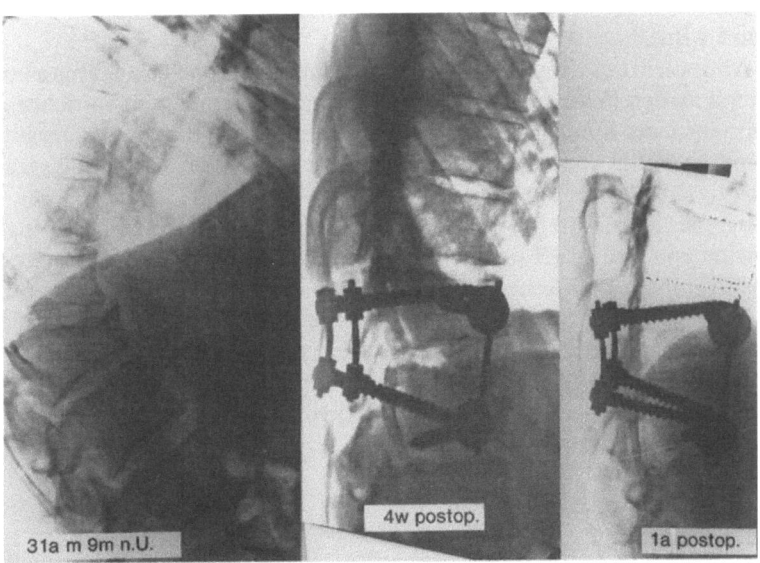

Abb. 2. 31jähriger Patient, 9 Monate nach Unfall mit Kompressionsbruch BWK-12. Dorsoventrale Aufrichtung mit einsegmentaler Spondylodese sowie dorsaler und ventraler Stabilisation mit dem VDS-System. 1 Jahr postoperativ unveränderte Implantatlage und Aufrichtungsergebnis

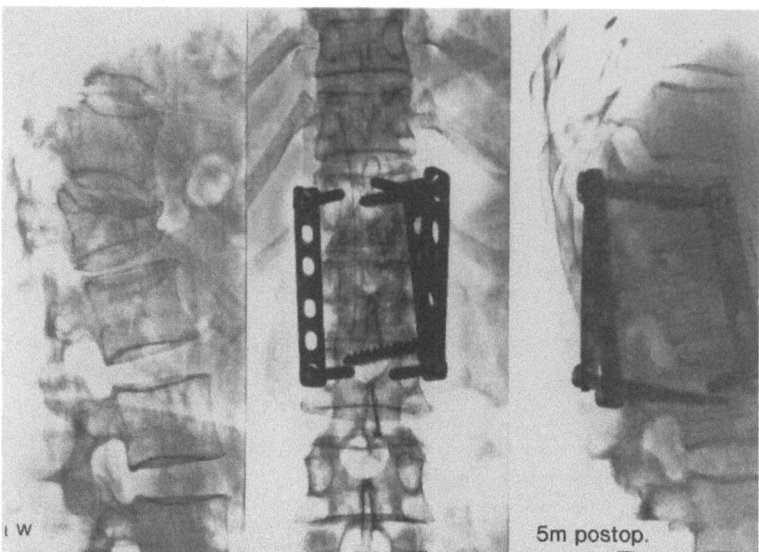

Abb. 3. 54jährige Patientin, 14 Monate nach Unfall mit Flexions-Distraktions-Verletzung des 1. LWK. Dorsoventrale Aufrichtung mit dorsaler Überspannung durch 2 Titanplatten und ventraler Aufrichtung durch 2 kortikospongiöse Beckenkammspäne und anterolateraler Titanplatte (bei bekannter Metallallergie)

gen des Peritonealsackes der Rippenbogen zwischen der 9. und 10. Rippe durchtrennt wird.

Nach Abtrennen des Zwerchfelles in der avaskulären Zone gelangt man von ventrolateral an den Fehlstellungsbereich. Ob eine einsegmentale Aufrichtung mit Einbringen eines Knochenkeiles in dem ausgeräumten Bandscheibenraum ausreichend ist, hängt vom Ausmaß der Kyphose sowie dem Zerstörungsgrad des geschädigten Wirbels ab.

Bei weitgehend zerstörtem Wirbelkörper ohne Notwendigkeit einer Spinalkanalrevision von ventral erfolgt die Einbringung je eines Beckenkammspanes in die ausgeräumten Bandscheibenräume.

Beim Vorliegen einer Spinalkanalstenose (in 8 Fällen) wurde als ventrales Interponat ein aus 2 Beckenkammstücken zusammengeschraubter Block verwendet. Zur Sicherung gegen eine Blockdislokation erfolgt die Anlage einer ventrolateralen Platte, bei dem Patienten mit dem VDS-System eine Sicherung mit Schrauben und Kompressionsstab.

Lendenwirbelsäule

Im Bereich der Lendenwirbelsäule wurde bei 17 Patienten 11mal ein dorsoventrales Vorgehen gewählt, wobei nach dorsaler Mobilisation des aufzurichtenden Segmentes 11mal die ventrale Aufrichtung mit Span und Platte durchgeführt wurde. 6mal entschied man sich lediglich für ein ventrales Vorgehen. Die Abstützung erfolgte dabei 3mal mit Span und Platte, 3mal mit Span.

Repositionsergebnisse

Nach durchschnittlich 14 Monaten postoperativ wurden die prä- und postoperativen Kyphosewinkel verglichen:

Ventrale Aufrichtung

Bei alleiniger ventraler Aufrichtung und Abstützung mit einem Knochenspan betrug der Kyphosewinkel vor Aufrichtung 20°, bei der letzten Kontrolle 12°. Bei einem primären Repositionsgewinn von durchschnittlich 12° verminderte sich dieser durchschnittlich auf 8°, da wir bei 3 von 4 Patienten sekundäre Aufrichteverluste beobachteten.

Bei Frühmobilisation dieser Patienten mit einem Mieder ist dieser Verlust durch die nicht ausreichende Stabilisierung der Spanaufrichtung durch das Mieder anzunehmen.

Bei Patienten mit ventraler Abstützung durch Span und Platte wurde bei 2 von 3 Patienten zwischen dem 3. und 5. Monat ein Schraubenbruch mit Verlust der Aufrichtung von jeweils 5° gefunden, danach erfolgte die knöcherne Konsolidation.

Dorsoventrale Stabilisation

Bei der dorsoventralen Stabilisation erfolgte diese 42mal mit der Kombination von dorsalen Weiß-Federn und ventraler Plattensicherung, 2mal wurde dorsal und ventral ein VDS-System und 1mal Titanplatten verwendet. 1 Patient wurde von dorsal allein mit dem Kluger-Fixateur stabilisiert, wobei die ventralen Blöcke durch das winkelstabile Implantat eingeklemmt wurden.

Der durchschnittliche präoperative Winkel von $-21°$ ($-9/-35°$) betrug postoperativ $-3°$ (maximal $-16°$/minimal $+11°$).

Repositionsverluste mußten bei 4 Patienten hingenommen werden, 1mal lag ein kompletter Verlust der Aufrichtung vor.

Komplikationen

1mal trat ein Einriß der V. iliaca auf bei ausgedehnten retroperitonealen Verklebungen zwischen der Lendenwirbelsäule und dem Venenkonfluenz nach einem Untertageunfall mit Beckenquetschung.

Eine Arrosion der Aorta erfolgte bei ursprünglich noch ventral angelegtem Implantat, wobei die Ursache der Arrosion entweder durch das ventrale Implantat oder durch eine durch die Aufrichtung bedingte Knochenkante verursacht wurde. 1mal trat ein Conus-Cauda-Syndrom nach alleiniger ventraler Aufrichtung ohne vorangegangenes dorsales Release auf. 1mal mußte bei einem tiefen Infekt nach alleiniger dorsaler Stabilisation mit Fixateur interne eine Restabilisierung durch einen Fixateur externe in den angrenzenden Wirbeln erfolgen. Eine Reinstabilität im Bereich der Lendenwirbelsäule mußte nach ventralem Plattenbruch restabilisiert werden, da sich der ventrale Knochenblock nach Schraubenbruch verlagert hatte.

Diskussion

Die Behandlung der posttraumatischen Deformität der Wirbelsäule mit oder ohne Instabilität ist technisch anspruchsvoll und ergibt in der Regel nur dann gute Ergebnisse, wenn eine kombinierte dorsoventrale Aufrichtung erfolgt.

Stabilisiert werden können diese Aufrichtungen entweder durch winkelstabile Fixateur-interne-Systeme von dorsal, wobei der abstützende ventrale Block eingeklemmt wird, oder durch die kombinierte dorsale Zuggurtung mit ventraler Blockinterposition und Sicherung durch Platte oder Schrauben-Stangen-System.

Ventral sind Knochenkanten zu glätten und das Implantat anterolateral zu legen.

Unter diesen Voraussetzungen ist eine postoperative Frühmobilisation innerhalb der 1. Woche ohne äußere Miederfixation möglich.

Literatur

Trojan E (1972) Unfallmed Berufskrankh 65:172

Korrekturverlust nach dorsaler Stabilisierung von Wirbelkörperfrakturen – eine Zwischenbilanz der operativen Therapie

M. Mittag-Bonsch, F. Hahn, W. Schmidt und M. Füller

Verbesserte und standardisierte Operationsverfahren (Blauth et al. 1987; Dick et al. 1984; Louis et al. 1985; Muhr et al. 1985) haben in den letzten Jahren zur Erweiterung der Operationsindikation bei Wirbelsäulenverletzungen geführt. Neben den absoluten Indikationen bei inkompletter oder progredienter Neurologie sowie offenen Verletzungen werden heute auch unkomplizierte Frakturen mit erheblicher Fehlstellung operativ angegangen. Die intraoperativ erreichte Korrektur läßt sich jedoch nicht in vollem Umfang halten. Erste Nachuntersuchungen nach verschiedenen Operationsverfahren liegen vor (Blauth et al. 1987). In der folgenden Studie werden die Ptienten mit operativ behandelten Wirbelkörperfrakturen klinisch und im Hinblick auf den röntgenologischen Korrekturverlust nachuntersucht.

Eigenes Krankengut

In 5 Jahren wurden insgesamt 176 Wirbelfrakturen der BWS und LWS behandelt. 87% der Fälle wurden konservativ behandelt, d.h. nach wenigen Tagen Bettruhe mit oder ohne 3-Punktstützkorsett mobilisiert. 22 Wirbelkörperfrakturen der BWS und LWS wurden operiert. Die HWS-Verletzungen und andere Operationsindikationen zur Stabilisierung der Wirbelsäule bleiben hier unberücksichtigt.

Die Indikationen zur Operation waren 16mal Instabilitäten (absolute und relative), die mit Hilfe des CT nachgewiesen wurden, und 6mal Gibbusbildung über 20° und/oder Achsabweichung im a.-p.-Bild um mehr als 10°. 3mal fanden sich komplette Luxationsfrakturen mit Querschnittsymptomatik, die per se eine Operationsindikation darstellten. Wir operierten 13 LWS- und 9 untere BWS-Frakturen (11. und 12. Brustwirbelkörper).

An der LWS ist der Fixateur interne die Methode der Wahl. Den Fixateur externe haben wir verlassen. An der BWS kamen der Fixateur interne sowie

---

Abt. für Unfall- und Wiederherstellungschirurgie, Kreiskrankenhaus, Im Kälblesrain 1, W-7080 Aalen, Bundesrepublik Deutschland dorsale Platten (Wolter, Roy-Camille) gleich oft zur Anwendung. Zur transpedunkulären Aufrichtung der Wirbelkörper nach Reposition wurde autologe Spongiosa verwendet.

Methodik

Zur Messung des Korrekturverlustes stehen verschiedenen Methoden zur Verfügung. Die Seitabweichung wird im a.-p.-Bild als Winkel zur gedachten Senkrechten angegeben. Für das Seitbild gibt es nach der Literatur und eigenen Überlegungen mehrere Möglichkeiten der Messung (Abb. 1):
1. Wirbelkörperhöhen ventral und dorsal in cm.
2. Keilwirbelbildung des betroffenen Wirbelkörpers in Grad.
3. Winkel der Deckplatten der angrenzenden Wirbelkörper.
4. Winkel der Hinterkanten der angrenzenden Wirbelkörper.

Bei allen nachuntersuchten Patienten wurden diese Messungen durchgeführt und folgende methodische Erkenntnisse gewonnen: Die röntgenologische Meßgenauigkeit liegt bei ±3°, wie anhand von Mehrfachaufnahmen (z. B. Fehlbelichtungen) vom selben Tag gezeigt werden konnte.

Die Höhenmessungen der Wirbelvorder- und -hinterkanten sind nur als Verhältniszahlen verwertbar und vergleichbar. Der Index a/b ist als Beck-Index bekannt. Er entspricht in seiner Aussage dem einfacher zu messenden Keilwinkel des betroffenen Wirbelkörpers. Die Winkel der Hinterkanten und Deckplatten sind zusätzlich abhängig von der Höhe der Zwischenwirbelräume und der Lordosehaltung, und sie müssen im Vergleich zum physiologischen positiven „Normalwinkel" betrachtet werden.

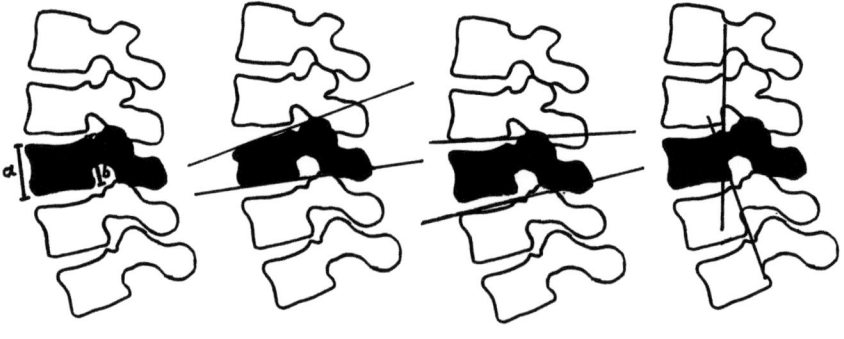

a=Wirbelkörpervorderkante   Keilwinkelmessung des   Deckplatten der angrenzenden   Hinterkanten der angrenzen-
b=Wirbelkörperhinterkante   betroffenen WK   Wirbelkörper   den Wirbelkörper
a/b=Beck'scher Quotient

Abb. 1. Messung des Korrekturverlustes

Bei einer vergleichenden Messung prä- und postoperativ ergibt sich keine zusätzliche Aussage bei Betrachtung dieser Winkel. Allerdings zeigen zusätzliche Röntgenbilder im Stehen und Liegen, daß die Winkel der Hinterkanten und Deckplatten bei der belasteten Wirbelsäule um bis zu 6° differieren, bedingt durch die unterschiedliche Lordose und Kompression der Zwischenwirbelräume. Der Winkel zur Keilwirbelmessung bleibt im Liegen und Stehen konstant.

Die ausgewerteten Röntgenserien sind jeweils im Liegen angefertigt worden.

Ergebnisse

Die Abweichung der Achse im a.-p.-Bild war präoperativ 3mal größer als 10°. Postoperativ lagen die maximalen Abweichungen bei 5°, und zwar sowohl im Liegen als auch im Stehen.

Wirbelkörperkompressionswinkel:
Bei Unfall	−16°
Nach Operation: durchschnittliche Aufrichtung um	15°
23 Monate nach Unfall:	
(3 Fälle gleich wie bei Unfall,	
12 Fälle deutliche Besserung um durchschnittlich 9,5°)	
Die bleibende durchschnittliche Aufrichtung beträgt	7,6°
Damit ergibt sich ein Korrekturverlust von durchschnittlich	7,5°

Winkel der angrenzenden Wirbelkörperhinterkanten:
Bei Unfall	−13,8°
Nach Operation: Aufrichtung um durchschnittlich	14,8°
23 Monate nach Unfall:	
(3 Fälle gleich wie bei Unfall, einer 5° schlechter	
der aber bei Keilwirbelmessung um 10° aufgerichtet ist,	
12 Fälle sind um 6° durchschnittlich gebessert)	
Die bleibende durchschnittliche Aufrichtung beträgt	5,7°
Damit ergibt sich ein Korrekturverlust von	9,1°

Winkel der angrenzenden Wirbelkörperdeckplatten:
Bei Unfall	−9,7°
Nach Operation: Aufrichtung durchschnittlich	13,3°
23 Monate nach Unfall:	
(5 Fälle gleich wie bei Unfall,	
10 Fälle um durchschnittlich 7,6° auf Dauer aufgerichtet)	
Die bleibende durchschnittliche Aufrichtung beträgt	5,2°
Damit ergibt sich ein Korrekturverlust von	8,1°

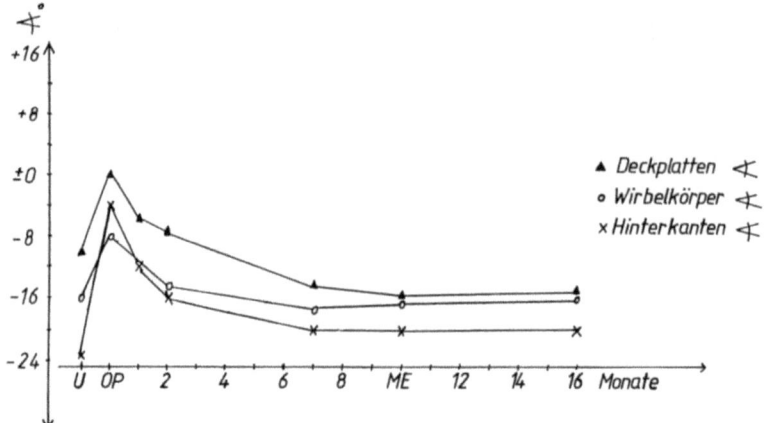

Abb. 2. Korrekturverlust nach BWK-11-Fraktur und operativer Aufrichtung mit Fixateur interne

Der Korrekturverlust tritt in den ersten 5 Wochen nach der Operation ein. In Abb. 2 ist ein typischer Kurvenverlauf dargestellt. Er beträgt bei Messung der Keilwirbelbildung auf Dauer 7,5° oder 50% der ursprünglich erreichten Aufrichtung. Bei Messung der Hinterkanten- und Deckplattenwinkel liegt der Korrekturverlust mit 9°+8° etwas höher, was zwanglos über die forcierte Ligamentotaxis, die im Verlauf zu einem vermehrten Zusammensinken der Zwischenwirbelräume führt, erklärt werden kann. Betrachtet man die Korrekturverluste in bezug auf die präoperativen Instabilitätsgrade, sind keine signifikanten Unterschiede oder Tendenzen zu erheben. Wir führen eine postoperative CT-Kontrolle nur bei stattgehabter Einengung des Spinalkanales zur Kontrolle der Reposition durch.

Die klinische Nachuntersuchung wurde bei 15 der operierten Patienten im Durchschnitt 23 Monate nach Unfall und Operation durchgeführt. 2 Patienten klagten über stärkere Beschwerden, 13 waren weitgehend beschwerdefrei. 3 Patienten befanden sich noch in Rehabilitation oder in der Schule, einer war arbeitslos.

Die Arbeitsfähigkeit nach Unfall trat zwischen 2,5 und 24 Monaten ein, im Durchschnitt nach 7 Monaten, wobei hier die häufig kombinierten Mehrfachverletzungen erheblich ins Gewicht fallen. 8 Patienten betrieben vor und nach dem Unfall keinen Sport. 5 Patienten waren nach dem Unfall weiterhin sportlich voll aktiv. 2 Patienten hörten nach dem Unfall auf, Sport zu treiben.

Die klinischen Untersuchungen zeigten:
- 4mal eine Steilstellung im betreffenden Bewegungssegment,
- 1mal eine Gibbusbildung,
- 11mal war die Beweglichkeit sehr gut; der Finger-Boden-Abstand betrug durchschnittlich 12,5 cm.

Die Seitneigung war frei (Finger-Knie-Abstand = 0). Das Schober-Zeichen betrug durchschnittlich: BWS 30+4; LWS 10+3,2.

Literatur

Beck E (1980) Konservative Behandlung von Frakturen und Luxationen von Thorax- und Lendenwirbelsäule. Hefte Unfallheilkd 149:119–127
Bericht über die 10. Murnauer Unfalltagung 11. 6. 1988 (1988) Diagnostik und Therapie von Wirbelsäulenverletzungen. Unfallmed. Tag. der gewerbl. BG Heft 68
Blauth M, Tscherne H, Gotzen L, Haas N (1987) Ergebnisse verschiedener Operationsverfahren zur Behandlung frischer Brust- und LWS-Verletzungen. Unfallchirurg 90:260–273
Böhler J (1980) Wirbelsäulenverletzungen. Hefte Unfallheilkd 148:216–223
Charlambidis K, Muggler E (1980) Wirbelfrakturen der unteren Wirbelsäule – Ergebnisse nach konservativer Behandlung. Helv Chir Acta 47:129–132
Cotta H (1986) Wirbelsäulenverletzungen. Hefte Unfallheilkd 189:221–225
Crock HV (1983) Practice of spinal surgery. Springer, Wien New York
Crone-Münzerbrock W, Jend H-H, Heller M (1984) Radiologische Diagnostik posttraumatischer Folgezustände nach Wirbelsäulenfrakturen. Unfallheilkunde 87:488–493
Dick W (1984) Innere Fixation von Brust und Lendenwirbelfrakturen. Aktuel Probl Chir Orthop 28
Katthagen B-D, Rehn J (1980) Formveränderungen von Wirbelfrakturen im Röntgenbild unter frühfunktioneller Therapie. Hefte Unfallheilkd 149:139–146
Kluger P, Gerner HJ (1986) Das mechanische Prinzip des Fixateur interne. Unfallchirurg 12:68–79
Louis R (1985) Die Chirurgie der Wirbelsäule. Springer, Berlin Heidelberg New York Tokyo
Ludolph E, Hierholzer G (1983) Funktionelle Behandlung der Frakturen an Brust- und Lendenwirbelsäule. Orthopäde 12:136–142
Ludolph E, Hierholzer G, Skuginna S (1982) Verletzungen der Hals-, Brust- und Lendenwirbelsäule. Chirurg 53:279–285
Muhr G, Tscherne H (1982) Fusionseingriffe an der Wirbelsäule. Unfallheilkunde 85:310–318
Muhr G, Bötel U, Russe O (1985) Operative Standardtechnik bei frischen Frakturen der Brust- und Lendenwirbelsäule. Aktuel Traumatol 15:232–237
Plaue R (1972) Das Frakturverhalten von Brust- und Lendenwirbelkörpern. Orthopäde 110:357
Plaue R, Kempf L, Quintus D (1984) Indikation und Ergebnisse der funktionellen Wirbelbruchbehandlung. Hefte Unfallheilkd 163:152–153
Schiestel H (1971) Spätschäden der Wirbelsäule nach traumatischer Gibbusbildung. Hefte Unfallheilkd 108:182–184
Weller S (1971) Posttraumatische Achsenabweichung der Wirbelsäule. Aktuel Traumatol 1:143–144
Wolter D (1985) Vorschlag für die Einteilung von Wirbelsäulenverletzungen. Unfallchirurg 88:481–484
Zifko B, Schödl F, Holzmüller H (1971) Die konservative Behandlung von Brustwirbelbrüchen. Hefte Unfallheilkd 108:84–87
Zilch H (1984) Indikationen zur operativen Stabilisierung von Wirbelsäulenfrakturen. Langenbecks Arch Chir 364 (Kongreßbd)

Störungen der Frakturheilung bei der dorsalen Stabilisierung von Wirbelkörperfrakturen

M. Sparmann, R. Kreusch-Brinker und A. Eisenschenk

Zum Verständnis der Schwere und der Prognose von Frakturen der Wirbelsäule hat sich die biomechanische Differenzierung nach Denis (1982) und Mc Afee et al. (1983) als sinnvoll erwiesen. Die Lastverteilung an der Wirbelsäule wird hiernach im Sinne einer Dreisäulentheorie verstanden:
- Die vordere Säule bestehend aus dem vorderen Längsband, den vorderen ⅔ des Wirbelkörpers und der Bandscheibe,
- der mittleren Säule, die vom hinteren Drittel des Wirbelkörpers, der Bandscheibe und dem hinteren Längsband gebildet wird,
- der hinteren Säule, die aus den Wirbelbögen mit den Dornfortsätzen und Gelenkkapseln und dem dorsalen Ligamentkomplex besteht.

Aufgrund des Dreisäulenprinzipes läßt sich unter pathogenetischen Gesichtspunkten eine Klassifizierung der Wirbelkörperfrakturen nach Magerl (1980) und Harms (1987) angeben. Für die Beurteilung eines Wirbelkörperbruches ist es wichtig, wie stabil oder instabil die unreponierte Fraktur ist, d. h. ob Bewegungen ein neurologisches Risiko beinhalten.

Die Indikation zur operativen Behandlung wird in Abhängigkeit von der Instabilität der Fraktur und in Abhängigkeit vom neurologischen Befund gestellt. Bei monosegmentalen Verletzungen kann z. B. der Fixateur interne verwendet werden, um eine möglichst kurzstreckige Versteifungsoperation der Wirbelsäule vorzunehmen. Der Fixateur interne ermöglicht eine dorsale Stabilisierung der Wirbelsäule. Um die ventralen Anteile über eine ausschließlich von dorsal durchzuführende Operation zu stabilisieren, ging Anfang der 80er Jahre von Magerl (1980) die Idee einer transpedikulären Spongiosaplastik aus. Dieses Verfahren hat zunächst durch seine Einfachheit und klare biomechanische Konzeption bestochen. Ähnlich wie bei der Kompressionsfraktur des Tibiakopfes, bei welcher eine Auffüllung der nach Reposition entstandenen Distanzdefekte selbstverständlich ist, wurde am Wirbelkörper ein derartiges Vorgehen vorgeschlagen, um ein sekundäres Nachsintern der Fraktur bei Belastung zu verhindern. Das Verfahren wurde von Daniaux (1986) weiter modifiziert. 1982 konnten von ihm erste Ergebnisse berichtet werden. Als Fenster zur

---

Orthopädische Klinik und Poliklinik der Freien Universität Berlin im Oskar-Helene-Heim, Clayallee 229, W-1000 Berlin 33, Bundesrepublik Deutschland

Einbringung der Spongiosa wurde der Wirbelbogen verwendet. Unter Bildwandlerkontrolle wird mit einem Stößel Spongiosa aus dem Beckenkamm eingebracht. Zusätzliche posteriore und posterolaterale Spondylodesen sind bei diesem Verfahren nicht angegeben.

Im Oskar-Helene-Heim wurde in den Jahren 1987 und 1988 die dorsale transpedikuläre Spondylodese in der Technik nach Daniaux (1986) in einigen Fällen durchgeführt. Zu dieser Zeit sahen wir in diesem Verfahren einen großen Gewinn, weil uns die Belastung der Patienten damals geringer erschien als bei kombinierten dorsoventralen Spondylodesen über 2 Zugänge. Die operative Technik entsprach genau den von den Autoren angegebenen Erfordernissen. Die Wirbelsäule wurde von dorsal dargestellt, die Referenzpunkte für die Aufbohrung der Pedikel beachtet. Unter Bildwandlerkontrolle wurde Spongiosa vom Beckenkamm in der Fraktur eingebracht. Die Fraktur wurde zusätzlich mit einer dorsalen Instrumentation stabilisiert (Abb. 1).

Bei der Nachuntersuchung unserer Patienten hat sich allerdings gezeigt, daß in einigen Fällen eine ausreichende ventrale Stabilisierung mit Hilfe der transpedikulären Spongiosaplastik nicht möglich war. In diesen Fällen ist es entweder zu einem Implantatbruch des Fixateurs oder zu einer sekundären Kyphosierung der behandelten Wirbelkörper gekommen (Abb. 2).

Wir führen diese Mißerfolge auf 2 Gründe zurück:
1. Die Verletzung von Bandscheibengewebe kann dazu führen, daß instabile Verhältnisse ventral verbleiben, selbst wenn die Spongiosaplastik ausreichend und vorschriftsmäßig durchgeführt wurde.
2. Eine vollständige spongiöse Unterfütterung kann nicht in allen Fällen über den transpedikulären Zugang erreicht werden, da die Verletzung des Bandapparates und die Zerberstung der kortikalen Wirbelkörperanteile ein Herausschieben der Spongiosa aus dem Wirbelkörperniveau bei der transpedikulären Plastik zuläßt (Abb. 3).

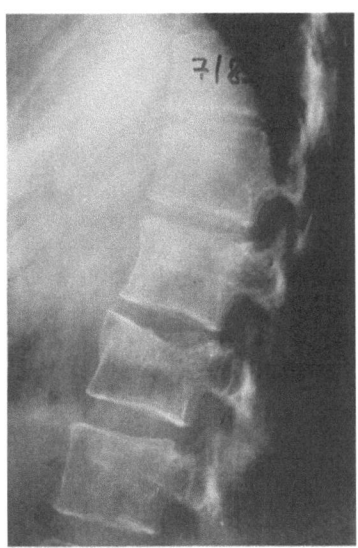

Abb. 1. Zustand nach LWK-3-Fraktur. 1,5 Jahre nach operativer Versorgung mit der Technik nach Daniaux (1986). Ausreichende Aufrichtung des Wirbelkörpers und ausreichende Frakturheilung

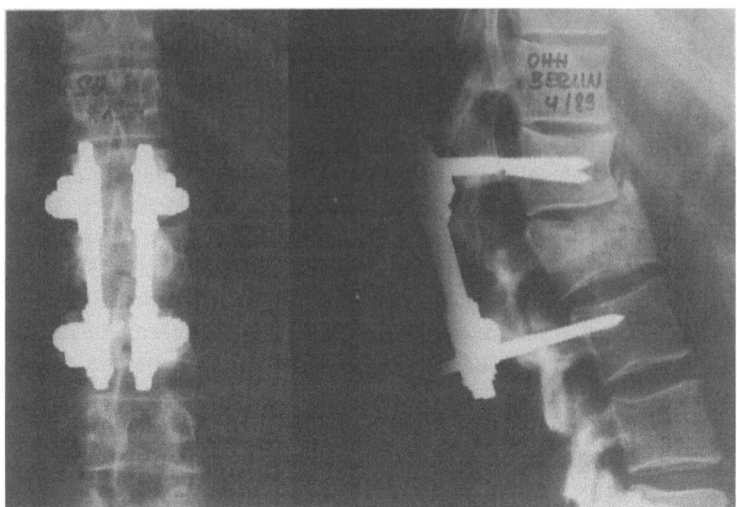

Abb. 2. Zustand nach LWK-2-Fraktur. Pseudarthrosenbildung nach Daniaux-Plastik, Korrekturverlust und Implantatbruch. 1 Jahr nach der operativen Versorgung

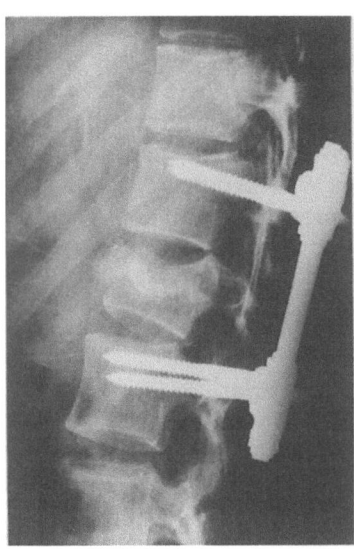

Abb. 3. Mangelhafte Aufrichtung des frakturierten Wirbelkörpers. Auswandern der transpedikular eingebrachten Spongiosa nach ventral

Die ausschließliche operative Versorgung instabiler Wirbelkörperfrakturen von dorsal beinhaltet zusätzlich das Risiko, daß Imprimierungen der Wirbelkörperhinterkante in den Spinalkanal nicht ausreichend reponiert werden können. Aus diesen Gründen ist eine kombinierte dorsoventrale Spondylodese sinnvoll. Bei Anwendung dieses Verfahrens kann das Rückenmark über den ventralen Zugang vollständig entlastet werden.

Aufgrund der unsicheren Operationsergebnisse mit der ausschließlich dorsalen Versorgung von Wirbelkörperfrakturen, den Korrekturverlusten nach Entfernung der Implantate und den beobachteten Implantatbrüchen führen wir die dorsale Stabilisierung mit gleichzeitiger transpedikulärer Spongiosaplastik nach Daniaux (1986) heute nicht mehr durch. Die kombinierte dorsoventrale Vorgehensweise beinhaltet die oben aufgeführten Risiken nicht. Die Frakturen lassen sich sicher und dauerhaft stabilisieren, Korrekturverluste wurden nicht beobachtet, Frakturen der Implantate sind bisher nicht aufgetreten.

Literatur

Daniaux H (1986) Transpedikuläre Reposition und Spongiosaplastik bei Wirbelkörperbrüchen der unteren BWS und der LWS. Unfallchirurg 89:197–213
Denis F (1982) Updated classification of thoracolumbar fractures. Orthop Trans 6:8–9
Harms J (1987) Klassifikationen der BWS- und LWS-Frakturen. Fortschr Med 105:28
Magerl F (1980) Verletzungen der Brust- und Lendenwirbelsäule. Langenbeck Arch Chir 352:427
McAfee PC, Youan HA, Fredrickson BE, Lubicky JP (1983) The value of computed tomography in thoracolumbar fractures. J Bone Joint Surg [Am] 65:1
Sparmann M, Weber U, Stelling E (1990) Die Entwicklung der Wirbelsäulenchirurgie. Berliner Ärztebl 103:I–VIII

Heilungsstörungen bei Beckenringverletzungen

A. Meißner, J. Rödig und R. Rahmanzadeh

Einleitung

Das Ziel der Therapie von Beckenringverletzungen ist es, die Stabilität des Beckenringes und eine physiologische Statik des Systems Wirbelsäule – Becken – untere Extremität bei Erlangung von Beschwerdefreiheit wiederherzustellen. Die Wiedererlangung der Beckenringstabilität bei niedriger Pseudarthroserate ist durch konservative Therapie häufig möglich (Kuner u. Schlickevei 1979; Pennal u. Massiah 1980). Eine anatomiegerechte Ausheilung ist bei dieser Therapie jedoch eher selten. Diese kann meist nur durch eine operative Behandlung erreicht werden.

Fragestellung

Für die Differentialindikation zur Therapie ist entscheidend, wodurch anhaltende Beschwerden verursacht werden und welche Fehlheilungen bzw. Heilungsstörungen des Beckenringes tolerabel sind. Es stellt sich also die Frage: Wie anatomiegerecht muß eine Beckenringverletzung ausheilen?

Patienten und Methodik

Von 1976–1987 wurden in der Abteilung für Unfall- und Wiederherstellungschirurgie im Klinikum Steglitz 214 Patienten mit Beckenringverletzungen, 134 Frauen und 80 Männer im Alter von 5–95 Jahren (durchschnittlich 47,4 Jahre), behandelt. Von diesen Patienten hatten 16 eine begleitende Beckenrandfraktur und 26 eine Azetabulumfraktur. 70 dieser Patienten konnten nach 13 Monaten bis 13 Jahren (durchschnittlich 7,1 Jahren) sowohl klinisch

---

Abt. für Unfall- und Wiederherstellungschirurgie, Universitätsklinikum Steglitz der Freien Universität Berlin, Hindenburgdamm 30, W-1000 Berlin 45, Bundesrepublik Deutschland

als auch durch Röntgenkontrollen und z. T. durch CT-Kontrollen (Gilula et al. 1979; Heller et al. 1984) nachuntersucht werden: 40 Patienten vom Typ I (nach Müller-Färber et al. 1979), 12 vom Typ II und 18 vom Typ III. Die Ergebnisse dieser Studie sollen zur Beantwortung der gestellten Fragen herangezogen werden.

Ergebnisse

Keine subjektiven Beschwerden wiesen 46% (32) der Patienten auf. Kein Patient klagte über Schmerzen in der Symphyse, 23% (16) dagegen über Schmerzen im Sakroiliakalgelenk, 10% (7) über lumbosakrale, 20% (14) über koxale und 11% (8) über inguinale Schmerzen (Tabelle 1).

Die genaue Analyse zeigte, daß bei vielen Patienten die geschilderten Beschwerden entweder auf begleitende Azetabulum- bzw. Wirbelsäulenfrakturen oder bei den alten Patienten auf deutliche degenerative Veränderungen von Hüftgelenken bzw. Wirbelsäule zurückzuführen waren (Zwank u. Schweiberer 1979). Während 74% (52) der Patienten keine Beschwerden aufwiesen, die mit der Beckenringverletzung in Zusammenhang standen, gaben 26% (18) solche Beschwerden an. 2 Patienten mit Beckenringverletzungen vom Typ I klagten über Schmerzen in der Leiste über der anatomiegerecht ausgeheilten Fraktur. Der Kausalzusammenhang war unklar. Alle Patienten mit Beschwerden nach Beckenringverletzungen vom Typ II und III gaben diese im Sakroiliakalgelenk an, keiner in der Symphyse (je einer zusätzlich lumbosakral, koxal bzw. inguinal).

Die Typenklassifikation der Beckenringverletzungen nach Müller-Färber zeigte, daß nur 5% der Patienten mit Typ-I-Verletzung, 24% mit Typ-II-Verletzung und 71% derjenigen mit Typ-III-Verletzung subjektive Beschwerden aufwiesen.

Somit stieg die Rate der Beschwerden deutlich mit zunehmendem Instabilitätsgrad des Beckenringes (Kamhin et al. 1980; Pennal u. Massiah 1980) (Tabelle 2).

Tabelle 1. Subjektive Beschwerden nach Beckenringfrakturen

Lokalisation der Beschwerden	Patienten	Prozent
Keine	32	46
Symphyse	0	0
Sakroiliakal	16	23
Lumbosakral	14	20
Koxal	14	20
Inguinal	8	11

Tabelle 2. Häufigkeit subjektiver Beschwerden aufgrund von Beckenringverletzungen verschiedener Schweregrade

Beckenringverletzung	Häufigkeit subjektiver Beschwerden
Typ I	5%
Typ II	24%
Typ III	71%

Bei der Suche nach einer Beziehung zwischen Röntgenspätbefund und Beschwerden fiel auf, daß kein Patient mit Beckenringverletzungen vom Typ II über Beschwerden klagte, ohne daß entsprechende Röntgenveränderungen vorlagen. Nur 2 Patienten ohne hinreichende Röntgenbefunde gaben Schmerzen im Sakroiliakalgelenk an. Es handelte sich um konservativ behandelte Typ-III-Verletzungen: eine isolierte hintere Längsfraktur des Os ilium und eine einseitig komplette Beckenringfraktur mit Längsfraktur des Os sacrum.

Von den insgesamt 27 geröntgten Patienten mit Beckenringverletzungen vom Typ II und III wiesen 25 Röntgenveränderungen im Sinne von Sakroiliakalgelenkarthrosen oder Heilungen mit Fehlstellung im Beckenring auf (Tabelle 3). Bei 14 Patienten (56%) waren die Röntgenbefunde von subjektiven Beschwerden begleitet, bei 11 (44%) nicht. Bei den Beckenringverletzungen vom Typ II dominierten die Röntgenbefunde ohne entsprechende Beschwerden (7/10), bei den Typ-III-Verletzungen diejenigen mit Beschwerden (11/15).

Bei den in der Detailbetrachtung kleinen Fallzahlen pro Gruppe kann nur eine beschreibende Interpretation erfolgen. So waren die Röntgenbefunde ohne klinische Beschwerden meist nur gering ausgeprägt. Auffälligkeiten waren: Symphysendiastase unter 15 mm, Fehlheilungen durch Fragmentverschiebung, leichte Asymmetrien ohne Beeinträchtigung der statischen Symmetrie des Beckenringes (Abb. 1) und leichte bis mäßige Degenerationen im Sakroiliakalgelenk (Abb. 2). Bei einem Patienten war eine grenzwertige Beckenstabilität (Symphysendiastase 12 mm) feststellbar, bei einem sogar eine deutliche Beckenasymmetrie, jedoch verbunden mit einer weitgehenden Ankylose des Sakroiliakalgelenkes. Ein Patient wies ein mäßig gedreht eingeheiltes Schmetterlingsfragment auf, ein anderer ein fehlverheiltes Schambein.

Die Röntgenbefunde bei den Patienten, die auch über Beschwerden klagten, waren deutlich ausgeprägte Arthrosen des Sakroiliakalgelenkes bei 9 Patienten (Abb. 3). 5 Patienten wiesen knöcherne Fehlheilungen auf mit deutlichen Asymmetrien des Beckenringes, die sich auf die Kongruenz der Sakroiliakalgelenkflächen auswirkten (Abb. 3). Außerdem wurden bei je 2 Patienten Pseudarthrosen des Sakroiliakalgelenkes bzw. fehlverheilte Symphysenrupturen mit Vertikalverschiebungen beider Schambeine gegeneinander von 7 bzw. 14 mm gefunden (Tabelle 4).

Tabelle 3. Zusammenhang zwischen Röntgenbefund und Beschwerden bei Beckenringverletzungen

	Beckenringverletzung	
	Typ II	Typ III
Beschwerden ohne Röntgenbefund	–	2
Beschwerden und Röntgenbefund	3	11
Röntgenbefund ohne Beschwerden	7	4

Heilungsstörungen bei Beckenringverletzungen

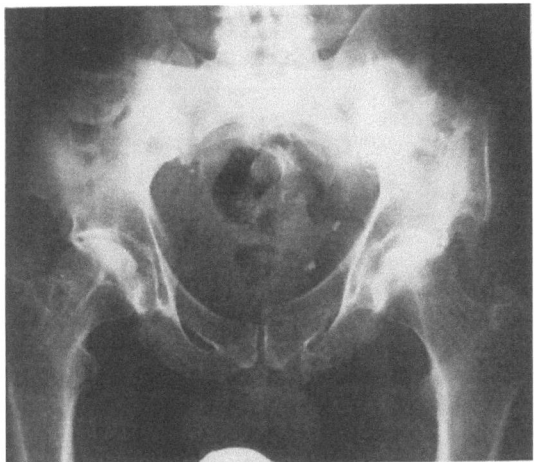

Abb. 1. Leichte Asymmetrie des Beckenringes mit nur geringfügiger Beeinträchtigung der Sakroiliakalfugen

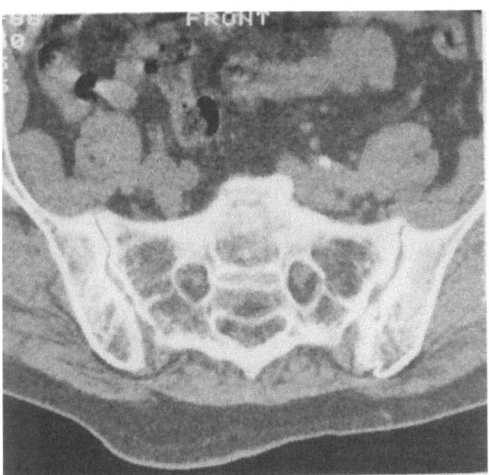

Abb. 2. Geringe Degeneration der Sakroiliakalfuge

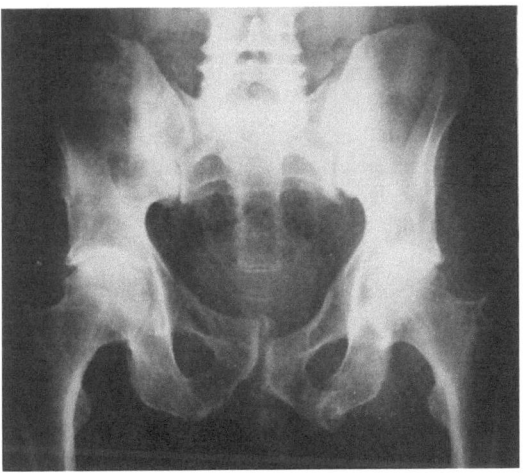

Abb. 3. Deutliche Asymmetrie des Beckenringes mit Beeinträchtigung und Arthrose der linken Sakroiliakalfuge

Tabelle 4. Röntgenbefunde bei Beschwerden

Röntgenbefund	n
Deutliche Arthrosen des Sakroiliakalgelenkes	9
Knöcherne Fehlheilung mit statisch relevanten Asymmetrien des Beckenringes	5
Pseudarthrosen des Sakroiliakalgelenkes	2
Deutliche Vertikalverschiebungen in Symphyse	2

Diskussion

Die Bedeutung des hinteren Beckenringsegmentes für die Stabilität des Beckens wurde bereits von Müller-Färber u. Müller (1978) betont. Aus dieser Erkenntnis heraus entwickelten Müller-Färber und unabhängig von ihm Poigenfürst (1979) Einteilungsschemata für die vielfältigen Arten von Beckenringverletzungen.

Ahlers et al. (1979, 1980) fanden durch ihre Nachuntersuchungen an Patienten nach Beckenringverletzungen, daß die meisten Patienten Beschwerden im hinteren Beckenringsegment bzw. speziell in der Sakroiliakalfuge angaben. Diese Beobachtung konnte bei den Patienten der vorliegenden Untersuchung an einer größeren Patientenzahl bestätigt werden.

Während Ahlers jedoch keinerlei Zusammenhang zwischen Röntgenbefunden und Beschwerden eruieren konnte, fand sich dieser bei den eigenen Patienten eindeutig. Nur 2 der nachuntersuchten Patienten klagten über Schmerzen am Beckenring, ohne daß ein entsprechender Röntgenbefund vorlag. 11 Patienten gaben dagegen keine nennenswerten Beschwerden an, obwohl sie unphysiologische Röntgenbefunde aufwiesen. Jedoch waren diese meist geringer ausgeprägt (wie Degeneration und Beckenringasymmetrie). Die 14 Patienten mit deutlichen Beschwerden im Sakroiliakalgelenk wiesen jedoch ausgeprägtere Röntgenbefunde auf (Degeneration, Asymmetrie, Pseudarthrosen im Sakroiliakalgelenk, unter vertikaler Verschiebung fehlverheilte Symphysen).

Degenerationen im Sakroiliakalgelenk sind nach Berner et al. (1982) und Probst (1979) überwiegend Folgen einer primären Schädigung der Sakroiliakalgelenke (dorsale Fugensprengung bei Beckenringverletzungen vom Typ II und III). Daneben erscheint uns jedoch auch eine Inkongruenz der Sakroiliakalgelenkflächen durch Beckenringasymmetrien mit entsprechendem Einfluß auf die Kreuz-Darmbein-Fugen – wie bei der Articulatio vera – eine Rolle im Sinne einer „präarthrotischen Deformität" zu spielen.

Schlußfolgerungen

1. Langfristige Beschwerden nach Beckenringverletzungen betreffen ganz überwiegend das für die Beckenstatik entscheidende hintere Beckenringsegment.

2. Die Häufigkeit der Beschwerden ist eindeutig abhängig von dem Grad der primären Beckenringinstabilität.
3. Überwiegend entsprechen den Spätbeschwerden deutliche radiologische Äquivalente wie Degenerationen der Sakroiliakalgelenke oder Beckenringheilungen in Fehlstellung.
4. Die Degenerationen im Sakroiliakalgelenk scheinen meist Folgen der primären Verletzung der Sakroiliakalgelenke (Beckenringverletzung Typ II und besonders Typ III) oder von Beckenringasymmetrien mit Rückwirkung auf das Sakroiliakalgelenk zu sein.
5. Subjektive Beschwerden scheinen überwiegend diejenigen Patienten aufzuweisen, bei denen die resultierenden Fehlstellungen zu solchen Asymmetrien im Beckenring führen, die eine Inkongruenz der Sakroiliakalgelenkflächen bewirken. Dies sind v. a. vertikale Verschiebungen im Beckenring. Dagegen scheinen Fehlheilungen und Asymmetrien des Beckenringes ohne Beeinflussung der Kongruenz der Sakroiliakalgelenke auch bei ausgeprägten Veränderungen im vorderen Beckenring meist keine Beschwerden zu verursachen (wie z. B. vertikal versetzte oder verdrehte Schmetterlingsfragmente bei Symmetrie der dorsalen Hüftbeine).

Literatur

Ahlers J, Schweikert Ch, Schwarzkopf W (1979) Ergebnisse nach Symphysensprengungen und Iliosacralgelenksluxationen. Unfallheilkunde 140:249–258

Ahlers J, Schwarzkopf W, Kirschner P, Stein D (1980) Traumatische Verletzungen der Kreuz-Darmbeinfuge und ihre Spätergebnisse. Zentralbl Chir 105:758–768

Berner W, Oestern HJ, Sorge J (1982) Ligamentäre Beckenringverletzungen – Behandlung und Spätergebnisse. Unfallheilkunde 85:377–387

Gilula LA, Murphy WA, Tailor C, Patel RB (1979) Computed tomography of the osseous pelvis. Radiology 132:107–114

Heller M, Jend HH, Kötter D (1984) Computertomographische Untersuchungen posttraumatischer Läsionen der Sakroiliakalgelenke. Unfallheikunde 164:201–203

Kamhin M, Ganel A, Salai M, Horoszowski H (1980) Rigid fixation in diastasis of symphysis pubis. J Trauma 20:523–525

Kuner EH, Schlickewei W (1979) Therapie der Beckenringbrüche. Unfallheilkunde 140:84–90

Müller-Färber J, Müller KH (1978) Stabile und instabile Beckenringfrakturen. Arch Orthop Trauma Surg 93:29–41

Müller-Färber J, Katthagen BD, Erbs G (1979) Ergebnisse der konservativen und operativen Behandlung von Beckenringfrakturen. Hefte Unfallheilkd 140:143–153

Pennal GF, Massiah KA (1980) Nonunion and delayed union of fractures of the pelvis. Clin Orthop 151:124–129

Poigenfürst J (1979) Beckenringbrüche und ihre Behandlung. Unfallheilkunde 82:309–319

Probst J (1979) Beckenfrakturen – Spätfolgen und Begutachtung. Unfallheilkunde 82:340–348

Zwank L, Schweiberer L (1979) Beckenfrakturen im Rahmen des Polytrauma. Unfallheilkunde 82:320–326

Teil IX
Störungen der Frakturheilung: Klavikula und Humerus

Ursachen und Behandlung von Klavikulapseudarthrosen

W. Knarse, A. Meißner und R. Rahmanzadeh

Unabhängig vom Rucksack- und Desault-Verband oder auch nach verbandloser funktioneller Therapie, heilen ca. 98% der konservativ behandelten Klavikulafrakturen aus [10, 20]. Dabei spielt sowohl die Unfallart als auch die Frakturlokalisation eine untergeordnete Rolle [19].

Am häufigsten frakturiert das mittlere Drittel der Klavikula [16, 18], welches weitgehend ungeschützt, ohne zusätzliche ligamentäre Strukturen dicht unter der Haut liegt. Die besondere S-förmige Gestalt der Klavikula hat hier den Übergang von einem ventral-medial konvexen zu einem ventral-lateral konkaven Bogen, dabei ändert sich auch der medial röhrenförmige zu einem abgeflachten, spongiösen Knochen [12].

Entstehung von Klavikulapseudarthrosen

Nach Stanley et al. [19] sind über 90% direkte Verletzungen der Klavikula. Durch Sturz auf die Schulter kommt es hier zum Bruch. Der M. sternocleidomastoideus und M. trapezius ziehen die medialen Anteile nach kraniodorsal, während der laterale Klavikulaanteil durch seine relativ feste und starre Verbindung mit dem Korakoid und dem Akromium nur infolge einer sagittalen Gleit- und Rotationsbewegung des Schulterblattes eine Bewegung erfährt [6, 12, 16]. Bei kompletter Kontinuitätsunterbrechung auch des Periost- und Weichteilschlauches kommt es danach zur erheblichen Dislokation der Klavikulafragmente [16]. Dieser Mechanismus bedingt nach Manske u. Szabo [9] häufig eine Interposition von Weichteilanteilen, so auch des M. trapezius, in den Frakturspalt. Es wird auch angenommen, daß die A. nutricia, welche vom medialen Drittel in den Klavikulaschaft eintritt, zerreißt und durch eine folgende Osteonekrose zur Frakturheilungsstörung führt [5]. Für Mehrfragmentbrüche besteht die Gefahr, daß durch Dislokation und Herauslösung der Fragmente aus ihrem Periostverband eine Sequestrierung eintritt [9]. Die geringe Anzahl der Pseudarthrosen nach konservativer Behandlung läßt Zweifel auf-

---

Abt. für Unfall- und Wiederherstellungschirurgie, Universitätsklinikum Steglitz der Freien Universität Berlin, Hindenburgdamm 30, W-1000 Berlin 45, Bundesrepublik Deutschland

kommen, ob überhaupt Behandlungsfehler oder Behandlungsversagen der vielen Ruhigstellungs- und Retentionsverfahren wesentlich sind, obwohl viele Autoren die Ursache der Pseudarthrosenentstehung in der nicht lange genug durchgeführten Ruhigstellung oder aber in der mangelnden Compliance mit nicht ausreichender Einschränkung der Aktivität des Verletzten sehen [3, 13].

Primäre Operationsindikationen bei Klavikulafrakturen

Bei den relativ seltenen Indikationen für die primäre Stabilisierung einer Klavikulafraktur (Begleitverletzung des Gefäß-Nerven-Bündels, drohende Perforation und offene Frakturen, Durchspießung der Pleura, polytraumatisierte Patienten oder als Kettenverletzung der betroffenen Extremität aufgetretene Fraktur, laterale Typ-II-Fraktur nach Neer und Luxationsfrakturen im Sternoklavikulagelenk) fällt auf, daß in diesen Fällen die Pseudarthroserate sehr viel höher war [4]. Individuell gibt es neben diesen anerkannten Operationsindikationen auch relative Indikationen für die primäre operative Versorgung (Tabelle 1). Im wesentlichen liegen sie darin begründet, daß entweder ein schlechtes kosmetisches Spätergebnis erwartet wird oder frühe Belastbarkeit wegen sportlicher Tätigkeit und z. B. Schwerarbeit notwendig wird [1, 11].

Tabelle 1. Primäre Operationsindikationen

I. Anerkannte Indikationen
Komplikationen (Nerv, Gefäß, Pleura)
Offene Frakturen → (sehr selten! → 1:1100)
Perforationsgefahr
Dislozierte laterale Brüche ≫ Typ II nach Neer
Luxationsfraktur des SC- und AC-Gelenkes
Kettenverletzung am ipsi- oder kontralateralen Arm
Polytrauma
Pathologische Fraktur

II. Relative Indikationen
Persönliche Gründe (aktiver Athlet, Schwerarbeiter)
Kosmetische Gründe (Verkürzung, Weichteilhöcker)
Irreponibilität

Tabelle 2. Operationsindikation der Klavikulapseudarthrose

Schmerzhafte Pseudarthrose
Kompression neurovaskulärer Strukturen (thoracic outlet syndrom)
Schwäche, eingeschränkte Beweglichkeit, Instabilität
Kosmetische Veränderung → (Asymmetrie, Kallushöcker)

Operationsindikationen bei Klavikulapseudarthrosen

Für die Indikation zur Operation (Tabelle 2) einer Klavikulapseudarthrose gilt als wesentlichstes Kriterium der Schmerz mit entsprechender Funktionsbehinderung [2, 3, 8]. Dies bezieht sich nicht nur auf den Pseudarthrosebereich, sondern kann auch indirekt durch extreme Kallusbildung bei einer hypertrophen Pseudarthrose oder Fehlstellung zu einem „thoracic outlet syndrom" geführt haben [7, 14, 20]. An weiterer Stelle steht der schmerzlose, aber instabile Schultergürtel; des weiteren sind es kosmetische Gründe durch Schulterverschmälerung oder aber tumorähnliche Veränderungen als Folge von Fehlstellung oder Kallusbildung [3, 11].

Spezielle Aspekte

Bei den nach operativer Therapie entstandenen Pseudarthrosen zeigt sich heute retrospektiv, daß biomechanische Besonderheiten der Klavikula bei der Wahl der Implantate und der Operationstechnik nicht ausreichend berücksichtigt worden sind.

Entweder wurden zu schwache Implantate gewählt oder aber die Montageform hat die biophysikalischen Besonderheiten nicht berücksichtigt [2, 9, 17]. Bei den häufigsten Frakturen im mittleren Drittel ist die stabile Plattenosteosynthese die Operationstechnik der ersten Wahl [3, 4, 11].

Wir bevorzugen die 6- bis 8-Loch-Rekonstruktionsplatte, die hinsichtlich der Modellierungsfähigkeit an die S-förmig gebogene Klavikula optimal ist, mit trotzdem guter Rigidität und angepaßter Schrauben- und Implantatgröße. Auch die schmalen DC-Platten finden erfolgreiche Anwendung. Nicht mehr eingesetzt werden sollten Halbrohr- und Drittelrohrplatten; sie lassen sich den anatomischen Gegebenheiten nicht optimal anpassen und benötigen große Schrauben bei schwachen Implantaten. Propagiert werden auch für rechts und links anatomisch nachgeformete Klavikulaplatten nach Meves [1].

Des weiteren gibt es Vorschläge, intramedulläre Stabilisierungen der Pseudarthrosen durchzuführen, die aber alle Risiken enthalten, die durch die Formgebung der Klavikula bedingt sind.

Einen interessanten Beitrag zur Stabilisierung der Klavikulapseudarthrosen liefern Schuind et al. [15], die die Fixateur-externe-Montage anwenden. Bei den stabilen Plattenosteosynthesen ist häufig wegen der Verkürzung oder einer atrophen Pseudarthrose eine kortikospongiöse Spaninterposition zum korrekten Längenausgleich und eine Spongiosaanlagerung notwendig.

Eigene Fälle sind in Tabelle 3 und Abb. 1–4 dargestellt.

Tabelle 3. Patienten mit operativ versorgten Klavikulapseudarthrosen (Abt. für Unfall- und Wiederherstellungschirurgie 1975–1988)

Patient		Frakturort	Konservative Behandlung	Pseudarthrose		Implantat
Alter (Jahre)	Geschlecht			Typ	Dauer	
47	Männlich	Rechts, Mitte	Rucksackverband	Hypertroph	10 Monate	Halbrohrplatte, 8-Loch
29	Weiblich	Links, Mitte	Rucksackverband	Atroph	17 Monate	Rekonstruktionsplatte, 6-Loch
54	Männlich	Links, Mitte	Rucksackverband	Atroph	4 Monate	Dynamische Kompressionsplatte, 8-Loch
41	Weiblich	Rechts, Mitte	Rucksackverband	Hypertroph		Rekonstruktionsplatte, 8-Loch
51	Weiblich	Links, Mitte		Hypertroph	12 Jahre	Rekonstruktionsplatte, 8-Loch
47	Weiblich	Rechts, medial		Atroph	2 Jahre	Drittelrohrplatte, 7-Loch
30	Männlich	Rechts, Mitte		Atroph	5 Jahre	Dynamische Kompressionsplatte, 8-Loch
33	Weiblich	Links, lateral	Desault-Verband		6 Jahre	Halbrohrplatte, 8-Loch
49	Männlich	Links, lateral	Rucksackverband		9 Monate	Halbrohrplatte, 7-Loch
30	Weiblich	Links, Mitte	Rucksackverband	Atroph	10 Monate	Rekonstruktionsplatte, 8-Loch
8	Männlich	Rechts, Mitte		Atroph	3 Monate	Rekonstruktionsplatte, 6-Loch
33	Männlich	Links, Mitte	Desault-Verband	Hypertroph	10 Monate	Rekonstruktionsplatte, 8-Loch
3	Weiblich	Rechts, Mitte	Desault-Verband	Hypertroph	14 Monate	Kirschner-Draht
26	Männlich	Rechts, Mitte	Rucksackverband	Atroph	10 Jahre	Rekonstruktionsplatte, 6-Loch
41	Weiblich	Rechts, lateral	Rucksackverband	Hypertroph	4 Monate	AC-Platte nach Rahmanzadeh, 4-Loch
12	Männlich	Rechts, Mitte		Hypertroph		Rekonstruktionsplatte, 6-Loch
24	Weiblich	Rechts, lateral	Desault-Verband	Atroph	6 Monate	Dynamische Kompressionsplatte, 8-Loch

Ursachen und Behandlung von Klavikulapseudarthrosen

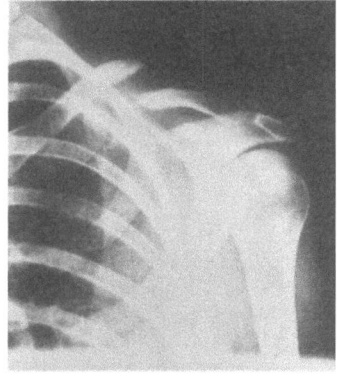
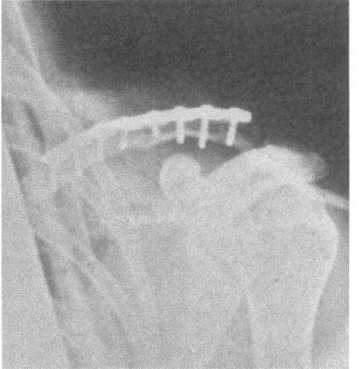

Abb. 1. a Klavikulapseudarthrose nach Fraktur im mittleren Schaftdrittel und **b** Osteosynthese mittels 8-Loch-Rekonstruktionsplatte

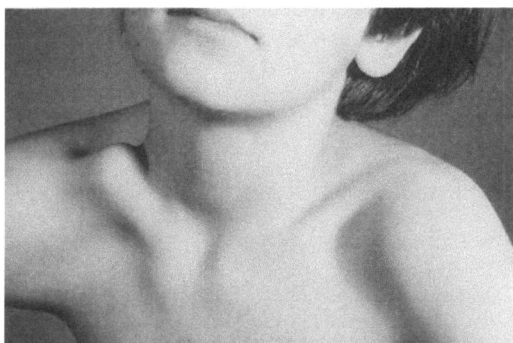

Abb. 2. Klinisches Bild bei Klavikulapseudarthrose

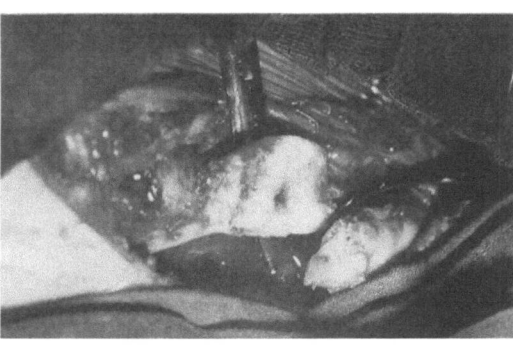

Abb. 3. Intraoperatives Bild bei Klavikulapseudarthrose

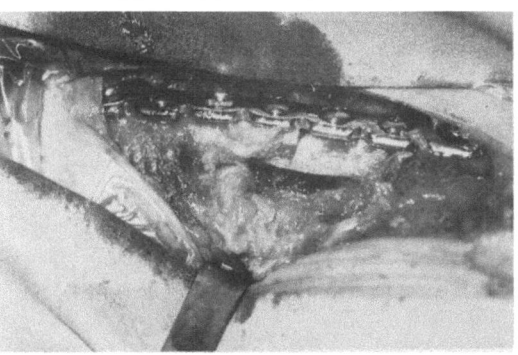

Abb. 4. Zustand nach Anfrischen der Enden der Pseudarthrose sowie Kompressionsosteosynthese mittels 8-Loch-Rekonstruktionsplatte

Literatur

1. Bauer R, Wasenbelz U (1986) Die stabile Schlüsselbeinosteosynthese mit der Kompressionsplatte nach Meves. Zentralbl Chir 111:414–418
2. Echtermeyer V, Zwipp H, Oestern H-J (1984) Fehler und Gefahren in der Behandlung der Frakturen und Pseudarthrosen des Schlüsselbeins. Langenbecks Arch Chir 364 Kongreßbericht: 351–354
3. Hackenbruch W, Gumppenberg St von (1982) Die operative Therapie der Clavicula-Pseudarthrose. Unfallheilkunde 85:478–481
4. Hierholzer G, Hax P-M, Christian R (1984) Klavikulapseudarthrosen. Hefte Unfallheilkd 170:11–22
5. Hildebrandt G (1986) Angeforderter Kommentar: Die stabile Schlüsselbeinosteosynthese mit der Kompressionsplatte nach Meves. Zentralbl Chir 111:419–420
6. Jupiter J, Leffert R (1987) Non-union of the clavicle. J Bone Joint Surg [Am] 69/5:753–760
7. Kay S, Eckardt J (1985) Brachial plexus palsy secondary to clavicular nonunion. Clin Orthop Relat Res: 219–222
8. Koelliker F, Ganz R (1989) Behandlungsergebnisse der Clavicula-Pseudarthrose. Unfallchirurg 92:164–169
9. Manske D, Szabo R (1985) The operative treatment of mid-shaft clavicular non-unions. J Bone Joint Surg [Am] 67/9:1367–1370
10. Petracic B (1983) Problematik eines Rucksackverbandes bei Kavikulafrakturen. Unfallchirurgie 9:41–43
11. Poigenfürst J, Reiber Th, Fischer W (1988) Die Verplattung der frischen Schlüsselbeinfraktur. Unfallchirurgie 14/1:26–37
12. Post M (1989) Current concepts in the treatment of fractures of the clavicle. Clin Orthop Relat Res 245:89–101
13. Rabenseifer L (1981) Zur Ätiologie und Therapie bei Schlüsselbeinpseudarthrosen. Akt Traumatol 11:130–132
14. Reichenbacher D, Siebler G (1987) Frühsekundäre Armplexusläsion – eine seltene Komplikation nach Klavikulafraktur. Unfallchirurgie 13:91–92
15. Schuind F, Pay-Pay E, Andrianne Y, Donkerwolcke M, Rasquin C, Burry F (1988) External fixation of the clavicle for fracture or non-union in adults. J Bone Joint Surg [Am] 70/5:692–695
16. Schunk K, Strunk H, Lohr S, Schild H (1988) Klavikulafrakturen: Einteilung, Diagnose, Therapie. Röntgenbilder 41:392–396
17. Schwarz N, Leixnering M (1984) Die Mißerfolge der Klavikulamarkdrahtung und ihre Ursachen. Akt Traumatol 14:159–163
18. Stanley D, Norris SH (1988) Recovery following fractures of the clavicle treated conservatively. Injury 19:162–164
19. Stanley D, Trowbridge EA, Norris SH (1988) The mechanisms of clavicular fracture. J Bone Joint Surg [Br] 70/3:461–464
20. Wilkins R, Johnston R (1983) Ununited fractures of the clavicle. J Bone Joint Surg [Am] 65/5:773–778

Die operative Behandlung von Pseudarthrosen der Klavikula

P. J. Meeder, M. Hansis und S. Weller

Die operative Therapie von Klavikulafrakturen führt gemäß der Literatur häufiger als die konservative Behandlung zu einer Falschgelenkbildung des Schlüsselbeines. So konnten Hierholzer et al. (1984) bei einem Stadium der Literatur eine postoperative Pseudarthrosenrate von 7–45% feststellen, im Gegensatz zu einer Pseudarthrosenrate nach konservativer Therapie von 0,33–2% (Galle 1971; Blömer et al. 1977; Op den Winkel u. Blömer 1980).

Klagt ein Patient über eine schmerzhafte Bewegungseinschränkung im Schultergelenk, über eine Kraftminderung und eine Belastungsinstabilität und läßt sich röntgenologisch sicher eine Pseudarthrose des Schlüsselbeines erkennen, gilt die Indikation zur operativen Sanierung der Pseudarthrose allgemein als gegeben. Klinik und Röntgenbild sollten sich jedoch stets ergänzen.

Von 1970–1989 sind in der Berufsgenossenschaftlichen Unfallklinik in Tübingen 45 Patienten mit einer posttraumatischen Klavikulapseudarthrose operativ behandelt worden. Lokalisiert waren diese Pseudarthrosen 39mal im mittleren, 6mal im lateralen Drittel, 24mal nach vorangegangener konservativer Behandlung. 39mal wurde eine Plattenosteosynthese und 6mal eine Zuggurtung vorgenommen, 43 der 45 Pseudarthrosen verheilten innerhalb von 4–6 Monaten. Eine knöcherne Heilung konnte bei 2 Patienten erst nach der 2. Reosteosynthese erzielt werden

Auf die retrospektive Analyse dieser Verläufe gründen sich die nachfolgenden Ausführungen:

Eine wesentliche Voraussetzung für die erfolgreiche Therapie einer Schlüsselbeinpseudarthrose ist eine stabile Osteosynthese, vorzugsweise durch eine Plattenosteosynthese. Durch entsprechendes Schränken und Vorbiegen sollte diese Platte möglichst genau der physiologischen Krümmung des Schlüsselbeines in der frontalen und horizontalen Ebene angepaßt werden. In der Vergangenheit ergaben sich bei der Verwendung von Halbrohrplatten, besonders außerhalb des mittleren Drittels des Schlüsselbeines, Probleme. Diese führten entweder dazu, daß man zu kurze Platten wählte mit der Gefahr von Plattenlockerung und fortbestehender Pseudarthrose, oder man paßte die Klavikula gewaltsam der Platte an. Deshalb geben wir heute der Plattenosteosynthese

---

Berufsgenossenschaftliche Unfallklinik, Schnarrenbergstr. 95, W-7400 Tübingen, Bundesrepublik Deutschland

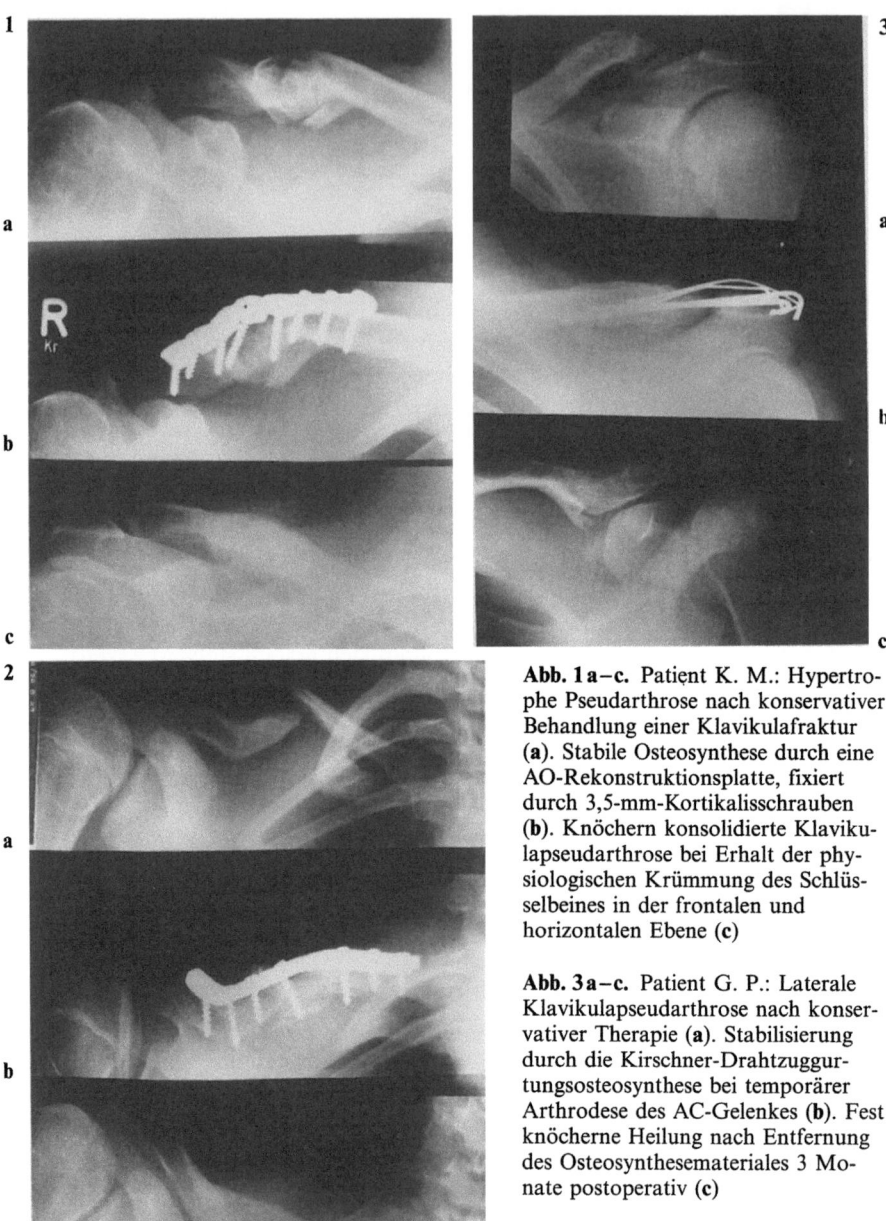

Abb. 1 a–c. Patient K. M.: Hypertrophe Pseudarthrose nach konservativer Behandlung einer Klavikulafraktur (**a**). Stabile Osteosynthese durch eine AO-Rekonstruktionsplatte, fixiert durch 3,5-mm-Kortikalisschrauben (**b**). Knöchern konsolidierte Klavikulapseudarthrose bei Erhalt der physiologischen Krümmung des Schlüsselbeines in der frontalen und horizontalen Ebene (**c**)

Abb. 3 a–c. Patient G. P.: Laterale Klavikulapseudarthrose nach konservativer Therapie (**a**). Stabilisierung durch die Kirschner-Drahtzuggurtungsosteosynthese bei temporärer Arthrodese des AC-Gelenkes (**b**). Fest knöcherne Heilung nach Entfernung des Osteosynthesematerials 3 Monate postoperativ (**c**)

Abb. 2 a–c. Patient S. K.: Atrophische Pseudarthrose nach konservativer Therapie einer Klavikulafraktur (**a**). Stabile Osteosynthese durch eine schmale AO-DC-Platte in Kombination mit einem autologen Beckenkammspan zur Defektüberbrückung (**b**). Knöchern fest verheilte Pseudarthrose 2 Jahre postoperativ (**c**)

mit einer kleinen DC-Platte (3,5 mm) oder noch besser der Rekonstruktionsplatte den Vorzug. Im Gegensatz zu allen anderen geraden Platten läßt sich dieses Osteosynthesematerial nicht nur in 2, sondern in allen 3 Ebenen des Raumes biegen, aufgrund ihrer an den langen Kanten zwischen den Schraubenlöchern angebrachten Einkerbungen. Das Formen der Platte erfolgt mit einer speziellen Biegezange. Die Plattenspanngleitlöcher ermöglichen die gewohnte Anwendung axialer Kompression, wir favorisieren jedoch auch hier nach Möglichkeit das Plattenspanngerät. Die Platte wird mit 3,5-mm-Kortikalis- oder 4,0-mm-Spongiosaschrauben besetzt, wobei möglichst je 3 solid packende Schrauben lateral und medial des Pseudarthrosenspaltes einzubringen sind (Abb. 1). Die Kombination mit einer autologen Spongiosaplastik oder eine kortikospongiöse Spananlagerung ist bei athrophischen Pseudarthrosen und Defektpseudarthrosen die Methode der Wahl (Abb. 2). Die Platte sollte kranial oder zumindestens ventrokranial plaziert werden. Bei dorsaler Plattenlage außerhalb des medialen Drittels kann es sonst zu einer Läsion der ligamentären Strukturen des SC- oder AC-Gelenkes kommen. Bei Lokalisation der Pseudarthrose gelenknah im lateralen oder medialen Drittel der Klavikula wird man vorzugsweise eine Kirschner-Drahtzuggurtungsosteosynthese vornehmen, evtl. mit temporärer Arthrodese des AC- oder SC-Gelenkes (Abb. 3).

Sollte eine Instabilität im AC- oder SC-Gelenk noch zusätzlich vorhanden sein, wird die Kombination des Korrektureingriffes mit einer Bandersatzplastik empfohlen. Soweit nicht durch vorausgegangene Operationen vorgegeben, verwenden wir die früher angegebene, parallel zur Längsachse der Klavikula verlaufende Inzision nicht mehr. Sie hat 2 gravierende Nachteile: Einmal kreuzt sie die Langer-Hautlinien annähernd rechtwinklig und es können daher vermehrt verbreitete, z. T. aber auch keloidartig veränderte Narben entstehen, zum anderen ist die Gefahr einer Verletzung der senkrecht verlaufenden sensiblen Äste der Nn. supraclaviculares bei dieser Inzision groß. Der sagittale Säbelhieb- oder Hosenträgerschnitt ist hinsichtlich dieser Komplikationen vorteilhafter und ergibt, genügend lang ausgeführt, auch eine ausreichende Übersicht.

Beim Vorliegen eines kostoklavikulären Syndroms mit Alteration des Plexus brachialis empfehlen wir neben der Stabilisierung der Pseudarthrose die Resektion der hypertrophen Kallusmassen und bei einer Gefäßkompression die exakte Rekonstruktion der äußeren Form der Klavikula in Kombination mit einer stabilen Plattenosteosynthese.

Literatur

1. Blömer J, Muhr G, Tscherne H (1977) Ergebnisse konservativ behandelter Schlüsselbeinbrüche. Unfallheilkunde 80:237
2. Galle P (1971) Zur Behandlung der Pseudarthrose des Schlüsselbeines. Monatsschr Unfallheilkd 74:478
3. Hierholzer G, Hax PM, Christian R (1984) Klavikulapseudarthrosen. Hefte Unfallheilkd 170:11
4. Op den Winkel R, Blömer J (1980) Claviculafrakturen. 24. Unfallseminar, Medizinische Hochschule Hannover

Ursachen und Behandlung der Schlüsselbeinostitis

M. Walz, Ch. Josten und G. Muhr

Einleitung und Literaturübersicht

Die Klavikula ist einer der seltensten Manifestationsorte der Osteomyelitis. In der Literatur wird eine Inzidenz von 1–2% angegeben [3, 8, 9, 13], wobei keine vergleichbaren Zahlen zur Differenzierung zwischen hämatogener und posttraumatischer bzw. postoperativer Ostitis existieren. Eine etwa gleich häufige Beteiligung der Klavikula wird von Srivastava et al. auch für die tuberkulöse Ostitis genannt [15]. In Kasuistiken wird über die Punktion der V. subclavia als Ausgangspunkt sowie die hämatogene Schlüsselbeinostitis bei Drogenabhängigen berichtet [1, 4]. Über die offene Klavikulafraktur als Ursache finden sich keine Literaturhinweise. Klein et al. [5] beschreiben eine beidseitige Schlüsselbeinostitis nach vorausgegangenen Subklaviapunktionen. Auch über eine bilaterale chronisch-sklerosierende Ostitis bei einem 14jährigen Mädchen wird berichtet [10]. Quinn u. Oshman [12] beobachteten eine Schlüsselbeinosteomyelitis bei einem 8 Jahre alten Mädchen 3 Jahre nach konservativ behandelter geschlossener Klavikulafraktur. Von einigen Autoren wird eine Häufung der hämatogenen Form bei Kindern beschrieben [2, 9, 11–14]. Während Maue u. Schmitt [8] unter den posttraumatischen Schlüsselbeinostitiden ein Überwiegen des männlichen Geschlechtes mit 90,3% feststellen, dominiert ansonsten das weibliche [2, 5, 10, 12, 13, 15]. Hinweise auf die Beteiligung der Klavikula im Rahmen von multifokal auftretenden hämatogenen und tuberkulösen Ostitiden geben Mollan u. Piggot [9] und Srivastava et al. [14, 15].

Funktionelle Aspekte

Das Schlüsselbein ist über seine Funktion im Sternoklavikular- und Akromioklavikulargelenk integraler Bestandteil des Schultergürtels. Wegen der meist geringen Weichteildeckung ist dem Schlüsselbein ein ästhetisches Moment in

---

Chirurgische Universitätsklinik und Poliklinik der Krankenanstalten „Bergmannsheil", Gilsingstr. 14, W-4630 Bochum 1, Bundesrepublik Deutschland

der Formgebung der vorderen Schultergürtelanteile zuzusprechen; nicht zuletzt schützt sie die sub- und retroklavikulären Leitungsbahnen.

Diagnostik

Neben Anamnese, klinischem Befund und Labor ist die Röntgenuntersuchung ein wesentlicher Pfeiler der Diagnostik. Hier werden Nativaufnahmen, Tomographien zur Sequestersuche und die Computertomographie zur Abklärung einer Weichteilbeteiligung durch axilläre oder mediastinale Senkungsabszesse oder bei druckbedingten Plexusläsionen eingesetzt [3, 11]. Insbesondere bei Lokalisation im mittleren Klavikuladrittel ist die 1974 erstmals von Brower beschriebene „condensing osteitis" als aseptische Osteosklerose differentialdiagnostisch abzugrenzen [7].

Therapie

Nur von wenigen Autoren wird die konservative – ausschließlich antibiotische – Behandlung propagiert [4], während der Großteil der chirurgischen Therapie Priorität einräumt [5, 8, 9, 11, 14]. Hier sind Fistelexzision, Débridement, Sequestrektomie, partielle und totale Klavikularesektion sowie Antibiotikaeinsatz gängige Verfahren. Von Schuppert et al. [13] wird die Möglichkeit der Rippenspaninterposition genannt. Kochhar u. Srivastava [6] und besonders Srivastava et al. [14] führen die Exstirpation als das Verfahren der Wahl an, um einer diffusen Ausbreitung der Osteomyelitis gerecht zu werden. Im Rahmen adjuvanter Lokalmaßnahmen werden PMMA-Ketten sowie zunehmend auch Antibiotika-Kollagen/Fibrin-Verbund angewandt [2].

Bei Schlüsselbeinresektionen und -exstirpationen stellt sich die Frage nach den funktionellen Auswirkungen. Kochhar u. Srivastava [6] berichten über 10 Resektionen und 3 Exstirpationen, während Srivastava et al. [14] bei 12 Patienten mit Klavikulaosteomyelitis 8 Exstirpationen durchführen. Diese Autoren beschreiben anläßlich ihrer Nachuntersuchungen keinerlei funktionelle oder ästhetische Nachteile und finden komplette Regenerationen nach subperiostaler Entfernung, wobei es sich in beiden Kollektiven um jüngere Patienten (<23 Jahre) handelt. Weitere Nachuntersuchungsergebnisse oder Angaben zur Rezidivrate finden sich nicht.

Eigenes Patientengut

Im Zeitraum von 1978–1987 wurden im „Bergmannsheil" etwa 3500 Patienten mit Ostitiden unterschiedlicher Genese und Lokalisation behandelt. Unter diesen war in 10 Fällen das Schlüsselbein betroffen (0,35%). Das Geschlechtsverhältnis betrug 1:1, das Durchschnittsalter lag bei 39,4 Jahren (20-56 Jahre). Im gleichen Zeitraum wurden neben 368 geschlossenen auch 4 offene Klavikulafrakturen behandelt (3mal konservativ, 1mal operativ), die komplikationslos konsolidierten.

Bei der Analyse der Ausgangspunkte handelte es sich in 4 Fällen um eine hämatogene Form, bei 2 Patienten trat die Ostitis nach osteosynthetischer Versorgung geschlossener Klavikulafrakturen auf. Bei weiteren 3 Patienten war eine Schultereckgelenksprengung und bei einem eine Sternoklavikulargelenkluxation operativ behandelt worden. Eine primär offene Verletzung des Schultergürtels war in keinem Fall Ursache (Abb. 1). Die Herde waren unter

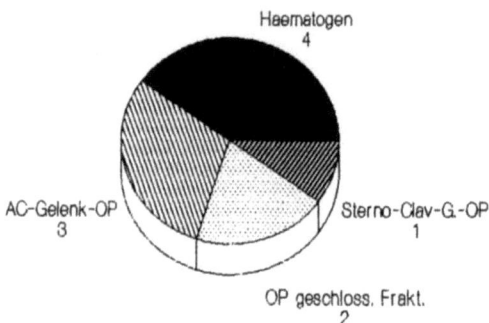

Abb. 1. Ursachen der Klavikulaostitis

den 4 hämatogenen Ostitiden 3mal im mittleren und einmal im medialen Drittel unter Beteiligung des Sternoklavikulargelenkes lokalisiert. 9 von 10 Patienten waren auswärtig vorbehandelt worden. Zum Aufnahmezeitpunkt lagen bei 4 Patienten Fistelungen und bei 3 Patienten akute Infekte vor. Die durchschnittliche Erkrankungsdauer betrug 2,5 Jahre (3 Monate bis 10 Jahre). Im Abstrich ließen sich folgende Keime nachweisen: Staphylococcus aureus (7mal), Pseudomonas aeruginosa (2mal), Escherichia coli (2mal), Peptostreptokokken (1mal) und Staphylococcus epidermidis (1mal), wobei es sich 3mal um Mischinfektionen handelte.

Behandlung

Nur bei einer hämatogenen Osteomyelitis wurde eine alleinige antibiotische Behandlung mit vorübergehender Immobilisierung durchgeführt, wobei es jedoch nach 30 Monaten zum Rezidiv kam. Die übrigen 9 Patienten wurden operativ behandelt:
- 3mal wurde eine Revision mit Débridement sowie begleitender Antibiotikabehandlung durchgeführt.
- Bei 4 Patienten wurde neben der Nekrosektomie die Metallentfernung notwendig, 2mal wurde zusätzlich eine Fistelexzision, einmal eine ausgedehntere Sequestrektomie vorgenommen.

Tabelle 1. Operative Behandlung der Klavikulaostitis (n = 9)

	n
Debridement, Antibiotika	3
Debridement, Metallentfernung, Fistelexzision (2), Sequestrektomie, Antibiotika	4
Klavikularesektion, Fistelexzision fasziokutaner Schwenklappen (1)	2

– Bei 2 Patienten wurde eine Teilresektion mit Fistelexzision durchgeführt, eimal war darüber hinaus nach erfolgloser Reosteosynthese eine Defektdeckung mit fasziokutanem Schwenklappen zur Sanierung notwendig. Die Klavikulaexstirpation kam nicht zur Anwendung (Tabelle 1).

Ergebnisse

Von 10 behandelten Patienten waren zum Zeitpunkt der Nachuntersuchung (1989) 3 an anderen Erkrankungen verstorben. Bei einer Patientin war es nach alleiniger konservativer Behandlung 2,5 Jahre später zum Rezidiv mit Spontanfraktur des Schlüsselbeines gekommen, die auswärts wiederum konservativ zur Konsolidierung gebracht werden konnte. Die übrigen 6 Patienten konnten klinisch und radiologisch nachuntersucht werden. Von ihnen war keiner erneut wegen der Klavikulaostitis in ärztlicher Behandlung gewesen.

Zum Zeitpunkt der Nachuntersuchung fanden sich bei allen 6 Patienten reizlose Weichteil-/Narbenverhältnisse ohne Fistelungen. Über Schmerzen klagten 2 Patienten nach lateraler Klavikularesektion bei Belastung sowie bei endgradigen Bewegungen im Schultergelenk. Eine Patientin, bei der die Versorgung einer veralterten Sternoklavikulargelenkluxation zum Infekt geführt hatte, gab leichte Schmerzen beim Griff zur kontralateralen Schulter an. Während 4 Patienten eine seitengleich freie Schulterbeweglichkeit aufwiesen, fand sich bei den beiden durch Teilresektion behandelten Patienten eine Einschränkung der Anteversion und der Abduktion von 30–60° mit Schmerzangabe bei endgradigen Bewegungen. Beide fühlten sich subjektiv mehr durch den Schmerz als durch die Bewegungseinschränkung beeinträchtigt. Radiologische Zeichen eines floriden Infektes oder Sequester ließen sich in keinem Fall nachweisen.

Von Interesse waren funktionelle Auswirkungen nach Klavikulaexstirpation, die im Beobachtungszeitraum nur einmal bei einer 23jährigen Patientin mit fibröser Dysplasie durchgeführt worden war. Bereits 6 Wochen postoperativ wie auch zum Nachuntersuchungszeitpunkt 1,5 Jahre später war die Beweglichkeit der betroffenen Schulter in allen Richtungen uneingeschränkt und schmerzfrei (Abb. 2).

Fallbeispiele

42jähriger Patient mit auswärts osteosynthetisch versorgter AC-Gelenksprengung. Wegen fistelndem Infekt frühzeitige Metallentfernung. Bei Zuweisung in unsere Klinik weiterbeste-

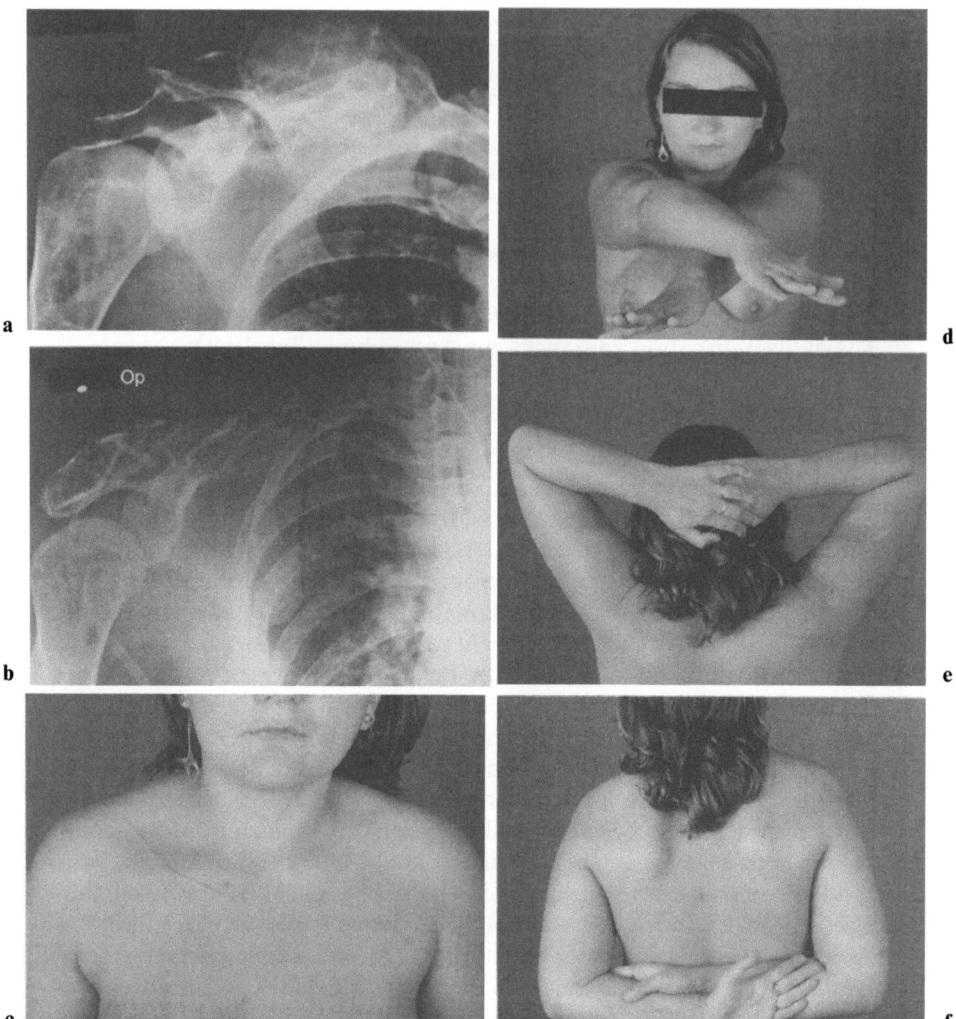

Abb. 2. **a** Präoperativer und **b** postoperativer Röntgenbefund bei fibröser Dysplasie. **c** Kosmetisches und funktionelles Resultat nach 1,5 Jahren (**d-f**)

hende eitrig sezernierende Fistel über der lateralen Klavikula. Nach Fistelexzision und lateraler Schlüsselbeinresektion konnte die Sanierung erreicht werden (Abb. 3).

31 Jahre alter Mann mit seit 14 Monaten rezidivierenden Infekten über dem medialen Schlüsselbeinende bei leerer Anamnese. Nach erfolgloser auswärtiger Abszeßspaltung seit 9 Monaten progrediente Osteolyse am medialen Klavikulaende. Bei positivem Szintigramm wurde das Débridement mit Sequestrektomie durchgeführt und der Knochendefekt bei erhaltener Kontinuität des Schlüsselbeines durch einen Pektoralisschwenklappen gedeckt. Nach komplikationslosem Verlauf war der Patient bei der Nachuntersuchung beschwerdefrei und ohne funktionelle Einbußen (Abb. 4).

Ursachen und Behandlung der Schlüsselbeinostitis

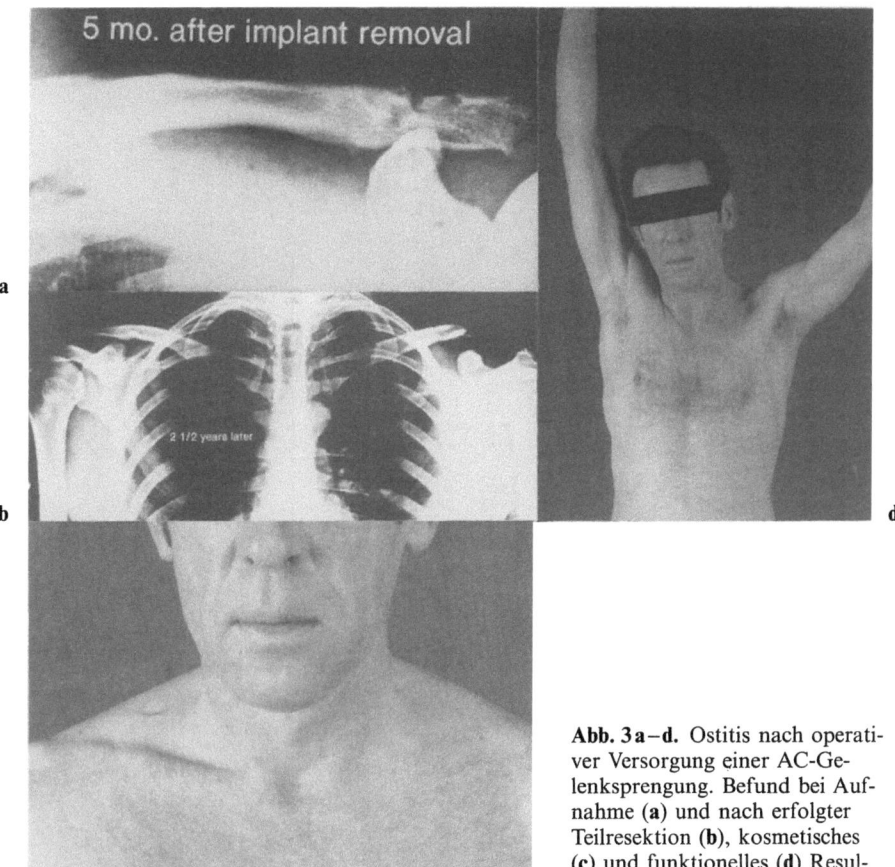

Abb. 3a–d. Ostitis nach operativer Versorgung einer AC-Gelenksprengung. Befund bei Aufnahme (a) und nach erfolgter Teilresektion (b), kosmetisches (c) und funktionelles (d) Resultat

Schlußfolgerungen

Unter den wenigen Ostitiden der Klavikula war keine auf eine primär offene Verletzung des Schultergürtels – insbesondere eine offene Schlüsselbeinfraktur – zurückzuführen. Vielmehr waren neben 4 hämatogenen Formen rekonstruktive Eingriffe am Schultereck- und Sternoklavikulargelenk sowie Osteosynthesen geschlossener Klavikulafrakturen Ausgangspunkte. 4 offene Klavikulafrakturen konsolidierten komplikationslos. Dies unterstreicht einerseits die strenge Indikationsstellung bei Osteosynthesen am Schlüsselbein sowie bei rekonstruktiven Eingriffen an den Schlüsselbeingelenken, andererseits das konservative Vorgehen bei offenen Klavikulafrakturen, sofern keine zwingenden Operationsindikationen wie z. B. begleitende Gefäß-Nerven-Verletzungen, vorliegen. Die zur Sanierung der Ostitis erforderlichen Maßnahmen richten

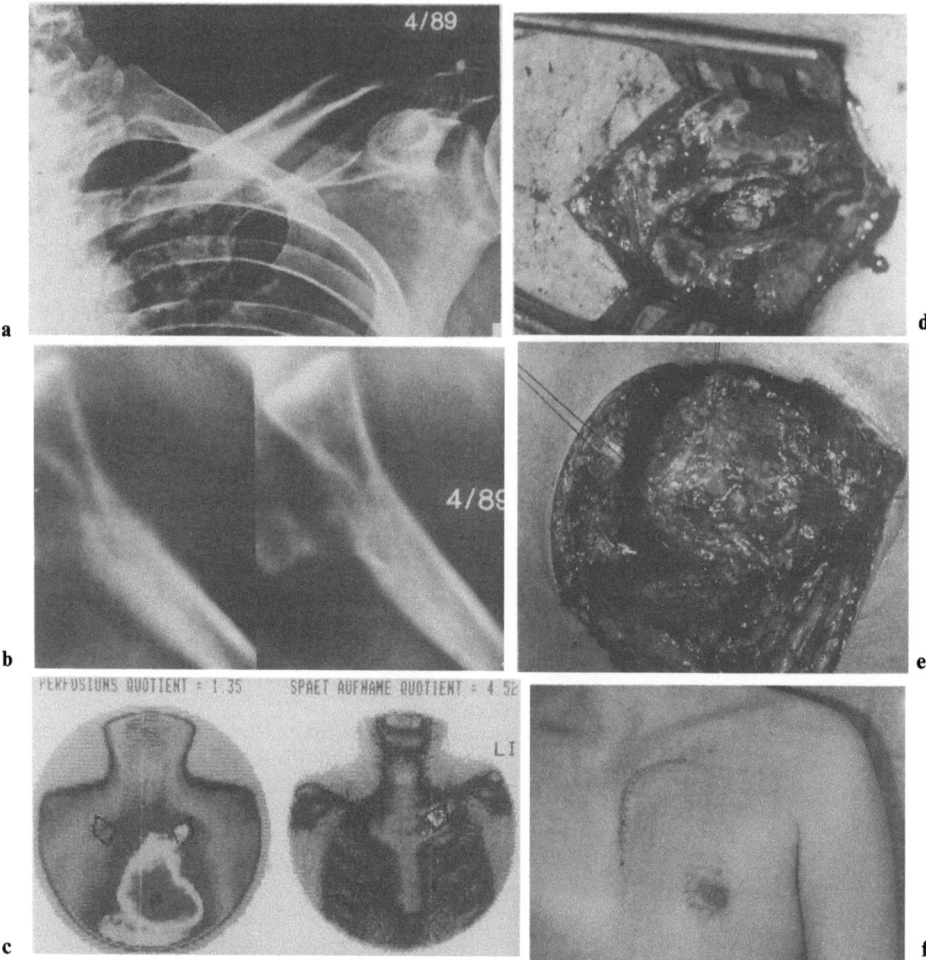

Abb. 4. Osteolyse am medialen Schlüsselbeinende (**a, b**), positives Szintigramm (**c**), intraoperativer Befund nach Sequestrektomie (**d**) und Deckung mit Pektoralislappen (**e**), Befund 2 Wochen postoperativ (**f**)

sich nach der jeweiligen Ausdehnung des Prozesses und umfassen Débridement, Fistelexzision, Sequestrektomie und nötigenfalls plastische Weichteildeckung. Vorbehaltlich der geringen Fallzahl sollte wegen der schlechten Resultate bei den durchgeführten Resektionen in diesen Fällen nach Infektsanierung der Aufbau mittels kortikospongiösem Span oder Spongiosaplastik angestrebt werden, insofern die Kontinuität der Klavikula primär nicht erhalten werden kann. Bei erheblicher Ausdehnung sollte im Zweifelsfall der Klavikulaexstirpation gegenüber der Resektion der Vorzug gegeben werden, was durch gute Spätresultate anderer Autoren bestätigt wird [6, 14].

Literatur

1. Albrecht G (1989) Hämatogene Osteomyelitis der rechten Klavikula und des rechten Hüftkopfes nach Vena-subclavia-Punktion und Legen eines Verweilkatheters. Unfallchirurgie 15:306
2. Braun A, Kratzat R, Schumacher G, Heine WD (1982) Erste klinische Erfahrungen mit dem Fibrin-Tobramycin-Verbund bei Knocheninfektionen. Hefte Unfallheilkd 157:66
3. Brückner H (1981) Chirurgische Infektionen im Bereich von Wirbelsäule, Becken, Schultergürtel und Gliedmaßen. In: Schmitt W, Kiene S (Hrsg) Chirurgie der Infektionen. Springer, Berlin Heidelberg New York
4. Hunter D, Moran JF, Venezio FR (1983) Osteomyelitis of the clavicle after Swan-Ganz-catheterization. Arch Intern Med 143:153
5. Klein B, Mittelman M, Katz R, Djaldetti M (1983) Osteomyelitis of both clavicles as a complication of subclavian venipuncture. Chest 83:143
6. Kochhar VL, Srivastava KK (1976) Anatomical and functional considerations in total claviclectomy. Clin Orthop 118:199
7. Kruger GD, Rock MG, Munro TG (1987) Condensing osteitis of the clavicle. J Bone Joint Surg [Am] 69:550
8. Maue M, Schmitt J (1982) Statistische Analyse der Kasuistik posttraumatischer Osteomyelitiden. In: Parsch K, Plaue R (Hrsg) Hämatogene Osteomyelitis und posttraumatische Osteitis. Medizinisch Literarische Verlagsgesellschaft, Uelzen
9. Mollan RAB, Piggot J (1977) Acute osteomyelitis in children. J Bone Joint Surg [Br] 59:2
10. Mollan RAB, Craig BF, Biggart JD (1984) Chronic sclerosing osteomyelitis. J Bone Joint Surg [Br] 66:583
11. Popkirov S (1971) Die Behandlung der hämatogenen und der traumatischen Osteomyelitis. Volk und Gesundheit, Berlin
12. Quinn SF, Oshman D (1985) Case Report 298. Skeletal Radiol 13:80
13. Schuppert W, Maier WA, Becker M (1986) Die Osteomyelitis der Clavicula – klinische und histologische Widersprüche. In: Sauer H, Ritter G (Hrsg) Osteomyelitis und Osteitis im Kindesalter. Fischer, Stuttgart New York
14. Srivastava KK, Garg LD, Kochhar VL (1974) Osteomyelitis of the clavicle. Acta Orthop Scand 45:662
15. Srivastava KK, Garg LD, Kochhar VL (1974) Tuberculous osteomyelitis of the clavicle. Acta Orthop Scand 45:668

Die Oberarmschaftpseudarthrose – eine vermeidbare Komplikation bei der Oberarmschaftfraktur?

H.G. Hermichen und S. Weller

Einleitung

In den Jahren 1970–1990 behandelten wir in der Berufsgenossenschaftlichen Unfallklinik Tübingen 156 Patienten mit Oberarmschaftpseudarthrosen. Es handelte sich ausschließlich um Pseudarthrosen im diaphysären Bereich. Die subkapitalen bzw. suprakondylären Oberarmpseudarthrosen wurden nicht mitberücksichtigt. 7 dieser Patienten stammen aus dem eigenen Krankengut, die anderen Fälle wurden von außerhalb zugewiesen. 63 Patienten (40%) wurden primär konservativ behandelt. 94 Patienten (60%) wurden operativ vorbehandelt (Tabelle 1 und 2).

Tabelle 1. Primärversorgung (konservativ) (n = 62, 40%)

	n
„Hängegips"	17
Thoraxabduktionsgips	18
Extension + Gips	17
Desault-Verband	5
Brace	5

Tabelle 2. Primärversorgung (operativ) (n = 54, 60%)

	n
Rush-pin, Markdrahtung	12
Cerclagen (ggf. mit Gips)	6
Marknagelung	18
Nagel + Cerclagen	2
Schraubenosteosynthese	4
Bündelnagelung	5
Fixateur externe	2
Plattenosteosynthesen	45

Vorbehandlung

Bei der konservativen Erstbehandlung dominierten eindeutig die extendierenden Verfahren wie Hängegips oder Extension mit Gipsverband kombiniert. Thoraxabduktionsgipse und Desault-Verbände bildeten die 2. Hauptgruppe. 5 Patienten wurden im Braceverband behandelt.

Berufsgenossenschaftliche Unfallklinik, Schnarrenbergstr. 95, W-7400 Tübingen, Bundesrepublik Deutschland

Bei den 94 operativ erstbehandelten Patienten wurde 37mal ein intramedulläres Verfahren gewählt. 45mal kam eine Plattenosteosynthese zur Anwendung. Fixateur-externe-Osteosynthesen bzw. reine Verschraubungen traten demgegenüber in den Hintergrund. Wir fanden 125 hypertrophe Pseudarthrosen, 21 atrophe bzw. oligotrophe Pseudarthrosen sowie 10 Infektpseudarthrosen.

Bei der Aufarbeitung des Patientengutes schien uns interessant, daß 121 Fälle von 1970–1980 behandelt wurden. In 9 Jahren, bis Ende 1989, kamen „nur" 35 Fälle hinzu. Die Ursache hierfür kann nur vermutet werden. Wahrscheinlich liegt sie darin, daß sich die Behandlung der Oberarmschaftfraktur mehr vereinheitlicht hat und somit die noch immer recht hohe Pseudarthrosenrate vermindert werden konnte (Hermichen et al. 1982; Maier et al. 1987).

Dennoch kann von der Erstbehandlung mit dem Mißerfolg Pseudarthrose durch Deduktion auf nicht geeignete Behandlungsverfahren oder Techniken geschlossen werden.

Intramedulläre Verfahren

Die intramedullären Schienungsverfahren nehmen einen breiten Raum ein. Unseres Erachtens ist die Marknagelung einer Oberarmschaftfraktur kein ge-

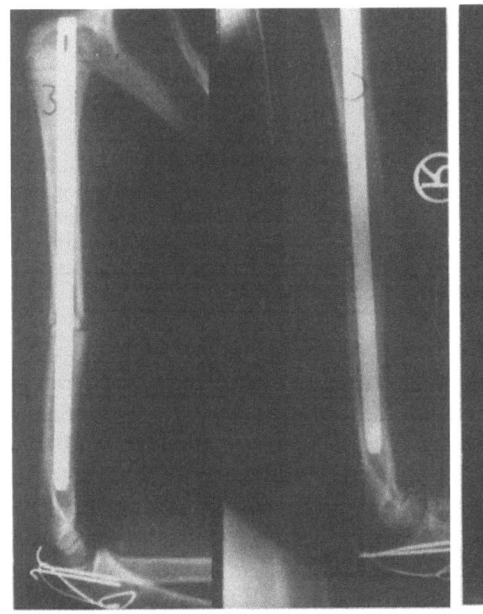
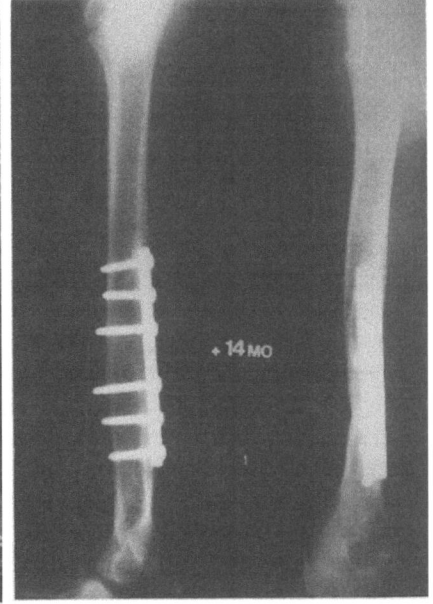

Abb. 1. a Oberarmschaftpseudarthrose nach Marknagelung. **b** Ausheilung nach dorsaler Plattenosteosynthese

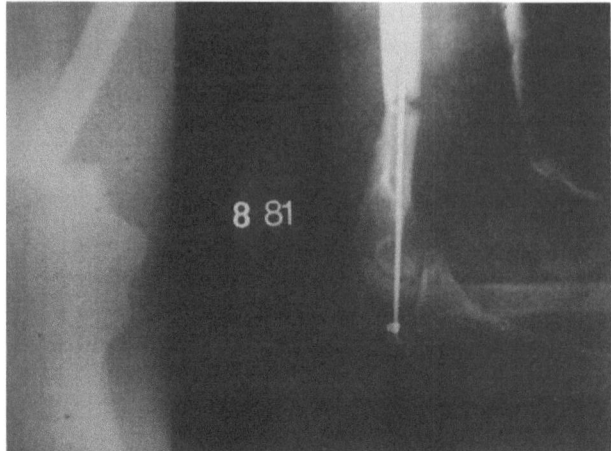
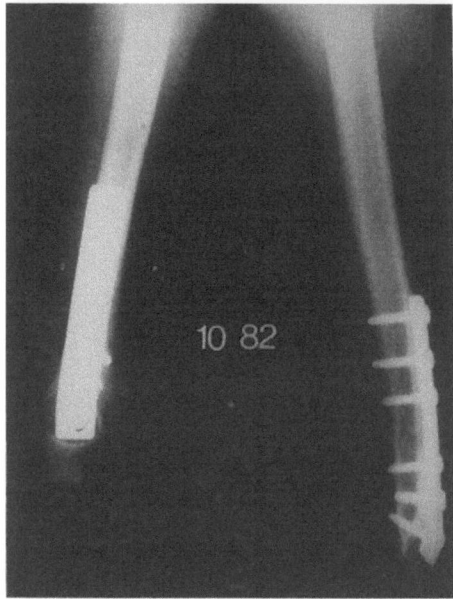

Abb. 2. a Verzögerte Heilung einer Oberarmfraktur nach transartikulärer Kirschner-Drahtspickung und zusätzlichem Gips. **b** Ausheilung nach Kompressions-Zuggurtungsplatte. Verwendung des Plattenspanners. Freie Funktion

nügend sicheres Verfahren, um seine weitverbreitete Anwendung zu befürworten. Bedingt durch die verschiedenen Krümmungen im Bereich des Oberarmschaftes läßt sich eine stabile Marknagelung, v.a. mit Rotationsstabilität, meist nicht erzielen. Hinzu kommt, wiederum bedingt durch die Anatomie, daß ein intramedullärer Kraftträger sehr gelenknah eingebracht werden muß und daß auf diese Weise die Gelenkfunktion im postoperativen Verlauf häufig nachhaltig gestört wird. Zahlreiche Beispiele aus unserem Krankengut können dies belegen.

Ziel jeglicher Knochenbruchbehandlung sollte die Stabilität sein, gleichgültig, ob konservativ oder operativ behandelt wird. Der intramedulläre

Kraftträger [hierzu gehören auch Rush-pins, Bündelnägel etc. (Hofmeier u. Schweiberer 1967; Brug et al. 1975)] ist meist nicht in der Lage, eine derartige Stabilität auch im weiteren Heilungsverlauf aufrechtzuerhalten (Abb. 1).

Die alleinige Anwendung von Kirschner-Drähten zusammen mit Gipsverbänden kombiniert die Nachteile des operativen und des konservativen Verfahrens (Abb. 2).

Eine alleinige Schraubenosteosynthese ist nicht als übungsstabil zu betrachten und genügt daher ebenfalls nicht den Anforderungen an eine moderne Knochenbruchbehandlung, die die rasche Wiedererlangung der Funktion in den Vordergrund stellen sollte. Gleiches gilt für Drahtumschlingungen, evtl. in Kombination mit Gipsverbänden.

Plattenosteosynthese

Als Methode der Wahl bietet sich die korrekte Plattenosteosynthese im Bereich des Oberarmschaftes an, wenn man sich zur operativen Behandlung entschlossen hat. Aus biomechanischen Gründen bevorzugen wir den dorsalen Zugang zum Oberarmschaft. Auf diese Weise kann die Platte an der Zuggurtungsseite des Oberarmschaftes gelegt und damit als dynamische Zuggurtungsplatte wirksam werden. Die Freilegung des N. radialis ist hierbei natürlich obligatorisch.

Wir sind der Ansicht, daß durch den Zugang von hinten der N. radialis sicherer identifiziert werden kann als beim anterolateralen Zugang (Kwasny et al. 1990).

Im nachuntersuchten Krankengut fanden sich 45 Fälle nach vorausgegangenen Plattenosteosynthesen. Dies spricht nicht gegen die Platte. In sämtlichen Fällen konnten nachträglich operationstechnische bzw. biomechanische Fehler als Ursache für die Pseudarthrose gefunden werden.

Eine zu starke Devastierung der Weichteile mit dem Versuch der Adaption von kleinen Trümmerstücken ist eine Ursache. Die Verwendung von unterdimensionierten Platten ist die zweite Hauptursache für den Fehlschlag. Bei der mitteleuropäischen Bevölkerung ist die breite Platte, wie sie auch am Oberschenkel Verwendung findet, das Implantat der Wahl, auch wenn es manchem etwas überdimensioniert erscheinen mag. Eine schmale Platte kann im Einzelfall auch zur Ausheilung einer Oberarmschaftfraktur führen, sollte jedoch die Ausnahme bleiben.

Bei ausgedehnten Defekten bzw. Trümmerzonen im Schaftbereich ist einer überbrückenden Technik der Vorzug zu geben. Wird dieses nicht befolgt, ist die Pseudarthrosengefahr erheblich erhöht.

Zu kurze Platten (wir empfehlen, mindestens 6 Kortikales in jedem Hauptfragment zu fassen) geben ebenfalls keine Dauerstabilität und lassen eine Pseudarthrose befürchten. Die große Zahl an hypertrophen Pseudarthrosen zeigt, daß es sich durchaus um vitalen Knochen handelt, der jedoch durch die operationstechnischen Fehler an der knöchernen Fusion geradezu gehindert wurde.

Die Verwendung des Plattenspanners bei möglicher anatomischer Reposition ist ebenfalls dringend bei der Erstversorgung zu empfehlen. Die alleinige Verwendung der exzentrischen Löcher scheint nicht auszureichen, um eine genügende interfragmentäre Kompression zu erzielen und v. a. aufrechtzuerhalten.

Fixateur externe

Handelte es sich ursprünglich um eine offene Fraktur, welche mit einem Fixateur externe durchaus korrekt erstbehandelt wurde, ist der günstige Zeitpunkt des Umsteigens auf eine interne Osteosynthese von großer Bedeutung. Hier ist eine individuelle Entscheidung, die v. a. vom Weichteilzustand abhängig gemacht werden muß, zu fordern.

Auf keinen Fall sollte mit dem Umsteigen auf eine interne Osteosynthese zu lange gewartet werden. Uns hat sich der Zeitraum von maximal 2–3 Wochen bewährt. Gegebenenfalls kann dann in dritter Sitzung nach interner Stabilisierung mit der Platte noch eine zusätzliche Spongiosaplastik angebracht werden, wenn die knöcherne Fusion auszubleiben droht.

Konservative Therapie

Bei den konservativ vorbehandelten Pseudarthrosen überwogen die extendierenden Verfahren. Der Leitsatz Böhlers, die Oberarmfraktur in Verkürzung einzustellen, wurde hierbei meist mißachtet. Am Oberarm kann u. E. durch eine Extensionsbehandlung, beispielsweise im Hängegips, die notwendige Ruhe im Frakturspalt nicht erreicht werden (Böhler 1943, 1964). Sekundärdislokationen können ebenfalls häufig auftreten.

Für die Behandlung der langstreckigen Spiralfraktur des Oberarmschaftes bietet sich vielmehr der korrekt angelegte Brace an (Kayser et al. 1986).

Allerdings sind hier auch grundlegende Fehler möglich, die zu einer Pseudarthrose führen können. Kurze Schräg- oder Querfrakturen in Schaftmitte eignen sich nicht für eine Bracebehandlung, da die Dislokation der Fraktur nicht durch die Weichteilschienung aufgefangen werden kann.

Bleiben bei der Bracebehandlung die Zeichen der knöchernen Überbrückung aus, sollte auch hier ohne Zögern auf die Plattenosteosynthese übergewechselt werden. Diese Zeit siedeln wir bei maximal 7 Wochen an. Weiteres Zuwarten führt nur zu einem für den Patienten ärgerlichen Zeitverlust (Abb. 3).

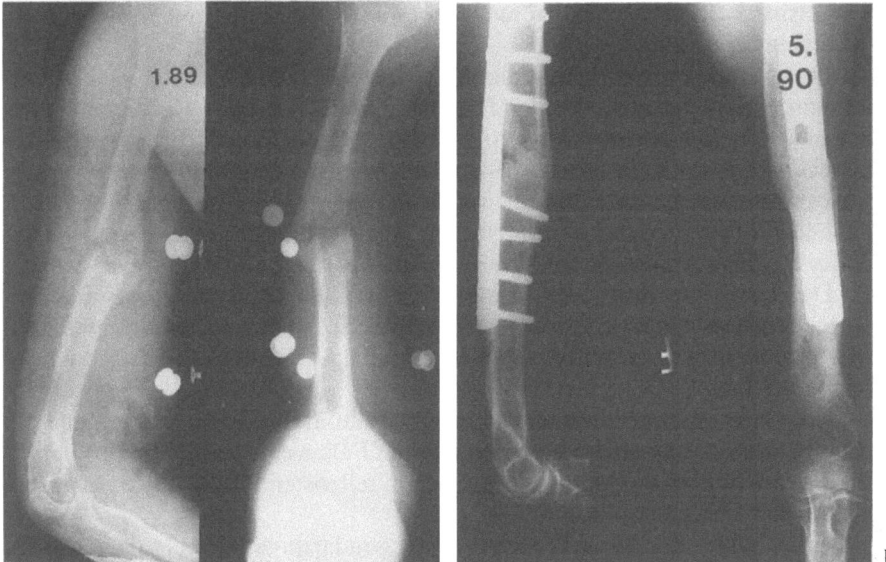

Abb. 3. a Oberarmschaftpseudarthrose nach Bracebehandlung. **b** Dorsale Plattenosteosynthese mit vorgebogenem und gespanntem Implantat

Diskussion

Mit 2 Ausnahmen konnten sämtliche Oberarmschaftpseudarthrosen durch eine dorsale Plattenosteosynthese, bei einer atrophen bzw. oligotrophen Pseudarthrose – kombiniert mit autologer Spongiosaplastik – innerhalb von durchschnittlich 4,7 Monaten zur vollständigen knöchernen Ausheilung gebracht werden.

Zweifellos hat es der „Nachbehandler" einfacher als derjenige, der beispielsweise mit einem polytraumatisierten Patienten konfrontiert ist. Dennoch kann u. E. nach wie vor eine Vielzahl der Oberarmschaftpseudarthrosen durch eine adäquate Erstbehandlung vermieden werden.

Das konservative Vorgehen, beispielsweise beim langen Spiralbruch, besteht für uns in einer ca. 10tägigen Ruhigstellung im Desault-Verband, bis die Weichteile so weit abgeschwollen sind, daß ein Braceverband angelegt werden kann. Die Weiterbehandlung erfolgt dann unter funktionellen Gesichtspunkten im Brace. Wesentlich scheint hier eine engmaschige Kontrolle des Patienten, zusammen mit klinischen und röntgenologischen Verlaufsbeobachtungen, zu sein, um rechtzeitig entsprechende Gegenmaßnahmen treffen zu können. Die Bracebehandlung ist u. E. keine einfache Behandlung, sondern bedarf der vollen Aufmerksamkeit von Arzt und Patienten.

Indikationen zur primären operativen Behandlung sehen wir in einer primär aufgetretenen Radialisparese, beim kurzen Schräg- oder Querbruch in

Oberarmschaftmitte sowie bei nicht reponiblen Frakturen mit Muskel- oder Sehneninterposition.

Beim operativen Vorgehen durch den dorsalen Zugang zeigt sich der N. radialis nicht selten zwischen den Fragmenten eingeklemmt. Aus diesen Fällen leiten wir die Indikation zur sofortigen offenen Reposition bei primärer Radialisschädigung ab (Kwasny et al. 1990). Dies ist ein eindeutiges Argument gegen eine intramedulläre geschlossene Stabilisierung der Schaftfraktur.

Die Plattenosteosynthese mit einer breiten Platte, wobei wiederum 6 Kortikales in jedem Fragment gefaßt werden sollten, ist die Methode der Wahl.

Da es sich um eine Zuggurtungsplatte handelt, muß diese entsprechend vorgebogen werden, um von vornherein eine maximale interfragmentäre Kompression zu erreichen. Auch diese grundlegende Maßnahme wird häufig nicht beachtet.

Insgesamt gesehen kommen wir durch Deduktion zu dem Schluß, daß die Oberarmschaftpseudarthrose in den meisten Fällen eine vermeidbare Komplikation der Erstbehandlung darstellt. In den seltensten Fällen ist sie ein unvermeidlicher Fehlschlag.

Glücklicherweise ist die Oberarmschaftpseudarthrose eine gutartige Pseudarthrose, die bei stabiler Osteosynthese, ggf. mit Spongiosaplastik, in den meisten Fällen zur Ausheilung gebracht werden kann.

Literatur

Böhler L (1943) Die Technik der Knochenbruchbehandlung. Maudrich, Wien
Böhler L (1964) Gegen die operative Versorgung von frischen Oberarmschaftbrüchen. Langenbecks Arch Chir 308:465
Brug B, Beck E, Marscher R (1975) Die operative Stabilisierung der Oberarmschaftfrakturen mit Bündelnagel nach Hackethal. Monatsschr Unfallheilkd 78:245
Hermichen HG, Pfister U, Weller S (1982) Die Oberarmschaftpseudarthrose. Unfallchirurgie 8:92–95
Hofmeier G, Schweiberer R (1967) Die Bündelnagelung bei Unterschenkel- und Oberarmfraktur. Zentralbl Chir 92:2903
Kayser M, Muhr G, op den Winkel R, Ekkernkamp A (1986) Funktionelle Behandlung der Humerusfraktur nach Sarmiento. Unfallchirurgie 89:253–258
Kwasny O, Maier R, Scharf W (1990) Die operative Versorgung von Humerusschaftfrakturen. Aktuel Traumatol 20:87–92
Maier R, Kwasny O, Schabus R, Scharf W (1987) Verzögerte Knochenbruchheilung und aseptische Pseudarthrose am Oberarmschaft. Hefte Unfallheilkd 189:504

Posttraumatische knöcherne Fehlheilungen und Pseudarthrosen bei Verletzungen der distalen Humerusepiphyse im Wachstumsalter

R. Pichler

In einem Beobachtungszeitraum von 10 Jahren wurden an unserer Klinik 100 Verletzungen der distalen Humerusepiphyse behandelt. Es handelt sich dabei ausschließlich um epikondyläre intraartikuläre Frakturen. 45 Patienten konnten nach einem Beobachtungszeitraum von 6 Jahren nachuntersucht werden, in ⅔ der Fälle war die linke obere Extremität betroffen.

Inkomplette Abrisse oder unverschobene Frakturen behandeln wir ausnahmslos konservativ mit Gipsfixationszeiten zwischen 3 und 4 Wochen. Der röntgenologische Nachweis des unverschobenen inkompletten Abrisses oder der Fraktur zum gering verschobenen, aber kompletten Abriß ist äußerst schwierig. Eine konservative Therapie im Gipsverband läßt sich nur unter engmaschigen Röntgenkontrollen vertreten. Ist dies nicht gewährleistet, empfehlen wir auch bei dieser Fraktur die Kirschner-Drahtosteosynthese, da sich sekundäre Dislokationen im Gipsverband röntgenologisch sehr schwierig nachweisen lassen und oft erst nach Beendigung der Therapie gesehen werden. In dieser Gruppe kamen auch 3 Pseudarthrosen vor.

In der nicht nachuntersuchten Gruppe von 55 Patienten hatten wir von 35 Condylus-radialis-Frakturen der Gruppe des kompletter Abrisses und des gering verschobenen Abrisses 5 sekundäre Dislokationen.

Verschobene und verdrehte bzw. abgekippte Condylus-radialis-Abrisse werden offen reponiert und mit Bohrdrähten fixiert, ebenso wie verschobene Epicondylus-ulnaris-Abrisse und trans- oder diakondyläre Frakturen.

Bei der Nachuntersuchung wurde sowohl klinisch als auch röntgenologisch im Vergleich untersucht. Bewegungseinschränkungen im Ausmaß von 10° im Humerus-Ulnar-Gelenk konnten nur bei einem Patienten nach konservativ behandelter diakondylärer Fraktur und bestehender radialer Pseudarthrose gesehen werden. Bei 2 Patienten lag ein Beuge- oder ein Streckdefizit von 10° vor, wobei röntgenologisch in einem Fall eine Armachse von 0°, im anderen Fall eine Fischschwanzdeformität vorlag. 8 Patienten gaben subjektive Beschwerden wie Wetterfühligkeit und einen verdickten radialen Condylus, der sie v. a. aus kosmetischen Gründen störte, an.

Bei der Veränderung der Armachse konnten wir keine signifikante Abhängigkeit von der Frakturform erkennen. Wir sahen in 2 Fällen eine Hyperval-

---

Unfallkrankenhaus Meidling, Kundratstr. 37, A-1120 Wien

gusstellung von 24 bzw. 26°, der sich nach 3 bzw. 5 Jahren auf 15 bzw. 14° seitengleich korrigierte. In beiden Fällen lag eine komplette, nicht dislozierte Condylus-radialis-Fraktur vor. Eine varische Armachse sahen wir in keinem Fall, in einem Fall bestand eine Bewegungseinschränkung bei einer Achsabweichung von 0°.

Bei Valgusdifferenzen bis zu 10° im Vergleich zur gesunden Seite sahen wir keine funktionelle Beeinträchtigung.

Bei den 3 Pseudarthrosen war in 2 Fällen die sekundäre röntgenologisch unbemerkte Dislokation Ursache für diese Komplikation. In unserem Krankengut hat die Gruppe der kompletten und gering dislozierten Frakturen oder Abrisse die höchste Komplikationsrate. Wenn diese Frakturen konservativ behandelt werden sollen, muß die lückenlose Röntgenkontrolle auch ohne Gipsverband gewährleistet sein, sonst sollte die primäre Osteosynthese durchgeführt werden.

Literatur

1. Beck E (1966) Brüche des radialen Oberarmcondylus bei Kindern. Arch Orthop Unfallchir 60:340–356
2. Cotta H (1979) Über die Behandlung knöcherner Verletzungen des Ellbogengelenkes. Unfallheilkunde 82:41–46
3. Hefti F, Jakob RP (1981) Frakturen des Condylus radialis humeri bei Kindern und Jugendlichen. Orthopädie 10:274–279
4. Hofmann S (1965) Die Frakturen des Condylus radialis humeri im Kindesalter. Chir Prax 9:405–416
5. Laer L von (1981) Klinische Aspekte zur Einteilung kindlicher Frakturen, insbesondere zu den traumatischen Laesionen der Wachstumsfuge. Unfallheilkunde 84:229–236
6. Laer L von (1981) Spätfolgen nach Ellbogenlaesionen im Wachstumsalter; Ursache primäre Therapie. Orthopädie 10:264–273
7. Poigenfürst J (1966) Folgen eines verspätet operierten kindlichen Oberarmcondylenbruchs. Arch Orthop Unfallchir 60:364–368
8. Titze A (1960) Die eingeschlagene Apophyse des Epicondylus ulnaris. Monatsschr Unfallheilkd 63:390–394
9. Weber BG (1977) Frische Verletzung der Wachstumsfuge, ihre Therapie. Z Orthop 115:567–569
10. Wittich H (1964) Der Abriß am Epicondylus ulnaris humeri und seine neuen Ergebnisse. Monatsschr Unfallheilkd 513–532

Die Therapie
der infizierten Oberarmschaftpseudarthrosen

A. Leitner, H.-G. Breyer und A. Meißner

Einleitung

Infizierte Pseudarthrosen am Oberarmschaft sind glücklicherweise selten. Da die Oberarmschaftfrakturen nach wie vor eine Domäne der konservativen Therapie darstellen, steht diese Infektkomplikation natürlich im Verruf, eine iatrogene Komplikation des gewählten Therapieverfahrens – der durchgeführten Osteosynthese – zu sein. An einem Krankengut von 33 Pseudarthrosen mit 9 Infektpseudarthrosen sollten nun die Ursachen der Infektpseudarthrosen sowie deren Therapie und Ergebnisse nachuntersucht werden.

Patienten und Methodik

Von 1979–1989 behandelten wir an der Abteilung für Unfall- und Wiederherstellungschirurgie am Klinikum Steglitz 33 Pseudarthrosen am Humerusschaft. Darunter befanden sich 9 Infektpseudarthrosen, unter diesen wiederum 2 Infekt-Defekt-Pseudarthrosen (Tabelle 1). Der jüngste Patient war 19, der älteste 86 Jahre alt. 32 Patienten waren primär konservativ behandelt worden, 10 Patienten primär operativ. Als Osteosyntheseverfahren bei den 10 primär operierten Patienten waren angewandt worden: 5mal AO-Platten und 5mal andere Verfahren, z.B. isolierte Schrauben, Cerclagen, Kirschner-Drähte. Diese Osteosyntheseverfahren waren alle instabil. Bei 24 der 33 Patienten war die primäre Behandlung in anderen Krankenhäusern erfolgt. Von den 9 Infektpseudarthrosen waren 8 primär extern vorbehandelt worden.

Das Therapiekonzept zur Behandlung der Infektpseudarthrosen an unserer Abteilung besteht in einem radikalen Débridement der Weichteile und der Knochen mit Entfernung aller avitalen Knochenanteile sowie in der Versorgung mit einer übungsstabilen Osteosynthese in einer ersten Sitzung. Bei vorliegenden Defekten erfolgt dann in einer oder mehreren weiteren Sitzungen die Defektauffüllung mit autologer Spongiosa bei beherrschter Infektsituation.

Abt. für Unfall- und Wiederherstellungschirurgie, Universitätsklinikum Steglitz der Freien Universität Berlin, Hindenburgdamm 30, W-1000 Berlin 45, Bundesrepublik Deutschland

Tabelle 1. Pseudarthrosen am Humerusschaft von 1979–1989 (n=33)

Pseudarthrosen insgesamt	33
Infektpseudarthrosen	9
Davon Defektpseudarthrosen	2

Tabelle 2. Therapie der infizierten Pseudarthrosen am Humerusschaft von 1979–1989 (n=9)

Osteosyntheseverfahren	
Fixateur externe	2
Plattenosteosynthese	5
Plattenosteosynthese und Spongiosaplastik	2

Die systemische und lokale Therapie mit Antibiotika (Gentamycin-Kugelketten oder Gentamycin-Kollagenvlies) hat an unserer Klinik einen festen Platz in der Therapie dieser schweren Infektkomplikationen.

Ergebnisse

Bei den 9 Infektspeudarthrosen lagen als Unfallursachen 3 Schußbrüche, 2 offene Frakturen nach Verkehrsunfällen sowie 4 häusliche Stürze vor. 6 dieser Frakturen einschließlich eines Schußbruches wurden primär konservativ therapiert, 3 primär operativ (2mal mit Fixateur externe und einmal mit einer Plattenosteosynthese). Bei den 3 primär operierten Patienten kam es sofort im Anschluß an die osteosynthetische Versorgung zum Infekt. Die anderen 6 Patienten wurden erst nach Auftreten einer Pseudarthrose mit einer Osteosynthese versorgt (3mal mit einer Plattenosteosynthese, 3 weitere mit inadäquaten Osteosyntheseverfahren in Form von gekreuzten Kirschner-Drähten, Cerclagen sowie einem instabilen Marknagel). Hier kam es ebenfalls nach den Osteosynthesen zum Infekt. 5 der extern vorbehandelten Patienten waren bereits wegen der Infektpseudarthrose voroperiert worden. 4 Patienten wurden in unserer Abteilung von Anfang an nach Auftreten der Infektpseudarthrose therapiert. Insgesamt waren bei diesen 4 Patienten durchschnittlich 3 Eingriffe zur Ausheilung erforderlich. Bei den anderen 5 Patienten waren insgesamt im Durchschnitt 5 Eingriffe bis zur Sanierung erforderlich.

Bei allen Patienten war ein Wechsel des Osteosyntheseverfahrens bei Beginn unserer Therapie wegen des Infektes notwendig. Als Osteosyntheseverfahren bei der Behandlung der Infektpseudarthrosen fanden in unserer Klinik 2mal der Fixateur externe und 7mal die Plattenosteosynthese Verwendung (Tabelle 2). Der Fixateur wurde bis zur Ausheilung nicht gewechselt, es zeigten sich keine Pininfekte.

Während der Behandlung in unserer Abteilung kam es bei 5 Patienten nach primär erfolgtem radikalem Débridement und knöcherner Stabilisierung zu Infektrezidiven im Weichteilmantel, bei einem mußte eine Reosteosynthese mit der Platte durchgeführt werden (Tabelle 3). Die beiden Defektpseudarthrosen waren jeweils durch Spongiosaplastiken vorbehandelt worden. Während der

Behandlung an unserer Klinik wurde je eine Spongiosaplastik in Kombination mit einer übungsstabilen Plattenosteosynthese durchgeführt. Auf diese Weise wurden die Defekte knöchern ausreichend überbrückt. Nach einer Gesamtbehandlungszeit von durchschnittlich 1,6 Jahren – nach Übernahme der Behandlung durch uns von 5,8 Monaten – gelang es, alle Infektpseudarthrosen knöchern auszuheilen. Lediglich bei einem Patienten bestand bei der Rückkehr in sein Heimatland 4 Monate nach Behandlungsbeginn bei uns noch eine persistierende Weichteilfistel.

Funktionell zeigten 4 Patienten nach Abschluß der Therapie eine eingeschränkte Beweglichkeit von Schulter- oder Ellenbogengelenk ohne Bevorzugung einer speziellen Bewegungsrichtung. Die täglichen Funktionsgriffe des Armes und der Hand an den Mund, hinter den Rücken und über den Kopf konnten von allen durchgeführt werden.

Die Funktion der oberen Extremität war bei 3 Patienten durch motorische Ausfälle nach Nervenläsionen erheblich mehr beeinträchtigt als durch die Einschränkung der Gelenkbeweglichkeit im Schulter- und Ellenbogengelenk. Von den 9 untersuchten Patienten hatten 6 primäre Nervenläsionen. Dabei handelte es sich in 3 Fällen um isolierte Radialisparesen, die bei Behandlungsabschluß nur noch bei genauer neurologischer Untersuchung erkennbar und funktionell kaum wirksam waren. Bei 3 Patienten (alle hatten ursprünglich Schußverletzungen) fanden sich Verletzungen aller 3 Stammnerven mit deutlichen peripheren Ausfällen, hauptsächlich im Bereich der Handgelenks- und Handmotorik. Bei 5 der 6 Patienten erfolgte sekundär eine Revision mit Freilegung des Nervs. Dabei wurde in 4 Fällen lediglich eine Neurolyse durchgeführt. In 2 Fällen war der N. radialis auf längerer Strecke sanduhrförmig eingeschnürt, eine Rekonstruktion einschließlich eines mikrochirurgischen Transplantats erschien aufgrund der langen Strecke nicht sinnvoll, und es wurden Ersatzplastiken am Unterarm in einer weiteren Operation durchgeführt. Es erfolgte die Transplantation der Sehne des M. palmaris auf die Sehne des M. extensor pollicis longus sowie die Transplantation der Sehne des M. flexor carpi ulnaris auf die Sehne des M. extensor digitorum communis (Tabelle 4).

Als typisch für einen Behandlungsverlauf kann das Beispiel der folgenden Patientin gelten:

Die 54jährige Frau wurde bei einem Verkehrsunfall polytraumatisiert, u.a. mit offener Oberarmfraktur rechts. Es erfolgte in Narkose die Reposition und Ruhigstellung der Fraktur im Oberarmgipsverband. Die Wunde wurde chirurgisch versorgt und drainiert. Nach 2 Wochen erfolgte die Nachreposition und die Anlage einer Olekranonextension (Abb. 1).

Tabelle 3. Rezidive nach Therapie der infizierten Pseudarthrose am Humerusschaft von 1979 bis 1989 am Klinikum Steglitz (n = 9)

Weichteilrevisionen	6
Reosteosynthese (Platte–Platte)	1

Tabelle 4. Nervenläsionen bei Infektpseudarthrosen am Humerusschaft von 1979–1989 (n = 6)

Revisionseingriffe (Neurolyse)	5
Ersatzplastiken am Unterarm	2

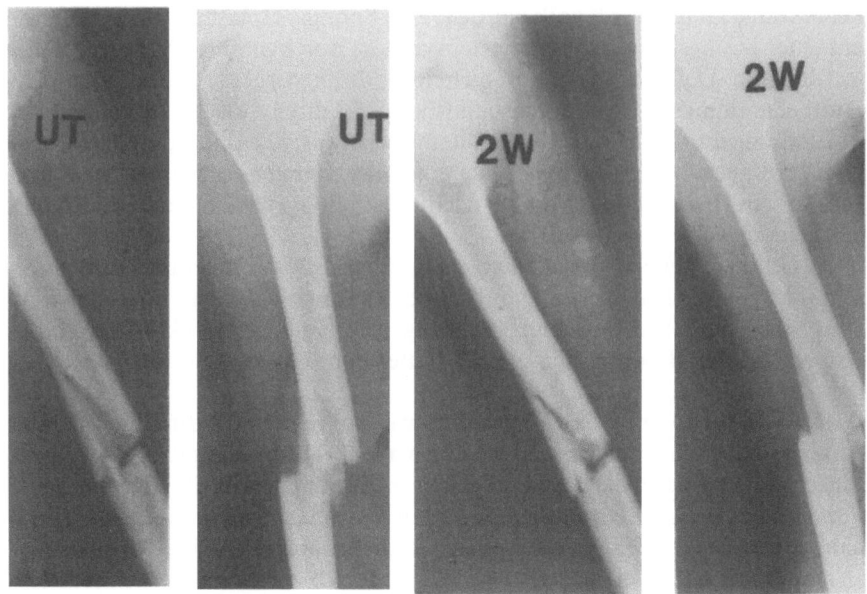

Abb. 1a, b. Patientin W. M., Alter 54 Jahre. **a** Röntgenbild der offenen Oberarmfraktur am Unfalltag mit geringer Dislokation. **b** Frakturstellung 2 Wochen nach Reposition und Anlage der Olekranondrahtextension

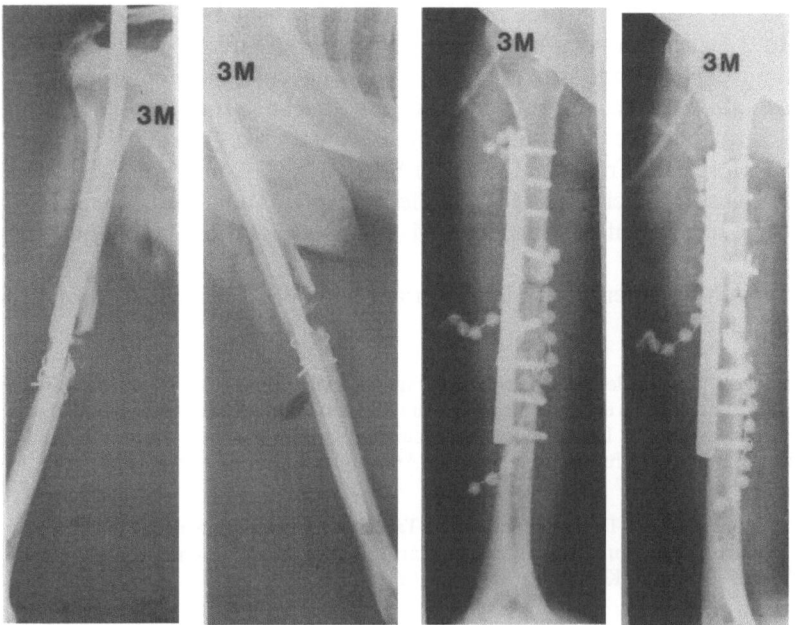

Abb. 2a, b. Patientin W. M. **a** Zustand nach sekundärer Versorgung mit einem Marknagel und Drahtumschlingung des distalen Fragmentes. **b** Zustand nach Revision und Plattenosteosynthese in unserer Abteilung

Die Therapie der infizierten Oberarmschaftpseudarthrosen 355

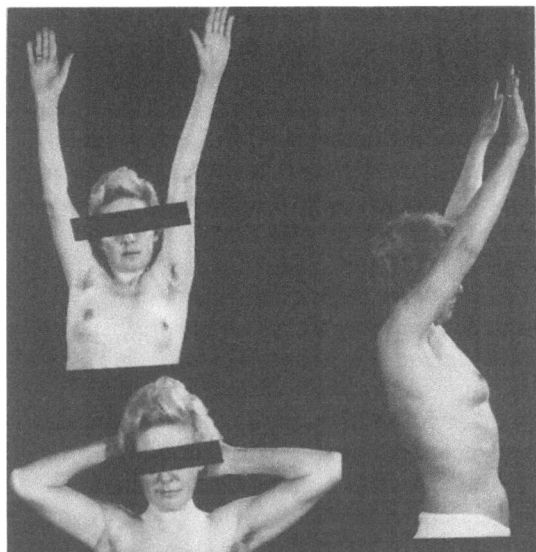

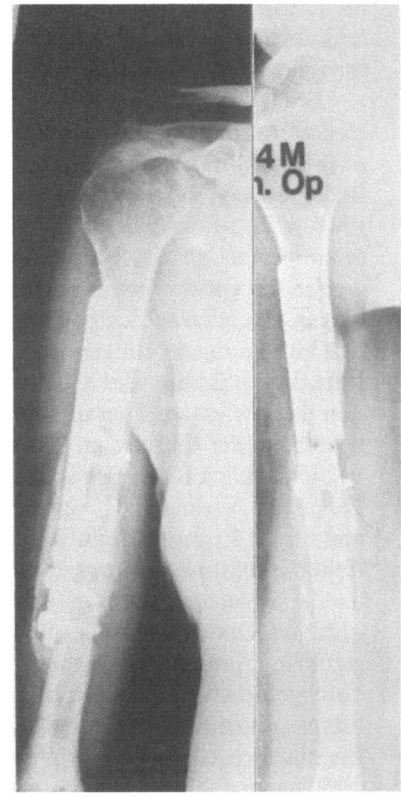

Abb. 3a, b. Patientin W. M. **a** Röntgenbefund 4 Monate nach der 2. Revisionsoperation mit beginnender knöcherner Durchbauung bei saniertem Weichteilinfekt. **b** Funktionsaufnahmen 4 Monate nach Revisionsoperation

Wegen fehlender Konsolidierung wurde nach 2 Monaten die Marknagelung des Oberarmschaftbruches mit der Drahtumschlingung des distalen Bruchendes durchgeführt (Abb. 2). Spätestens zu diesem Zeitpunkt zeigte sich eine komplette Radialisparese in Kombination mit einer kompletten Medianus- und Ulnarisparese. Weiterhin kam es zur Infektpseudarthrose. Die Patientin kam 3 Monate nach dem Unfall zur Behandlung in unsere Klinik. Nach der Materialentfernung erfolgte ein radikales Débridement der Weichteile und der Knochen. Es wurde in gleicher Sitzung eine stabile Osteosynthese mit der DC-Platte durchgeführt. Gleichzeitig erfolgte die Einlage von Gentamycin-Kugelketten (Abb. 2). Es kam zunächst zum erneuten Aufflackern des Infektes. 2 Monate später wurde ein erneutes Débridement mit Reosteosynthese (ebenfalls wieder mit einer DC-Platte) und bei weitgehend beherrschter Infektsymptomatik mit einer Spongiosaplastik erforderlich. Anschließend trat eine komplikationslose Ausheilung mit deutlicher Rückbildung der Nervenläsionen und weitgehend freier Funktion der oberen Extremität mit geringer Bewegungseinschränkung im Schultergelenk ein (Abb. 3).

Diskussion

Infektpseudarthrosen am Oberarmschaft sind, verglichen mit Infektkomplikationen anderer Lokalisation, wie z. B. dem Unterarm oder dem Unterschenkel, der am häufigsten betroffen ist, selten [1, 2]. Bei der Behandlung der Infektpseudarthrosen kommt auf 40 Infektpseudarthrosen der anderen langen Röhrenknochen, hauptsächlich wiederum des Unterschenkels, eine Infektpseudarthrose des Oberarmes [6].

Dies liegt z. T. sicherlich an den anatomischen Verhältnissen am Oberarm. Es besteht ein meist ausreichend dicker Weichteilmantel in Form gut durchbluteter Muskulatur. Im Vergleich mit dem Unterschenkel und dem Unterarm findet sich am Oberarm nur ein Knochen. Achsknicke, leichte Seitversetzungen und Rotationsfehlstellungen sind erheblich leichter korrigierbar, aber auch tolerabler als an den Extremitätenabschnitten mit 2 funktionell ineinandergreifenden knöchernen Strukturen. Hier machen sich die erwähnten Fehlstellungen erheblich stärker bemerkbar und führen leichter zu den entsprechenden Frakturheilungsstörungen [5, 12]. Der eingangs erwähnte Vorwurf, daß eine Infektkomplikation des Oberarmes hauptsächlich eine iatrogene Komplikation des gebildeten Therapieverfahrens in Form der Osteosynthese sei, bestätigt sich weder bei unseren Nachuntersuchungen noch in der Literatur [1, 3, 7, 10]. Ursächlich für die Infektspeudarthrosen am Oberarmschaft sind in vielen Fällen die Verletzungen selbst. So führen bezeichnenderweise Schußbrüche und offene Frakturen häufig zur Infektpseudarthrose [2, 10, 11]. Als Ursache für die Infektpseudarthrosen muß deshalb bei den 3 primär operierten Patienten die Verletzung selbst gesehen werden. Es handelte sich um 2 Schußbrüche sowie um eine zweitgradig offene Fraktur. Die bei der offenen Fraktur durchgeführte Plattenosteosynthese war allerdings technisch nicht einwandfrei durchgeführt und instabil, und hat somit ebenfalls zur Entwicklung der Infektpseudarthrose mit beigetragen. Als Ursache für die Entwicklung einer Pseudarthrose bei den 6 primär konservativ therapierten Fällen zeigte sich in 4 Fällen eine falsche Indikationsstellung zur konservativen Therapie. Es handelte sich in 2 Fällen um glatte Querfrakturen mit ungenügender Reposition, um eine offene Fraktur sowie um einen Schußbruch. Bei 2 Patienten konnte keine Ursache für die Entstehung der Pseudarthrose bei sachgerechter konservativer Therapie gefunden werden. Ursache für den Infekt nach osteosynthetischer Versorgung der Pseudarthrosen waren in 3 Fällen die inadäquaten Osteosyntheseverfahren mit Instabilität, eine technisch falsch durchgeführte Plattenosteosynthese ebenfalls wegen Instabilität sowie in einem Fall ein Infekt durch ein eingeklemmtes Stück eines Operationshandschuhes im Frakturspalt intraoperativ. Beim letzten Patienten dieser Gruppe konnte weder für die Pseudarthrosenentstehung noch für den Infekt eine Ursache gefunden werden.

Kommt es nach Osteosynthesen zur Infektpseudarthrose, so liegen also in vielen Fällen indikatorische Fehler bei der Wahl des Osteosyntheseverfahrens sowie technische Fehler bei der Durchführung der Osteosynthese vor. Bei primärer Versorgung einer Oberarmschaftfraktur mittels übungsstabiler Plattenosteosynthese ist die Infektkomplikation mit Ausbildung einer Pseudarthrose ein sehr seltenes Ereignis, das in der Literatur nur in Einzelfällen belegt ist [2, 11].

Die Prinzipien der Therapie der infizierten Oberarmschaftpseudarthrosen unterscheiden sich nicht von derjenigen bei Infektkomplikationen anderer Lokalisationen. Entscheidend ist auch am Oberarmschaft das frühzeitige radikale Débridement sowohl des Weichteilmantels als auch des Knochens mit Entfernung aller avitalen Knochenanteile. Dies erfolgt in einem ersten Schritt gleichzeitig mit der knöchernen Stabilisierung. Liegt neben dem Infekt ein knöcherner Defekt vor, so erfolgt in einem weiteren oder in mehreren weiteren Schritten die Defektauffüllung und Wiederherstellung der knöchernen Kontinuität durch Spongiosaplastiken. Die systemische und die lokale Antibiotikaanwendung hat ihren festen Platz in der Therapie dieser ernsten Frakturkomplikation [2, 5, 6, 10, 12].

In der Therapie der infizierten Oberarmschaftfrakturen gibt es jedoch einige Besonderheiten: So findet sich am Oberarm ein ausreichender Weichteilmantel in Form gut durchbluteter Muskulatur. Die am Unterarm und hauptsächlich Unterschenkel auftretenden Weichteilprobleme (die Tibiavorderkante und die mediale Tibiafläche liegen direkt unter Subkutis und Haut) sind daher am Oberarm Ausnahmen. Die für die Behandlung dieser Probleme entwickelten plastischen Maßnahmen der Weichteildeckung z. B. in Form von gestielten oder freien Lappen, werden deshalb am Oberarm kaum benötigt.

Eine weitere Besonderheit ist die untergeordnete Bedeutung der Armlänge [2, 10, 12]. Im Gegensatz zur unteren Extremität resultieren aus unterschiedlicher Länge der Arme keine biomechanischen Konsequenzen. So ist die Wiederherstellung der knöchernen Kontinuität des Humerusschaftes weitaus weniger problematisch als z. B. am Unter- oder Oberschenkel, weil eine Verkürzung ohne notwendige spätere Korrektur in Kauf genommen werden kann oder im Rahmen des Therapiekonzeptes sogar erwünscht ist. Die kosmetische Beeinträchtigung durch einen stark verkürzten Oberarm wird von den meisten Patienten ohne Probleme akzeptiert.

Auch in der Art des Stabilisierungsverfahrens finden sich Unterschiede. Bei massivem eitrigem Infekt ist der Fixateur externe das Osteosynthesemittel der Wahl [2, 7, 11]. Aber bereits während der Behandlungszeit zeigen sich Unterschiede. Die durch die mechanischen Belastungen der unteren Extremität häufig auftretenden Pinprobleme werden am Oberarm selten beobachtet [2, 11]. Ferner sind Verfahrenswechsel nach Fixateuranlage zur Ausheilung der Fraktur bzw. der Pseudarthrose kaum notwendig. Die zwischenzeitliche Gipsfixation bei Verfahrenswechsel vom Fixateur zur Platte hat am Oberarm wegen der unzureichenden Fixierung der beiden angrenzenden Gelenke keinen Sinn, so daß die Fraktur oder Pseudarthrose entweder mit dem Fixateur ausgeheilt oder der Verfahrenswechsel direkt erfolgen sollte. Das Osteosyntheseverfahren der Wahl am Oberarm ist jedoch nicht der Fixateur externe, sondern die Plattenosteosynthese. Sie wird bei beherrschbar scheinender Infektsituation primär durchgeführt. Auch bei offenen Frakturen 2. und 3. Grades kann die Platte primär die Methode der Wahl sein, ferner bei Pseudarthrosen aller Arten [3–5, 7, 10]. Als weitere Besonderheit in der Therapie der Oberarmpseudarthrosen (und -frakturen) zeigen sich die häufig vorkommenden Nervenläsionen – meist als isolierte Radialisparese. Hier sind nach Infektsanierung und knöcherner Konsolidierung häufig Zweiteingriffe an den Nerven indiziert, evtl. mikrochirurgische Nerveninterponate notwendig. Ist der Nerv irreversibel geschädigt, finden Ersatzplastiken am Unterarm als weitere Sekundäreingriffe ihre Verwendung. Manchmal ist durch die Nervenläsion die Gebrauchsfähigkeit und Funktionstüchtigkeit des Armes erheblich mehr beeinträchtigt als durch Frakturkomplikationen und beherrschbare Infekte [1, 7, 10].

Die Ergebnisse unserer Untersuchungen wie auch die in der Literatur beschriebenen Ergebnisse zeigen, daß die Infekt- und Frakturkomplikation bei einem entsprechend durchgeführten standardisierten Therapieprinzip nahezu in allen Fällen beherrschbar ist. Treten Infektrezidive auf, die hauptsächlich in den Weichteilen beobachtet werden, muß dasselbe Therapieschema von neuem konsequent durchgeführt werden. Bei weiterhin stabiler Osteosynthese reichen hierzu meistens alleinige Weichteileingriffe zur endgültigen Sanierung aus.

Die funktionellen Ergebnisse nach Ausheilung der Infektpseudarthrosen am Oberarmschaft zeigten aufgrund der langen Behandlungsdauer – oft primär mit längerer Ruhigstellung bei konservativen Behandlungsversuchen – bei vielen Patienten eingeschränkte Bewegungsausmaße der Schulter- und/oder Ellenbogengelenke. Durch diese Bewegungseinschränkungen werden die täglichen Funktionsgriffe und damit die Gebrauchsfähigkeit der oberen Extremität jedoch nur wenig beeinträchtigt [5, 10]. Beeinträchtigungen der Handgelenk- und Handfunktionen finden sich hauptsächlich durch irreversible Nervenläsionen [5, 10]. Trotz der Durchführung entsprechender Revisionseingriffe an den betroffenen Nerven mit eventuellen mikrochirurgischen Transplantaten sowie der Durchführung von Ersatzplastiken am Unterarm verbleiben in den meisten Fällen deutliche Funktionsdefizite, die die Gebrauchsfähigkeit der oberen Extremität wesentlich mehr beeinflussen.

Schlußfolgerung

1. Infizierte Pseudarthrosen am Oberarmschaft sind selten.
2. Ursächlich für infizierte Oberarmschaftpseudarthrosen sind im wesentlichen die Verletzungen in Form von Schußbrüchen oder offenen Frakturen selbst. Beim Auftreten von infizierten Pseudarthrosen nach Osteosyntheseverfahren zeigen sich in der Regel indikatorische Fehler bei der Verfahrenswahl und technische Fehler bei der Durchführung der Osteosynthesen: Bei primär übungsstabilen Plattenosteosynthesen ist diese Frakturkomplikation sehr selten.
3. Die Therapie der Infektpseudarthrose am Humerusschaft erfolgt durch ausreichendes Débridement von Weichteilen und Knochen sowie durch eine übungsstabile Osteosynthese, in der Regel in Form der Plattenosteosynthese, bei massivem Infekt auch in Form des Fixateur externe. Bei Defekten erfolgt mehrzeitig die Defektauffüllung durch autologe Spongiosaplastiken.
4. Bei konsequenter Durchführung dieses standardisierten Therapiekonzeptes ist die Ausheilung der Infektpseudarthrose am Oberarmschaft in den meisten Fällen zu erwarten.

5. Das funktionelle Endergebnis im Bereich der oberen Extremität wird hauptsächlich durch gleichzeitig bestehende motorische Läsionen nach Nervenverletzungen und deren Folgen bedingt.

Literatur

1. Harms J, Arens W (1973) Zur operativen Behandlung von Oberarmschaftpseudarthrosen. Monatsschr. Unfallheilkd 76:40–46
2. Hegglin J (1972) Die Behandlung infizierter Pseudarthrosen mit dem Fixateur externe nach Hoffmann. Helv Chir Acta 39:705–711
3. Hermichen HG, Pfister U, Weller S (1980) Einflüsse der Frakturbehandlung auf die Entstehung von Oberarmschaftpseudarthrosen. Aktuel Traumatol 10:137–142
4. Hermichen HG, Pfister U, Weller S (1982) Die Oberarmschaftpseudarthrose. Unfallchirurgie 8:92–95
5. Jäger M, Küsswetter W, Wirth CJ, Witt AN (1973) Nachuntersuchungsergebnisse bei Plattenverschraubung mit und ohne autologe Spongiosa zur Behandlung von Callusverzögerungen und Pseudarthrosen. Arch Orthop Unfallchir 77:203–222
6. Meißner A (1985) Adjuvante systemische Fosfomycin-Medikation im Rahmen der Therapie der chronischen posttraumatischen Osteitis. Berichtsband zum Workshop Osteitis-Osteomyelitis. S 30–41
7. Mentzel HE, Probst J, Wohlleben B (1982) Oberarmschaftfrakturen und Oberarmschaftpseudarthrosen. Aktuel Traumatol 12:229–234
8. Radloff H, Groher W (1971) Zur Entstehung und Behandlung von Oberarmpseudarthrosen. Arch Orthop Unfallchir 71:205–215
9. Ramatowski W, Spanowski R (1987) Zespol-Osteosynthese im Oberarmbereich. Orthop Traumatol 34:560–570
10. Rommens PM, Vansteinkiste F, Stappaerts KH, Bross PLO (1989) Indikationen, Gefahren und Ergebnisse der operativen Behandlung vom Oberarmschaftfrakturen. Unfallchirurgie 92:965–970
11. Scharf W, Hertz H, Wagner M (1984) Seltene Anwendungsbereiche für den Fixateur externe. Aktuel Traumatol 14:252–258
12. Weber U, Becerra-Urtiaga VM, Groß E (1978) Die Transplantation periostgedeckter kortikospongiöser Knochenspäne zur Behandlung von Frakturen und Pseudarthrosen langer Röhrenknochen. Z Orthop 116:27–36

Störungen der Frakturheilung nach Plattenosteosynthese am Humerus

N. Haas, P. Schandelmaier und N.P. Südkamp

Einleitung

Die Komplikationen nach Osteosynthesen von Humerusschaftfrakturen sind abhängig von der durchgeführten Behandlungsart. Bei der konservativen Behandlung ist der Anteil der Komplikationen gering, so daß Lorenz Böhler den Oberarmschaftbruch als den gutartigsten aller Brüche beschrieb, der sich bis auf wenige Ausnahmen immer konservativ behandeln lasse. In einer Serie von über 1000 Oberarmschaftfrakturen, die konservativ behandelt wurden, fanden sich nur 0,4% Pseudarthrosen und keine Infektionen [2]. Die Komplikationsrate bei der operativen Behandlung ist deutlich höher. Bei einer Zusammenstellung der Komplikationen nach der Behandlung von Oberarmschaftbrüchen von 6 Autoren bei insgesamt 1638 Frakturen zeigt sich bei konservativem Vorgehen eine Komplikationsrate von 0,6% Pseudarthrosen und 0,6% persistierenden Radialisparesen; bei operativem Vorgehen dagegen 7,4% Pseudarthrosen, 4,2% Infektionen und 3,4% Radialisparesen [1]. Eine erhöhte Komplikationsrate zeigt auch die Sammelstudie der Deutschen Sektion der AO [16] bei insgesamt 225 Plattenosteosynthesen (Tabelle 1), mit einer Komplikationsrate von 27,9% bei der primären Operation, darunter 6,8% Pseudarthrosen und 4,9% Ostitiden und 9,8% postoperative Radialisparesen. Weitere nicht unerhebliche Komplikationsmöglichkeiten bestehen bei der Metallentfernung. Bei der AO-Sammelstudie kam es hier zu einer Komplikationsrate von 12%, darunter 7% Nervenschäden (Tabelle 2).

Indikationsstellung

Aufgrund dieser Tatsachen muß die Indikation zur Osteosynthese bei Humerusschaftfrakturen sehr kritisch und eng gestellt werden [20, 21]. Die Indikation zur primären Osteosynthese sehen wir z. Z. nur bei Frakturen mit Gefäß-

---

Unfallchirurgische Klinik, Medizinische Hochschule Hannover, Konstanty-Gutschow-Str. 8, W-3000 Hannover 61, Bundesrepublik Deutschland

Tabelle 1. AO-Sammelstudie: Komplikationen bei der Plattenosteosynthese der Oberarmfraktur (n = 225) [16]

	n
Weichteilinfekt	10
Ostitis	11
Pseudarthrose	15
Plattenausriß	5
Sudeck-Syndrom	7
Neurologische Ausfälle (ohne Primärschaden)	22

Tabelle 2. AO-Sammelstudie: Komplikationen bei der Metallentfernung nach Plattenosteosynthese am Oberarm (n = 209) [16]

	n
Nervenschaden	12
Infekt	4
Refraktur	1

verletzungen, schweren Weichteilschäden, irreponiblen Diastasen sowie bei Serienfrakturen der oberen Extremität. Eine sekundäre Osteosynthese führen wir bei sekundärer Radialislähmung, bei verzögerter Heilung nach konservativer Therapie und bei Pseudarthrosen durch.

Eine relative Indikation stellen die primäre Radialislähmung und die doppelseitige Humerusschaftfraktur dar, während das Polytrauma per se keine Operationsindikation darstellt.

Von 113 Humerusschaftfrakturen [13] bei polytraumatisierten Patienten wurden bei uns 42 operativ stabilisiert, 67 konservativ behandelt, in 4 Fällen war eine Amputation notwendig (Tabelle 3). Operiert wurden überwiegend Fälle mit Gefäßverletzungen, schwerem Weichteilschaden, Kompartmentsyndrom und Serienfrakturen. Nur in 4,8% der Fälle bestand keine spezielle Indikation (Tabelle 4). Bei der Nachuntersuchung konnte bei den konservativ behandelten Patienten in 96,5% ein gutes oder sehr gutes Ergebnis festgestellt werden, bei den operierten Patienten dagegen nur in 47,6% der Fälle, in 9,4% war es zu einer Pseudarthrose gekommen.

Für die Indikation bei der primären Radialislähmung ist der wissenschaftliche Beweis bis jetzt noch nicht erbracht, während es genügend größere Serien gibt, die eindeutig zu dem Schluß kommen, daß es durch die frühe Exploration zu keiner signifikant höheren Remissionsrate kommt als bei abwartend konservativem Vorgehen [3, 8–10, 14, 15, 18, 19].

Tabelle 3. Therapie der Humerusschaftfraktur beim Polytrauma (n = 113) [13]

Therapieform	n
Konservativ	67
Operativ	42
Amputation	4

Tabelle 4. Indikation zur operativen Behandlung beim Polytrauma (n = 42) [13]

	%
Gefäßverletzungen	21,5
Schwerer Weichteilschaden	33,3
Kompartmentsyndrom	7,1
N. radialis-Läsion	9,5
Andere Nervenläsionen	11,9
Serienfrakturen	11,9

Operationstechnik

Generell muß jedes Osteosyntheseverfahren die anatomischen Gegebenheiten am Humerus berücksichtigen. Der intramedulläre Kanal ist jedoch mit seiner unregelmäßig konfigurierten Markhöhle für intramedulläre Stabilisierungsverfahren recht ungünstig gestaltet (Abb. 1). Intramedulläre Kraftträger führen deshalb häufig zu einer Rotationsinstabilität und einer Distraktion der Fragmente.

Bei den Osteosyntheseverfahren hat sich die Kompressionsosteosynthese in der Regel als Plattenosteosynthese bewährt. In seltenen Fällen mit Weichteilproblemen kann auch mit dem Fixateur externe die Osteosynthese durchgeführt werden.

Die Plattenosteosynthese wird entweder über einen anterolateralen Zugang nach Henry, oder, wenn der N. radialis freigelegt werden soll, über einen dorsalen Zugang durchgeführt.

Bei der Plattenosteosynthese am Humerus ist es wie an jedem anderen Röhrenknochen von elementarer Bedeutung, daß bei den meist einfachen Bruchformen die biomechanischen Prinzipien beachtet werden. Hierzu zählen:

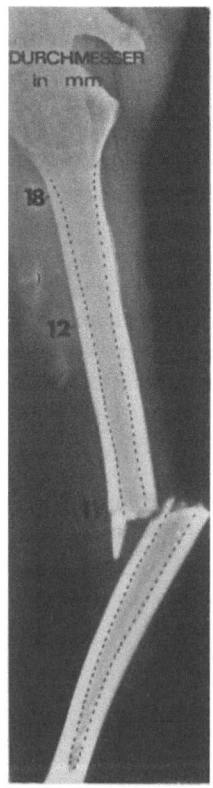

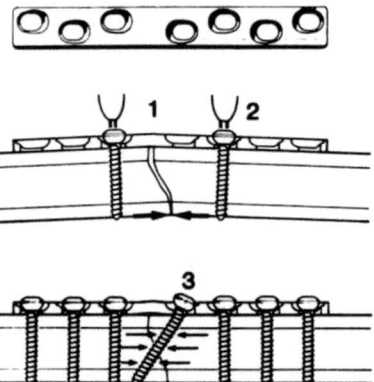

Abb. 2. Technik der Plattenosteosynthese am Humerus mit Vorbiegung (*1*), Vorspannung (*2*) und schräger Plattenzugschraube (*3*)

Abb. 1. Radiologische Darstellung der Innenform der Humerusmarkhöhle

1. Plattenvorbiegung, um Kompression über der gesamten Fraktur und damit effektive Vorspannung und Haftreibung an den Fragmentenden zu erzeugen.
2. Plattenspannen, am besten dosiert mit dem AO-Spanngerät, da mit dem DC-Prinzip allein ein dosiertes, individuelles und korrigierbares Spannen bei einem maximalen Weg von 1 mm je Loch und einer maximalen Kraft von 80 kp [17] nicht möglich ist.
3. Einbringen einer schrägen Plattenzugschraube, durch die die Stabilität des Knochen-Implantat-Verbundes über eine Erhöhung der auf die Frakturflächen wirkenden Kraft nochmals deutlich gesteigert wird [6, 11] (Abb. 2).

Als Implantat hat sich ausschließlich die breite DC-Platte bewährt. Für die Stabilität der Osteosynthese ist es weiterhin notwendig, daß mindestens 3 Schrauben in jedem Hauptfragment beide Cortices gut fassen (Abb. 3). Werden diese Prinzipien gleichermaßen bei primärer wie auch bei sekundärer Versorgung beachtet, so sollten keine auf biomechanische Mängel zurückzuführenden Komplikationen auftreten (Abb. 4).

Die Stabilisierung mit dem Fixateur externe ist auf seltene Fälle mit schwerstem Weichteilschaden beschränkt, wobei auch mit dem Fixateur externe eine Kompressionsosteosynthese durchgeführt werden kann (Abb. 5). Bei der in letzter Zeit propagierten Versorgung mit dem Verriegelungsnagel stellt derzeit noch der Ort des Einschlagens mit nicht unerheblicher Weichteiltraumatisierung im Bereich des Schultergelenkes ein ungelöstes Problem dar.

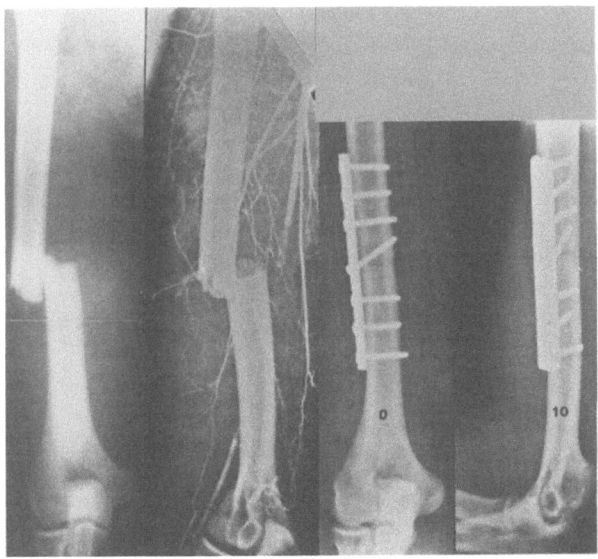

Abb. 3. Biomechanisch korrekt durchgeführte Plattenosteosynthese am Humerus. Problemlose Ausheilung

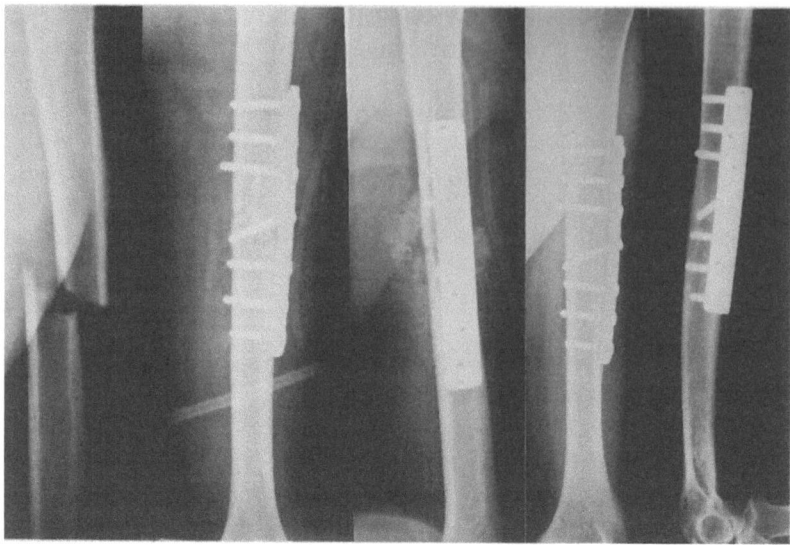

Abb. 4. Biomechanisch korrekt durchgeführte Plattenosteosynthese am Humerus mit komplikationsloser Ausheilung

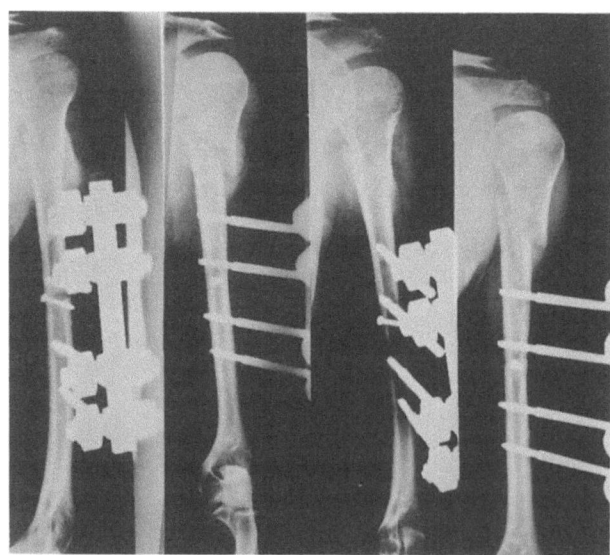

Abb. 5. Kompressionsosteosynthese am Humerus mit dem Fixateur externe bei einer drittgradig offenen Fraktur

Störungen der Frakturheilung nach Plattenosteosynthese am Humerus

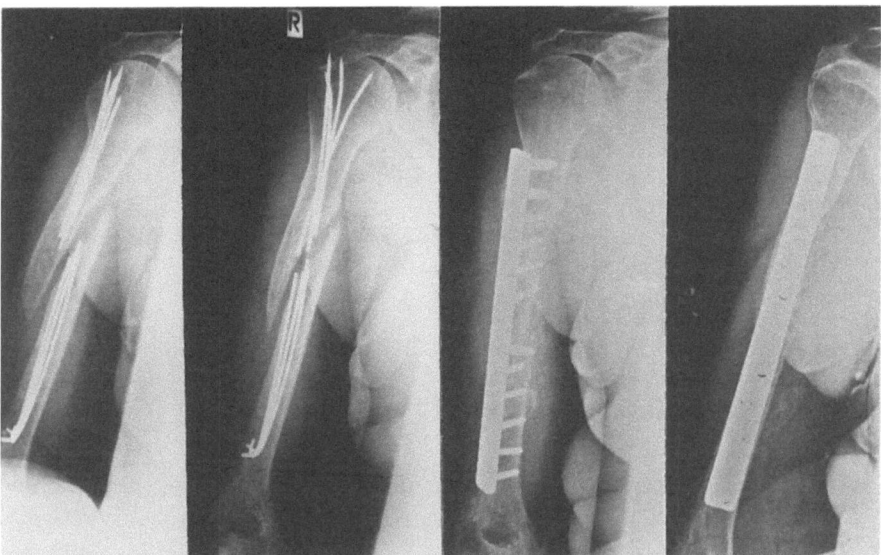

Abb. 6. Pseudarthrose nach Bündelnagelung am Humerus, Reosteosynthese mit breiter DC-Platte

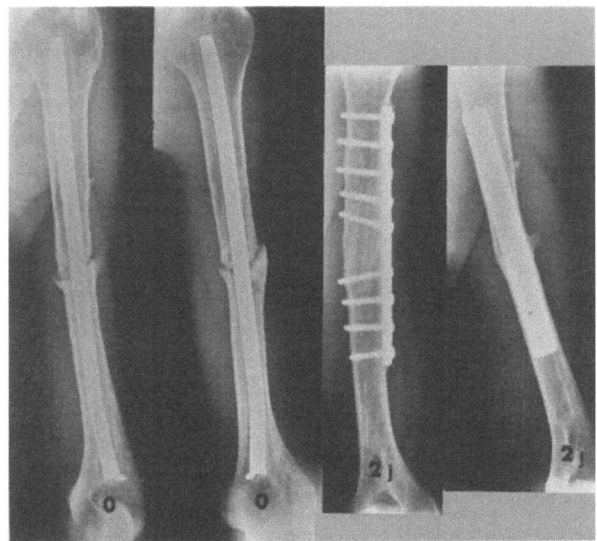

Abb. 7. Pseudarthrose nach Küntscher-Nagelung am Humerus, Reosteosynthese mit breiter DC-Platte

Alle andere Stabilisierungsverfahren wie die Drahtumschlingung, die reine Schraubenosteosynthese oder die Markraumschienung mittels Kirschner-Drähten mit unterschiedlicher Einschlagstelle haben sich in größeren Serien [4] nicht bewährt (Abb. 6). Aber auch die stärkeren Implantate, wie die Rushpins oder der einfache Marknagel, egal ob er von zentral oder von peripher aus eingeschlagen wird, können nicht den Erfolg garantieren, da sie nicht die ausreichende Stabilität liefern (Abb. 7).

Auch bei der Plattenosteosynthese kann es natürlich zu Problemen kommen, wenn die Technik und das Implantat nicht den oben aufgezeigten biomechanischen Anforderungen entsprechen [12].

Therapie der Heilungsstörungen

Handelt es sich um eine aktive Pseudarthrose in der Einteilung nach Weber [22], d. h. eine Hyperostose, Osteoporose oder eine beginnende Resorption der Fragmentenden, wird die Ausheilung einfach durch mechanische Ruhe erreicht, d. h. durch Ausschaltung von Dreh-, Scher- und Biegemomenten [5]. Bei den inaktiven Pseudarthrosen, also Heilungsstörungen mit einer Fragmentnekrose, einer Defektpseudarthrose oder einer Resorption der Fragmentenden, wird außer der mechanischen Ruhe zusätzlich noch die biologische Stimulation benötigt, in jedem Falle die Spongiosatransplantation, im Bedarfsfall außerdem eine zusätzliche Weichteilsanierung [12]. Neben der Stabilität und der Bioaktivität kommt auch der Funktion im Behandlungsplan eine entscheidende Bedeutung zu [7]. Man darf bei der Pseudarthrosenbehandlung

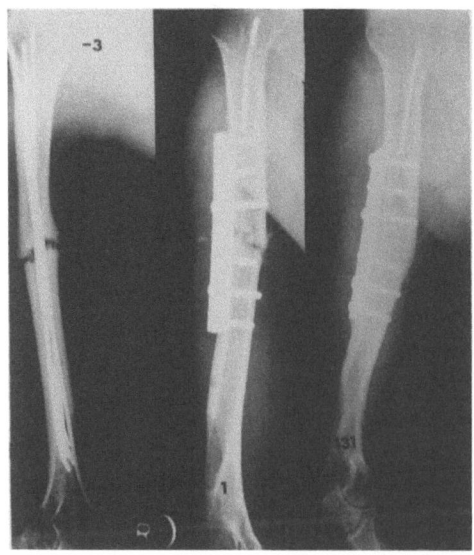

Abb. 8. Pseudarthrose nach Bündelnagelung am Humerus, Reosteosynthese mit breiter DC-Platte. Problemlose Ausheilung

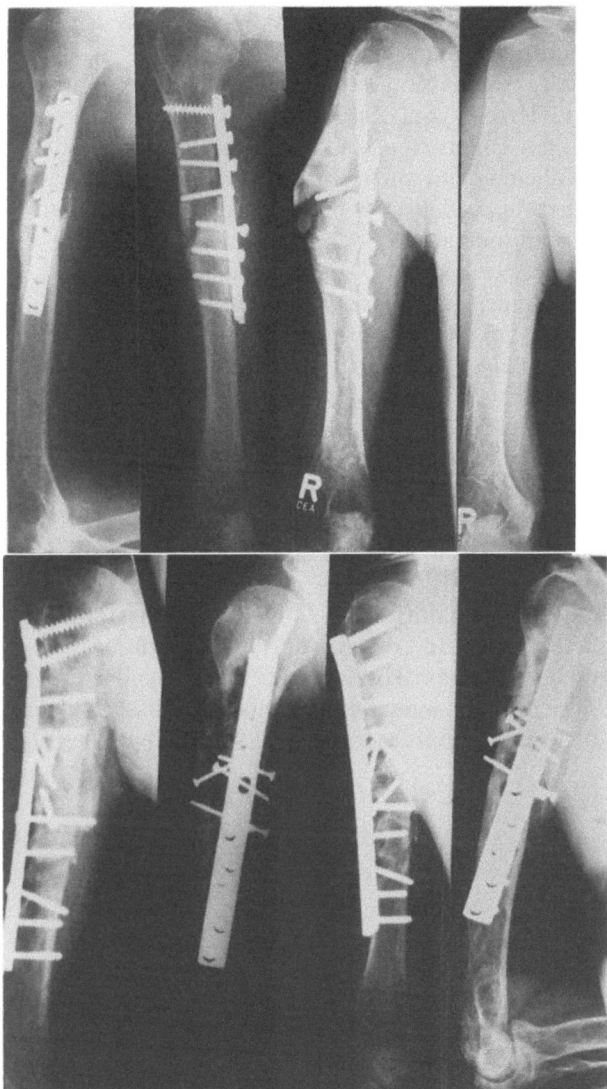

Abb. 9. Inaktive Pseudarthrose nach Plattenosteosynthese. Ausheilung nach biologischer Knochenstimulation mit angeschraubten kortikospongiösen Knochenspänen und biomechanisch korrekter breiter DC-Plattenosteosynthese

nicht nur den Knochen sehen, sondern muß die gesamte Extremität hinsichtlich Beweglichkeit, Gelenkfunktion und Zustand der Muskulatur betrachten.

Nur die stabile Osteosynthese erbringt die erforderliche mechanische Ruhe und erlaubt eine ausgiebige funktionelle Nachbehandlung. Am Humerus steht bei der Osteosynthesenbehandlung unbestritten die Plattenosteosynthese im Vordergrund. Als biologische Stimulierung bei der inaktiven Pseudarthrose kommen die autogene und allogene Spongiosatransplantation, die Weichteilsanierung und die Dekortikation in Frage.

Der Erfolg der Spongiosatransplantation ist einerseits abhängig von der Technik der Anlagerung, andererseits vom Zustand des Transplantatlagers. Bei einer Analyse im Bereich des Unterschenkels konnte gezeigt werden, daß die Auffüllung des Defektes alleine nicht ausreicht; sie führt nur in 11% der Fälle zur primären Konsolidierung, während es bei Bedeckung der Schaftenden in 57% und bei großzügiger Ummantelung der Schaftenden jedoch in 79% der Fälle zur primären Konsolidierung kommt. Hierbei ist die autogene Spongiosa aufgrund der transplantateigenen primären Osteogenese, der hohen sekundären osteoinduktiven Wirkung und des geringen Einheilungsrisikos, besonders im ersatzgeschwächten Lager, der allogenen überlegen. Im Zusammenhang mit einer Weichteilsanierung konnte die primäre Konsolidierung in bis zu 90% der Fälle erreicht werden [7].

Da die Durchblutung des knöchernen Lagers meist gestört ist, erfolgt die vaskuläre Invasion des frei transplantierten Knochengewebes nahezu vollständig nur aus dem umgebenden Weichteilmantel. Dieser muß bei der Zurichtung des Transplantatlagers entsprechend von hypovaskulärem Narbengewebe debridiert werden.

Die Art der Stabilisierung hängt natürlich ab von der Lokalisation der Pseudarthrose, vom Weichteilschaden und der Art der Vorbehandlung.

Bei nicht korrekter Methode, d.h. am Humerus bei einer Pseudarthrose nach intramedullärer Stabilisierung, ist immer ein Methodenwechsel zu einer korrekt ausgeführten Plattenosteosynthese erforderlich. Die biologische Sti-

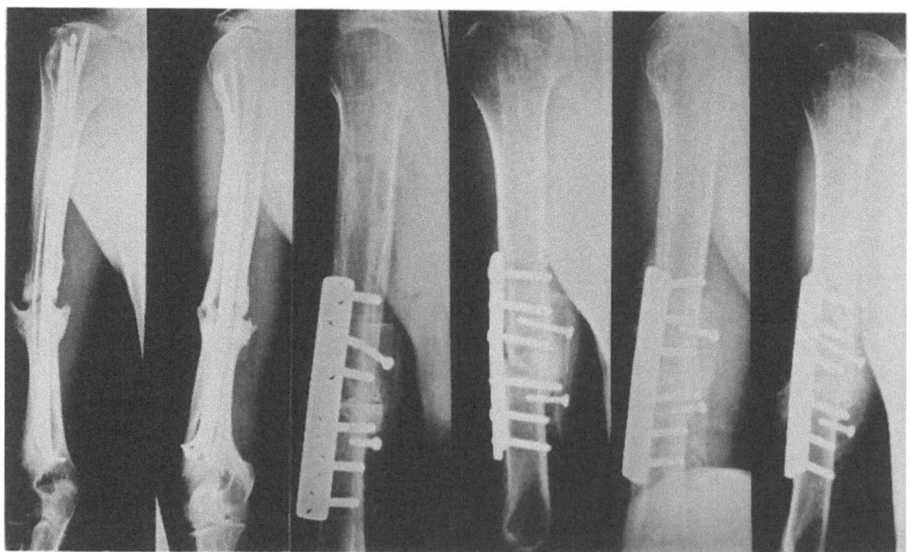

Abb. 10. Inaktive Pseudarthose nach Bündelnagelung. Ausheilung nach Plattenosteosynthese und Anschraubung von kortikospongiösen Knochenspänen

mulierung ist bei einer aktiven Pseudarthrose nicht zwingend notwendig, meist genügt die Stabilisierung zur komplikationslosen Ausheilung (Abb. 8).

Bei einer inaktiven Pseudarthrose nach vorausgegangener richtiger Methode, jedoch falscher Technik, muß der Reeingriff mit der gleichen Methode, jedoch bei korrekter Technik erfolgen. Besonderer Wert ist dabei auf die biologische Stimulation, die bei unserem Beispiel (Abb. 9) durch angeschraubte kortikospongiöse Späne erfolgte, und die Weichteilsanierung zu legen.

Bei einer inaktiven Pseudarthrose nach einem vorausgegangenen Eingriff mit falscher Methode wird der Reeingriff mit der richtigen Methode und einer biologischen Stimulierung durchgeführt (Abb. 10).

Zusammenfassung

Zur Vermeidung von Komplikationen bei der Frakturbehandlung ist eine optimale Primärtherapie mit guter Stabilität und Durchblutung unter Beachtung der biologischen, biomechanischen und technischen Prinzipien Voraussetzung.

Kommt es jedoch einmal zum Auftreten von Komplikationen, dann muß ein rechtzeitiges Eingreifen mit mechanischen und biologischen Maßnahmen erfolgen.

Bei der Therapie der Pseudarthrose am Humerus nach Osteosynthesen ist die Kenntnis der Ursache der Schlüssel zum Erfolg.

Das Behandlungsziel ist die Wiederherstellung der Stabilität, der Bioaktivität sowie der Funktion.

Literatur

1. Bandi W (1964) Indikation und Technik der Osteosynthese am Humerus. Helv Chir Acta 31:89–96
2. Böhler L (1964) Gegen die operative Behandlung von frischen Oberarmschaftbrüchen. Langenbecks Arch Klin Chir 308:465–475
3. Böstmann O, Bakalim G, Vainionpää S, Wilppula E, Pätiälä H, Rokkanen P (1986) Radial palsy in shaft fracture of the humerus. Acta Orthop Scand 57:316–319
4. Brug E, Beck H, Marschner R (1975) Die operative Stabilisierung der Oberarmschaftfrakturen mit der Bündelnagelung nach Hackethal. Monatsschr Unfallheilkd 78:245–251
5. Giebel G, Tscherne H, Reißmann K (1986) Die gestörte Frakturheilung am Oberarm. Unfallchirurg 89:353–360
6. Haas N, Gotzen L (1987) Plattenosteosynthese. In: Schmitt-Neuerburg K, Stürmer K.M (Hrsg) Die Tibiaschaftfraktur beim Erwachsenen. Springer, Berlin Heidelberg New York Tokyo, S 89–103
7. Haas N, Rewitzer H (1987) Therapeutische Prinzipien bei nicht infizierten Pseudarthrosen. Hefte Unfallheilkd 189:403–409
8. Hosner W (1974) Fractures of the shaft of the humerus. An analysis of 100 consecutive cases. Reconstr Surg Traumat 14:411–412
9. Kettelkamp DB, Alexander H (1967) Clinical review of radial nerve injury. J Trauma 7:424–431

10. Mast J, Spiegel PG, Harvey JP, Harrison C (1975) Fractures of the humeral shaft. Clin Orthop 112:254–263
11. Müller ME, Allgöwer M, Schneider R, Willenegger H (1977) Manual der Osteosynthese. Springer, Berlin Heidelberg New York
12. Müller ME, Thomas RJ (1979) Treatment of non-union in fractures of long bones. Clin Orthop 138:141–153
13. Nerlich ML, Oestern HJ, Sturm JA (1985) Die Oberarmschaftfraktur beim Schwerverletzten: Eine Indikation zur Osteosynthese? Vortrag: 102 Tg Dtsch Ges Chir München 10.–13. 4. 1985
14. Packer JW, Foster RR, Garcia A, Grantham SA (1972) The humeral fracture with radial nerve palsy: is exploration warranted? Clin Orthop 88:34–38
15. Pollock FH, Drake D, Bovill EG, Day L, Trafton PG (1981) Treatment of radial neuropathy associated with fractures of the humerus. J Bone Joint Surg [Am] 63:239–243
16. Schweiberer L, Poeplau P, Gräber S (1977) Plattenosteosynthese bei Oberarmfrakturen. Unfallheilkunde 80:231–235
17. Sequin F, Texhammar R (1980) Das AO-Instrumentarium. Springer, Berlin Heidelberg New York
18. Shaw JL, Sakellarides H (1967) Radial-nerve paralysis associated with fractures of the humerus. A review of forty-five cases. J Bone Joint Surg [Am] 49:899–902
19. Sim FH, Kelly PJ, Henderson ED (1971) Radial-nerve palsy complicating fractures of the humeral shaft. J Bone Joint Surg [Am] 53:1023–1024
20. Tscherne H (1972) Primäre Behandlung der Oberarmschaftfrakturen. Langenbecks Arch Klin Chir 332:379–388
21. Voorhoeve A, Sternemann HO (1973) Über die Gefahren der operativen Behandlung des Oberarmschaftbruches. Arch Orthop Unfallchir 75:202–211
22. Weber BG, Cech O (1973) Pseudarthrosen. Huber, Bern Stuttgart Wien

Teil X
Störungen der Frakturheilung: Unterarm

Störungen der Frakturheilung nach konservativer Behandlung

J. Probst

Im Durchschnittskrankengut wird dem gesamten Unterarm ein Anteil von 1/5 aller Frakturen zugerechnet. In der berufsgenossenschaftlichen Unfallstatistik 1989 erreicht der Unterarm nur etwa 1/7. Die Erklärung für diesen Unterschied ergibt sich aus dem hohen Anteil alter, nicht mehr erwerbstätiger Menschen an den Unterarmfrakturen, zumal des distalen Endes, aus deren gesteigerter Frakturträchtigkeit infolge Versprödung und, von einer anderen Patientenseite her, aus der Mitbeteiligung der Kinder. Aus der Nennung dieser Bevölkerungsgruppen ergibt sich auch, daß die Bruchverhältnisse in den Lebensaltern differenziert sind, insofern bei Kindern und alten Menschen offene Frakturen selten sind, die Beschaffenheitsbedingungen einerseits zu Sprödbrüchen mit Splitterungsneigung, andererseits zu Grünholzfrakturen führen. Die kindlichen Frakturen bleiben hier wegen ihrer altersgruppenspezifischen Bedingungen außer Ansatz.

Die Ausgangsbasis für die Betrachtung der Frakturen ist aber auch von der Lokalisation her nicht einheitlich. So sind die Behandlungen der Frakturen am proximalen Unterarmende anders zu beurteilen als die Frakturen des Schaftverlaufes, diese wieder anders als solche der Handgelenknähe. Eigene Problemzonen stellen das Olekranon, das Speichenköpfchen und die Speichenbasis dar.

Unter „Störungen der Frakturheilung" sind nicht nur Kallusprobleme oder Pseudarthrosen zu verstehen, sondern alle im Zusammenhang der Frakturheilung sich ergebenden Folgen, wie etwa Achsenknickung, Bewegungseinschränkung und Dystrophie. Daher interessieren sowohl die Früh- und Zwischenergebnisse bzw. deren Störungen, als auch die Endergebnisse; denn erstere gestatten oder erfordern noch den Umstieg in die operative Behandlung, bei den Spätschäden stellt sich dagegen die Frage der Rekonstruktion nach abgeschlossener Heilung unter dem Gesichtspunkt der subjektiven Funktionserwartung.

Die Herausarbeitung der im strengen Sinne auf die konservative Behandlung zurückzuführenden Heilungsstörungen ist schwierig oder sogar unmöglich, wenn berücksichtigt wird, daß es eine große Zahl von Indikationen zur

---

Berufsgenossenschaftliche Unfallklinik Murnau, Prof.-Küntscher-Str. 8, W-8110 Murnau, Bundesrepublik Deutschland

differenzierten operativen Therapie gibt, so daß insoweit die konservative Behandlung ihre Existenz auch der nur fallweise unmöglichen operativen Versorgung verdankt, also kein Kollektiv, sondern ein Elektiv entsteht, dessen Voraussetzungen wenig kontrollierbar, weil nicht entfernt einheitlich erscheinen. So gesehen muß man in einem Teil der Fälle davon ausgehen, daß die konservative Therapie auch Negativergebnisse übernimmt, die weniger den Möglichkeiten der konservativen Therapie als der aus anderen Gründen nicht anwendbaren, grundsätzlich jedoch indizierten operativen Behandlung zuzurechnen wären. Betrachtet man diese Fälle im eigenen Krankengut, erscheinen die Polytraumatisierten bei geschlossenen Frakturen als besonders betroffen.

Diese Überlegungen seien vorausgeschickt und durch die Feststellung ergänzt, daß die Literatur zu den Ergebnissen der operativen Behandlungen viel, zur konservativen deutlich weniger Zahlenmaterial zur Verfügung stellt. Zuletzt sind die „Brüche und Verrenkungsbrüche des Unterarmschaftes" 1986 auf der 22. Jahrestagung der Österreichischen Gesellschaft für Unfallchirurgie umfassend dargestellt worden; das Hauptinteresse aber galt den Osteosyntheseverfahren. Die Speichenbasisbrüche waren erst Gegenstand des Deutschen Chirurgen-Kongresses 1990, ebenfalls unter Betonung der operativen Indikationen.

Welche Störungen sind zu erwarten und worum handelt es sich im einzelnen?

1986 haben Heim u. Zehnder [3] bei der Analyse operierter Behandlungsfälle unter Anwendung von DC-Platten, Rohrplatten und wenigen Drahtungen, jedoch häufiger zusätzlicher äußerer Ruhigstellung, das Gewicht auf das „fehlerhafte Spätresultat" gelegt und postuliert, 1 Jahr nach Verletzung und Versorgung solle bei komplikationslosem Verlauf die Funktion wiederhergestellt, die Frakturheilung abgeschlossen und die Arbeitsfähigkeit wiedererlangt sein. Die dann noch vorliegenden Störungen teilten sie ein in
– Störungen der Frakturheilung (Röntgenbild),
– Störungen der Funktion,
– ausgebliebene Reintegration.

Sind die Beobachtungen der gestörten Frakturheilung bei konservativer Behandlung mit den Ergebnissen nach operativer Behandlung vergleichbar?

Hiervon wird man nicht ausgehen dürfen, da die operative Behandlung geleitet wird von den Prinzipien der exakten Wiederherstellung der anatomischen Formen und Strukturen, der Bereitstellung der geliehenen Stabilität, der bruchnah stabilisierenden interfragmentären Fixation, der Begrenzung des Heilungsvorganges auf die Verletzungsstelle, d. h. u. a. Erhaltung der Bewegungsfunktionen an Muskeln und Gelenken, und schließlich vom Prinzip der Vorwegnahme der Ausschaltung des Störungsfaktors Substanzverlust durch primären Gewebeersatz mittels Spongiosaplastik.

Demgegenüber begnügt sich die konservative Behandlung mit der angestrebten, aber nicht immer formvollendeten Reposition und der in der Bruchzone Spiel zulassenden äußeren Retention. Dazu nimmt sie die Ruhigstellung der Muskel- und Gelenkfunktionen und die Ausdehnung des Heilungsvorganges auf einen größeren Gliedmaßenabschnitt in Kauf; der Gewebeersatz durch Spongiosa und die davon ausgehenden Stimulierungen entfallen, der örtliche Substanzverlust, und damit der Verlust der mechanischen Stützung, wird nicht ersetzt.

Die konservative Behandlung verzichtet aber auch auf die Kontakt- oder primäre Knochenbruchheilung, die bei diesem Verfahren gewissermaßen von vornherein nicht in Betracht kommt, was kein grundsätzlicher Nachteil ist. Vielmehr wird a priori die sekundäre oder Kallusheilung angestrebt.

Dennoch kommt es auch hierbei zu Störungen bis hin zu ausbleibender knöcherner Heilung. Die Ursachen sind uns heute viel klarer: Geblieben ist die Ungeduld, die bei verzögerter Heilung zu allzu häufigen „Nachbesserungen" oder gar noch zur Spätoperation herausfordert oder aber auch verleitet.

Im wesentlichen sind die Nichtheilungen, die auch noch in das Bild der Pseudarthrose übergehen können, auf bruchbedingte Mikronekrosen zurückzuführen, sofern nicht eine anhaltende Instabilität die sekundäre Heilung verhindert. Die Nekrosen sind nicht immer erkennbar, noch häufiger aber werden sie nicht als das erkannt, was sie in Wirklichkeit sind: Statt sie als osteogenetisch erloschene Zonen zu verstehen, werden sie als fortlebende, primär regenerationsfähige Trümmer angesprochen. Die Neovaskularisation und der vollständige Gewebeumbau der eine Zeitlang als Bau- und Stützmaterial noch funktionierenden Trümmer müssen aber auch dann abgewartet werden, wenn Sekundärkallus nicht sichtbar wird.

Für den Behandler stellt sich dann immer die Frage, ob die Knochenbruchheilung noch einsetzen wird. Dem wird durch ständig wiederholte Röntgenuntersuchungen nachgegangen. Auch das hier nicht aussagefähige Szintigramm wird herangezogen, obwohl die Beurteilung anhand des klinischen Befundes wesentlich zuverlässiger wäre: Fehlender Schmerz und ausbleibendes Ödem sind hinreichend sichere Indikatoren dafür, daß eine konnektive Stabilität besteht, die lediglich einer Schutzschienung, etwa im Brace-Verband, bedarf, dem Muskelspiel Raum läßt und auch die aktive Beweglichkeit zuläßt.

Ein Fehlschluß ist es, in einem solchen Fall undifferenziert die Entwicklung einer Pseudarthrose zu fürchten. Wir wissen auch von den operierten Frakturen, daß sie, ohne Pseudarthrosen zu bilden, persistente Frakturspalten aufweisen können, die sich nach Entfernung des rigiden Osteosynthesematerials – in der Regel einer Platte, aber ebenso nach Abnahme eines Fixateur externe – schließen. Als grundsätzlich prognostisch günstig anzusehen ist die im Spannungsgleichgewicht liegende, also anatomisch korrekt ausgerichtete Fragmentstellung; Spannungsgleichgewicht bedeutet Muskelgleichgewicht. Daher schadet die Verschiebung bei Achsenrichtigkeit, auch in der Drehachse, nicht; sie wurde von L. Böhler ja geradezu angestrebt, und auch Küntscher hat sie für unschädlich erachtet.

Am Unterarm sind in diesem Zusammenhang allerdings die besonderen Eigenschaften des Doppelknochens zu beachten, die der Verkürzungsproblematik eine ganz andere Bedeutung zuweisen, als sie beim Solitärknochen besteht. Nach dem gegenwärtigen Stand der Betrachtung liegt auch beim kompletten Bruch nicht die Domäne der konservativen Behandlung, sondern es bestehen eindeutige primäre und auch sekundäre Operationsindikationen.

Zahlenmäßig besitzen Schaftpseudarthrosen nach meinem Eindruck heute keine Bedeutung mehr, denn man bekommt sie nur noch selten zu sehen. Offenbar kommt es einerseits bei den guten konservativen Indikationen, insbesondere der Querfraktur, zur unproblematischen und auch unverzögerten Heilung, andererseits ist die Operationsfreudigkeit wohl ziemlich groß und die Komplikationsdichte bei diesen Grenzfällen gering.

In den Rahmen der kallusbedingten Störungen gehören auch die Brückenbildungen, die in jedem Drittel des Unterarmes entstehen können und deren Ausbildung nicht vorhersagbar ist, da Lappenabrisse des Periosts und der Membrana interossea nicht diagnostizierbar sind. Kommt es also zur Brückenbildung, ist operative Beseitigung angezeigt. Im übrigen bewirkt der Brückenkallus nicht nur die Aufhebung der Drehbeweglichkeit, sondern auch Störungen an den proximalen und distalen Artikulationen, in denen Verschiebemöglichkeiten der beiden Unterarmknochen in der Achsenrichtung nötig sind; ihr Fehlen bewirkt kurzfristig eine Bewegungseinschränkung und auf lange Sicht Gelenkveränderungen.

Die 2 unterarmspezifischen Bruchformen der Monteggia- und Galeazzi-Fraktur entfallen hier, da die früher sehr häufigen schlechten Ergebnisse der konservativen Behandlung den Übergang zur grundsätzlich operativen Versorgung gebahnt haben. Konservative Behandlung wäre bei beiden Verletzungsarten nur angezeigt bei Querbrüchen, während die meist vorliegenden Schrägbrüche zusammen mit den jeweiligen Luxationen eine komplette Instabilität bedingen, die wirksam nur operativ zu stabilisieren ist.

Die isolierte Speichenbruchfraktur ist das vielseitigste Objekt: Es eignet sich zur konservativen Behandlung, zur operativen Rekonstruktion und zur Köpfchenresektion. Das Bild ihrer Folgen entspricht oft nicht der anfänglichen Euphorie. Die eingestauchten Frakturen hinterlassen eine Drehbewegungsstörung, die sich infolge Schrumpfung der kapsuloligamentären Strukturen stärker auswirkt, als es der eigentlichen anatomischen Kippung entspricht. Die operative Reposition und Fixation zieht die wenigsten Störungen nach sich, wenn sofortige und konsequente Bewegungsaufnahme erfolgte. Am nachteiligsten wirken sich die stärkeren Dislokationen und daneben die ausbleibenden knöchernen Heilungen aus, weil die dann doch noch vorgenommene sekundäre Resektion meist nicht mehr alle Funktionen zurückzuholen vermag, die inzwischen verlorengegangen waren.

Es bleiben die Folgen der Frakturen an der Speichenbasis, die erst unlängst umfassend diskutiert worden sind. Verwiesen sei auch auf die ausgezeichnete zusammenfassende Arbeit von Brunner et al. [1].

Daß die Basisfraktur eine Domäne der konservativen Therapie ist, blieb unbestritten. Auf die dennoch breite Palette der operativen Indikationen braucht hier nicht eingegangen zu werden, die Grundlagen der Heilung und folglich deren Störungen nach konservativer Behandlung können folgendermaßen zusammengefaßt werden.

Die Vielzahl der Bruchformen ist nur interessant im Hinblick auf die Beurteilung des Stabilitätsverlustes bzw. des Stabilitätserhalts im Bruchbereich. Die Fragmente geben auch einen gewissen Aufschluß über den Beschädigungsgrad der Bänder. In erster Linie ist die Aufklärung der Frakturklassifikation ein Indikator für die zu erwartende Heilungszeit. Sodann sind die vollkommen instabilen Frakturen aus der konservativen Therapie auszuscheiden. Nicht für eine prospektive Studie und nicht für eine Reihenuntersuchung zur Effizienz, wohl aber für die tägliche Praxis eignet sich die sehr einfache Bestimmung bzw. Herbeiführung der normalen zweiachsigen Formen der Speichenbasis, deren Wiederherstellung und Festhaltung für den Erfolg der funktionellen Rehabilitation bedeutungsvoller sind als der Frakturtyp an sich. Am wichtigsten ist die Wiederherstellung der Längenverhältnisse, insbesondere die Beseitigung der Verkürzung der Speichenbasis. Den weiteren Verlauf bestimmt vorwiegend die Erhaltung der Repositionsstellung, wozu engmaschige Röntgenkontrollen erforderlich sind. Die Aufrechterhaltung der Repositionsfigur ist in der Folge entscheidend für die Wiederherstellung der Handfunktion. Dies bedeutet, daß eine nicht erzielbare und ebenso eine nicht zu haltende exakte Repositionsstellung auch noch nachträglich Veranlassung gibt, die sekundäre operative Ordnung und Fixation der Fragmente zu prüfen.

Welche Störungen beeinflussen nach konservativer Frakturbehandlung das bleibende Ergebnis? Daraus ergibt sich die Frage, wie man diese Störungen vermeiden kann. Im Vordergrund stehen die Bewegungsstörungen, die einzeln, zusammengesetzt oder umfassend die Beuge-Streck-Bewegung des Ellbogengelenkes, die Unterarmdrehung und die Bewegungen im Handgelenk betreffen können. Diese Störungen kommen auch bei der operativen Behandlung vor, sind also nicht verfahrensspezifisch.

Interessant ist die Diskussion, die sich bei der 22. Jahrestagung der Österreichischen Gesellschaft für Unfallchirurgie 1986, auf der die operativen Verfahren im Vordergrund standen, ergab. Dort wurde gesagt, daß die primäre Ruhigstellung, auch bei der konservativen Behandlung, keine schlimmen Auswirkungen habe. Zu Einschränkungen führe erst die Instabilität bzw. die verzögerte Bruchheilung mit ihrem Erfordernis der fortbestehenden Immobilisierung. Gilt dies auch für die konservative Behandlung? Man wird das für diejenigen Fälle bejahen müssen, die von vornherein Grenzindikationen darstellten, d.h. bei denen eine durch die Ruhigstellung im Gipsverband nicht völlig auszugleichende Instabilität fortbestand und dementsprechend die Heilung verzögert ablief. Von einer verzögerten Heilung muß man sprechen, wenn wegen fortbestehender Instabilität noch auf nicht absehbare Zeit strikte Ruhigstellung nötig ist, die normale funktionelle Beanspruchung nicht stattfindet und infolgedessen auch der Leistungserhalt schwindet.

Ähnlich zu beurteilen ist wohl die verbliebene, nun im Gipsverband ruhiggestellte und konservierte Fehlstellung: Sie fixiert das funktionelle System in systemwidriger Stellung, d.h. abweichend vom Skelett-Muskel-Gleichgewicht, mit der Folge, daß einseitige Disproportionen entstehen, die später die Beweglichkeit behindern. Liegt hier andererseits nicht auch die Erklärung für die guten Erfolge der Brace-Behandlung? Diese wird angewandt, wenn das System im Gleichgewicht steht und des Schutzes, aber nicht der totalen Ruhigstellung bedarf. Die Antwort wurde auch bereits 1986 in Salzburg gegeben, allerdings mit Bezug auf die operative Behandlung: „Der Bruch heilt unter funktioneller Behandlung viel schneller, wird viel schneller fest."

Auch die Ruhigstellungsbehandlung im Gipsverband erfordert natürlich von Anfang an die physikalische Therapie, v. a. wenn wir sie als Ersatz für temporär stillgelegte Funktionen verstehen.

Im Verhältnis der operativen zur konservativen Behandlung verdient noch ein Umstand der Erwähnung: Die oftmals wiederholte, „röntgenkosmetische" Reposition ist, auch wenn das nicht exakt beweisbar ist, doch wohl ein Störfaktor des weiteren Heilverlaufs. Zum einen bringt die mehrmalig wiederholte Reposition zum Ausdruck, daß das Form-Stellungs-Ergebnis, welches man für erforderlich hält, nicht erzielt worden ist; zum anderen vollzieht sich dabei eine gedeckte Traumatisation, die dem Primärtrauma wohl nicht nachsteht, dies vielleicht sogar übertrifft, weil sie in die katabole Gewebesituation hineinfällt.

Von allen übrigen Störungen hat für die konservative Frakturbehandlung nur die Dystrophie oder der M. Sudeck eine Bedeutung. Prinzipiell kommt diese Störung auch bei den operativen Verfahren vor. Nach den Erfahrungen in den ersten etwa 15 Jahren nach dem 2. Weltkrieg drängt sich der Eindruck auf, daß fast immer ein Individualfaktor maßgeblich mitwirkt. Die Ruhigstellung im zirkulären Verband und die Ruhigstellung der Muskulatur sind wohl die geeigneten Additive, das Wirkungspotential freizusetzen. Tritt die Störung ein, wird der weitere Verlauf dadurch geprägt. Verhindern kann man den Krankheitsbeginn wohl nicht; es sollte aber möglich sein, durch entgegenwirkende Therapie frühzeitig in die Entwicklungskette einzugreifen, um den Schaden zu begrenzen, d. h. nicht erst in den Status der Irreparabilität gelangen zu lassen.

In seiner *konservativen Therapie der Extremitätenfrakturen* hat John Charnley [2] über die konservative Behandlung der Frakturen des Radius und der Ulna geäußert, es gebe viele Schwierigkeiten, aber: „Sie kann hervorragende Ergebnisse haben, wenn man Glück hat." Nun hat Glück allerdings „auf die Dauer doch zumeist wohl nur der Tüchtige" (H. v. Moltke).

Literatur

1. Brunner U, Habermeyer P, Schweiberer L (1989) Frakturen des distalen Radiusendes. Orthopäde 18:214–224
2. Charnley J (1968) Die konservative Therapie der Extremitätenfrakturen. Springer, Berlin Heidelberg New York
3. Heim U, Zehnder R (1989) Analyse von Mißerfolgen nach Osteosynthesen von Unterarmschaftbrüchen. In: Hefte Unfallheilkunde, Heft 201. Springer, Berlin Heidelberg New York

Experimentelle Analyse der Auswirkung von Achsenfehlern des Unterarmschaftes auf die Drehbewegungen

M. Fuchs, O. Kwasny und G. Woehry

Unterarmschaftfrakturen sind fast ausnahmslos auf einen indirekten Pathomechanismus zurückzuführen (Bado 1967; Evans 1945, 1949; Galeazzi 1935; Kuderna u. Weinstabl 1989; Monteggia 1814, zit. nach Bruce et al. 1974; Tompkins 1971). Nur die isolierte Ellenschaftfraktur ist Folge einer direkten Krafteinwirkung im Sinne einer Parierverletzung. Da Unterarmschaftfrakturen einerseits Folge von indirekt wirkenden Biege- und Rotationskräften sind und andererseits durch die Unterarmmuskulatur ständig Zugkräfte auf die Schaftfragmente wirken, ist durch konservative Therapie das Auftreten von Achsenfehlern nur selten vermeidbar. Aufgrund der Tatsache, daß weder eine exakte Reposition noch das Halten des primären Repositionsergebnisses möglich ist, hat sich bei der Unterarmschaftfraktur des Erwachsenen die operative Behandlung durchgesetzt, wobei meistens Verplattungen durchgeführt werden. Es gibt aber auch Berichte in der Literatur, die eine funktionelle Behandlung im Unterarmbrace fordern (Tarr et al. 1984). Verschiedene Autoren führen Bewegungseinschränkungen, v. a. der Drehbewegung des Unterarmes, einerseits auf Störungen der Gelenkmechanik durch Veränderungen der Achsenverhältnisse, andererseits auf Narbenbildungen der Membrana interossea zurück. Experimentelle Untersuchungen, die Achsenfehlstellungen am Unterarmschaft simulieren, liegen zwar vor (Kuderna et al. 1989; Mattews et al. 1982; Tarr et al. 1984), doch wurden meist isolierte Kapselbandpräparate verwendet (Kuderna u. Weinstabl 1989; Mattews et al. 1982), die nach unseren Vorversuchen keine Aussagekraft haben, da sie auch bei ausgeprägten Fehlstellungen nur geringe Bewegungseinschränkungen zeigen, die in jedem Fall im Widerspruch zur klinischen Erfahrung stehen. Außerdem wurden kombinierte Fehlstellungen, die jedoch im klinischen Alltag am häufigsten auftreten, nur vereinzelt berücksichtigt. Aus diesem Grund wurden experimentelle Untersuchungen an frischen, unverletzten Präparaten der oberen Extremitäten durchgeführt, ohne den natürlichen Weichteilmantel zu entfernen, um eine weitgehende Simulation der In-vivo-Bedingungen zu ermöglichen.

I. Universitätsklinik für Unfallchirurgie, Alserstr. 4, A-1097 Wien

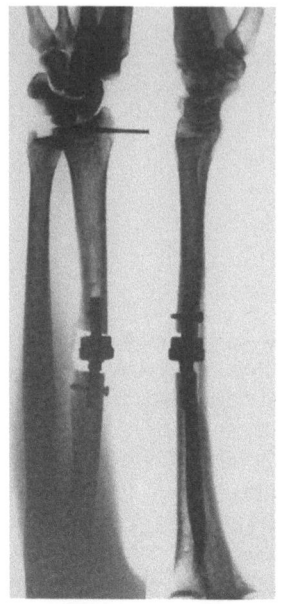
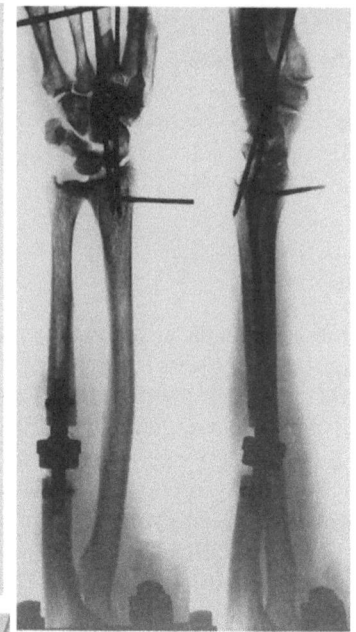
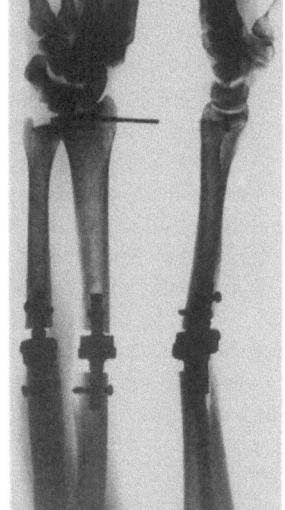

Abb. 1. Am Radiusschaft implantiertes Gelenk zur Simulation von einer Fehlstellung der Speiche (z. B. korrekte Achsenverhältnisse)

Abb. 2. Am Ulnaschaft implantiertes Gelenk zur Simulation einer Fehlstellung der Elle (z. B. Achsenfehler nach dorsal um 15°)

Abb. 3. An Ulna- und Radiusschaft implantierte Gelenke zur Simulation einer Fehlstellung des Unterarmes (z. B. gleichsinniger Achsenfehler nach volar um 15°)

Material und Methode

Zur Untersuchung wurden 6 frische, unverletzte Leichenpräparate der oberen Extremität mit intaktem Weichteilmantel verwendet. Die Befestigung erfolgte in einem Fixateur-externe-Rahmen, wobei der distale Oberarm mit 2 Schanz-Schrauben bei rechtwinklig gebeugtem Ellbogen starr montiert wurde. Mittels eines Transfixationsdrahtes durch den II. bis V. Mittelhandknochen wurde eine Extension mit 10 N angelegt und der Unterarm im Fixateurrahmen in horizontaler Richtung frei drehbar gelagert. Durch einen in den distalen Radius eingebrachten Bohrdraht konnte das Ausmaß der Drehbewegungen an einer Skala abgelesen werden. Die normalen Achsenverhältnisse wurden radiologisch dokumentiert und das Bewegungsausmaß festgehalten. Zur Simulation der Fehlstellungen wurden speziell entworfene Gelenke über einen volaren bzw. dorsalen Operationszugang zu Radius und Ulna implantiert. Bei 3 Präparaten wurde jeweils zuerst am Radius bzw. an der Ulna das eigens zur Simulation von Fehlstellungen entworfene Kugelgelenk in Höhe der Schaftmitte implantiert, um die Auswirkung und das Ausmaß der Bewegungseinschränkung einer Fehlstellung isoliert an Radius bzw. Ulna zu bestimmen (Abb. 1 und 2). Anschließend wurde auch am zweiten, noch intakten Unterarmknochen das Kugelgelenk eingebaut (Abb. 3) Durch dieses künstliche, starr fixierbare Gelenk war es möglich, Achsen-, Rotations- und Verkürzungsfehlstellungen zu simulieren. Die einzelnen Schritte wurden radiologisch dokumentiert und das Bewegungsausmaß aufgezeichnet, weiter wurde peinlichst darauf geachtet, die Weichteile des Unterarmes soweit wie möglich zu schonen. Es wurden 8 Achsenfehlstellungen simuliert, und zwar in den 4 Hauptrichtungen dorsal, volar, radial und ulnar, sowie in den 4 „kombinierten" Fehlstellungen dorsoradial, dorsoulnar, voloradial und voloulnar. Bei der Simulation von Fehlstellungen bei isolierter Fraktur eines Unterarmknochens konnten nur 7 Abweichungen vermessen werden, weil eine radiale bzw. ulnare Abweichung der Ulna bzw. des Radius aufgrund der intakten Membrana interossea nicht möglich ist. Eine Verkürzung wurde nur am Radius in die Versuchsplanung eingeschlossen. Rotationsfehlstellungen wurden ausgeschlossen, weil in den Vorversuchen beobachtet wurde, daß Innen- bzw. Außenrotationsfehlstellungen die Supination bzw. die Pronation um das Ausmaß der Fehlstellung einschränken.

Ergebnisse

Bei der isolierten Achsenfehlstellung des Radius von nur 10° konnte bereits eine durchschnittliche Einschränkung der Supination von 12% und der Pronation von 17% festgestellt werden. Das Maximum konnte bei einer Achsenfehlstellung nach dorsoradial bzw. dorsovolar von 24% in der Supination und von 25% in der Pronation beobachtet werden (Tabelle 1). Bei 15° Fehlstellung kam es zu einer Einschränkung der Pronation um durchschnittlich 20°, eine dorsale

Tabelle 1. Achsenfehlstellung des Radius von 10° bei intakter Ulna

	Supination		Pronation	
	Grad	Einschränkung (%)	Grad	Einschränkung (%)
Normal	84	0	71	0
Dorsal	79	7	67	8
Radial	75	12	59	19
Volar	72	15	64	12
Ulnar	nicht möglich			
Dorsoulnar	82	4	59	19
Dorsoradial	65	24	55	25
Voloradial	69	19	56	23
Voloulnar	79	7	64	12
Mittelwert	74	12	61	17

Tabelle 2. Achsenfehlstellung des Radius von 15° bei intakter Ulna

	Supination		Pronation	
	Grad	Einschränkung (%)	Grad	Einschränkung (%)
Normal	84	0	71	0
Dorsal	76	11	62	15
Radial	71	16	52	29
Volar	69	19	58	20
Ulnar	nicht möglich			
Dorsoulnar	74	13	54	26
Dorsoradial	53	38	47	36
Voloradial	55	35	50	32
Voloulnar	61	28	48	34
Mittelwert	66	22	53	27

Fehlstellung verursachte mit einer Einschränkung der Supination von 38% und der Pronation um 36% die größte Bewegungsbehinderung (Tabelle 2). Bei analog durchgeführtem Versuch an der Ulna bei intaktem Radius zeigte sich bei 10° eine durchschnittliche Einschränkung der Supination von 16% und der Pronation von 13% (Tabelle 3). Das Maximum der Bewegungseinschränkung fand sich bei einer dorsoulnaren Achsenfehlstellung (Supination 22%; Prona-

Tabelle 3. Achsenfehlstellung der Ulna von 10° bei intaktem Radius

	Supination		Pronation	
	Grad	Einschränkung (%)	Grad	Einschränkung (%)
Normal	84	0	71	0
Dorsal	70	16	60	14
Radial	nicht möglich			
Volar	75	10	66	6
Ulnar	78	6	64	9
Dorsoulnar	65	22	58	17
Dorsoradial	72	13	62	11
Voloradial	70	16	59	16
Voloulnar	69	17	60	14
Mittelwert	71	16	61	13

Tabelle 4. Achsenfehlstellung der Ulna von 15° bei intaktem Radius

	Supination		Pronation	
	Grad	Einschränkung (%)	Grad	Einschränkung (%)
Normal	84	0	71	0
Dorsal	60	28	56	20
Radial	nicht möglich			
Volar	71	13	60	14
Ulnar	72	13	57	19
Dorsoulnar	58	30	52	26
Dorsoradial	65	22	58	17
Voloradial	61	27	52	26
Voloulnar	62	25	55	21
Mittelwert	64	23	55	20

Tabelle 5. Gleichsinnige Achsenfehlstellung beider Unterarmknochen von 10°

	Supination		Pronation	
	Grad	Einschränkung (%)	Grad	Einschränkung (%)
Normal	84	0	71	0
Dorsal	71	15	58	19
Radial	68	19	64	10
Volar	72	14	66	8
Ulnar	72	14	58	19
Dorsoulnar	53	37	54	24
Dorsoradial	50	41	48	33
Voloradial	46	45	40	46
Voloulnar	51	39	52	27
Mittelwert	60	28	55	23

Tabelle 6. Gleichsinnige Achsenfehlstellung beider Unterarmknochen von 15°

	Supination		Pronation	
	Grad	Einschränkung (%)	Grad	Einschränkung (%)
Normal	84	0	71	0
Dorsal	63	25	45	37
Radial	60	29	48	33
Volar	65	23	50	30
Ulnar	60	29	53	26
Dorsoulnar	42	50	46	36
Dorsoradial	47	44	39	46
Voloradial	40	52	36	50
Voloulnar	45	46	38	47
Mittelwert	53	37	44	38

tion 17%). Bei einer Achsenfehlstellung von 15° war die durchschnittliche Bewegungseinschränkung der Supination 23%, der Pronation 20% (Tabelle 4). Das Maximum der Bewegungseinschränkung fand sich bei einer dorsoulnaren Achsenfehlstellung (Supination 30%, Pronation 26%).

Bei einer Fehlstellung beider Unterarmknochen ergab sich folgende Bewegungseinschränkung: Bei gleichsinniger Achsenfehlstellung von 10° ergab sich eine durchschnittliche Supinationsbehinderung von 28% mit einem Maximum bei einer voloradialen Fehlstellung von 45%. Die Pronationsbehinderung war im Durchschnitt um 23% eingeschränkt, wobei das Maximum ebenfalls bei voloradialer Achsenabweichung mit 46% auftrat (Tabelle 5). Eine Erhöhung der gleichsinnigen Fehlstellung auf 15° steigert die Bewegungseinschränkung auf durchschnittlich 37% in Supination und 38% in Pronation. Eine voloradiale Achsenabweichung behinderte die Supination mit 52% und die Pronation mit 50% am meisten (Tabelle 6). Die zusätzliche Verkürzung des Radius um 5 mm bei gleichsinniger Fehlstellung von Ulna und Radius um 10° erhöhte die durchschnittliche Bewegungseinschränkung in der Supination von 28 auf 37%, und in der Pronation von 23 auf 28%. Die größte Bewegungseinschränkung fand sich mit 52% in Supination und 47% in Pronation bei einer voloradialen Achsenabweichung von 10° und einer Verkürzung des Radius um 5 mm (Tabelle 7). Zu noch deutlicheren Bewegungseinschränkungen kam es bei divergierender Achsenfehlstellung. Bei einer ulnaren Achsenfehlstellung der Elle von 10° zeigte sich bei allen möglichen Fehlstellungen des Radius um ebenfalls 10° eine durchschnittliche Bewegungseinschränkung von 41% in der Supination und von 47% in der Pronation. Die am stärksten ausgeprägte Einschränkung fand sich bei einer volo- oder dorsoradialen Fehlstellung von 58% in der Supination und von 57% in der Pronation (Tabelle 8).

Tabelle 7. Gleichsinnige Achsenfehlstellung beider Unterarmknochen 10° bei Verkürzung des Radius um 5 mm

	Supination		Pronation	
	Grad	Einschränkung (%)	Grad	Einschränkung (%)
Normal	84	0	71	0
Dorsal	64	24	54	23
Radial	60	29	60	16
Volar	65	23	62	13
Ulnar	61	27	57	20
Dorsoulnar	47	44	50	30
Dorsoradial	43	49	45	37
Voloradial	40	52	38	47
Voloulnar	45	46	47	34
Mittelwert	53	37	52	28

Tabelle 8. Achsenfehlstellung des Radius von 10° bei fixierter Fehlstellung der Ulna nach ulnar von 10°

	Supination		Pronation	
	Grad	Einschränkung (%)	Grad	Einschränkung (%)
Normal	84	0	71	0
Dorsal	49	42	48	33
Radial	nicht möglich			
Volar	50	41	50	30
Ulnar	72	14	58	19
Dorsoulnar	50	41	47	34
Dorsoradial	36	57	36	50
Voloradial	35	58	31	57
Voloulnar	52	38	48	33
Mittelwert	49	41	45	47

Diskussion

Die Analyse der experimentell gewonnenen Daten zeigt die enorme Auswirkung der Achsenfehlstellung der Unterarmknochen auf die Drehbewegungen und unterstreicht die Auswirkung auf die normale Gelenkmechanik. Die Verwendung von reinen Kapselbandpräparaten ist nur bedingt aussagekräftig, da auch bei ausgeprägten Fehlstellungen nur unwesentliche Bewegungseinschränkungen in unseren Vorversuchen festgestellt wurden, die sowohl im Widerspruch zu den später erhaltenen Daten als auch zu klinischen Erfahrungswerten standen. Es zeigte sich deutlich, daß isolierte und geringe Fehlstellungen (<10°) oder geringe Verkürzungen (<5 mm) eines Unterarmknochens evtl. klinisch akzeptable Einschränkungen verursachen (durchschnittliche Bewegungseinschränkung von Pro- und Supination etwa 10%). Bei kombinierten Fehlstellungen auch eines Unterarmknochens kommt es jedoch zu einer signifikanten Zunahme. Eine weitere Steigerung konnte von einer kombinierten, gleichsinnigen über eine kombinierte, divergierende Achsenfehlstellung beobachtet werden, wobei eine zusätzliche Verkürzung nochmals das Bewegungsausmaß deutlich behinderte.

Aufgrund der erhaltenen Daten kann bei der Unterarmschaftfraktur des Erwachsenen nur die operative Behandlung, die eine achsengerechte und anatomische Reposition gewährleistet, in Betracht gezogen werden. Hier ist der Verplattung mittels 3,5-DCP der Vorzug zu geben, die eine frühfunktionelle Behandlung ermöglicht, wobei durch einen volaren Zugang zum Radiusschaft eine ausgezeichnete Weichteildeckung des Implantates gewährleistet ist. Bei konservativer Behandlung ist v. a. mit kombinierten Achsenfehlstellungen mit zusätzlichen Verkürzungen eines oder beider Unterarmknochen zu rechnen, die nach Analyse der erhaltenen Daten zu einer ausgeprägten Bewegungseinschränkung führen. Eine isolierte Verkürzung hat zwar nur eine geringfügige Bewegungseinschränkung zur Folge, birgt jedoch die Gefahr einer posttraumatischen Arthrose im distalen Radioulnargelenk in sich, die durch eine Gelenkinkongruenz hervorgerufen wird und als eventuelle Spätkomplikation auftreten kann.

Zusammenfassung

Die Unterarmschaftfraktur des Erwachsenen stellt aufgrund der Beeinflussung der komplexen Biomechanik der Drehbewegung des Unterarmes eine Herausforderung an den Behandler und sein therapeutisches Konzept dar. Sowohl operative als auch konservative Behandlungsregime sind bekannt. Die Literaturangaben über die Auswirkung von Achsenfehlstellungen eines oder beider Unterarmknochen auf die Drehbewegungen sind nicht sehr zahlreich. Meist wurden die Untersuchungen auch an reinen Kapselbandpräparaten durchgeführt, die aufgrund des fehlenden Weichteilmantels nur relativ geringe Bewegungseinschränkungen ergaben. Daher wurden Versuchsserien an 6 frischen Leichenpräparaten der oberen Extremität durchgeführt, wobei Fehlstellungen sowohl eines als auch beider Unterarmknochen untersucht wurden. Die Achsenabweichungen wurden durch eigens konstruierte Gelenke, die in Schaftmitte über operative Zugänge implantiert wurden, simuliert. Die Bewegungsbehinderung war signifikant, v. a. bei kombinierten Achsenfehlstellungen in beiden Hauptebenen. Daher muß eine genaue Wiederherstellung der Achsenverhältnisse bei der Schaftfraktur eines oder beider Unterarmknochen des Erwachsenen angestrebt werden, wobei dies meistens nur durch eine operative Intervention möglich ist.

Literatur

Bado JL (1967) The Monteggia-lesion. Clin Orthop Relat Res 50:71
Bruce HE, Harvey JP, Wilson JC (1974) Monteggia-fractures. J Bone Joint Surg [Am] 56:1563
Evans EM (1945) Rotational deformity in treatment of fractures of both bones of the forearm. J Bone Joint Surg 27:373
Evans EM (1949) Pronation injuries of the forearm with special reference on the anterior Monteggia fracture. J Bone Joint Surg [Br] 31:578
Galeazzi R (1935) Über ein besonderes Syndrom bei der Verletzung im Bereich der Unterarmknochen. Arch Orthop Unfallchir 35:557
Kuderna H, Weinstabl R (1989) Der Einfluß der Unterarmachsenknickung auf die Umwendbewegungen. Hefte Unfallheilkd 201:47

Mattews LS, Kaufer H, Garver DF, Sonstgard DA (1982) The effect on supination-pronation of angular malalignment of fractures of both bones of the forearm. An experimental study. J Bone Joint Surg [Am] 64:14

Penrose JH (1951) Monteggia fracture with posterior dislocation of the radial head. J Bone Joint Surg [Br] 33:65

Tarr RR, Garfinkel AI, Sarmiento A (1984) The effects of angular and rotation deformities of both bones of the forearm. J Bone Joint Surg [Am] 66:65

Tompkins DG (1971) The anterior monteggia fracture. J Bone Joint Surg [Am] 53:1109

Ursache von Fehlstellungen und Pseudarthrosen nach isolierter Ellenschaftfraktur

O. Kwasny, M. Fuchs und R. Schabus

Einleitung

Die Ellenschaftfraktur war aufgrund ihrer schlechten Heilungstendenz jahrelang eine Domäne der operativen Therapie (Gross 1979; Witt et al. 1965). Die hohe Zahl an verzögerten Knochenbruchheilungen, Pseudarthrosen und Achsenfehlern bei konservativer Therapie wurde auf die Sperrwirkung des intakten Radius, die hohen Torsionskräfte, die auf die Elle wirken, sowie auf die überwiegend kortikale Zusammensetzung und die oberflächliche Lage zurückgeführt (Böhler 1953; De Buren 1962; Undeland 1962). In den letzten Jahren finden sich immer mehr Literaturangaben über gute Erfolge der konservativen Therapie nach der von Sarmiento angegebenen Methode (Dymond 1984; Ekkernkamp u. Muhr 1988; Pollock et al. 1984; Sarmiento u. Lattal 1984). Entscheidend ist allerdings die Stabilisierung der Elle durch die umgebenden Weichteile des Unterarmes und insbesondere durch die Membrana interossea. Wir haben daher in einer leichenexperimentellen Studie die Stabilität der isolierten Ulnafraktur bei verschiedenen Osteotomieformen mit und ohne Durchtrennung der Membrana interossea sowie die Auswirkungen der Instabilität der Elle auf das distale Radioulnargelenk untersucht.

Material und Methode

Die Untersuchung erfolgte an 10 frischen Leichenpräparaten, die primär tiefgefroren und sofort nach dem Auftauen verwendet wurden. Die Präparate wurden in einem Fixateur-externe-Rahmen eingespannt, wobei zur Fixierung 2 Schanz-Schrauben durch den distalen Oberarm gebohrt wurden. Durch einen Transfixationsdraht (2,0), der durch die Mittelhandknochen 2–5 gebohrt wurde, wurde das Präparat mit 1 kp extendiert und frei drehbar gelagert. Dann erfolgte ein Röntgenbild im a.-p.-Strahlengang und in Mittelstellung bei 90° gebeugtem Ellbogen, um den Ellenvorschub zu bestimmen. Über eine etwa

---

I. Universitätsklinik für Unfallchirurgie, Alserstr. 4, A-1097 Wien

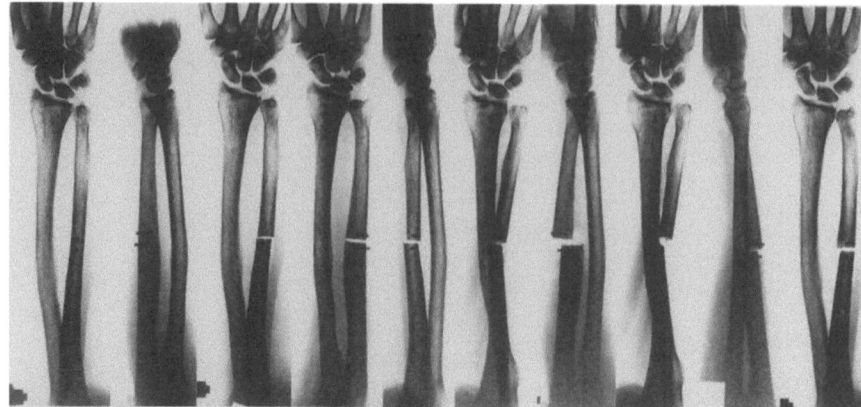

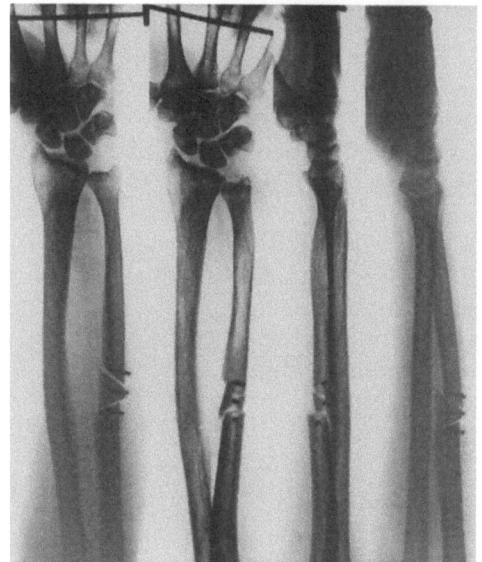

Abb. 1a, b. Röntgendokumentation der durchgeführten Osteotomie. Querosteotomie ohne und mit Durchtrennung der Membrana interossea sowie Keilosteotomie. Anhand der Bohrdrähte ist auch die Verdrehung der Fragmente bestimmbar

2 cm lange Inzision wurde die Elle im mittleren Drittel freigelegt. Zur späteren Bestimmung der Rotation erfolgte das Einbringen von 2 Kirschner-Drähten (0,6 mm). Zuerst wurde eine quere Osteotomie durchgeführt, ohne die Membrana interossea zu zerstören. Es wurden Röntgenaufnahmen in maximaler Pro- und Supinations- sowie Mittelstellung des Unterarmes in a.-p.- und seitlicher Projektion angefertigt. Anschließend setzten wir eine Keilosteotomie in der Form, daß von der Querosteotomie im 45°-Winkel nach proximal und distal osteotomiert wurde. So entstanden 2 Keile, deren Spitze nach ulnar zeigte. Die an der Basis der Keile anhaftende Membrana interossea sowie die übrigen Weichteile wurden geschont. Diese Osteotomieform entspricht der Parierfraktur mit Ausbruch von Biegungskeilen. Es wurden wiederum Röntgenbilder in Pro- und Supinations- sowie in Mittelstellung angefertigt, um

sowohl die Verschiebung der beiden Schaftfragmente als auch die Verdrehung zu registrieren. Außerdem wurde ein Röntgenbild des Handgelenkes im a.-p.-Strahlengang gemacht, wobei die Verkürzung der Ulna gegenüber dem Radius registriert wurde. Als nächster Schritt erfolgte die Durchtrennung der Membrana interossea etwa 2 cm nach proximal und distal. Dies wurde sowohl bei den 5 Präparaten mit reiner Querosteotomie als auch bei den Präparaten mit Keilosteotomie durchgeführt. Die Abb. 1 zeigt eine typische Röntgenserie nach Quer- und Keilosteotomie.

Ergebnisse

Die Auswertung der Röntgenserien ergibt folgendes Bild: Wie aus Tabelle 1 ersichtlich, kommt es bei reiner Querosteotomie mit erhaltener Membrana interossea in maximaler Pro- bzw. Supinationsstellung zu einer Verschiebung um maximal 5 mm. Das ist weniger als die Hälfte der Schaftbreite, die in diesem Bereich bei 1,1–1,4 cm liegt. Die Rotationsfehlstellung beträgt zwischen 1 und 2 mm, eine Fehlstellung von 2 mm entspricht etwa einer Verdrehung von 10°. Die Keilosteotomie ist trotz erhaltener Membrana interossea schon wesentlich instabiler. Hier zeigt sich bei maximaler Pro- bzw. Supinationsstellung eine Verschiebung von bis zu 10 mm, das ist nahezu die volle Schaftbreite. Die Rotationsfehlstellung beträgt maximal 5 mm, dies entspricht einer Fehlstellung von 30°. Außerdem haben wir bei 4 von 5 Präparaten eine Verkürzung im Bereich der Ulna, im Sinne eines negativen Ellenvorschubes von bis zu 3 mm beobachtet. Durch zusätzliche Dissektion der Membrana

Tabelle 1. Maximale Verschiebung (mm) nach Quer- und Keilosteotomie der Ulna, mit und ohne Durchtrennung der Membrana interossea

	Querosteotomie			Keilosteotomie				Keil-/Quer- und Dissektion der Membrana interossea		
	Pronation	Supination	Rotation	Pronation	Supination	Rotation	Ulnaverkürzung[a]	Pronation	Supination	Rotation
1	4	3	1,5	7	6	5	1,5	10	7	6
2	2	1	2	9	7	4	–	11	10	6,5
3	4	4	1	10	8	3,5	3	12	14	7
4	3	4	1,5	9	12	4	2,5	13	14	8
5	1	3	2	6	10	3	3	9	9	7,5
6	5	2	1,5	–	–	–	–	7	7	4,5
7	3	4	1,5	–	–	–	–	6	8	3,5
8	2	2	2	–	–	–	–	5	6	6,5
9	2	3	1	–	–	–	–	7	8	6
10	4	2	1,5	–	–	–	–	8	4	5

[a] Inkongruenz im distalen Radioulnargelenk.

interossea erhöht sich bei beiden Osteotomieformen die Instabilität, bei den Präparaten mit Keilosteotomie und Dissektion der Membrana interossea kommt es zur Verschiebung um nahezu die volle Schaftbreite, bei Querosteotomie und Dissektion der Membrana interossea besteht eine Verschiebung um 50–60% der Schaftbreite. Die Rotationsfehlstellung beträgt bei den Präparaten mit Keilosteotomie bis 60°, bei denen mit Querosteotomie bis 45°.

Klinische Ergebnisse

Wir konnten 30 isolierte Ellenschaftbrüche, die von 1986–1988 an der I. Univ.-Klinik für Unfallchirurgie in Wien konservativ nach der von Sarmiento beschriebenen Methode behandelt wurden, nachkontrollieren. Bei unseren Patienten handelt es sich um 17 Männer und 13 Frauen mit einem Durchschnittsalter von 55 Jahren (20–75 Jahre). Wir haben nur jene Patienten berücksichtigt, die zu einer persönlichen Nachkontrolle (klinische Kontrolle, Röntgenaufnahme) im August 1989 erschienen sind. Entsprechend den experimentellen Ergebnissen wurden die Frakturen in stabile und instabile Frakturen unterteilt. Als stabile Frakturen bezeichnen wir solche mit einer Verschiebung im a.-p.- und seitlichen Röntgenbild unter halber Schaftbreite ohne wesentliche Trümmerzone. 7 Frakturen waren „instabil", wobei bei 5 Patienten zusätzlich mehrere Keile vorlagen und bei 2 Patienten eine primäre Verschiebung um mehr als eine halbe Schaftbreite bestand. Die Tragedauer des Braceverbandes betrug bei den Patienten mit stabilen Frakturen durchschnittlich 7 Wochen (5–11 Wochen), wobei wie Tabelle 2 zeigt, die Tragedauer bei Frakturen im mittleren Drittel des Ulnaschaftes am kürzesten war. Bei den 7 Patienten mit instabilen Frakturen mußten 2 im weiteren Verlauf wegen zunehmender Verschiebung oder verzögerter Heilung operiert werden. Bei den restlichen 5 Patienten betrug die Tragedauer des Braceverbandes durchschnittlich 11 Wochen (8–13 Wochen). Bei der Nachuntersuchung nach durchschnittlich 18 Monaten (6–40 Monate) zeigte sich bei den 23 Patienten mit stabilen Frakturen in allen Fällen eine knöcherne Heilung mit einer maximalen Achsenabweichung von 5°. Klinisch sind 15 Patienten nach dem Schema von Ostern als sehr gut und 7 als gut zu beurteilen, nur ein Patient ist als mäßig einzustufen (Oestern u. Tscherne 1989). Er klagt über starke Schmerzen und

Tabelle 2. Ruhigstellungsdauer bei Ulnaschaftfraktur bei „stabiler" und „instabiler" Fraktur. Tragedauer des Braceverbandes (n=30), Patienten mit stabilen Frakturen (n=23), durchschnittlich 7 Wochen (5–11 Wochen). 7 Patienten mit instabilen Frakturen, durchschnittlich 11 Wochen (8–13 Wochen), 2 im weiteren Verlauf operiert

		Tragedauer (Wochen)	
Proximales Drittel	n = 4	7–11	(durchschnittlich 8,3)
Mittleres Drittel	n = 13	5– 9	(durchschnittlich 6,1)
Distales Drittel	n = 6	5–10	(durchschnittlich 7,3)

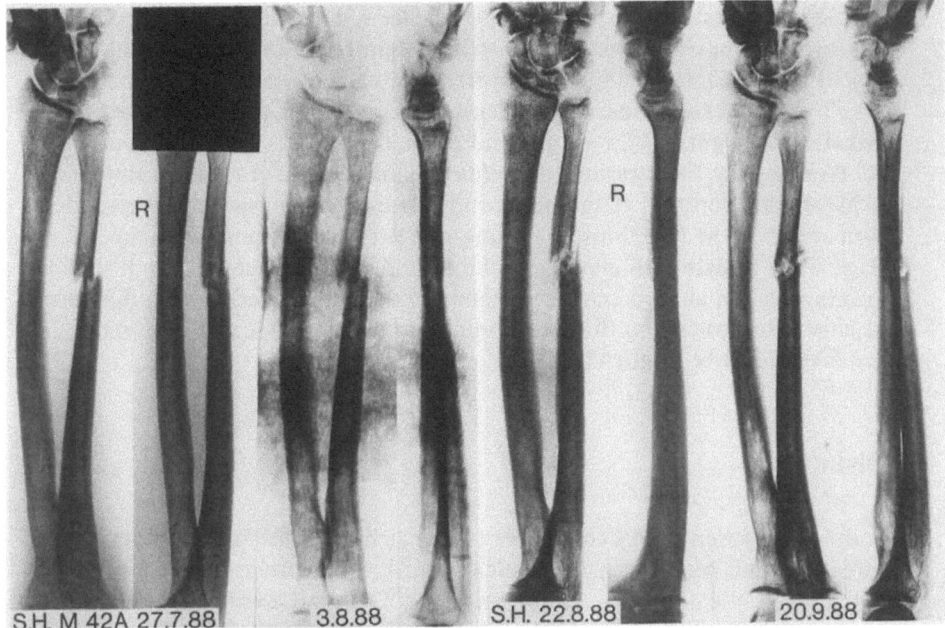

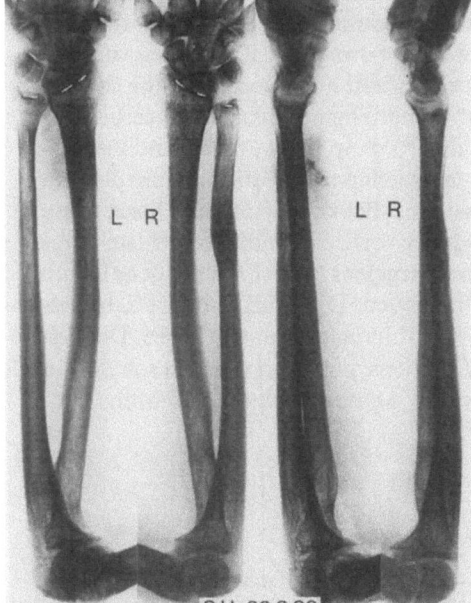

Abb. 2a–c. Röntgenserie einer Ulnaschaftfraktur im distalen Drittel (instabile Fraktur). Die Fraktur heilt mit leichtem Achsenknick aus, es besteht eine Inkongruenz im distalen Radioulnargelenk

Druckempfindlichkeit über der mit deutlicher Kallusbildung geheilten Ellenfraktur. Bei ihm ist außerdem die Drehbewegung mit 15° eingeschränkt. Von den 7 Patienten mit instabilen Frakturen mußten 2 operiert werden, die anderen 5 Frakturen sind konservativ ausgeheilt. 2 Patienten entsprechen der Klassifikation sehr gut, 2 sind als gut und ein Patient ist als mäßig zu beurteilen. Bei ihm lag eine Fraktur mit mehreren Biegungskeilen vor. Sie ist mit einem Achsenfehler von 10° (Ulnaknick und Verdrehung) ausgeheilt. Bei diesem Patienten besteht eine Einschränkung der Pro- und Supination von 20°, er klagt über belastungsabhängige Schmerzen. Bei 2 Patienten mit instabiler Fraktur besteht außerdem eine Ausheilung der Elle in Verkürzung. Dadurch ist eine Inkongruenz im distalen Radioulnargelenk von 2 mm bzw. 4 mm im Seitenvergleich bedingt (Abb. 2).

Diskussion

Stabile Frakturen des Ellenschaftes eignen sich unseren Untersuchungen entsprechend und gemäß den Angaben aus der Literatur sehr gut für die konservative Therapie (Buch u. Hofmann 1989; Dymond 1984; Ekkernkamp u. Muhr 1988; Hackstock u. Helmreich 1987; Pollock et al. 1984; Sarmiento u. Lattal 1984). Wie wir experimentell nachgewiesen haben, können allerdings auch bei sog. stabilen Frakturen Rotationsbewegungen auftreten, die dem Patienten Beschwerden bereiten. Dies entspricht auch unseren klinischen Beobachtungen, deshalb legen wir initial immer einen Oberarmgipsverband für 14 Tage bis 3 Wochen an. Anschließend wird dann im Braceverband weiterbehandelt. Frakturen mit mehreren Biegungskeilen bzw. Verschiebung über halber Schaftbreite sind als instabil einzustufen. Bei konservativer Therapie muß mit einer deutlich längeren Heilungsdauer, evtl. sekundären Fehlstellungen und Inkongruenzen im distalen Radioulnargelenk gerechnet werden. Es muß daher eine operative Therapie erwogen werden. Die Indikation ist dabei vom Alter und von der Aktivität des Patienten abhängig (Kwasny 1990). Die Fehleinschätzung der primären Stabilität des Ellenschaftbruches kann sowohl zum Auftreten von Pseudarthrosen als auch zu Achsenknickungen führen.

Literatur

Böhler L (1953) Die Technik der Knochenbruchbehandlung. Maudrich, Wien
Buch J, Hofmann G (1989) Funktionelle Behandlung von Ellenschaftbrüchen. Hefte Unfallheilkd 201:149
De Buren N (1962) Causes and treatment of non-union in fractures of the radius and ulna. J Bone Joint Surg [Br] 44:614
Dymond IWD (1984) The treatment of isolated fractures of the distal ulna. J Bone Joint Surg [Br] 66:408
Ekkernkamp A, Muhr G (1988) Der „stabile" Ellenschaftbruch. Biomechanik und therapeutische Konsequenzen. Unfallchirurg 91:551

Gross E (1979) Osteosynthese bei Vorderarmschaftfrakturen. Bericht über 311 nachkontrollierte Fälle der AO. AO-Bulletin, Paul Haupt AG, Bern

Hackstock H, Helmreich M (1987) Isolierte Brüche des Ellenschaftes – Behandlung mit Sarmiento Brace. Unfallchirurg 90:298

Kwasny O (1990) Frakturen des Unterarmschaftes des Erwachsenen. Facultas, Wien

Oestern HJ, Tscherne H (1989) Ergebnisse der AO-Sammelstudie über Unterarmschaftfrakturen. Hefte Unfallheilkd 201:71

Pollock FM, Pankovich AM, Prieto JJ, Lorenz M, Shurlam VP (1984) The isolated fracture of the ulna shaft. J Bone Joint Surg [Am] 65:339

Sarmiento A, Lattal L (1984) Nichtoperative funktionelle Frakturbehandlung. Springer, Berlin Heidelberg New York Tokyo

Undeland K (1962) Rotational movements and bony union in shaft fractures of the forearm. J Bone Joint Surg [Br] 44:340

Witt AN, Cotta H, Mittelmeier Th (Hrsg) (1965) In: Bürckle de la Camp. Handbuch der gesamten Unfallheilkunde. Enke, Stuttgart

Wachstumsbedingter Ausgleich von Achsenfehlern an Radius und Ulna nach Frakturen im Kindesalter

D. Wahl

Achsenfehler nach Frakturen bei Kindern sind prognostisch günstiger zu bewerten als bei Erwachsenen, da bestehende Deformitäten in bestimmtem Umfang spontan ausgeglichen werden. Unter welchen Bedingungen und in welchen Grenzen sich Achsenfehlstellungen ausgleichen können, ist seit langem Gegenstand experimenteller und klinischer Untersuchungen. Die Angaben darüber sind vielgestaltig und oft von gegensätzlicher Aussage. Ein Teil dieser Widersprüche wird durch die von einigen Autoren vorgenommene, nur klinische Beurteilung verbliebener Achsenfehler verursacht. Die eigenen Erfahrungen bestätigen voll die Angaben von Feldkamp et al. (1977), daß sich die nur klinische Messung von Achsenfehlstellungen ohne Röntgenmeßaufnahmen als völlig unzureichend erweist und höchstens einer groben Orientierung dienen kann. Wesentliche Ursache widersprüchlicher Angaben im Schrifttum scheint mir auch die ungenügende Bestimmung des Begriffes Toleranz zu sein. Er wird einerseits benutzt für die Bezeichnung der Achsenfehler, die bei bestimmten Frakturen in einem bestimmten Alter bei der Frakturbehandlung belassen werden können, ohne daß daraus später subjektive oder funktionelle Behinderungen entstehen. Damit umfaßt der Begriff eine bestimmte spontane Rückbildungsfähigkeit von Achsenfehlern. Andererseits wird der Begriff Toleranz fälschlicherweise gleichgesetzt mit dem Umfang des Ausgleiches. Auch soll der Begriff nicht benutzt werden für bleibende Achsenfehler, die als Spätfolge vom betroffenen Skelettabschnitt ohne klinisch faßbare Störung „toleriert" werden.

Nach Müller et al. (1976) gleichen sich Achsenfehler bis zu 20° in einer Ebene spontan aus. Hert (1964) und Meissner (1965) schreiben von einem Achsenausgleich bis zu 30°. Solche weitgefaßten, pauschalen Angaben sind unbefriedigend und in ihren Auswirkungen nicht ungefährlich. Rehn (1975) warnt vor unangebrachten Erwartungen und weist darauf hin, daß die Ausgleiche bei Langzeitbeobachtungen nicht in dem vielfach angenommenen Umfang zu beobachten sind.

Die Toleranz gegenüber bei Behandlungsabschluß verbleibenden Achsenfehlern wird in ihrem Umfang von vielen Faktoren beeinflußt. Mindestens

---

Unfallchirurgische Klinik und Poliklinik, Dr.-Salvador-Allende-Krankenhaus, Salvador-Allende-Str. 2/8, O-1170 Berlin, Bundesrepublik Deutschland

Frakturlokalisation und Alter des Patienten müssen berücksichtigt werden. Diskutiert werden auch die Einflüsse von Frakturart, Abstand zur Epiphysenfuge, Richtung der Achsenabweichung (Feldkamp et al. 1978) u. a.

Aus unserem Krankengut wurde eine Serie von 170 Unterarmschaftbrüchen und handgelenknahen Unterarmbrüchen bei Kindern 2–13 Jahre nach dem Unfall nachuntersucht. Dabei wurden die sekundären, d. h. die bei der Behandlung verbliebenen Achsenfehler mit den tertiären, d. h. den bei der Nachuntersuchung als Spätfolge festgestellten Fehlstellungen verglichen. Bei Behandlungsabschluß bestanden noch in etwa ⅓ der Fälle Achsenabweichungen (Tabelle 1), am Radius vorwiegend nach radial und dorsal, an der Ulna meist nach ulnar und nach volar. Die Fehler am Radius reichten bis 20°, an der Ulna dagegen nicht so weit, nur selten bis 20°.

In der Mehrzahl der Fälle kam es mit dem weiteren Knochenwachstum zu einer spontanen Achsenfehlerkorrektur, deren Umfang jedoch sehr unterschiedlich war. Der spontane Ausgleich (Tabelle 2) erreichte nach einer mittleren Beobachtungszeit von 6,8 Jahren in einzelnen Fällen 20°, gewöhnlich betrug er aber nicht mehr als 10°. In einigen Fällen trat keine meßbare Änderung der Fehlstellung ein.

Im Endergebnis waren die Achsenfehler des Radius überwiegend völlig ausgeglichen oder auf Werte unter 10° zurückgebildet und die der Ulna bis auf Einzelfälle vollständig normalisiert.

Nach Steinert (1966) gleichen sich bei Unterarmbrüchen Knicke bis 40° aus. Blount (1957) hielt bei Mädchen bis zum 10. Lebensjahr und bei Jungen bis zum 12. Lebensjahr etwa 30° für tolerabel. Nach Renné u. Weller (1974) sind allenfalls Achsenfehler von 10–20° zu belassen. Aus den sehr unterschiedlichen Angaben im Schrifttum und den eigenen Ergebnissen läßt sich der Schluß ziehen, daß bei kindlichen Unterarmfrakturen eine Vorhersage des spontanen Korrekturumfanges unsicher ist. Relativ sicher kann eine Ausgleichskraft von

Tabelle 1. Achsenfehler bei Behandlungsabschluß nach Frakturen von Radius und Ulna (n = 170)

Knick	–10°	11–20°	21–30°	Gesamt
Radius				
Dorsal	32	25	2	59 (35%)
Volar	5	5	–	10 (6%)
Radial	33	9	–	42 (25%)
Ulnar	16	4	–	21 (12%)
Ulna				
Dorsal	14	1	–	15 (9%)
Volar	24	11	–	36 (21%)
Radial	17	2	–	19 (11%)
Ulnar	23	3	–	28 (16%)

Tabelle 2. Häufigkeit und Umfang der Spontankorrektur nach Frakturen von Radius und Ulna (n = 170)

Knick	Ausgleich			Kein Ausgleich
	–10°	11–12°	21–30°	
Radius				
Dorsal	31	15	2	9
Volar	5	2	–	1
Radial	25	7	–	6
Ulnar	16	2	–	1
Ulna				
Dorsal	11	1	–	–
Volar	16	11	–	1
Radial	14	2	–	2
Ulnar	18	3	–	3

nur 10° angenommen werden, bei Kindern unter 11 Jahren etwa 20°. Allerdings haben verbleibende Achsenfehler nach diaphysären Brüchen eine andere Wertigkeit als bei handgelenknahen Brüchen: Nach diaphysären Frakturen können bleibende Achsenfehlstellungen von 10° bereits die Unterarmdrehbewegung behindern. Dagegen führen verbleibende Achsenfehler dieser Größenordnung nach handgelenknahen Brüchen kaum zur Behinderung. Diesen Unterschied berücksichtigt die Empfehlung von Ritter (1984), wonach in Handgelenknähe sekundäre Fehler bis 25° keiner Korrektur bedürfen, während in Schaftmitte Achsendeviationen über 10° nicht mehr zu tolerieren sind. Um die Bedeutung des Alters für die Ausgleichskraft gegenüber Achsenfehlern zu verdeutlichen, wurde in einer erweiterten Studie das Verhalten von 309 sekundären Achsenfehlstellungen nach Frakturen der langen Röhrenknochen des Armes im Kindesalter mit einer mittleren Beobachtungszeit von 8 Jahren zusammenfassend dargestellt (Tabelle 3).

Die Abhängigkeit des Achsenfehlerausgleiches vom Alter des Verletzten wird von vielen Autoren hervorgehoben (Morscher 1967; Weber 1967, 1975; Kurz 1979; Feldkamp et al. 1978). In gewissem Widerspruch dazu halten Sasse u. Ellerbrock (1975) für die Aufrichtung der Achse nach Fehlstellungen nicht die Wachstumskraft und Zeit über Jahre hinaus für nötig, da schon im Gips innerhalb von 4–6 Wochen ein Achsenausgleich zu beobachten wäre. Schrifttum und eigene Ergebnisse sprechen dennoch dafür, daß der spontane Ausgleich von Achsenfehlern um so vollkommener ist, je jünger das Kind beim Unfall ist, um so unvollkommener, je älter das Kind ist, und beim Jugendlichen am Ende des Wachstums kein Ausgleich mehr zu erwarten ist.

Nicht geklärt ist bisher die Frage, über welche Zeitdauer die Umbauprozesse zur Korrektur von Achsenfehlern verlaufen. Reismann (1979) kommt aufgrund seiner experimentellen und klinischen Studie zu dem Schluß, daß bei Achsenfehlstellungen die Epiphyse bis zum völligen Ausgleich der Fehlstellung zu Aufrichtung und Mehrwachstum stimuliert wird, also über die Dauer der Umbauvorgänge im Frakturbereich hinaus. Demnach wäre der Umfang der Achsenkorrektur von der Zeit abhängig, die der Epiphysenfuge bis zum Wachstumsende für ihr ausgleichendes Wachstum zur Verfügung steht. Das hieße, die Korrektur ist nicht bei jüngeren Kindern direkt altersspezifisch intensiver, sondern lediglich länger andauernd. Es müßte sich demzufolge im Untersuchungsgut eine Abhängigkeit des Ausgleiches von der Zeitspanne zwischen Unfall und Nachuntersuchung nachweisen lassen. Die Einteilung der Patienten in Klassen zunehmend längerer Beobachtungsdauer, abgestuft nach Zweijahresintervallen und in Gruppen unterschiedlichen Wachstumsverhaltens nach Achsenfehlern, zeigt, daß bei den 309 untersuchten, sekundär verbliebenen Achsenfehlern die Häufigkeit der spontan vollständig zurückgebildeten Achsenfehler von 13% in den ersten 2 Jahren im weiteren Verlauf fast gleichmäßig bis auf 47% nach 8 Jahren zugenommen hat (Tabelle 4). Die Zahl der nur gebesserten und durch das Wachstum nicht beeinflußten Achsenfehler fällt parallel dazu ab.

Damit scheinen mir die Ansichten von Sasse u. Ellerbrock (1975), daß für die Aufrichtung der Achse bei verbliebenem Achsenfehler nicht die Wachs-

Tabelle 3. Häufigkeit einer vollständigen Achsenfehlerkorrektur

Alter bei Unfall (Jahre)	Vollständiger Ausgleich bei Nachuntersuchungen (%)
< 5	54
5 – < 9	42
9 – < 12	37
12 – < 14	37

Tabelle 4. Häufigkeit einer vollständigen Achsenfehlerkorrektur in Abhängigkeit von der Beobachtungszeit

Zeitspanne Unfallnachuntersuchung (Jahre)	Vollständiger Ausgleich bei Nachuntersuchung (%)
1 – < 2	13
2 – < 4	21
4 – < 6	35
6 – < 8	42
8 –	47

tumskraft und Zeit über Jahre erforderlich seien, widerlegt zu sein. Der Achsenausgleich erfolgt über Jahre hinaus und ist um so größer, je länger die bevorstehende Wachstumsperiode ist. Damit erlangt auch das Skelettalter beim Unfall und das Geschlecht eine mitbestimmende Rolle. Die Bestimmung des Skelettalters bei jeder Fraktur im Kindesalter kommt für die Praxis nicht in Frage, jedoch sollten die zeitlichen Unterschiede des Wachstumsendes bei Jungen und Mädchen berücksichtigt werden. Vor allem Blount (1957), aber auch Morscher (1967) u.a. haben bei ihren Angaben über die Toleranz gegenüber Achsenfehlern immer wieder darauf hingewiesen. Nach diesen und eigenen Erfahrungen sollte die diskutierte Toleranzgrenze von 10–11 Jahren bei Mädchen eher nach unten verlegt werden und kann bei Jungen eher großzügiger ausgelegt werden. Das gleiche gilt für den zu erwartenden Achsenausgleich bei Jungen und Mädchen einer Altersgruppe, da die noch bevorstehende Wachstumsperiode bei Jungen allgemein 1–2 Jahre länger ist.

Die Erklärung des Mechanismus der spontanen Korrektur von Achsenfehlstellungen findet man in dem von Pauwels (1965) konzipierten Modell der funktionellen Korrektur und Anpassung durch das Längenwachstum. Den Reiz der Aufrichtung bilden Unterschiede in der Druckbeanspruchung der Epiphysenfuge. Die Richtung der maßgebenden Druckkräfte ist die Resultierende aus den einwirkenden Muskel- und Körpergewichtskräften. An der oberen Extremität fallen die Körpergewichtskräfte weg. Hier stellt der Tonus des Muskelmantels, der den betroffenen Knochen umgibt, den entscheidenden Stimulus dar, der zu Knochenanbau auf der Konkavseite und Abbau auf der Konvexseite des Achsenknickes führt.

Während Bennek u. Steinert (1966) bei ihren Untersuchungen von Achsenfehlern an den unteren Extremitäten betonen, daß für die Einschätzung des statischen und funktionellen Endergebnisses nicht die Knickung an der ehemaligen Frakturstelle, sondern die Ausmessung der benachbarten Gelenkwinkel entscheidend ist, muß für die oberen Extremitäten hervorgehoben werden, daß selbst bei achsengerechter Einstellung der Gelenkflächen durch das ausgleichende epiphysäre Wachstum, Knickbildungen am Schaft durch die lokalen Umbauvorgänge und das Dickenwachstum oft nicht vollständig ausgeglichen werden. Besonders am Unterarm können diaphysäre Restknicke Ursache werden für deutliche Funktionseinschränkungen, speziell der Umwendbewegung.

Zusammenfassend und verallgemeinernd ist festzustellen: Achsenfehlstellungen sind während der Bruchbehandlung
- bei Kindern in Grenzen tolerierbar,
- bei Adoleszenten unbedingt zu verhindern.

Mit von Laer (1990) muß aber für die klinische Praxis berücksichtigt werden, daß es nicht nur eine Frage des Wissens um die Spontankorrekturmechanismen im Wachstumsalter ist, inwieweit bei Konsolidation Achsenfehler im Schaftbereich verbleiben können, sondern auch eine Frage des abzuwägenden therapeutischen Aufwandes.

Literatur

Bennek J, Steinert V (1966) Knochenwachstum nach deform verheilten Unterschenkelschaftfrakturen bei Kindern. Zentralbl Chir 91:633–639

Blount W (1957) Knochenbrüche bei Kindern. Thieme, Stuttgart

Feldkamp G, Häusler U, Daum R (1977) Verlaufsbeobachtungen kindlicher Unterschenkelschaftbrüche. Unfallheilkunde 80:139–146

Feldkamp G, Krastel A, Braus T (1978) Welche Faktoren beeinflussen die Wachstumsphänomene nach kindlichen Schaftbrüchen? Unfallheilkunde 81:96–102

Hert J (1964) Die Regulation des Längenwachstums der langen Röhrenknochen (Tschechisch). Acta Chir Orthop Traumatol Cech 31:85–91

Kurz W (1979) Experimentelle Untersuchungen zur Osteosynthese langer Röhrenknochen des wachsenden Skeletts und erste klinische Ergebnisse bei Kindern. Dissertationsschrift zur Promotion B, Berlin

Laer L von (1990) Einfluß der primären Frakturenbehandlung auf die Entstehung posttraumatischer Fehlstellungen im Wachstumsalter. Unfallmedizinische Tagung der Landesverbände Berlin und Nordwestdeutschland der gewerblichen Berufsgenossenschaften am 16. und 17. März 1990 in Berlin

Meissner F (1965) Kinderchirurgische Erkrankungen. Thieme, Leipzig

Morscher E (1967) Prophylaxe und Therapie drohender oder bestehender Achsenfehlstellungen beim Kind. In: Müller ME (Hrsg) Posttraumatische Achsenfehlstellungen an den unteren Extremitäten. Huber, Bern Stuttgart

Müller W, Ahlers J, Thümler P, Schweikert C-H (1976) Indikationen zur Osteosynthese im Kinder- und Jugendalter. Therapiewoche 26:2779–2790

Pauwels F (1965) Gesammelte Abhandlungen zur funktionellen Anatomie des Bewegungsapparates. Springer, Berlin Göttingen Heidelberg New York

Rehn J (1974) Unfallverletzungen bei Kindern. Springer, Berlin Heidelberg New York

Reismann B (1979) Die Ursachen des Mehrwachstums nach Frakturen im Kindesalter. Z Kinderchir 26:348–364

Renné J, Weller S (1974) Verrenkungen und Frakturen der oberen Gliedmaßen. In: Rehn J (Hrsg) Unfallverletzungen bei Kindern. Springer, Berlin Heidelberg New York

Ritter G (1984) Verletzungen des Schultergürtels und der oberen Extremität. In: Sauer H (Hrsg) Das verletzte Kind. Thieme, Stuttgart New York

Sasse W, Ellerbrock U (1975) Spontankorrektur fehlgeheilter kindlicher Frakturen. Z Kinderchir 17:154–163

Steinert V (1966) Unterarmfrakturen im Kindesalter. Bruns' Beitr Klin Chir 212:170–184

Weber BG (1967) Indikation zur operativen Frakturbehandlung bei Kindern. Chirurg 38:441–444

Weber BG (1975) Das Besondere bei der Behandlung der Frakturen im Kindesalter. Monatsschr Unfallheilkd 78:193–198

Korrekturosteotomie am distalen Radius zur Behandlung von Frakturheilungsstörungen

Ch. Voigt, H.-G. Breyer und R. Rahmanzadeh

Einleitung

Die Fraktur des distalen Radius ist der am häufigsten auftretende Bruch beim Menschen. Obwohl aus diesem Grunde jeder unfallchirurgisch Tätige eine große Erfahrung mit der Behandlung dieser Verletzung hat, sind die Behandlungsergebnisse doch in einem überraschend großen Prozentsatz unbefriedigend. Dies betrifft sowohl das funktionelle Resultat als auch die radiologische Ausheilung.

Die Ursache für diese schlechten Ergebnisse können in der Erstbehandlung mit unzureichender Reposition oder ungenügender Retention liegen, es können aber auch Fehler im Verlauf der weiteren Behandlung wie zu kurze Ruhigstellung mit sekundärer Dislokation oder auch zu lange Ruhigstellung mit nachfolgenden ligamentären Bewegungseinschränkungen vorliegen. Ein schlechtes radiologisches Ergebnis korreliert häufig mit schlechter Funktion. Bei rein konservativer Therapie der distalen Radiusfraktur muß in 20–25% der Fälle mit mäßigen bis schlechten Ergebnissen gerechnet werden (Eggert u. Kecskes 1973; Beck 1979; Seiler et al. 1980; Kwasny et al. 1990).

Aufgrund des überwiegenden Auftretens der sog. Extensionsfraktur ist die häufigste Fehlstellung mit einer Abkippung des distalen Fragmentes nach dorsal verbunden. Die Smith-Fraktur mit palmarer Kippung des distalen Fragmentes wird heute in aller Regel operativ versorgt, so daß Fehlstellungen bei dieser ohnehin seltenen Verletzung deutlich geringer vorkommen. Bei der dorsalen Abkippung ist die Bewegungsachse des Handgelenkes nach dorsal verlagert, die Palmarflexion in aller Regel deutlich eingeschränkt, außerdem aufgrund der Inkongruenz des distalen Radioulnargelenkes auch eine Störung der Drehbewegung des Unterarmes sowie bei relativem Ellenvorschub eine Störung der Ulnarduktion des Karpus zu erwarten. Neben der Bewegungseinschränkung und störenden Deformität klagen die Patienten häufig auch über Kraftlosigkeit in der betroffenen Hand, in einigen Fällen führt die Fehlstellung auch zur Ausbildung eines Karpaltunnelsyndroms.

Abt. für Unfall- und Wiederherstellungschirurgie, Universitätsklinikum Steglitz, Hindenburgdamm 30, W-1000 Berlin 45, Bundesrepublik Deutschland

Bei der palmaren Abkippung ist entsprechend die Bewegungsachse des Handgelenkes nach palmar verlagert, es resultiert eine Einschränkung der Dorsalführung der Hand. Eine weitere typische Fehlstellung – oft mit einer der vorgenannten Fehlheilungen kombiniert – besteht in der Abflachung des radiokarpalen Winkels und der dadurch permanent nach radial zeigenden Hand.

Indikationen und Kontraindikationen

Die Indikation zur Korrekturosteotomie am distalen Radius wird in erster Linie durch die Funktion des Handgelenkes bestimmt. Weitere Gesichtspunkte sind das Lebensalter des Patienten, seine berufliche Aktivität, sportliche Betätigung und die Stärke der Beschwerden. Nicht zuletzt sollte die Persönlichkeitsstruktur des Patienten mitberücksichtigt werden. So wird man bei einem in der Erstbehandlung wenig kooperativen Patienten die Indikation zur Korrekturosteotomie eher zurückhaltend stellen.

Fehlstellungen der distalen Radiusgelenkfläche um 20–30° in der Seitansicht und darüber rechtfertigen in aller Regel die Umstellungsosteotomie (Cotta 1979). Bei erheblichen Beschwerden und jüngerem Lebensalter mit zu erwartender Sekundärarthrose sollten aber auch schon bei geringeren Fehlstellungen Korrekturen vorgenommen werden.

Als Kontraindikation gilt die bereits deutliche Arthrose im Radiokarpalgelenk sowie eine erhebliche posttraumatische Inkongruenz der Radiusgelenkfläche durch primär nicht ausreichend reponierte intraartikuläre Fragmente. Aufgrund der i. allg. eher abwartenden Haltung bei schlechtem funktionellem Ergebnis nach distaler Radiusfraktur und langdauernder krankengymnastischer Übungsbehandlung werden die meisten Umstellungsoperationen nicht im günstigsten Zeitraum, d.h. bis zum Ablauf des 3. Monats nach Fraktur, durchgeführt. Es wäre jedoch wünschenswert, Eingriffe möglichst früh vorzunehmen, damit sekundäre Gelenkschäden durch Fehlbelastung vermieden werden.

Technik

Das operative Vorgehen bei der Korrektur am Radius kann grundsätzlich von dorsal oder von palmar erfolgen. Beim dorsalen Vorgehen wird eine additive Osteotomie dergestalt vorgenommen, daß im Verletzungsbereich, d.h. im spongiösen Knochen, unter vorheriger typischer Markierung der Winkelstellungen mit Bohrdrähten im proximalen und distalen Knochenanteil ein kortikospongiöser Span eingepaßt wird. Dabei wird in aller Regel zur Stabilisierung eine 3,5-mm-T-Platte verwendet, bei nicht vollständiger Osteotomie mit erhaltener palmarer Kortikalis ist auch eine Bohrdrahtstabilisierung denkbar. Das Knochentransplantat sollte beim jüngeren Patienten autolog sein, beim

Korrekturosteotomie am distalen Radius

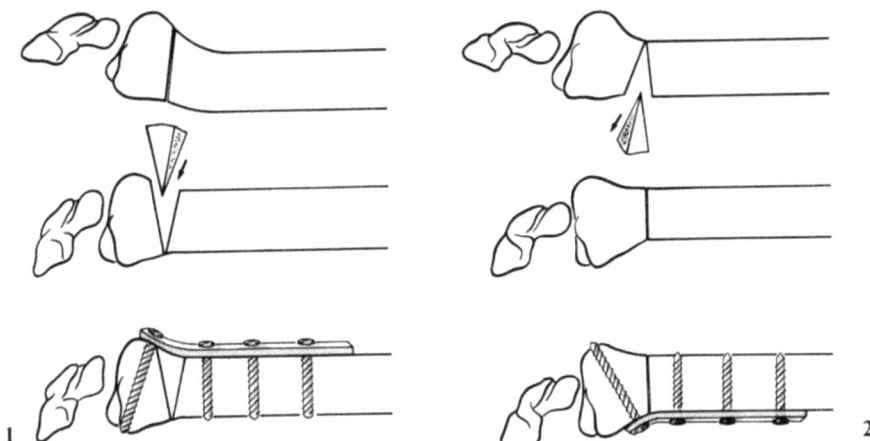

Abb. 1. Schematische Darstellung der additiven Korrekturosteotomie von dorsal mit Einpassen eines kortikospongiösen Knochentransplantates

Abb. 2. Schematische Darstellung der subtraktiven Korrekturosteotomie von palmar

älteren Patienten wird auf die zusätzliche Operation am Beckenkamm verzichtet und in das gute Empfängerbett ein homologes Transplantat eingebracht. Ziel der Osteosynthese ist die übungsstabile Situation, so daß danach eine Gipsbehandlung nicht erforderlich ist (Abb. 1).

Beim palmaren Vorgehen wird bei der typischen Fehlstellung mit dorsaler Abkippung der distalen Radiusgelenkfläche eine subtraktive Osteotomie durchgeführt. Der in Höhe der Fehlstellung entnommene Knochenkeil muß so berechnet werden, daß postoperativ die Radiusgelenkfläche in anatomisch richtiger Stellung steht (Abb. 2). Dieses Verfahren hat jedoch den Nachteil, daß der in aller Regel schon vorhandene Ulnavorschub noch vergrößert und eine Korrekturosteotomie im Sinne einer Verkürzung auch an der Elle erzwingt. Außerdem führt die Verkürzung des Unterarmes zu einer relativen Insuffizienz der Muskulatur, insbesondere der Beuger, so daß beim jüngeren Patienten eine beruflich deutlich merkbare Kraftminderung in der Hand resultieren kann.

Hervorzuheben ist die sorgfältige Planung der Operation, die immer Röntgenaufnahmen der Gegenseite einschließt, um die korrekte Ellenlänge und die radiale Neigung der distalen Radiusgelenkfläche zu bestimmen. Mit Hilfe von Folien kann dann die Situation der unverletzten Seite auf die Seite der Fehlstellung übertragen werden, dadurch wird der Keil unter Berücksichtigung sämtlicher Fehlstellungen in seiner Form und Größe bestimmt. Außerdem wird so die ideale Osteotomiehöhe festgelegt. Intraoperativ ist ein temporär in das Handgelenk gesteckter Bohrdraht sowohl zur Bestimmung der Osteotomiehöhe als auch zur Bestimmung der exakten Lage der T-Platte hilfreich.

In diesem Zusammenhang muß noch darauf hingewiesen werden, daß bei Störungen im Radioulnargelenk auch eine Korrekturosteotomie der Ulna im

Sinne einer Verkürzung oder bei Arthrosezeichen im distalen Radioulnargelenk auch im Sinne einer Ellenköpfchenresektion erfolgen muß.

Ergebnisse

Von 1976–1988 wurden in 26 Fällen Korrekturosteotomien am distalen Radius durchgeführt. Dabei betrafen 21 Operationen nur den Radius, bei weiteren 5 Operationen wurden zusätzliche Ulnakorrekturen vorgenommen. Zur Stabilisierung der Osteotomie wurden in 20 Fällen die 3,5-mm-Radius-T-Platte verwendet, 3mal eine Bohrdrahtosteosynthese, in 2 Fällen Zugschrauben, bei einem Patienten wurde lediglich eine Gipsruhigstellung nach Einbolzung des Keiles durchgeführt. 24mal erfolgte die Radiuskorrektur additiv, 2mal subtraktiv. Dabei wurde die jeweils erforderliche Knochentransplantation in 15 Fällen autolog, in 9 Fällen homolog durchgeführt (Tabelle 1 und 2).

Als Komplikation trat bei einem Patienten eine Irritation des N. radialis superficialis auf, in einem Fall kam es zur Ruptur der Sehne des M. extensor pollicis longus, 2mal traten Hämatome auf.

Die postoperative radiologische Kontrolle ergab regelrechte anatomische Verhältnisse oder eine Fehlstellung der distalen Radiusgelenkfläche von weniger als 10° in der Seitansicht in 25 Fällen bzw. einen Ulnavorschub von weniger als 5 mm. Die funktionellen Ergebnisse in der Klassifizierung nach Lidström (1959) zeigten bei 26 ausgewerteten Patienten in 9 Fällen sehr gute, in 11 Fällen gute, in 5 Fällen mäßige und 1 Fall schlechte Ergebnisse (Tabelle 3). Diese Resultate entsprechen denen der Literatur (Müller-Färber u. Griebel 1979; Behrens u. Mickley 1987; Lanz 1987; Pechlaner u. Sailer 1989).

Es ist festzustellen, daß bei den überwiegend schweren Fehlstellungen erhebliche Funktionsverbesserungen zu erzielen waren, und zwar um so deutlicher, je kürzer der Zeitraum zwischen Verletzungen und Korrektur war.

Tabelle 1. Korrekturosteotomien am distalen Radius 1976–1988 (n = 26)

24	additive Korrekturen
	– 15 autologe Knochentransplantationen
	– 9 homologe Knochentransplantationen
2	subtraktive Korrekturen

Tabelle 2. Stabilisierung nach Korrekturosteotomie am distalen Radius (n = 26)

20	3,5-mm-T-Platte
3	Bohrdrahtosteosynthesen
2	Zugschraubenosteosynthesen
1	Gipsbehandlung

Tabelle 3. Ergebnisse nach Korrekturosteotomien am distalen Radius (n = 26). (Nach Lidström 1959)

9	sehr gut
11	gut
5	mäßig
1	schlecht

Trotz dieser insgesamt ermutigenden Resultate sollte das Ziel bei der Behandlung der distalen Radiusfraktur die primäre achsengerechte Wiederherstellung der Gelenkverhältnisse sein.

Zusammenfassung

Fehlstellungen nach konservativer Therapie distaler Radiusfrakturen sind nicht selten. Bei schlechter Funktion ist eine Korrektur bei 20–30° Winkelabweichung in der Seitansicht angezeigt. Die Osteotomie kann additiv von dorsal – mit autologer oder homologer Spongiosaplastik – oder subtraktiv von palmar vorgenommen werden.

Eine Stabilisierung wird mit 3,5-mm-T-Plättchen durchgeführt. Die Umstellungsoperation sollte in den ersten 12 Wochen nach der Verletzung erfolgen, um Sekundärschäden des Knorpels zu verhindern.

Literatur

Beck E (1979) Handgelenksnahe Speichenbrüche, die konservative Behandlung. Unfallheilkunde 82:23

Behrens S, Mickley V (1987) Korrekturosteotomien am distalen Radius. Unfallchirurg 90:6

Cotta H (1979) Die Indikation und Technik der Korrektureingriffe nach Brüchen am distalen Unterarmende. Hefte Unfallheilkd 148:106

Eggert A, Kecskes S (1973) Spätergebnisse von konservativ behandelten distalen Radiusfrakturen. Akt Traumatol 3:185

Kwasny O, Schabus R, Hertz H (1990) Ergebnisse von konservativ behandelten Radiusfrakturen an typischer Stelle. Aktuel Traumatol 20:1

Lanz U (1987) Korrekturosteotomie nach distalen Radiusfrakturen, Technik und Ergebnisse. In: Buck-Gramcko D (Hrsg) Frakturen am distalen Radiusende. Hippokrates, Stuttgart

Lidström A (1959) Fractures of the distal end of the radius. Act Orthop Scand [Suppl] 41:58

Müller-Färber J, Griebel W (1979) Der sekundäre Korrektureingriff am distalen Radius bei posttraumatischer Fehlstellung. Unfallheilkunde 82:23

Pechlaner S, Sailer R (1989) Korrekturosteotomie nach peripheren Radiusfrakturen. Unfallchirurgie 15:230

Seiler H, Klapp F, Eitel F (1979) Radiusfrakturen loco typico – Ergebnisse und Grenzen der konservativen Behandlung. Hefte Unfallheilkd 148:66

Echte Madelung-Deformität und traumatische Pseudo-Madelung-Deformität – eine beispielhafte Differentialdiagnose der Deformität des kindlichen Unterarmes

Y. Moazami-Goudarzi und P. Hertel

1879 beschrieb Madelung eine kongenitale Deformität des Handgelenkes, welche auf einer Wachstumsstörung der distalen Radiusepiphyse beruht. Diese Deformität tritt vorwiegend bei Mädchen und in etwa ⅔ der Fälle doppelseitig auf. Ein dominanter Erbgang mit familiärer Häufung soll in etwa 30% bestehen.

Klinisch findet sich eine bajonettartige Abknickung der Hand nach palmar mit stark vorspringendem Ulnaköpfchen. Radiologisch besteht die Deformierung in einer Verbiegung des Radiusschaftes, einem Auseinanderweichen der distalen Enden des Radius und der Ulna, einer stark abgschrägten distalen Radiusgelenkfläche, bedingt durch frühzeitigen Verschluß der Epiphyse in ihrer ulnaren Hälfte, einem Vorschub der Elle mit dorsalem Vorstehen des Köpfchens und pyramidenförmiger Konfiguration in der Handwurzel. Der Radius bleibt in der Länge zurück (Abb. 1 und 2).

Neben dieser kongenitalen gibt es eine weitere posttraumatische Form. Der posttraumatischen Pseudo-Madelung-Deformität (auch Manus radioflexa genannt) liegt ebenso ein vorzeitiger Verschluß der distalen Radiusepiphyse zugrunde. Sie tritt einseitig auf gemäß dem vorausgegangenen Trauma. Es besteht keine Geschlechtsprävalenz, sie ist nicht hereditär, und die Manifestation steht allein in zeitlicher Beziehung zu dem Trauma. Im Gegensatz zur echten Madelung-Deformität finden sich bei der posttraumatischen Form keine weiteren Skelettanomalien und keine statistisch signifikante Häufung (Abb. 3 und 4). Radiologisch findet sich eine Verformung und eine Abflachung der Radiusgelenkfläche. Die körpernahen Handwurzelknochen sind nicht bogenförmig, sondern treppenförmig gestaltet. Es besteht ein Ellenvorschub mit Dorsalflexion und radialer Deviation.

Fall 1

11jähriges Mädchen mit Aitken I der distalen Radiusepiphyse der Hand und distaler Fraktur der Elle (Abb. 5). Zustand nach Reposition und Kirschner-Drahtosteosynthese (Abb. 6). Zustand nach Kirschner-Drahtentfernung und stattgehabter Infektion (Abb. 7).

Abt. für Unfallchirurgie, Universitätsklinikum Rudolf Virchow, Augustenburger Platz 1, W-1000 Berlin 65, Bundesrepublik Deutschland

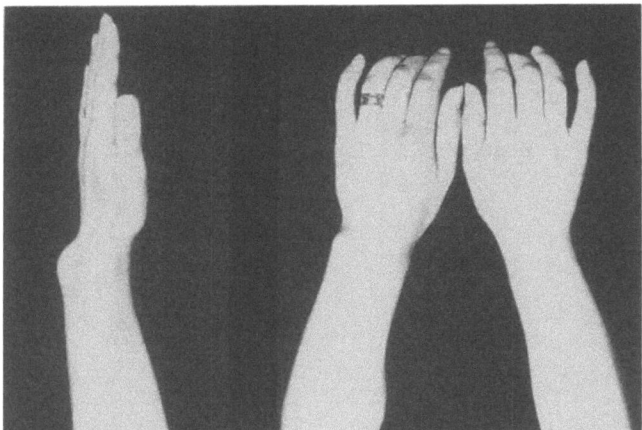

Abb. 1. Klinisches Erscheinungsbild der echten Madelung-Deformität

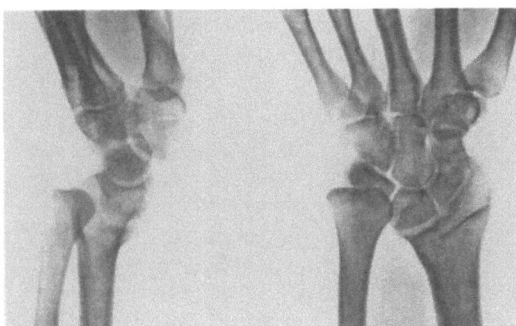

Abb. 2. Typische radiologische Veränderungen bei Madelung-Deformität im Handgelenkbereich

3 Jahre nach dem Unfall (Abb. 8) zeigt sich ein frühzeitiger Verschluß der distalen Radiusepiphyse und Verkürzung des Radius mit radialer Deviation des Handgelenkes durch deutlichen Ellenvorschub. Die Radiusgelenkfläche ist verformt und abgeflacht. Die körpernahe Handwurzelreihe ist nicht bogenförmig, sondern treppenförmig gestaltet.

Fall 2

16jähriges Mädchen mit Pseudo-Madelung-Deformität des rechten Handgelenkes, bei dem eine traumatische Genese nicht genau zu eruieren war (Abb. 3 und 4).

Unseres Erachtens verdient es die posttraumatische Pseudo-Madelung-Deformität erwähnt zu werden. Sie ist auch aus forensischen Gründen wegen der Verwechselung mit der echten Madelung-Deformität interessant. Schließlich unterstreicht unsere Beobachtung wieder einmal die Sonderstellung von Frakturen im Kindesalter.

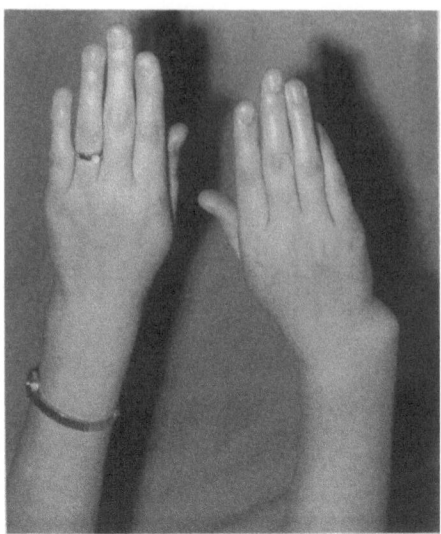

Abb. 3. Klinisches Erscheinungsbild einer posttraumatischen Pseudo-Madelung-Deformität bei einem 16jährigen Mädchen

Abb. 4. Entsprechende radiologische Veränderungen im Handgelenk bei dem 16jährigen Mädchen
▼

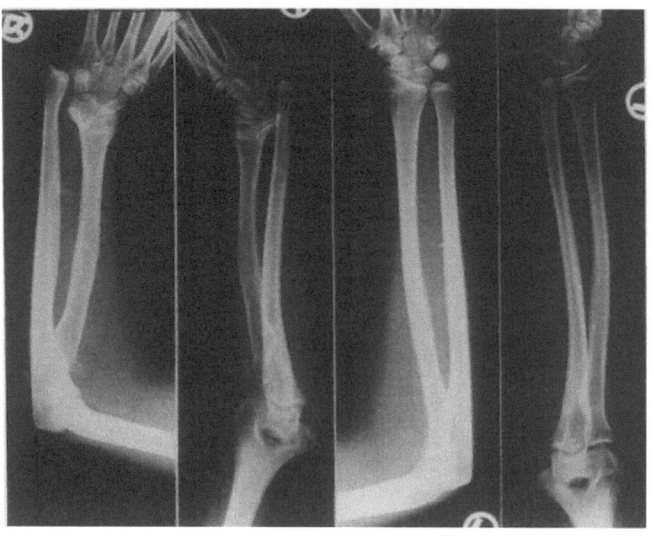

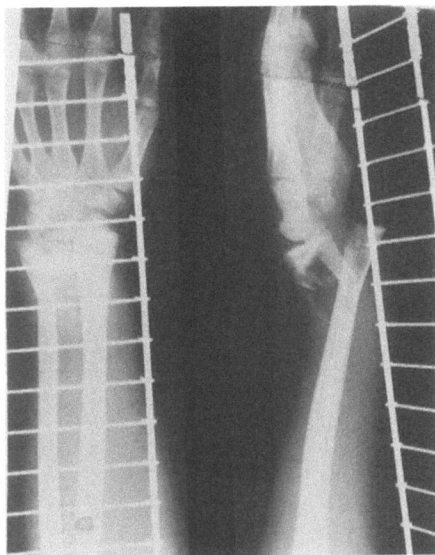

Abb. 5. Aitken-I-Fraktur der distalen Radiusepiphyse bei einem 11jährigen Mädchen

Abb. 6. Reposition und Kirschner-Drahtosteosynthese der Aitken-I-Fraktur
▼

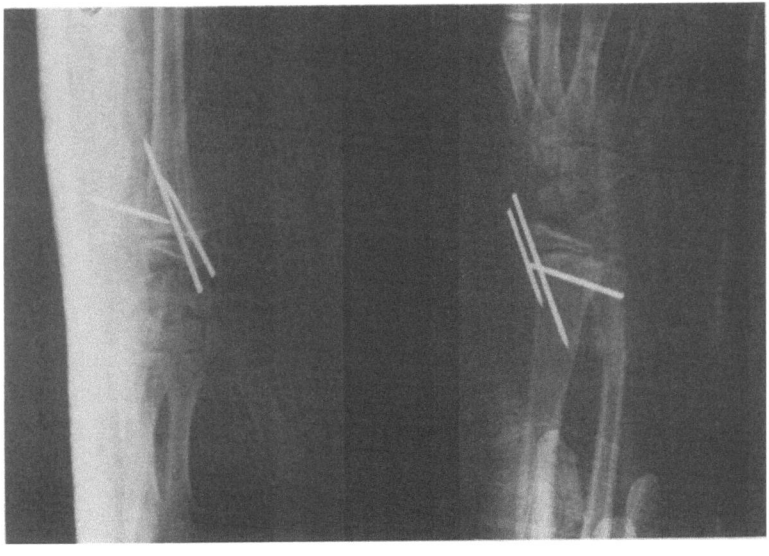

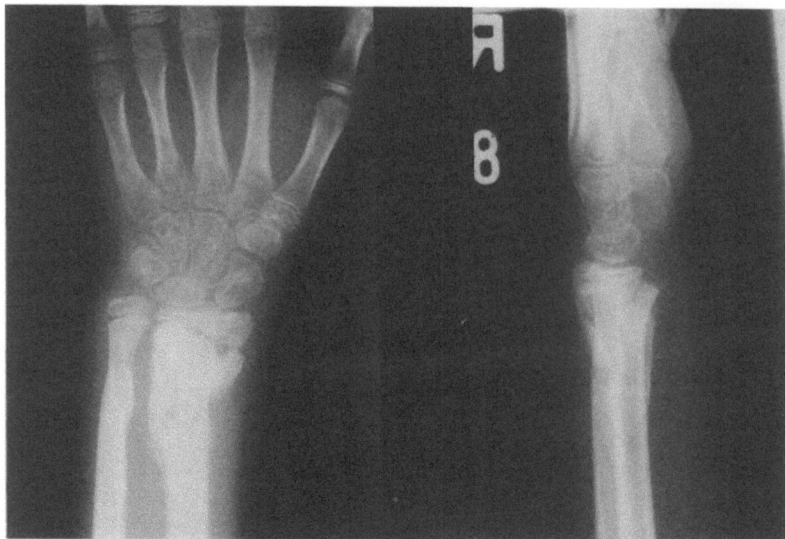

Abb. 7. Zustand nach Drahtentfernung und stattgehabter Infektion

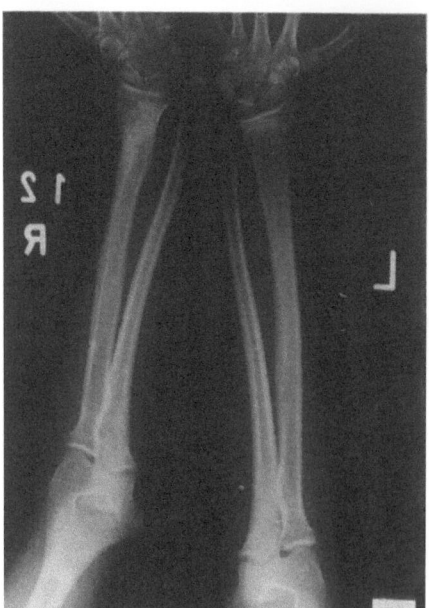

Abb. 8. Typische radiologische Veränderungen im Sinne einer posttraumatischen Pseudo-Madelung-Deformität 3 Jahre nach dem Unfall

Teil XI
Störungen der Frakturheilung: Hand und Handwurzel

Ursachen und Therapiemöglichkeiten der Skaphoidpseudarthrose

P. Schaller, B. Landsleitner, R. Carbon und T. Reck

Nach Buck-Gramcko (1977) sprechen wir im Unterschied zu Kahnbeinbrüchen mit verzögerter Heilung erst dann von Skaphoidpseudarthrosen, wenn eine röntgenologische Abdeckelung vorliegt oder ausgedehnte Resorptionszysten bestehen.

Ursachen für die Entstehung solcher Skaphoidpseudarthrosen liegen dabei zum einen in anatomischen und biomechanisch-funktionellen Besonderheiten des Skaphoids und der Handwurzel begründet, zum anderen sind sie auf Versäumnisse von seiten des Patienten oder des Arztes bzw. auf Fehler in der Diagnostik und Therapie der Skaphoidfraktur zurückzuführen.

Die Pseudarthrosenentstehung ist abhängig von der Bruchlokalisation und einer sich daraus evtl. ergebenden Durchblutungsstörung der Bruchfragmente, insbesondere am proximalen Fragment. Dabei sind die Ergebnisse bezüglich der Skaphoiddurchblutung widersprüchlich. Während die meisten Autoren (Landsleitner et al. 1987) eine streckseitige Gefäßversorgung des Kahnbeins beschreiben und deshalb bei chirurgischen Eingriffen den palmaren Zugang als gefahrlos propagieren, betont Sennwald (1987) die vaskuläre Versorgung des proximalen Skaphoidanteils über das palmare Lig. radioscapholunare.

Biomechanisch-funktionell gehört das Skaphoid aufgrund seiner Form, Größe und Lage nach Wengen (1971) sowohl zur ersten als auch zur zweiten Handwurzelreihe. Es ist der mobilste Handwurzelknochen, und bei den komplexen Bewegungen der Handwurzel bewegt er sich in allen Richtungen des Raumes mit, insbesondere auch bei der Bewegung des Daumens, bei der Dorsalflexion des Handgelenks, beim Faustschluß und bei der Unterarmdrehung infolge seiner ligamentären Verbindung zum Radius (Fisk 1981; Trauner 1982). Beim Bruch und bei der Pseudarthrose kommt es zur Verlängerung der Gelenklinie zwischen der proximalen und distalen Handwurzelreihe nach radial, welche nun zwischen den beiden Kahnbeinanteilen verläuft (Contzen 1957). Dies führt dazu, daß sich die Fragmente voneinander unabhängig sowohl mit der proximalen als auch mit der distalen Reihe mitbewegen.

Nach Trojan (1954) und Voorhoeve (1970) spielt die Bruchform bei der Entstehung einer Kahnbeinpseudarthrose eine entscheidende Rolle, wobei die

---

Abt. für Hand- und Plastische Chirurgie, Chirurgische Universitätsklinik Erlangen, Maximiliansplatz 1, W-8520 Erlangen, Bundesrepublik Deutschland

Gefahr der Pseudarthrosenentstehung um so größer sein soll, je weiter eine Fraktur proximal, und je mehr sie vertikal verläuft. Bei unseren Skaphoidpseudarthrosen fanden sich in 20% horizontal-schräge, in 76% quere und in 4% vertikal-schräge Frakturen; lokalisiert waren sie zu 13% im distalen, zu 61% im mittleren und zu 26% im proximalen Drittel.

Die isolierte Betrachtung der Bruchform des Kahnbeins scheint dabei heute nicht mehr gerechtfertigt. So weist Sennwald (1987) darauf hin, daß beim gleichzeitigen Vorliegen einer Kahnbeinfraktur und einer ligamentären Instabilität der Handwurzel mit einer palmaren Subluxation des Os lunatum (DISI) die Wahrscheinlichkeit einer Pseudarthrosenentstehung deutlich erhöht ist. Zusätzlich muß, unabhängig von der Bruchlokalisation, bereits bei der Primärversorgung einer Kahnbeinfraktur berücksichtigt werden, ob eine stabile, wenig stabile oder instabile Fraktur vorliegt und es müssen entsprechende therapeutische Konsequenzen gezogen werden (Sennwald 1987).

Der Sturz auf die Hand wird vom Patienten aufgrund oft geringer Beschwerden bei einer Skaphoidfraktur zunächst nicht selten bagatellisiert, so daß kein Arztbesuch bzw. dieser erst verspätet erfolgt. In unserem Krankengut mit Skaphoidpseudarthrose betrug der durchschnittliche zeitliche Abstand zwischen Unfall und erstem Arztbesuch 6 Monate; zwischen Unfall und erster Röntgenaufnahme sogar 11 Monate.

Um diagnostische und therapeutische Fehler zu vermeiden, sind bei adäquatem Trauma und entsprechenden Symptomen neben den Standardröntgenaufnahmen Kahnbeinserien in 4 Ebenen anzufertigen; bei negativem Röntgenbefund sind sie nach 2–3 Wochen zu wiederholen und evtl. durch Schichtaufnahmen zu ergänzen. Zwischenzeitlich ist im Gipsverband ruhigzustellen, wobei wir den Oberarmgipsverband mit Daumeneinschluß bevorzugen, um die bei der Unterarmdrehung durch das Lig. radiocarpeum palmare auf die Kahnbeinfraktur übertragene Unruhe bei der Heilung zu vermeiden. Die Dauer der Ruhigstellung ist abhängig vom aktuellen Röntgenbefund; sie betrug bei uns im Mittel 12 Wochen. Ungenügende Ruhigstellung bezüglich Gipsform und Zeitdauer sind weitere Ursachen der Pseudarthrose.

Die Behandlung der Skaphoidpseudarthrose ist im Gegensatz zur Behandlung der Skaphoidfraktur immer operativ. Hierzu kommen sanierende Eingriffe am Skaphoid selbst und palliative Eingriffe zur Schmerzausschaltung in Betracht.

Von den sanierenden Verfahren, deren Ziel die Ausheilung der Pseudarthrose und die anatomische Wiederherstellung des Knochens bei weitgehender Erhaltung der Gelenkfläche ist, haben sich die Beck-Bohrung, die alleinige Osteosynthese sowie die Spaneinbolzung von radial nach Murray (1946) als unzureichend erwiesen (Meine et al. 1974; Brüchle 1975).

Als Verfahren der Wahl hat sich die von Matti (1937) vorgeschlagene Einlagerung von Spongiosa, modifiziert nach Russe (1951) mit zusätzlicher Verwendung eines kortikospongiösen Spans aus dem Beckenkamm über einen palmaren Zugang, wobei auf die Schonung des Lig. radioscapholunare geachtet werden muß (Sennwald 1987), bewährt. Nach Sennwald (1987) ist die Rekonstruktion des Bandapparats bei gleichzeitiger ligamentärer Instabilität im

Rahmen der Skaphoidpseudarthrose zwingend notwendig. Postoperativ erfolgt die Ruhigstellung im Oberarmgipsverband abhängig vom Röntgenbild, in der Regel für mindestens 12 Wochen.

Besondere Probleme bereiten kleine, schlecht durchblutete proximale Fragmente, die heute mit Hilfe der Kernspintomographie deutlich früher als im Nativröntgenbild verifiziert werden können. Russe (1977) empfahl hier den Ersatz des proximalen Skaphoidpols aus der Spina iliaca anterior superior. Pechlaner et al. (1987) verwendeten, aufbauend auf den Arbeiten von Braun (1983) und Chacha (1984), ein frei übertragenes vaskularisiertes Transplantat aus dem Beckenkamm.

Bei den palliativen Verfahren, die immer dann zur Anwendung kommen, wenn bereits irreparable, schmerzhafte Schäden am Handgelenk oder an der Handwurzel vorliegen, ist die transskaphoideolunäre Resektion nach Steinhäuser sowie die Resektion der proximalen Karpalreihe obsolet. Auch der prothetische Ersatz oder Teilersatz des Skaphoids hat sich langfristig nicht bewährt. Bei der Fragmentexstirpation besteht immer noch das Problem des geeigneten „Platzhalters" (Pechlaner u. Beck 1990).

Die Styloidektomie hat ihre Berechtigung bei umschriebenen Arthrosen zwischen Radius und Skaphoid bzw. gelegentlich in Kombination mit anderen Verfahren. Sie darf prinzipiell nicht zu ausgedehnt erfolgen, da sich der sonst entstehende Radiusfirst zwischen Skaphoid und Lunatum treibt (Nigst 1982).

Bei mäßiger Arthrose und guter Handgelenkbeweglichkeit ist die Denervation nach Wilhelm ein geeignetes Verfahren, falls vorausgegangene Testausschaltungen Schmerzfreiheit unter Arbeitsbedingungen erbracht haben (Brüchle 1975) und falls der Patient keiner körperlich schweren Tätigkeit nachgeht.

Bei ausgedehnter Handgelenkarthrose bzw. schwerer körperlicher Tätigkeit sollte die interkarpale bzw. Handgelenkarthrodese erfolgen. Die Ergebnisse der Handgelenkarthrodese sind dabei günstiger; der subjektive Funktionsverlust wird als gering und kaum störend angegeben (Meine et al. 1974).

In der Abteilung für Handchirurgie und Plastische Chirurgie der Chirurgischen Universitätsklinik Erlangen wurden von 1968–1989 276 Operationen wegen Skaphoidpseudarthrosen durchgeführt. Hiervon waren 199 sanierende und 77 rein palliative Eingriffe. Der zeitliche Abstand zwischen Unfall bzw. Beschwerdebeginn und Operation betrug im Durchschnitt 5¼ Jahre, wobei der Mittelwert der Altersverteilung zur Zeit des Unfalls 27 Jahre betrug. 92% der Patienten waren Männer, 8% Frauen.

Die Röntgenergebnisse der sanierenden Eingriffe wurden nach den Bewertungskriterien von Meine et al. (1974) beurteilt:
I: normale Knochenstruktur,
II: voller Durchbau, unregelmäßige Struktur,
III: kein Durchbau, keine Arthrose,
IV: kein Durchbau, Arthrose, Fragmentnekrose.

Von 199 sanierenden Eingriffen führten dabei 63% zum knöchernen Durchbau der Pseudarthrose (Gruppe I und II), die alleinige Spongiosaplastik in 80% der Fälle.

Literatur

Braun R (1983) Pronator pedicle bone grafting in forearm and proximal carpal row. Proc Am Soc Surg Hand 8:318–322
Brüchle H (1975) Zur Behandlung der Kahnbeinpseudarthrose. Handchirurgie 7:121–124
Buck-Gramcko D (1977) Behandlung der Kahnbeinpseudarthrose. Akt Probl Chir Orthop 6:69–72
Chacha P (1984) Vascularised pedicular bone grafts. Intern Orthop 8:117–120
Contzen H (1957) Die Navikularepseudarthrose und ihre Behandlung. Chirurg 28:315–318
Fisk G (1981) Biomechanics of the wrist joint. In: Tubiana R (ed) The hand, vol 1. Saunders, Philadelphia London, pp 136–141
Landsleitner B, Geldmacher J, Reck T (1987) Skaphoidpseudarthrose – Ursachen, Behandlung und Ergebnisse. Hefte Unfallheilkd 189:521–525
Matti H (1937) Über die Behandlung der Navicularefraktur und der Refractura patellae durch Plombierung mit Spongiosa. Zentralbl Chir 64:2353–2359
Meine J, Buck-Gramcko D, Nigst H (1974) Die Kahnbeinpseudarthrose: Ergebnisse verschiedener Behandlungsmethoden. Handchirurgie 6:181–188
Murray G (1946) End results of bone grafting for non-union of the carpal navicular. J Bone Joint Surg 28:749–753
Nigst H (Hrsg) (1982) Pseudarthrosen des Skaphoids. In: Frakturen, Luxationen und Dissoziationen der Karpalknochen. Hippokrates, Stuttgart, S 53–62
Pechlaner.S, Beck E (1990) Sanierende Operationsverfahren bei Skaphoidpseudarthrose. Unfallchirurg 93:150–156
Pechlaner S, Hussl H, Künzel K (1987) Alternative Operationsmethode bei Kahnbeinpseudarthrosen. Handchirurgie 19:302–305
Russe O (1951) Behandlungsergebnisse der Spongiosaauffüllung bei Kahnbeinpseudarthrosen. Z Orthop 81:466–473
Russe O (1977) Operationstechnik bei der Skaphoidpseudarthrose. Huber, Bern Stuttgart Wien (Aktuelle Probleme in Chirurgie und Orthopädie, S 73–78)
Sennwald G (Hrsg) (1987) Pseudarthrosen des Os scaphoideum. In: Das Handgelenk, Springer, Berlin Heidelberg New York Tokyo, S 72–75, 83–99, 169–177
Trauner M (1982) Erfahrungen und Ergebnisse bei der Behandlung der Kahnbeinbrüche und Pseudarthrosen der Hand unter besonderer Berücksichtigung der Matti-Russe-Plastik. Akt Traumatol 12:235–245
Trojan E (1954) Die Bruchform des Kahnbeins der Hand. Wien Med Wochenschr 104:1024–1028
Voorhoeve A (1970) Ergebnisse bei der operativen Behandlung des Kahnbeinfalschgelenkes der Hand. Arch Orthop Unfallchir 68:66–71
Wengen H (1971) Zum Kahnbeinbruch der Hand und seiner unfallmedizinischen Bedeutung. Huber, Bern Stuttgart Wien

Die Problematik der Kahnbeinpseudarthrose und die Möglichkeit der sanierenden Operationstechnik nach Matti-Russe

R. Fuhrmann und R. Venbrocks

Einleitung

Die manifeste Kahnbeinpseudarthrose erfordert wegen der meist begleitenden klinischen Symptomatik und Funktionsbehinderung der Hand sowie aufgrund der prognostisch ungünstigen sekundärarthrotischen Veränderungen ein operatives Vorgehen. Die sanierenden Eingriffe (autogene Knochentransplantation und Osteosynthesen) haben sich in einer von uns durchgeführten retrospektiven Studie im Vergleich zu den palliativen Eingriffen (Resektions-Interpositions-Arthroplastiken, Neurotomien, interkarpale Teilarthrodesen, Handgelenkarthrodesen) langfristig als vorteilhaft erwiesen.

Patientengut

Im Zeitraum von 1970–1989 wurden in der Abteilung für Hand- und Rheumachirurgie der Orthopädischen Universitätsklinik in Essen insgesamt 225 Kahnbeinpseudarthrosen operativ versorgt. Bei einem Geschlechtsverhältnis von 193 Männern und 32 Frauen betrug das Durchschnittsalter 28,3 Jahre (15–63 Jahre), wobei 167 Patienten (74,2%) einer Altersklasse zwischen 15 und 30 Jahren angehörten.

Der Unfall lag beim Eintritt in unsere Behandlung durchschnittlich 5,9 Jahre (7 Monate bis zu 40 Jahren) zurück. Die vorausgegangene Ruhigstellung war mit 8,1 Wochen im Mittel zu kurz. Nur 76 Patienten (33,7%) hatten eine Immobilisation mit Daumeneinschluß entsprechend der allgemeinen Richtlinien von mindestens 12 Wochen erhalten. 58 Patienten (25,7%) waren anderweitig, z. T. schon mehrfach erfolglos voroperiert worden.

Im Vordergrund der geklagten Beschwerden standen belastungsabhängige Schmerzen im Handgelenk, eine Behinderung des kraftvollen Grob-, Schlüssel- oder Spitzgriffes sowie eine Kraftminderung.

Orthopädische Universitätsklinik, Hufelandstr. 55, W-4300 Essen 1, Bundesrepublik Deutschland

Röntgenologisch imponierte bei 140 Patienten (62,2%) eine abgedeckelte Pseudarthrose, bei 65 Patienten (28,9%) ein zystisches oder nekrotisch verändertes, meist proximales Fragment, während die restlichen 20 Patienten (8,9%) inhomogene Röntgenbefunde zeigten. Die Gruppe der abgedeckelten Pseudarthrosen setzte sich zu einem hohen Prozentsatz (89 Patienten, 39,5%) aus Patienten zusammen, bei denen das angeschuldigte Trauma länger als 5 Jahre zurücklag. Zahlenmäßig stellte sich der Verlauf und die Lokalisation des Pseudarthrosenspaltes wie folgt dar:

proximales Kahnbeindrittel: n = 64 (28,4%)
mittleres Kahnbeindrittel: n = 157 (69,8%)
distales Kahnbeindrittel: n = 4 (1,8%)

horizontaler Spaltverlauf: n = 37 (16,4%)
querer Spaltverlauf: n = 21 (9,5%)
vertikaler Spaltverlauf: n = 167 (74,1%)

Wahl des Operationsverfahrens

Neben Lebensalter, beruflicher Beanspruchung und individuellen Anforderungen seitens der Patienten an ihre Gebrauchshand war die Art des operativen Verfahrens maßgeblich von der Größe und Vitalität des proximalen Fragmentes sowie vom Ausmaß der sekundärarthrotischen Veränderungen bestimmt.

Als sanierende Operationstechniken setzten wir bei Lokalisation der Pseudarthrose im mittleren Drittel, geringen sekundärarthrotischen Veränderungen und gegebener Vitalität der Fragmente die Matti-Russe-Plastik (Russe I) in Form der autogenen kortikospongiösen Knochentransplantation vom Beckenkamm (n = 151, entsprechend 67,1%) ein.

Unter der Vorstellung, zum einen die Hebelwirkung des Processus styloideus auf das Kahnbein auszuschalten, zum anderen eine partielle Denervierung des radialen Anteils des Radiokarpalgelenkes zu erreichen, entschlossen wir uns 18mal zur zusätzlichen Styloidektomie. Die selektive, sensible Neurotomie nach Wilhelm kam ergänzend 6mal (3,9%) zum Einsatz.

Bei den insgesamt vorgenommenen kortikospongiösen Knochentransplantationen ergab sich wegen ausbleibender knöcherner Integration 16mal (10,6%) die Notwendigkeit zum Revisionseingriff.

Ergebnisse

Von den in der Technik nach Matti-Russe versorgten 151 Kahnbeinspeudarthrosen konnten wir 137 Patienten (90,7%) nach einem durchschnittlichen Zeitraum von 8 Jahren (12 Monate bis zu 19 Jahren) nachuntersuchen.

Die Ergebnisse wurden entsprechend dem Beurteilungsschema nach Buck-Gramcko und Nigst (1974) ausgewertet:

Subjektive Angaben
I: beschwerdefrei, volle Erwerbsfähigkeit
II: Beschwerden nur bei Überbeanspruchung, volle Erwerbsfähigkeit
III: Schmerzen bei Beanspruchung, Schonung der Hand im Beruf
IV: Schmerzen bei jeder Bewegung, Berufswechsel

Funktion
I: Beweglichkeit seitengleich
II: Beweglichkeitseinschränkung bis 20%
III: Beweglichkeitseinschränkung bis 50%
IV: Beweglichkeitseinschränkung über 50%

Kraft
I: Keine Kraftminderung
II: Kraftminderung bis 20%
III: Kraftminderung bis 50%
IV: Kraftminderung über 50%

Röntgen
I: Normale Knochenstruktur
II: Voller Durchbau, unregelmäßige Struktur
III: Kein Durchbau, keine Arthrose
IV: Kein Durchbau, Fragmentnekrose

Subjektiv:
I : n = 54 (39,4%)
II : n = 46 (33,6%)
III : n = 29 (21,2%)
IV : n = 8 (5,8%)

Funktion:
I : n = 41 (29,9%)
II : n = 42 (30,7%)
III : n = 45 (32,8%)
IV : n = 9 (6,6%)

Kraft:
I : n = 88 (64,2%)
II : n = 27 (19,7%)
III : n = 16 (11,7%)
IV : n = 6 (4,4%)

Röntgen:
I : n = 84 (61,3%)
II : n = 23 (16,8%)
III : n = 5 (3,7%)
IV : n = 25 (18,2%)

Bei getrennter Auswertung der Patienten, die zusätzlich styloidektomiert bzw. im Handgelenkbereich denerviert wurden, ergaben sich auch wegen der geringen Fallzahl keine signifikant abweichenden Ergebnisse. Auch bezüglich des Pseudarthrosenalters zum Operationszeitpunkt zeigten sich unter Berücksichtigung der Indikationskriterien zur Matti-Russe-Plastik keine statistisch verwertbaren Unterschiede im Langzeitergebnis.

Die Messung des skapholunären Winkels zur Bestimmung einer möglicherweise vorliegenden dorsalen Instabilität (DISI) als Ursache für eine „non-union" ergab keine richtungsweisenden Hinweise, zumal bei den Patienten mit ausbleibender knöcherner Heilung nur 1mal (1/16) eine dorsale Instabilität feststellbar war, bei den regelrecht zur Ausheilung gekommenen jedoch 11mal (11/151).

Diskussion

4–10% aller Kahnbeinpseudarthrosen führen trotz regelrechter Immobilisation zur Pseudarthrosenentstehung (Andreesen 1965; Barnard u. Stubbins 1948; Vecsei u. Jahna 1980), was als Ausdruck der kahnbeinspezifischen Perfusion mit ungünstigen Durchblutungsverhältnissen für das häufige proximale Fragment zu werten ist.

Unter Berücksichtigung der Indikationskriterien zur Matti-Russe-Plastik sind gute Langzeitresultate zu erwarten (Buck-Gramcko 1977; Cooney et al. 1980; Milliez et al. 1987; Pechlaner et al. 1987; Russe 1951, 1977; Trojan u. DeMourgues 1959; Vossmann 1983). Aufgrund der röntgenologischen Kontrollen scheint insbesondere die Längenrekonstruktion des Kahnbeins und die Verwendung solider kortikospongiöser Späne zur Sicherung einer Rotationsstabilität von entscheidender Bedeutung für das Ausheilungsergebnis (Weisser u. Lanz 1987). Wesentlicher als das zeitliche Intervall zwischen dem angeschuldigten Unfallereignis und dem operativen Eingreifen erscheint uns die Vitalität der Fragmente. Den in der Literatur beschriebenen Zusammenhang zwischen Vorliegen einer dorsalen Instabilität und der ausbleibenden knöchernen Spaneinheilung (Mack et al. 1984) konnten wir trotz unseres großen Patientengutes nicht bestätigen (Milliez et al. 1987; Weisser u. Lanz 1987). Auch die Styloidektomie schien nicht geeignet, das Operationsergebnis zu verbessern. Wegen der möglicherweise eintretenden Verschlechterung der Durchblutung im radialen Teil des radiokarpalen Gelenkkompartments sollte auf diese Maßnahme verzichtet werden.

Als Resümee der vorliegenden Resultate im Vergleich zu den wesentlich schlechter abschneidenden palliativen Verfahren kristallisiert sich die Forderung nach einer Erweiterung der Indikationsstellung zur autogenen Knochentransplantation auch unter Einsatz gefäßgestielter Transplantate heraus.

Literatur

Andreesen R (1965) Entstehung, Begutachtung und Behandlung der Kahnbeinpseudarthrose der Hand. Arch Klin Chir 309:56
Barnard L, Stubbins SG (1948) Styloidectomy of the radius in the surgical treatment of non-union of the carpal naviculare. J Bone Joint Surg [Am] 30/A:98
Buck-Gramcko D (1977) Behandlung der Kahnbeinpseudarthrose. In: Spier W, Buck-Gramcko D, Burri C (Hrsg) Prothesen und Alternativen am Arm, III: Handwurzel–Finger. Huber, Bern (Aktuelle Probleme in Chirurgie und Orthopädie, Bd 6)
Cooney WP, Dobyus JH, Linscheid RL (1980) Non-union of the scaphoid: Analysis of the results from bone-grafting. J Handsurg 5:843

Mack GR, Bosse JM, Gelbermann RH (1984) The natural history of scaphoid non-union. J Bone Joint Surg [Am] 66:504–509

Meiner J, Buck-Gramcko D, Nigst H (1974) Die Kahnbeinpseudarthrose: Ergebnisse verschiedener Behandlungsmethoden. Handchir 6:181

Milliez PY, Courandier JM, Thomine JM, Biga N (1987) Histoire naturelle des pseudarthroses du scaphoide carpien. A propos de cinquante-deux cas. Ann Chir Main 6/3:195–202

Pechlaner S, Lohmann H, Buck-Gramcko D, Martin L (1987) Zur Problematik der Kahnbeinpseudarthrose. Erfahrungen an 240 Fällen. Handchirurgie 19:306–309

Russe O (1951) Behandlungsergebnisse der Spongiosaauffüllung bei Kahnbeinpseudarthrosen. Z Orthop 81:466

Russe O (1977) Operationstechnik bei der Scaphoidpseudarthrose. In: Spier W, Buck-Gramcko D, Burri C (Hrsg) Prothesen und Alternativen am Arm, III: Handwurzel–Finger. Huber, Bern (Aktuelle Probleme in Chirurgie und Orthopädie, Bd 6)

Trojan E, De Mourgues G (1959) Fractures et pseudarthroses du scaphoide carpien, étude thérapeutique. Rev Chir Orthop 45:614–673

Vécsei V, Jahna H (1980) Behandlungsergebnisse von frischen konservativ behandelten Kahnbeinbrüchen der Hand – Operationsindikationen. Hefte Unfallheilkd 148:119–125

Vossmann H (1983) Knochenspanplastik nach Matti-Russe. Therapie der Wahl bei Kahnbein-Pseudarthrosen. Klinikarzt 12:676–684

Weißer C, Lanz U (1987) Kahnbeinpseudarthrose und karpale Instabilität. Zusammenhänge–Entstehung–Auswirkungen. Handchirurgie 19:310–314

Störungen der Frakturheilung an der Hand und die therapeutischen Möglichkeiten

H. Towfigh

Frakturen im Bereich der Hand gehören zu den häufigsten Knochenbrüchen überhaupt, werden jedoch häufig übersehen. Die Ursachen der Störungen von Frakturheilungen sind gerade im Bereich der Hand vielfältig. Fehlende oder unzureichende Ruhigstellung, v. a. bei nicht erkannten Frakturen im Bereich der Handwurzelknochen, starke Dislokationen der Fragmente bei mangelnder Reposition, ungünstige Bruchformen, v. a. im Bereich der Handwurzelknochen, Weichteilinterponate, traumatisch bedingte Durchblutungsstörungen, aber auch pathologische Frakturen bei lokalen Durchblutungsstörungen, wie z. B. aseptische Knochennekrosen, stören den physiologischen Ablauf der Frakturheilung oder sind zumindest die Ursache einer verzögerten Heilung.

Offene Frakturen an der Hand sind oft von Weichteilschäden und Knochendefekten begleitet. Unsachgemäße und unzureichende Stabilisierung oder Infektionen stören den Ablauf der Bruchheilung und begünstigen die Ausbildung einer Pseudarthrose (Narr u. Reil 1978). Etwa 20–25% der postoperativen Hämatome sind bakteriell kontaminiert (Lob u. Burri 1983). Die Entstehung der Pseudarthrose basiert, abgesehen von vaskulär bedingten Störungen, einerseits auf fehlendem Kontakt der Bruchflächen und Kompression der Fragmente, andererseits auf fehlerhaftem Einbringen von Osteosynthesematerial, so daß durch fehlende Stabilität aufgrund der bestehenden Sperrwirkung der Platte oder der im Frakturspalt gekreuzten Bohrdrähte die Pseudarthrose die Folge ist (Trojan 1958; Nigst et al. 1983). Analog zu den langen Röhrenknochen kann auch an der Mittelhand und an den Phalangen bei fehlender Abstützung die beste Osteosynthese nicht standhalten. Eine Lockerung der Osteosynthese oder ein Plattenbruch ist dann die unvermeidbare Folge.

Im Handbereich werden die Frakturen durch Kirschner-Drähte, Schrauben und Miniplatten stabilisiert (Heim u. Pfeiffer 1981; Segmüller 1973). Die gebräuchlichen Osteosynthesemethoden an der Hand sind jedoch im infizierten oder potentiell kontaminierten Gewebe nicht indiziert. Das infizierte Gewebe stellt aufgrund der verminderten Vaskularisation unbestritten ein ersatzunfähiges oder ersatzschwaches Lager dar, so daß metallische Fremdkörper

---

Abt. für Unfall-, Hand- und Wiederherstellungschirurgie, Malteser-Krankenhaus St. Josef, Albert-Struck-Str. 1, W-4700 Hamm 4, Bundesrepublik Deutschland

als zusätzlicher Störfaktor in der Frakturheilung betrachtet werden müssen (Towfigh 1988).

Die Anwendung einer Adaptationsosteosynthese, so gern sie auch bei den Hand- und Replantationsoperationen angewandt wird, ist bei drohendem oder bestehendem Knocheninfekt nicht angezeigt. Hier kann der Nachteil der Instabilität und des Fremdkörperimplantates im infizierten Gebiet verheerende Folgen nach sich ziehen. Durch die Instabilität kommt es zu Mikrovaskularisationsstörungen, die zu Knochennekrosen und weitreichenden Weichteilnekrosen führen – ein idealer Nährboden für die Infektion. Die Grundsätze der Infektbehandlung, wie Herdsanierung, Stabilisierung, Defektersatz und Korrektur von Fehlstellungen, gelten auch am Handskelett. Besondere Probleme ergeben sich jedoch hier wegen des eng und knapp anliegenden Weichteilmantels.

Bei der Auswahl der Korrekturoperationen zur Behandlung der gestörten Frakturheilung muß deshalb der Schweregrad der Knochen- und der Weichteilverletzungen bzw. der Infektion und potentiellen Keimbesiedlung der Wunde berücksichtigt werden.

Die postoperative Behandlung geschädigter und potentiell kontaminierter Weichteile wird in hohem Maße durch die Stabilisierung der Fraktur bei der Operation begünstigt.

Mechanische Ruhe im infizierten Bereich wird als der deutliche Faktor für die knöcherne Konsolidierung und Beherrschung des Infektes angesehen.

Der Fixateur externe bietet als eine stabile Osteosynthese gerade im septischen Milieu die Möglichkeit der zuverlässigen Stabilisierung auch bei kleineren Schaftfrakturen der Phalange. Die therapeutischen Maßnahmen bei der Störung der Knochenbruchheilung an der Hand bestehen in erster Linie in der Wiederherstellung der biologischen und physiologischen Möglichkeiten zur Frakturheilung.

Die Voraussetzung für den raschen Durchbau der Pseudarthrose besteht in der Überbrückung der Pseudarthrose nach Sequestrotomie, adäquater Stabilisierung und ausreichender Kompression der kurzen Röhrenknochen. Die ossären Defekte und Instabilität im Bereich der Phalange können auch zu Deformierungen und schmerzhaften Bewegungseinschränkungen der Finger führen. Die bestehende schmerzhafte Defektpseudarthrose am Gelenk bildet dann die Indikation zur Arthrodese, wobei die interfragmentäre Kompressionsarthrodese wie Zuggurtung, Kompressionsschraube (Pfeifer u. Nigst 1970) oder Minifixateur externe zur besseren knöchernen Durchbauung bei der Pseudarthrose bevorzugt wird.

Die Voraussetzungen für den Durchbau der Pseudarthrose ohne ossären Defekt sind lediglich die veränderten mechanischen Bedingungen an der Pseudarthrose selbst, nämlich mechanische Ruhe kombiniert mit Kompression. Ähnlich den von der septischen Knochenchirurgie der langen Knochen bekannten Prinzipien, soll auch die infizierte Pseudarthrose am Handskelett konsequenterweise mit dem Fixateur externe versorgt werden (Abb. 1). Die gezielte Anwendung des Minifixateur erlaubt es, auch eine Pseudarthrose mit entzündlichen Weichteilinfiltrationen und Defektbildungen der Hand befriedi-

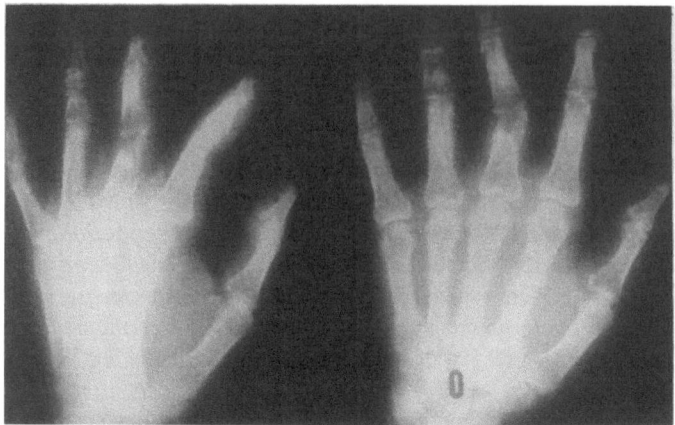

Abb. 1. Defektpseudarthrosen an Phalangen und Gelenken der Finger

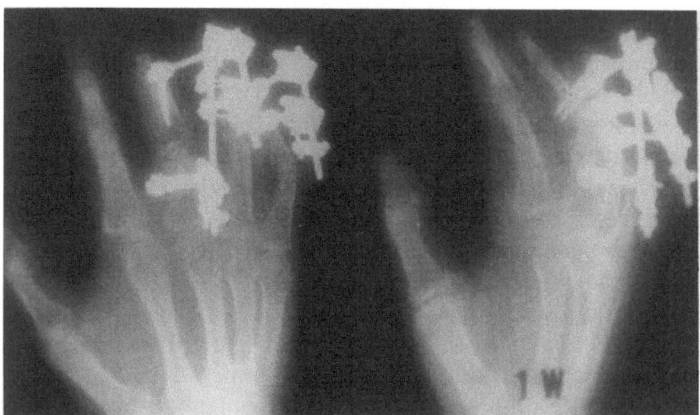

Abb. 2. Distanzhaltung der Defekt-Infekt-Pseudarthrose an Phalangen und Gelenken und temporären PMMA-Kettenimplantationen

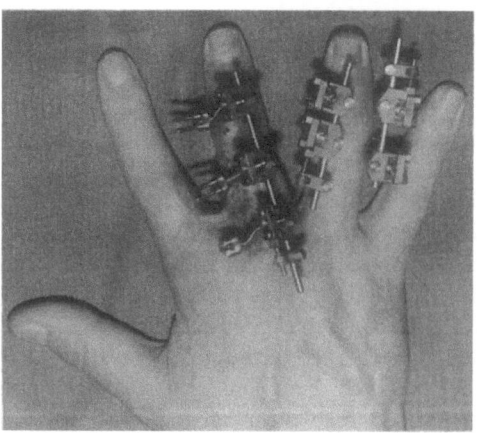

Abb. 3. Halbseitenmontage des Minifixateur an den Fingern

Störungen der Frakturheilung an der Hand

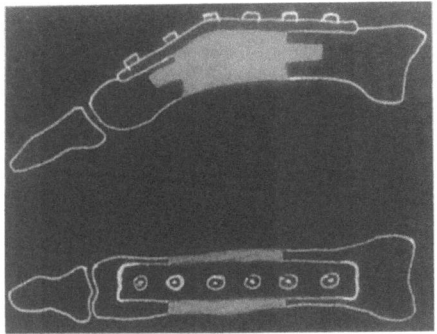

Abb. 4. Anpassen des Kortikospongiosablockes zur Defektdeckung

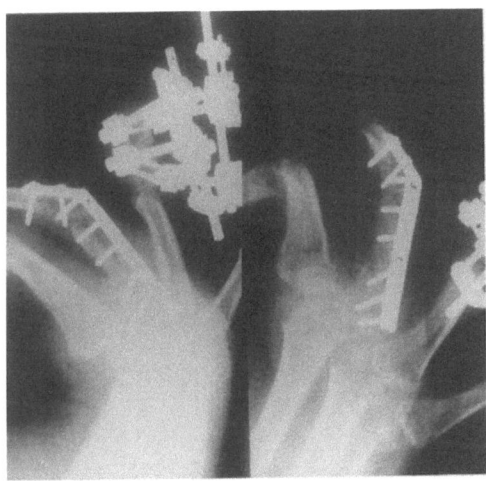

Abb. 5. Miniplattenosteosynthese zur Stabilisierung des Kortikospongiosablockes (Arthrodese) am III. Finger. Umstellung des Minifixateur auf Kompression nach Defektüberbrückung am Mittelphalangen IV. Finger

gend zu stabilisieren und zu sanieren (Abb. 2). In den meisten Fällen ist eine Halbseitenmontage ausreichend (Abb. 3). Sowohl zum Zweck der lokalen Infektbehandlung, als auch zur Defektauffüllung im Sinne eines Platzhalters, hat sich die Implantation von PMMA-Miniketten bewährt. In der Regel kann dann nach 2–3 Wochen die Entfernung der Miniketten und die Implantation von autologer Spongiosa vorgenommen werden. Größere Defekte werden durch einen kortikospongiösen Block überbrückt (Abb. 4). Es kann dann der Minifixateur im Sinne einer Kompression umgestellt oder auch auf eine Osteosynthese umgestiegen werden (Abb. 5).

Die therapeutischen Maßnahmen bei den Unfallfolgezuständen am Handskelett müssen mit dem Zustandsbild aller anderen Gelenke und Strukturen an der Hand abgestimmt werden.

Bei den therapeutischen Versorgungen und Korrekturen der knöchernen Verletzungsfolgen, nach Pseudarthrosen und Infektionen, muß den Funktionen der Sehnen und Gelenke, aber auch der Beschaffenheit der Weichteile gerade in der Handchirurgie besondere Aufmerksamkeit geschenkt werden, wenn die wiederherstellenden Maßnahmen an der Hand zu guten funktionellen Ergebnissen führen sollen.

Literatur

Heim U, Pfeiffer KH (1981) Periphere Osteosynthesen. Springer, Berlin Heidelberg New York Tokyo

Lob G, Burri C (1983) Frühkomplikationen nach offenen Schaftfrakturen. Unfallmed Tagung Düsseldorf 51:299–310

Narr H, Reil P (1978) Pseudarthrose an der Mittelhand und Finger. Acta Traumatol 8:33–35

Nigst H, Buck-Gramcko D, Millesi H (1983) Handchirurgie, Bd II. Thieme, Stuttgart

Pfeifer KM, Nigst H (1970) Schraubenarthrodese von Fingergelenken. Handchirurgie II:149–152

Segmüller G (1973) Operative Stabilisierung am Handskelett. Huber, Bern Stuttgart Wien

Towfigh H (1988) Stellenwert des Fixateur externe bei infizierten und potentiell kontaminierten Weichteilen und Knochen an der Hand: Knochen- und Gelenkinfektionen. Herausgegeben von H. Cotta, A. Braun. Springer, Berlin Heidelberg New York Tokyo

Trojan E (1958) Zur Behandlung der instabilen Frakturen von Fingern und Mittelhandknochen. Chir Praxis 2:215–217

Indikation zur Operation und Wahl der Methode bei Fehlstellung und verzögerter Heilung von Frakturen im Handbereich

A. Stock und B. Schimpfle

Schwere Handverletzungen mit Weichteil- und Knochenzerstörung verlangen eine primäre komplexe Versorgung. Oft erfolgt die Erstversorgung nicht unter optimalen zeitlichen, instrumentellen und fachlichen Voraussetzungen. Eine ungenügende Stabilisierung der Frakturen zieht eine langzeitige Immobilisierung nach sich. Zusätzlich führen Gefäßverletzungen und langdauernde Ruhigstellung zur Durchblutungsstörung des Knochens und verzögerter oder ausbleibender Frakturheilung.

Die Auswahl der Frakturstabilisierung bei der Primärversorgung sollte nach folgenden Gesichtspunkten erfolgen:
- Je schwerer die Verletzung, desto weniger Fremdmaterial sollte eingebracht werden.
- Wahl einer schnellen Methode, die eine gute Stabilisierung bringt.

Weiterhin muß berücksichtigt werden:
- Art und Lokalisation der Fraktur
- Art der begleitenden Weichteilläsionen,
- späterer Gebrauch der Hand im Beruf, Hobby und täglichen Leben,
- Alter, Intelligenz und Mitarbeit der Patienten,
- und nicht zuletzt die Geschicklichkeit und Ausbildung des Operateurs.

Bei verzögerter Knochenbruchheilung im Handbereich kann man sich zurückhaltend und abwartend verhalten. Durch zunehmende Mobilisierung und bessere Durchblutung der Hand kommt es meist doch noch zur Konsolidierung. Oft beobachten wir die verzögerte Heilung bei ungenügender Stabilisierung mit Kirschner-Drähten, die zu dick sind, sperren oder deren Kreuzung im Frakturspalt liegt. Entfernen der Drähte und nochmalige kurzzeitige Ruhigstellung führen zur Ausheilung. Sind die Weichteile völlig intakt, kann man auch in diesen Fällen mit einer stabilen Osteosynthese eine schnellere Wiederherstellung der Handfunktion erreichen.

Durch unterlassene oder ungenügende Reposition und Fixation kann es zur Ausheilung in Fehlstellung kommen. Das hat besondere Bedeutung bei Ge-

---

Chirurgische Klinik des Bereiches Medizin (Charité) der Humboldt-Universität zu Berlin, Schumannstr. 20/21, O-1040 Berlin, Bundesrepublik Deutschland

lenkverletzungen, kindlichen Frakturen und Rotationsfehlern. Die Indikation zu Korrektureingriffen muß dann sehr großzügig gestellt werden. Abweichungen in der Drehachse können zur schweren Beeinträchtigung der gesamten Handfunktion führen. Gelenkinkongruenz führt zur Achsenabweichung und frühzeitiger Arthrose.

Bei allen sekundären Operationen an Mittelhand- oder Fingerknochen, die geplant und unter optimalen Bedingungen durchgeführt werden, sollte ein Osteosyntheseverfahren gewählt werden, das eine Übungsstabilität erreicht, gleichzeitig aber die umgebenden Weichteile wenig schädigt. An den Metakarpalia und Grundphalangen verwenden wir Miniplättchen oder -Schrauben, für die Mittel- und Endphalangen die intraossäre Drahtnaht, bei Gelenkfrakturen mit kleinen Fragmenten dünne Kirschner-Drähte oder Ausziehdrahtnähte. Bei peripheren schweren Gelenkverletzungen bringen Arthrodesen (primär und sekundär), mit intraossärer Drahtnaht ausgeführt, eine gute stabile Greiffunktion. Durch die Einführung der intraossären Drahtnaht bei Primärversorgung schwerer Handverletzungen konnte die Zahl der verzögerten Knochenbruchheilungen gesenkt werden. Die Anwendung des Kleinstfragmentinstrumentariums in der rekonstruktiven Handchirurgie brachte bessere funktionelle Ergebnisse.

Literatur

1. Böhler J (1977) Die Komplexverletzung der Hand. Taktik der Sofortversorgung frischer Verletzungen. Unfallheilkunde 80:39–42
2. Brüser P, Noever G (1989) Die übungsstabile intraossäre Drahtnaht – eine prospektive Studie. Handchir Mikrochir Plast Chir 21:10–17
3. Buck-Gramcko D (1969) Wiederherstellung der Greiffähigkeit verletzter Hände unter besonderer Berücksichtigung der Behandlungsmaßnahmen bei der Erstversorgung. Chir Plast Reconstr 6:1–12
4. Buck-Gramcko D, Oehme S (1988) Fingergelenkarthrodese mit intraossärer Drahtnaht. Handchirurgie 20:107–110
5. Heim U, Pfeiffer KM, Meulich H-Ch (1973) AO-Synthesen am Handskelett. Handchirurgie 5:71–78
6. Renner A, Santha E, Manninger J (1979) Korrekturosteotomie nach in Fehlstellung verheilten Brüchen der Mittelhand- und Fingerknochen. Handchirurgie 11:213–218
7. Rudigier J, Müller HA, Walde HJ (1981) Schrittweise Rekonstruktion bei Mittelhandzerstörung durch Quetschung. Handchirurgie 13:138–145
8. Steiger R, Segemüller G (1989) Arthrodese des Metacarpophalangealgelenkes am Daumen. Handchir Mikrochir Plast Chir 21:18–22
9. Stock A, Stock HJ (1983) Wert der Osteosynthese bei Handverletzungen. Beitr Orthop Traumatol 30:354–361
10. Wilhelm K (1979) Die stabile Osteosynthese bei Frakturen des Handskeletts. Arch Orthop Unfallchir 70:275–282

Sachverzeichnis

Achsabweichung 170
Achsenfehlstellung 117, 379, 394
allogene Knochentransplantation 42
Ante- und Rekurvationsfehl-
  stellungen 202
Antetorsionswinkel 203
Arbeitsunfähigkeit 260
Arthrosen des Sakroiliakalgelenkes 318
arthrotische Degeneration 202
aseptische Knochennekrose 420
aseptische Pseudarthrose 198
Asymmetrien des Beckenringes 318
Autokompressionsplatten 3
autologe Spongiosaplastik 150, 347

Beckenkammspan 77
Beckenringverletzung 316
Beinlängendifferenz 170, 202
Beinverkürzung 158

Computertomographie 110, 272, 277

Dauerdrainage 256
Defekt 39, 247
Denervation 413
Deperiostierung 190
distale Femurfrakturen 208
Distanzhalter 145
doppelt abgewinkelte 120°-Osteotomie-
  platte 158
dynamische Hüftschraube 137, 152

Ellenschaftfraktur 387
Epiphysendistraktion 112
Ermüdungsfraktur 34, 223

Fehlimplantation 136
Fehlstellung 103, 163, 224, 425
Femurkopfnekrose 127
Fixateur externe 15, 23, 118, 190, 421
Fixateur interne 302

Fixateurosteosynthesen 231
Frakturheilungsstörungen 182
freie gefäßgestielte Knochenspäne 34
freie Lappenplastik 77
früh-sekundäre Spongiosaplastik 180
Fusion 296

Gastroknemius-Soleusplastiken 261
Gleitlaschenschraube 136

Hemikalludistraktion 114
HIV-Kontrolle 44
Hüftkopfnekrose 144, 156

idiopathische Varus- oder Valgusfehlstellung 165
Ilisarow 24
Implantatversagen 294
Infektpseudarthrose 256, 356
instabile Konstruktion 136
intertrochantäre Osteotomie 158

Kahnbeinpseudarthrose 415
Kalkaneusfraktur 277
Kallusdistraktion 113, 239
Klavikulapseudarthrose 325, 331
Knochenheilung 118
Kompartmentsyndrom 245
Korrekturoperationen 203, 209, 421
Korrekturverlust 310, 315
Kortikotomie 24

Latissimus-dorsi-Lappen 86
Leukozytenszintigraphie 62

Madelung 404
Marknagelung 215, 226
Markraumphlegmone 73
Matti-Russe-Plastik 416
mediale Schenkelhalsfraktur 127, 144
mikrovaskulärer Gewebetransfer 84, 266

Monofixateur 18
muskelgestielter Beckenkammspan 150
Muskellappenplastik 88

Nagelbruch 199
Neurotomie nach Wilhelm 416

offene Unterschenkelschaftfrakturen 231
Osteogenesestimulation 71, 255
Osteotomie 146, 296
Ostitis 85, 87, 243

Pedographie 277
pertrochantäre Fraktur 152
physiologische Achsenverhältnisse 206
Plattenbruch 11
Plattenfixateur 18
Plattenosteosynthese 193, 226, 249
posttraumatische Coxarthrose 164
proximale Femurfrakturen 135
Pseudarthrose 38, 65, 127, 150, 163, 224, 342
Pseudo-Madelung-Deformität 404
3-Punkte-Biegeversuch 191

Radialislappen 77
Radiuskorrektur 402
Refrakturen 235, 237
Reißfestigkeit 193
Rekonstruktionsplatte 333

Rippenspäne 28
Rotationsfehler 107, 154, 170, 199
Rotationsinstabilität 154

Schenkelhalsfrakturen 150
Schlüsselbeinresektion 335
Segmentverschiebung 24, 115
Skaphoidfraktur 412
Soleuslappen 86
Spondylodese 287, 313
Spongiosaplastik 209, 226
Styloidektomie 418

Talusnekrose 274
Tracer-Mikrosphären-Methode 186

überbrückende Plattenosteosynthese 190
Ulnakorrektur 402
Unterschenkelamputation 262
Unterschenkelverriegelungsnagelung 221

150°-Valgisations-DHS 155
Varusdeformität 241
Verfahrenswechsel 188, 224
Verlängerung 115
Verriegelung 216
Verriegelungsnagel 191, 193, 198

Winkelplatte 136
Wirbelfraktur 307, 312

R. Rahmanzadeh, H.-G. Breyer, Universität Berlin (Hrsg.)
Das infizierte Implantat
7. Steglitzer Unfalltagung
1990. XI, 280 S. 114 Abb. 79 Abb. 79 Tab. Brosch. DM 136,–
ISBN 3-540-51938-6

Infektionen des Knochens bei liegendem metallischem Implantat stellen keine Seltenheit in der Unfallchirurgie und Orthopädie dar. Die Therapie solcher Infektionen erfordert neben dem Wissen um die Dynamik der Infektion Erfahrung in der Infektionsbehandlung am Knochen. Die Besonderheiten ergeben sich einerseits aus der Durchblutungs- und Abwehrsituation des Knochens, andererseits aus dem Vorhandensein eines häufig großen Fremdkörpers, dessen Entfernung oft schwere Funktionsverluste für die betroffene Extremität bedeutet.

Das Buch behandelt Infektionen nach Knochenbrüchen und bei der Endoprothetik. Neben den morphologischen Grundlagen der posttraumatischen Knocheninfektionen werden neue diagnostische Verfahren zur Früherkennung von Knocheninfekten vorgestellt. Bei der Behandlung von Infektionen nach unterschiedlichen Osteosyntheseverfahren wird das Verfahren und insbesondere die Rolle des Fixateur externe ausführlich diskutiert. Weitere Therapieverfahren wie Spülung und Drainagen, adjuvante systematische und lokale Antibiotikatherapie werden abgehandelt. Breiten Raum nimmt die Behandlung der infizierten Alloarthroplastik am Hüft- und Kniegelenk ein.

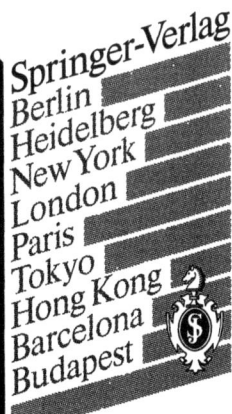

Die aktuelle Zusammenfassung!

R. Rahmanzadeh, H.-G. Breyer,
Universität Berlin (Hrsg.)

Verletzungen der unteren Extremitäten bei Kindern und Jugendlichen

8. Steglitzer Unfalltagung

1990. XII, 349 S. 150 Abb. in 287 Einzeldarst., 78 Tab. Brosch. DM 198,- ISBN 3-540-52575-0

Chirurgen und Orthopäden haben in den vergangenen 15 Jahren neue Verfahren in der Kindertraumatologie entwickelt. Die Erkenntnisse dieser gewandelten konservativen und operativen Therapie werden hier mit ihren Vor- und Nachteilen dargestellt. Insbesondere werden Therapieverfahren diskutiert, die aus der Erwachsenentraumatologie übernommen wurden. Denn dafür müssen die Indikationen in der Kindertraumatologie aufgrund der Besonderheiten des Wachstumsalters überdacht und neu gestellt werden.

Dabei sind altersabhängige Besonderheiten zu berücksichtigen: Die Fähigkeit des kindlichen Skeletts zum Ausgleich bestimmter Fehlstellungen, die verschiedenen Verletzungsfolgen an den Epiphysen und Apophysen sowie besondere mechanische Bedingungen von Knorpel, Bändern und Periost. Die Autoren beschäftigen sich u. a.
mit folgenden Themen:
- Schaftfrakturen von Femur und Tibia
- Epiphysenverletzungen
- Korrektur bei Fehlheilungen
- Kapsel-Band-Verletzungen an Knie- und Sprunggelenk
- Arthroskopie

Preisänderungen vorbehalten.

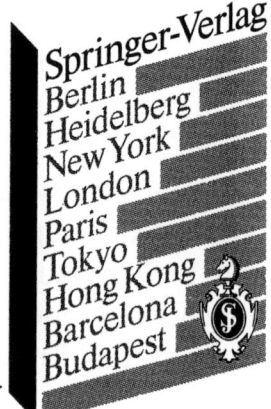

Springer-Verlag
Berlin
Heidelberg
New York
London
Paris
Tokyo
Hong Kong
Barcelona
Budapest

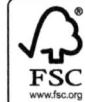

MIX
Papier aus verantwortungsvollen Quellen
Paper from responsible sources
FSC® C105338

If you have any concerns about our products,
you can contact us on
ProductSafety@springernature.com

In case Publisher is established outside the EU,
the EU authorized representative is:
**Springer Nature Customer Service Center GmbH
Europaplatz 3, 69115 Heidelberg, Germany**

Printed by Libri Plureos GmbH
in Hamburg, Germany